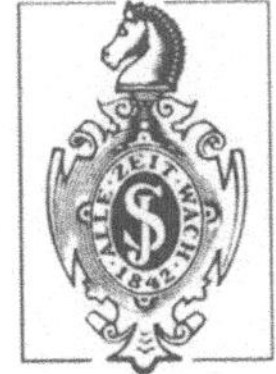

R. Brennecke (Hrsg.)

Sozialmedizinische Ansätze der Evaluation im Gesundheitswesen

Band 1: Grundlagen und Versorgungsforschung

Mit 79 Abbildungen und 89 Tabellen

Springer-Verlag Berlin Heidelberg New York
London Paris Tokyo Hong Kong Barcelona Budapest

Prof. Dr. Ralph Brennecke
Institut für Sozialmedizin
Freie Universität Berlin
Thielallee 47
1000 Berlin 33

ISBN-13: 978-3-540-54310-7   e-ISBN-13: 978-3-642-76796-8
DOI: 10.1007/978-3-642-76796-8

Vorwort

Die 25. Jahrestagung der Deutschen Gesellschaft für Sozialmedizin und Prävention war dem Thema 'Evaluation im Gesundheitssystem' gewidmet. Entgegen den ursprünglichen Erwartungen fand das Thema eine breite Resonanz. Ich habe mich deshalb dazu entschlossen, ausgewählte Beiträge der Tagung zu publizieren.

Sozialmedizin umfaßt heute ein sehr breites Themenspektrum. Es reicht von der Epidemiologie über die Prävention und Rehabilitation bis hin zur Gesundheitssystemanalyse und Gesundheitsökonomie. Diese Themenvielfalt spiegelte sich auch in den Vorträgen der Tagung wieder. Zwei Arbeitsgebiete, 'Qualitätssicherung in der ambulanten Versorgung' sowie 'Rehabilitation' waren besonders umfangreich. Ihnen wurde deshalb ein eigener Band gewidmet.

Der vorliegende Band I enthält überarbeitete Referate zum Gesamtgebiet der Sozialmedizin mit Ausnahme der ambulanten Versorgung und der Rehabilitation, die in Band II erscheinen werden. Ziel dieses und des zweiten Bandes ist es, einen Überblick über laufende oder gerade abgeschlossene Forschungsarbeiten zur Evaluation zu geben.

Die Erstellung der Bände wäre ohne die Hilfe vieler nicht möglich gewesen. An erster Stelle möchte ich den Autoren danken, die keine Mühe gescheut haben, nicht nur inhaltlich, sondern auch technisch zur Publikation beizutragen. Ein Dank gilt auch dem Springer Verlag, insbesondere Herrn Matthies. Seine 'Hinweise für Autoren...' waren eine wesentliche Hilfe, sie wurden allerdings auch anhand der Erfahrungen, die wir gewinnen konnten, noch einmal überarbeitet.

Besonders danken möchte ich Frau Gudrun Bernhardt, Herrn Andreas Kniesche und Frau Martina Zander, die mit der Vereinheitlichung des Layouts von Text und Grafik, der Fehlerkorrektur sowie dem Umbruch sehr viel Arbeit hatten.

Berlin, im Juni 1991   R. Brennecke

Inhaltsverzeichnis

III Prävention

IV Psychiatrische Versorgung

V Stationäre Versorgung

IX Gesundheitssystem

1 Unparteilichkeit in der Gesundheits- und Gesundheitsversorgungspolitik. Eine epidemiologische Perspektive

W. W. Holland
University of London, Division of Community Health

Den Titel dieses Beitrags, Unparteilichkeit in der Gesundheits- und Gesundheitsversorgungspolitik, habe ich zu Ehren von Salomon Neumann[1] gewählt, weil er daran interessiert war, Abhilfe für die Probleme der Armen zu schaffen und für Gerechtigkeit in der Gesundheitspolitik zu sorgen.

Als Beispiele werde ich solche verwenden, an denen ich besonders beteiligt war. Ich werde diese in zwei Gruppen aufteilen: Epidemiologische Beiträge zur Erkennung von Krankheitsursachen und damit zu Methoden der Prävention. Zweitens werden Bemühungen um die Gesundheitsversorgungspolitik und deren Verteilungsproblematik skizziert.

1.1 Ätiologie und Prävention

Der Epidemiologe beschäftigt sich damit, die Verteilung von Krankheiten sowie die Faktoren, die zu Variationen der Verteilung und dadurch zu möglichen Ursachen führen, zu ergründen. Ein ausgezeichnetes Beispiel, welche wichtige Rolle die Epidemiologie bei der Identifizierung der Ursachen von Krankheiten spielen kann und wie dadurch Vorbeugung erreicht wird, stellt die chronische Atemwegserkrankung dar.

---

[1] Prof. Dr. med. Walter W. Holland wurde während der 25. Jahrestagung der Deutschen Gesellschaft für Sozialmedizin und Prävention in Berlin mit der Salomon-Neumann-Medaille der Gesellschaft geehrt. Die Gesellschaft würdigte damit die hohen Verdienste, die W.W. Holland insbesondere in der Förderung der Sozialmedizin in der Bundesrepublik Deutschland erworben hat.

Chronische Bronchitis, wie sie früher genannt wurde, war und ist noch immer eine allgemeine Ursache für Krankheit und Tod. Letztlich ist Großbritannien eines der führenden Länder dieser Krankheit, denn die Rate der Todesfälle ist dort höher als in anderen Ländern wie z.B. in Westdeutschland, Belgien, in den Vereinigten Staaten und in anderen Ländern. Zumindest in diesem Bereich waren wir in der Welt führend!

Bis zum Jahre 1952 wurde sehr wenig Arbeit in die Erforschung der Ursachen dieser Krankheit investiert. Was wir tatsächlich wußten, war, daß Todesfälle in Städten häufiger als auf dem Land vorkamen, daß eine Häufung im Winter vorhanden war und strenge Kälte die Krankheit noch begünstigte. Trotzdem war diese Erkrankung kaum, wenn überhaupt, Gegenstand der Forschung.

1952 hatten wir in London eine katastrophale Nebelepisode, die mehr als 3000 Todesopfer forderte. Dies erweckte großes Interesse für die Auswirkungen von Luftverschmutzung auf die Krankheit, die am meisten damit verbunden ist. Die akuten Auswirkungen der Luftverunreinigung wurde von Lawther (1970), Waller (1971) und anderen untersucht und deutlich beschrieben; jedoch die anhaltende Auswirkung auf die Entwicklung von chronischen Atemwegserkrankungen wurde von Fletcher et al (1976), Cochrane (1951), Reid (1963) Stuart-Harris (1968) und von mir (Holland, 1988a) untersucht und beschrieben.

Es wurde gezeigt, daß Todesfälle durch Atemwegserkrankungen in Städten häufiger als auf dem Land sind; sie sind häufiger in dicht bevölkerten Städten als in weniger bevölkerten. Eine genaue Analyse der Erkrankungen sowie deren Gründe und Verteilung mußte jedoch auf die Entwicklung einer Meßmethode für die Verteilung des Krankheitszustandes warten, ehe man deuten konnte, warum ein Individuum starb.

Fletcher war hauptsächlich verantwortlich für die Entwicklung der standardisierten Befragung über Atemwegserkrankungen, die es uns ermöglichte, Individuen im Anfangsstadium von Krankheiten zu erkennen. Wir und andere haben dann dieses Verfahren zusammen mit Untersuchungen der Lungenfunktion angewandt, um zu zeigen, daß die Erkrankung dort am häufigsten auftritt, wo das Niveau der Luftverschmutzung hoch ist und zusätzlich häufiger bei Rauchern als bei Nichtrauchern.

Außerdem ist das Rauchen die bedeutenste Ursache der Erkrankung und seiner Entwicklung, unabhängig von der Höhe der Luftverunreinigung.

Es wurde weiter gezeigt, daß das Rauchen ebenso wie die Luftverunreinigung schon bei Kindern die Symptome der Krankheit hervorruft. Dadurch wurde der Werdegang der Krankheit offensichtlich: Sie beginnt in der Kindheit und verursacht den Tod im mittleren oder höheren Alter. Man konnte weiter zeigen, daß das Aufgeben des Rauchens den Fortschritt der Krankheit verhindert und daß Luftreinheit den Beginn dieser Krankheit bei Nichtrauchern verhüten kann.

Wir konnten durch diese Ergebnisse beweisen, daß die Abnahme des Niveaus der Luftverunreinigung, welches durch die Einführung des "Gesetzes über reine Luft" (Clean Air Act) erreicht wurde, zu einer Verringerung der Todesfälle durch chronische Atemwegserkrankungen führte. Gleichzeitig bewirkte eine Aufgabe des Rauchens ebenfalls eine Verringerung der Todesfälle durch diese Krankheit. Als Folge der Abnahme der allgemeinen Luftverunreinigung durch Kohlenrauch und andere Abgase wurden wir auf das Problem der Luftverunreinigung im Haushalt bzw. in geschlossener Umgebung aufmerksam, wobei Rauchen in der Familie bei weitem die schwerwiegenste Ursache ist.

Wir konnten zeigen, daß sich bei neugeborenen Kindern von rauchenden Eltern Atemwegssymptome bildeten. Wir entwickelten daher eine Strategie, deren Ziele lauteten, zu verhindern, daß Individuen überhaupt anfingen zu rauchen und zu erreichen, daß sie, einmal mit dem Rauchen begonnen, damit aufhörten. Zu diesem Zweck führten wir versuchsweise kontrollierte Stichproben durch, um festzustellen, ob eine Absenkung des Teergehaltes in Zigaretten mit einer Verringerung von Atemwegserkrankungen verbunden ist.

Unsere Arbeit hat gezeigt, daß die Verringerung des Teergehaltes nicht zu einer Abnahme der Symptome führt, wahrscheinlich deshalb, weil Raucher, wenn sie Zigaretten mit niedrigerem Teergehalt rauchen, mit einer höheren Anzahl von Zigaretten kompensieren und daher ungefähr genau so viel Teer und Nikotin aufnehmen, als wenn sie weiterhin mittel- oder hochteerhaltige Produkte geraucht hätten.

Wir haben auch eine Anzahl weiterer Studien durchgeführt, in denen wir versuchten, die Einflußfaktoren zu ermitteln, die Jugendliche zum Rauchen führen. Es war uns möglich, zu zeigen, daß eine Wandlung in der Einstellung des Jugendlichen zum Rauchen während der Entwicklungszeit stattfindet, noch ehe er mit dem Rauchen beginnt. Deshalb ist es möglich, Strategien für (Gesundheits-)Erzieher vorzuschlagen, die versuchen, Jugendliche so zu beeinflussen, daß sie eine negative Einstellung zum Rauchen einnehmen. Dies muß in frühem Alter erfolgen, um zu vermeiden, daß sie jemals mit dem Rauchen beginnen.

Aus den angeführten Beispielen wird deutlich, daß die Epidemiologie zur Entwicklung von Strategien beitrug, die dargestellten Zustände zu bekämpfen.

1.2 Die Verteilung der Mittel

1.2.1 Gleichheit der Mittelverteilung

In Großbritannien haben wir seit 1948 das "Nationale Gesundheitswesen" mit einem Budget, dessen Zuteilung auf einer gewissermaßen geschichtlichen Verteilungsmethode basierte: Man bekommt soviel wie im Jahr zuvor zuzüglich einer kleinen Zugabe.

Im Jahre 1948, zu Beginn dieses Nationalen Gesundheitswesens, befanden sich jedoch die verschiedenen administrativen Teile des Landes auf unterschiedlichem Niveau.

Generell gaben die zuständigen Behörden im wohlhabenderen Süden mehr für Gesundheitsleistungen aus als diejenigen im Norden. Es ist offensichtlich, daß bei einer Finanzierung der Gesundheitsausgaben nach den Aufwendungen des Vorjahres zuzüglich einer kleinen Erhöhung die Unterschiede zwischen Arm und Reich immer größer werden.

Ende der sechziger und Anfang der siebziger Jahre wurde diese Situation besonders deutlich. Man versuchte, bessere Modalitäten der Finanzierung zu finden. Dazu wurde eine Verteilungsformel für die Finanzen eingeführt, die als Grundlage die Nutzung der Gesundheitsdienste hatte.

Wie jeder Epidemiologe weiß, hängt jedoch die Nutzung der Ressourcen von deren Vorhandensein ab. Da die wohlhabenderen Regionen mehr Mittel hatten als die ärmeren, führte diese Formel nur zu einer Zunahme der Ungleichheit. Im Jahre 1975 wurde von der damaligen Regierung eine Arbeitsgruppe gebildet, deren Aufgabe darin bestand, eine Verteilungsformel zu finden, die adäquater ist und sich am Bedarf orientiert.

In der Arbeitsgruppe waren auch einige Epidemiologen. Man stimmte sofort darin überein, daß als Bestimmungsgrößen des Bedarfs die Anzahl der Personen sowie die Alters- und Geschlechtsstruktur der Bevölkerung herangezogen werden konnten.

Wir konnten einen Teil der Verteilungsformel für die Mittel, der die Inanspruchnahme, z.B. Krankenhausaufnahmen, betraf, eliminieren. Jedoch resultierte daraus die Notwendigkeit, einen Bedarfsmaßstab zu finden. Dies war schwierig, denn man brauchte einen widerstandsfähigen Zuteilungsmaßstab, der jedes Jahr erneut angewandt werden konnte. Man brauchte also die dazu notwendigen Daten im jährlichen Rhythmus.

Bedauerlicherweise haben wir keine nationale Meßmethode für die Morbidität, die als zufriedenstellender Maßstab dienen könnte. Wir beschlossen daher, Todesfälle als leidlichen Maßstab relativer Bedarfsbedingungen zu verwenden, da man annehmen kann, daß Regionen, in denen die Anzahl der Todesfälle hoch ist, ebenfalls eine hohe Anzahl von Erkrankungen aufweisen.

Infolgedessen wurde im Jahre 1977/78 eine neue Formel für die Verteilung der Mittel verwandt, die den Finanzbedarf für akute Krankenhausleistungen nach der Alters- und Geschlechtsstruktur der Bevölkerung und den standardisierten Todesraten der wichtigsten Krankheiten bestimmt.

Diese Verteilungsformel wurde von allen Regionen bis heute beibehalten. 1975 betrug der Unterschied zwischen der besten und der schlechtesten Region Englands ungefähr 30% der Pro-Kopf-Ausgaben für Gesundheitsleistungen. Nunmehr beträgt dieser Unterschied nur noch 7%. Dadurch konnte ein gewisser Grad gerechter und gleichwertiger Verteilung[2] der für die Gesundheitsversorgung zur Verfügung stehenden Mittel zwischen allen Regionen des Landes erreicht werden.

1.2.2 Gleichheit des Erfolges von Gesundheitsleistungen

Noch ein anderes, wichtiges Thema, die Gleichwertigkeit von Ergebnissen, soll im folgenden skizziert werden. Hat man eine vernünftige Gesundheitspolitik in einem der entwickelten Ländern, dann, so meine ich, sollte es für Krankheitsarten, bei denen das Gesundheitswesen eingreifen kann, eine verhältnismäßige Gleichheit des Behandlungserfolges geben.

---

[2] Der Grund, weshalb das Ziel einer gleichmäßigeren Verteilung relativ schnell erreicht werden konnte, lag darin, daß entgegen unserer Vorstellung einer unterschiedlichen Erhöhung der Mittel eine unterschiedliche Kürzung der zur Verfügung gestellten Mittel erfolgte.

Wir beschlossen, dies mit Bezug auf unterschiedliche Krankheitsarten zu untersuchen. Die Vorstellungen einer amerikanischen Arbeitsgruppe, die Dave Rutstein als Vorsitzenden hatte[3], sollten als Vorbild dienen.

Wir zeigten zunächst, daß in Großbritannien einige der Krankheitsarten, z.B. akute Blinddarmerkrankungen, Bruchoperationen, Tuberkulose in verschiedenen Altersgruppen, akute Atemwegsinfektionen bei Kindern unter 14 Jahren, einer Behandlung zugänglich sind. Es besteht jedoch ein sechsfacher Unterschied der standardisierten Todesfälle an diesen Krankheiten in den verschiedenen Teilen von Großbritannien.

Wir erweiterten die Studie auf die Europäische Gemeinschaft und konnten zeigen, daß die Unterschiede innerhalb der Gemeinschaft noch größer als in Großbritannien sind und daß jene Länder der Gemeinschaft, die am wohlhabendsten sind, keineswegs unbedingt auch die höchsten Erfolge haben.

Wir haben diese Untersuchung in Großbritannien weitergeführt und analysieren jetzt die Gründe und Bedingungen für das "Versagen" der Gesundheitsversorgung. Wir konnten die verschiedenen Aspekte des Versagens auch verdeutlichen, z.B. administratives Versagen, Versagen der Nachbehandlung, Versagen der geeigneten Behandlungsmethoden und Versagen von Gesundheitserziehung (Holland, 1988b). Wir erkannten auch, daß für einige Krankheitsarten Erfolgsunterschiede nicht auf ein Versagen der Gesundheitsversorgung zurückzuführen sind, denn aus unerklärlichen Gründen gibt es bedeutende Unterschiede in den Inzidenzen. Das beste Beispiel hierfür ist Asthma. Obwohl Todesfälle durch Asthma vermieden werden können, findet man sechsfach divergierende Häufigkeiten dieser Todesart bei jungen Leuten in verschiedenen Distrikten von England. Dies kann nicht durch Unterschiede der Behandlung, Vorsorge oder Organisation des Gesundheitswesens erklärt werden und muß deshalb durch andere bisher unerklärte Faktoren verursacht sein, welche neue Untersuchungen erfordern.

1.3 Zusammenfassung

Abschließend möchte ich betonen, daß die Bereitstellung eines Gesundheitswesens und seiner Finanzen kein Ersatz für allgemeine Maßnahmen sein kann, Mittel und Möglichkeiten zweckentsprechend und hinreichend so zur Verfügung zu stellen, daß keiner in Armut leben muß.

Mir schein es wichtig zu sein, zu beachten, daß weder die Prävention noch die Bereitstellung eines Gesundheitssystems eine Gleichstellung der verschiedenen Komponenten der Lebensbedingungen der Bevölkerung sein kann oder sein sollte.

Gesundheit und Gesundheitsversorgung sind Rechte jedes Individuums, wie die Welt-Gesundheits-Organisation erklärt hat. Die Versorgung sollte das Beste, zu dem wir in der Lage sind, für alle Bevölkerungsgruppen bereitstellen, sie ist jedoch kein Ersatz oder Proxy für ein angemessenes Lebensniveau.

---

[3] Rutstein et al, 1980

1.4 Literatur

Cochrone, A.L., P.J. Chapman and P.D Oldham (1951): Observer Errors in Taking Medical Histories. Lancet, 1, S. 1007.

Flechtcher, C.M., R. Peto, C.M. Tinker et al (1976): The Natural History of Chronic Bronchitis and Emphysema. Oxford University Press, Oxford.

Holland, W. W. (1988a): Chronic Obstructive Lung Disease. In: Brit. J. Dis., Chest, 1988, 82, S. 32-44.

Holland, W.W. (Ed.) (1988b): European Community Atlas of "Avoidable Death". Oxford University Press, Oxford.

Lawther, P.J., R.E. Waller, M. Henderson (1970): Air Pollution and Exacherbation of Bronchitis. Thorax 25, S. 525-539.

Mays, N., G. Bevan (1987): Resource allocation in the health service; a review of the methods of the Resource Allocation Working Party (RAWP). Bedford Square Press, N.C.V.O., London.

Reid, D.D. (1963): The Epidemiology of Chronic Bronchitis. Sysney Watson Smith Lecture. Symposium on Chronic Respiratory Disorders, December 1962. Royal College of Physicians, Edinburgh.

Rutstein, D.D., W. Berenberg, T.C. Chalmer, A.P. Fishoman et al (1980): Measuring the Quality of Medichal Care: Second revision of tables of indexes. N. Eng.J.Med. 302, S. 1146

Stuart-Harris, C.H (1968): Chronic Bronchitis, a Review. Abstracts of World Medicine, 42, S. 649-737.

Waller, R.E (1971): Air Pollution and Community Health. J. Roy.Coll.Physicians 5, S. 362-368.

Waller, R.E. (1978): Control of Air Pollution: Present Success and Future Prospect. In: Recent Advances in Community Medicine. Edited by A.E. Bennett. Edinburgh, Churchill Livingstone.

Waller, R.E., B.T. Commins (1966): Episodes of High Pollution in London 1952 - 1966. Proceedings of the International Clean Air Conference, London, Part I, S. 288.

Waller, R.E., P.J. Lawther (1955): Some Observations on London Fog. Br.Med.J. 2, S. 1356-1358.

Waller, R.E., P.J. Lawther, A.E. Martin (1969): Clean Air and Health in London. Proceedings of the Clean Air Conference, Eastbourne, London; National Society for Clean Air, Part I, S. 71-78.

I Grundlagen

2 Schwerpunkte einer Evaluation im Gesundheitswesen

F. W. Schwartz
Medizinische Hochschule, Hannover

2.1 Zum Begriff der Evaluation im Gesundheitswesen

2.1.1 Wertebezug der Evaluation

Ein einheitliches Verständnis zum Begriff der Evaluation und zu ihrer Rolle im Gesundheitswesen gibt es bislang nicht. Das drückt sich sowohl in der Anschauung aus, daß der Terminus "Evaluation" sich prinzipiell einer angemessenen Definition entziehe (Wottawa, Thierau, 1990), als auch in einer großen Zahl von unterschiedlichen Begriffserläuterungen in der Literatur (vgl. z.B. Suchman, 1967; Wulf, 1972; Rutman, 1977; Abramson, 1979; Rossi, Freeman, 1985; Wittmann, 1985).

In Evaluation steckt der englische Begriff "value". Das grenzt Evaluation von jeder anderen Form nichtwertender Untersuchung oder Analyse im Gesundheitswesen ab. Nicht jede deskriptive Untersuchung oder Analyse sollte daher mit dem modischen Etikett "Evaluation" versehen werden, soll der Begriff nicht inhaltsleer werden. Der Begriff der Wertung beinhaltet im wissenschaftlichen Sinne die Verknüpfung festgestellter Sachverhalte mit individuellen oder kollektiven Präferenzen. Kollektive Präferenzen können sich auf partikulare Interessentengruppen beziehen oder an globalen Wertentscheidungen, z.B. einem 'Grundrecht auf Gesundheit für alle', anknüpfen. Derartige Präferenzen prägen, ausgesprochen oder unausgesprochen, jede Form von Gesundheitspolitik, gleichgültig ob sie sich marktorientiert versteht oder hochgradig reguliert ist.

Es verwundert nicht, daß der Begriff Evaluation im Gesundheitswesen Konjunktur feiert zu einer Zeit, in der die Politik sich um die Knappheit der Mittel im Gesundheitswesen sorgt und nach rationalen Entscheidungshilfen Ausschau hält, die sich zugleich mit den eigenen Präferenzen vertragen. Als Bürger eines Sozialstaates nehmen wir optimistisch an, daß sich diese ausschließlich an dem Ziel der Erhaltung, Wiederherstellung und Förderung der Gesundheit orientieren. Eine Evaluation der

Gesundheitspolitik, die solches hinterfragt, beginnt sich bei uns zu etablieren (Schwefel et al, 1984, Schwartz, 1987).

Die Präferenzorientierung von 'Evaluation' reicht möglicherweise für eine klare praktische Gebrauchsbestimmung des Begriffs noch nicht aus. Im folgenden sollen zunächst verwandte Bezeichnungen begrifflich abgegrenzt werden.

2.1.2 "Qualitätssicherung" im Gesundheitswesen

"Evaluation" ist zweckmäßigerweise abzugrenzen von Qualitätsbeurteilung im Dienste von "Qualitätssicherung" im Gesundheitswesen. Unter Qualitätsbeurteilung in diesem Sinne verstehen wir gegenwärtig (Reeringk, 1981; LoGerfo, Brook, 1988; Selbmann, 1986) die laufende Beurteilung und ggf. Prozeßkontrolle medizinischen Handelns im Alltag auf der Basis gesicherten oder - bescheidener und häufig zutreffender - konsensorientierten medizinischen Wissens. Qualitätssicherung setzt demnach die Verfügbarkeit evaluierter Maßnahmen und qualitätsbestimmender Parameter voraus; ersatzweise stützt sie sich auf Konsensprozesse in einer professionellen Gemeinschaft. Kennzeichnend für Qualitätssicherung ist i.A. eine professionelle Verengung der Perspektive. Spezifische Interventionen der medizinischen Versorgung stehen meist im Mittelpunkt, und die Bewertung beschränkt sich auf im engeren Sinne medizinische Wirksamkeitskriterien.

Vor allem erstmalig eingeführte Qualitätsbeurteilungen können gleichzeitig schon (gezielt geförderte) Qualitätsverbesserungseffekte beinhalten. So wurde in einer Studie (Lohr et al, 1980) die Häufigkeit des Einsatzes von injizierbaren Medikamenten (insbesondere Antibiotika bei Infektionskrankheiten) analysiert. Als Ergebnis ließ sich bereits nach einer ersten (vor allem beobachtenden) Phase eine deutliche Reduktion unangemessener Injektionen nachweisen.

2.1.3 "Technology assessment" im Gesundheitswesen

Die professionsorientierte Definition von Qualitätssicherung ermöglicht eine Abgrenzung zu der Technologiebewertung im Sinne von "technology assessment". Unter "technology assessment" wird gegenwärtig eine umfassende Bewertung neuer oder bereits auf dem Markt befindlicher Technologien hinsichtlich ihrer physikalischen, biologischen, auch im engeren Sinne medizinischen, ihrer sozialen und finanziellen Wirkungen im Rahmen einer strukturierten Analyse verstanden (Glasser, 1988).

Kritisch merkt jedoch eine WHO-Übersicht (Johansen, 1988) zu den bislang durchgeführten Studien im Bereich der Technologiebewertung an, daß sie wenig systematisch und umfassend seien und sich vor allem auf die technische und klinische Bewertung konzentrieren; Dimensionen wie gesundheitliche Auswirkungen, gesundheitsökonomische Aspekte, Patientenakzeptanz oder "Public-Health"-Erfordernisse blieben dagegen fast völlig ausgeklammert, da weder Bewertungsmethoden noch adäquate Indikatoren zur Verfügung ständen (Johansen, 1988).

Auch wenn aufgrund dieser Restriktionen momentan in der Regel lediglich zwei Dimensionen näher analysiert werden, sind die Erkenntnisziele der Technologiebewertung doch umfassend definiert. Sie beziehen sich allerdings nur auf einzelne (technisch geprägte) Untersuchungs- und Behandlungsinstrumente und nicht auf komplex zusammengesetzte Versorgungsprozesse oder -programme.

2.1.4 Evaluation als "Programmbewertung"

Einige Autoren versuchen, in Abgrenzung dazu Evaluation deshalb vor allem als Programmbewertung zu verstehen (Wittmann, 1985; Bengel, Koch, 1988; Kaluzny, Veney, 1988)[1]. Kaluzny und Veney (1988, S. 438) definieren dementsprechend Evaluationsforschung: Die Sammlung von Informationen durch verschiedene methodologische Strategien, um die Relevanz, das Management, die Effektivität und die Langzeitauswirkungen von Gesundheitsversorgungsprogrammen zu bestimmen. Die in dieser Definition liegende Betonung des Programmaspektes läßt sich in praxi allerdings nicht aufrecht erhalten. Ein Blick in die letzten Jahrgänge des Katalogs der "National Library of Medicine" und die dort unter Evaluation rubrizierten Veröffentlichungen (National Library of Medicine, Current Catalogue, 1989, 1988, 1987) verdeutlicht dies: Die häufigsten Nennungen unter "Evaluation" beziehen sich auf "drug evaluation"; gemeint sind Studien zu Nutzen, Auswirkungen und Kosten von Arzneimitteln in den Phasen I-IV nach FDA-Definition[2].

2.1.5 "Evaluation" als umfassende, objektivierte Nutzenbewertung

Danach scheint es zweckmäßiger, Evaluation zu definieren als die umfassende wissenschaftliche Beurteilung des Nutzens, der Kosten und sonstiger interner und externer Wirkungen von Produkten, Verfahren, Projekten, Modellen, Einrichtungen oder Programmen des Gesundheitswesens (vgl. Sachverständigenrat der Konzertierten Aktion im Gesundheitswesen, 1990). Die Unterscheidung zu beliebig anderen Analysen im Gesundheitswesen ergibt sich also nicht aus den Gegenständen sondern aus der betonten, expliziten und methodisch nachvollziehbaren Bewertung der Nutzendimensionen und des zugeordneten Ressourcenverzehrs. Mir scheint es zweckmäßig, von Evaluation dann nicht zu sprechen, wenn Studien diese objektivierte Nutzenfrage nicht in den Mittelpunkt stellen.

2.1.6 Evaluation und "wissenschaftliche Begleitforschung"

Mit dieser Objektivierung des Nutzens als Definitionselement von Evaluation schaffen wir eine gewisse, wenngleich nicht scharfe Abgrenzung zu einigen Formen der

---

[1] Diese Betonung des Programmaspektes hat vor allem historische Wurzeln in der Entstehungsgeschichte der Evaluationsforschung im sozialwissenschaftlichen, psychologischen und militärischen (Planungs-) Bereich der 50er Jahre (vgl. Wittmann, 1985).

[2] Anzumerken bleibt hier, daß nach einer Definition der WHO Arzneimittel grundsätzlich dem Begriff "Technologie" zugeordnet werden (Schach, 1983). Studien zur "drug evaluation" wären daher der Technologiebewertung zuzurechnen.

bei uns häufig gewordenen "wissenschaftlichen Begleitforschung" zahlreicher Programme und Modelleinrichtungen im Gesundheitswesen (vgl. Dietzel, von Troschke, 1988). Eine 1988 erschienene Publikation des Bundesgesundheitsministers (Dietzel, 1988) zählt fast ein halbes Hundert im Jahre 1988 geförderter Modellvorhaben dieses Ministeriums im Bereich der Gesundheits- und Sozialpolitik auf. Diese Zahl schließt nicht die Fördervorhaben des Bundesarbeitsministers und die Vorhaben der Bundesländer mit ein. Diese Art der Begleitforschung dürfte gegenwärtig die größten Anteile unserer evaluativen Forschungskapazitäten binden.

Dietzel (1988) definiert als Aufgaben einer wissenschaftlichen Begleitforschung:

- Beobachtung, ggf. Unterstützung der Modelldurchführung,
- objektive Darstellung des Modellverlaufs, des Nutzens und der Nebeneffekte, auch im Vergleich zu alternativen Einrichtungen oder Aktivitäten,
- Vorschläge für eine Modellberichterstattung und darauf bezogene Öffentlichkeitsarbeit,
- Erfolgskontrolle und Ergebnissicherung und Erarbeitung der Voraussetzungen ihrer Übertragbarkeit sowohl für das Modell als Ganzes als auch für einzelne Elemente.

In dieser Definition können wir wissenschaftliche Begleitforschung als einen Sonderfall von Evaluation verstehen. Die Besonderheit liegt in der simultanen Durchführung und in der aktiven Involvierung der Begleitforschung in das Vorhaben selbst, bei der die Beratung der durchführenden Institutionen und die Unterstützung des Trägers oder Förderers nicht nur bei der Entscheidungsfindung, sondern auch bei dem Prozeß der Diffusion eines Modells in die Regelversorgung hervortreten (vgl. Häußler et al, 1988). Eine solche Begleitforschung wird sich daher in besonderem Maße den strukturellen Rahmenbedingungen und einer genauen Prozeßanalyse von Vorhaben zuwenden.

In ihrer interaktiven Aufgabenstellung liegt für solche Begleitforschung allerdings auch eine Gefährdung: Sie ist bei politischem Durchsetzungswillen des Modellförderers und Auftraggebers und angesichts des natürlichen Überlebenswillens der Modelleinrichtungen häufig einem Druck in Richtung "positiver Ergebnisse" ausgesetzt.

2.1.7 "Aktions-" und "Handlungsforschung"

Dieser "positive Erwartungsdruck" ist besonders auffallend in der sogenannten Aktions- bzw. Handlungsforschung (Häußler et al, 1988), bei der die Interaktivität zum Prinzip erhoben wird. Es soll die Subjekt-Objekt-Distanz klassischer Forschung verlassen und ein im Forschungssinne gleichberechtigtes Subjekt-Subjekt-Design hergestellt werden. Die Objektivierbarkeit, d.h. die Wiederhol- und Übertragbarkeit der Ergebnisse wird als Ziel aufgegeben, die Grenze zu einer bloßen Prozeßstimulierung wird fließend. Die Aktionsforschung selbst wehrt sich mit dem Hinweis, daß die statische Auffassung klassischer Evaluationsforschung mit dem Ideal der vollständigen analytischen Kontrolle eines Forschungsprozesses eine wirklichkeitsfremde Fiktion sei (Maschewsky, Schneider, 1978). Diese Streitfragen berühren grundlegende

Forschungsparadigmen in der Sozialwissenschaft, die hier nicht vertieft werden können.

2.2 Schritte und Verfahren der Evaluationsforschung im Gesundheitswesen

Evaluation umfaßt die Analyse und Zusammenführung sehr unterschiedlicher Untersuchungsaspekte. Von diesen sollen folgende vertieft betrachtet werden:

- Relevanz
- Effektivität
- Kosten bzw. Ressourceneinsatz.

2.2.1 Relevanz

Relevanz betrifft die Frage nach dem Bedarf (bzw. der Nachfrage) nach einem gegebenen oder projektierten Verfahren, Programm etc. Bedarf muß von Nachfrage unterschieden werden (Glasser, Chrzanowski, 1988; White, 1984). Nachfrage drückt das tatsächlich realisierte versorgungsorientierte Verhalten der Nutzer und nicht der Anbieter aus und unterscheidet sich häufig vom Bedarf. Bedarf drückt die Nutzen- (und implizit: Nutzungs-)erwartungen der Beteiligten aus. Wir können ihn bekanntlich differenzieren nach professionell definiertem, komparativem, sozialem, subjektivem oder sonstig definiertem Bedarf (Brüggemann et al, 1978). Interessenlagen, Problemdruck und Handlungsbedingungen der involvierten Zielgruppen, sowohl auf der Versorger- wie auf der Empfängerseite, sind hier sorgfältig zu untersuchen. Die Operationalisierung der Ergebnisse in Form expliziter, gewichteter Präferenzen oder Ziele ist das nicht immer erreichbare (meist nicht einmal versuchte) Ideal. Relevanz läßt sich auch definieren als operationalisierte Nutzenerwartung[3].

2.2.2 Effektivität

Die Beurteilung der Effektivität setzt die Ergebnisse, oder in der ökonomischen Terminologie, die Outputs eines Vorhabens in Beziehung zu den vorab definierten Zie-

---

[3] Die Betonung der Relevanz als einen legitimen und wichtigen Teil der Evaluation im Rahmen von Gesundheitsversorgungsdiensten ist bekanntlich ein neueres Phänomen und im wesentlichen entstanden angesichts der wachsenden Vorstellungen einer allgemeinen Mittelknappheit im Gesundheitswesen. Bis in die jüngste Zeit wurden Gesundheitsdienste häufig a priori als relevant betrachtet und kritische Fragen beschränkten sich auf den Umfang der verfügbaren Dienstleistungen, vielleicht noch deren intrinsische Qualitäten (Kaluzny, Veney, 1988).

len. Ohne Ziele kann es keine Effektivitätsbestimmung geben. Acht Gesichtspunkte scheinen mir in der gegenwärtigen Diskussion besonders bedeutsam.

Ziele und Effektivitätsparameter: In der Mehrzahl beziehen sich die gewählten Effektivitätsparameter oder ihre Auswertung auf kurzfristige Ziele. Das hat im wesentlichen technische, finanzielle und politische Gründe, stellt aber eine wesentliche Schwierigkeit bei der zunehmend wichtigen Evaluation von Vorhaben im Bereich chronischer Erkrankungen oder langfristig wirksamer Risikokonstellationen dar. Natürlich verlangt die Beurteilung eines Herztransplantationsprogrammes für Patienten mit einem mittleren Operationsalter von etwa 45 Jahren eine Beurteilung der Überlebenszeit und der darin realisierten Lebensqualität über die nächsten 20 bis 30 Jahre im Vergleich zu einer geeigneten Bezugsgruppe (O`Brien et al, 1987). Allerdings scheitern solche langfristigen Bewertungsziele teils an der Durchführbarkeit und Finanzierung, teils auch deswegen, weil Ergebnisse erst dann vorliegen würden, wenn entscheidende Merkmale der Behandlungstechnologie sich längst geändert haben, oder wenn politische Entscheidungen, z.B. über den Ausbau eines nationalen Transplantationsprogrammes, bereits getroffen sind. Dennoch sollten solche Langzeitbeobachtungen nicht unterbleiben; sie können auch nach dem eigentlichen Abschluß einer Studie oft noch wichtige Einblicke geben. So zeigte die Nachuntersuchung der Teilnehmerinnen an der ersten bedeutenden randomisierten Studie zum Brustkrebs-Screening zu Beginn der 70er Jahre (Shapiro, 1977) eine unerwartet hohe Nachsterblichkeit der operierten Patientinnen noch mehr als ein Jahrzehnt später (Shapiro, 1989). Es wurde geschätzt, daß eine mehr als vier Jahrzehnte dauernde Nachbeobachtung nötig sei, um zu einer vollständigen Nutzenbewertung zu kommen (Rutqvist, Wallgren, 1985). Genau betrachtet, erzeugen alle langfristig angelegten Vorbeugungs- oder Behandlungsstrategien einen Nutzenstrom in die Zukunft, der ein derzeit kaum lösbares Analyse- und Prognoseproblem darstellt. In einer englischen Transplantations-Studie (O`Brien et al, 1987) wurden ersatzweise kurzfristig darstellbare klinische Parameter gewählt, die die Überlebensverteilung hypothetisch abbilden. Durch Vergleich mit den tatsächlichen kurz- bis mittelfristigen Sterbeverhältnissen lassen sich diese Parameterschätzungen anpassen und dann für plausible, wenngleich immer noch mit Unsicherheiten belastete Projektionen nutzen. Solche parametergeschätzten Überlebensmodelle bilden auch für die Effektschätzung anderer langfristiger Behandlungsstrategien z.B. bei Krebs oder Hypertonie einen Ausweg (vgl. z.B. Rutqvist, Wallgren, 1985).

Wirksamkeit alternativen Mitteleinsatzes: Die Beurteilung langfristiger Ergebnisse ist nur eine Schwierigkeit der Effektivitätsbewertung. Im gewählten Beispiel eines Transplantationsprogrammes war ja nicht nur die Frage zu beantworten, wie das Überleben der operierten Herzpatienten im Vergleich etwa zur altersgleichen Normalbevölkerung ist, sondern auch, wie ihr Überleben ohne Operation ausgesehen hätte. Hinter dieser Frage steht das grundsätzlich inhaltliche und methodische Problem der Bewertung der alternativen Mittelverwendung. Der Idealfall des Vergleichs mit einer anderweitig behandelten oder placebotherapierten zufällig zugeteilten Gruppe läßt sich bei nichtmedikamentöser Behandlungsstrategie oft nicht verwirklichen. Bei der Herztransplantation kommt eine zufällige Zuteilung aus ethischen

Gründen nicht in Frage. Man wird also mit Patienten vergleichen müssen, die aus lediglich technischen Gründen nicht transplantiert werden konnten. Wenn im Falle der Transplantation die mittlere Überlebenszeit Nichttransplantierter zwischen 3 und 10 Monaten liegt und die Operierter bei 2 1/2 bis über 9 Jahren, scheint die Nutzenbewertung im offenen Vergleich ausreichend. Bei weniger dramatischen Unterschieden, wie etwa bei dem erwähnten Mammographie-Screening oder den Herz-Bypass-Operationen kann die Indikationsstellung über Jahrzehnte umstritten bleiben.

Determinanten der Wirksamkeit in komplexen Studien: Randomisierte, kontrollierte Studien (RCT), von vielen als der Königsweg des Wirksamkeitsnachweises angesehen, sind nicht nur aufwendig, schwierig und, wie erwähnt, unter Umständen nicht durchführbar (White, 1984; Guyatt et al, 1986). Sie sind auch für eine Reihe von Fragestellungen nicht geeignet. Dies gilt z.B., wenn in interdisziplinären Rehabilitationsprogrammen facettenreiche, komplexe Maßnahmen differenziert beurteilt werden sollen (Guyatt et al, 1986). Wird hier in einem kontrollierten Design ein Vorteil einer hospitalisierten Patientengruppe gegenüber einer nichthospitalisierten Gruppe gefunden, bleibt die Frage offen, ob die Ergebnisdifferenz ein Effekt der Isolierung vom häuslichen Milieu oder einer gesteigerten Aufmerksamkeit durch das Personal war oder auf Grund anderer Eigenschaften der komplexen Programme eintrat. Eine aufwendige Lösung wäre es, jede Komponente des Programmes separat in einem RCT zu evaluieren. Dieser Vorschlag wird theoretisch bleiben. In der Evaluation haben deshalb eine Reihe anderer weniger streng kontrollierter, "weicher" Studientypen einen hervorragenden Platz, ohne daß die damit verbundenen methodischen Fallen unterschätzt oder hier diskutiert werden sollen. Die generelle methodische Abqualifizierung solcher Studien ist unproduktiv. Dies können differenziert angelegte, vergleichende Studien ebenso sein wie sorgfältig protokollierte Serien von Fallstudien oder die genaue Deskription von Struktur und Prozeß einer Versorgungssituation. Diese Studienarten sind besonders gut geeignet, prozeßgebundene oder Umgebungsfaktoren kritisch in die Betrachtung mit einzubeziehen. Der von vielen Methodikern so sehr geschätzte hohe Kontrollgrad experimenteller Studien schränkt nämlich generell sowohl die Komplexität der möglichen Fragestellungen wie eine genaue Analyse der Übertragbarkeit, insbesondere unter Alltagsbedingungen, ein. Die Erfahrungen mit einer Screening-Studie zum Lungen-Ca in New York, Rochester und Baltimore Anfang der 80er Jahre zeigen, daß man heute idealerweise experimentelle und nichtexperimentelle Methoden verbinden sollte. In dieser sorgfältig durchgeführten multizentrischen randomisierten und kontrollierten Studie waren der diagnostische Ertrag und die Mortalitätswerte der Studienorte sehr unterschiedlich (Melamed et al, 1984). Da die Studie in Bezug auf klinische Prozeßdetails im wesentlichen nach dem "Black-box"-Prinzip angelegt war, war es im nachhinein schwierig, Erklärungsansätze für die Unterschiede zu finden. Insoweit blieb die Studie unbefriedigend, obwohl die Prinzipien der Relevanz, der genauen Zielbestimmung, der Wahl adäquater Zielparameter und der kontrollierten Beobachtung beachtet worden waren. Für die hier fehlende genaue Analyse des klinischen Prozesses hat Feinstein (1983) die Bezeichnung "Clinimetrics" vorgeschlagen. Nichts anderes fordern wir auch für unsere nichtklinischen Prozeß- und Modelluntersuchungen im Gesundheitswesen.

Unterscheidung von "efficacy" und "effectiveness": Solche Erfahrungen führen zu einem weiteren zentralen Gesichtspunkt einer Wirkungsanalyse. Die unerwarteten Unterschiede der multizentrischen Bronchialkrebsstudie zeigen, daß die unter Alltagsbedingungen realisierbare Effektivität abhängig von der Umgebung der eingesetzten Technologie sehr unterschiedliche Werte annehmen kann. Sie weisen eindringlich darauf hin, wie notwendig die im deutschen Sprachraum bislang noch keineswegs übliche Unterscheidung zwischen "efficacy" und "effectiveness" ist. Unter "efficacy" ist die Wirksamkeit einer Intervention unter idealen experimentellen Bedingungen zu verstehen (Glasser et al, 1988). Sie beschreibt gewissermaßen das derzeit maximale erreichbare Wirkungspotential einer Maßnahme. "Effectiveness" oder Effektivität ist dagegen die Wirkungsbestimmung unter durchschnittlichen Alltagsbedingungen. Es ist schon theoretisch klar, daß diese Größe extrem unterschiedliche Werte annehmen kann. Eine befriedigende Evaluation muß über diese Schwankungsbreite und ihre wichtigsten Determinanten Aussagen treffen können. Gesichtspunkte wie die Verfügbarkeit ausgebildeten Personals oder der Auslastungsgrad im laufenden Betrieb sind wichtig. Prinzipien der Managementanalyse müssen hier zum Tragen kommen. Die Feststellung großer Disparitäten zwischen idealer "efficacy" und realisierbarer "effectiveness" kann ein wichtiger Grund sein, ein Programm oder eine Technologie nicht einzuführen oder mit der Auflage eines gleichzeitigen Qualitätssicherungsprogramms zu verbinden. Ein solches Verfahren wurde z.B. in Hannover im Rahmen der Deutschen Mammographie-Studie gewählt (1989-1993).

Akzeptanz- und Nutzeranalysen: Zur Effektivitätsbestimmung gehört auch die Klärung der Frage, in welchem Ausmaß die neue Intervention denjenigen Mitgliedern eines bestimmten Kollektivs zugänglich ist, bei denen wegen des größten Erkrankungsrisikos auch der größte Nutzen zu erwarten ist (White, 1984).

Einige Autoren fordern für diesen wichtigen Aspekt eine eigene, ausführliche Akzeptanz- oder Nutzeranalyse. Unter "Public Health"-Gesichtspunkten verlangt dies oft den Populationsbezug und die Einbeziehung sozialer Schichtungsmerkmale. Bei präventivmedizinischen Programmen ist es gegenwärtig nahezu eine ironische Regel: sie finden die größte Akzeptanz bei den Gruppen mit dem geringsten Risiko. Die eifrigsten Nutzer der Abstrich-Zytologie in der Bundesrepublik (aber auch in England) sind Mittelstandsfrauen vor der Menopause. In ökonomischen Analysen sind daraufhin 1986 Kosten für jeden geretteten Fall bis zu 270.000 englische Pfund errechnet worden (Charny et al, 1987). Bei langfristigen Programmen mit breitem Bevölkerungsbezug ist ein fortlaufendes begleitendes "Monitoring" der Nutzungsmuster daher (unter Effektivitäts- und Effizienzgesichtspunkten, aber auch im Hinblick auf eine Chancengleichheit in Gesundheitsfragen) eine evaluative Daueraufgabe von Rang.

Dynamisches Programm-Monitoring: Generell gilt, daß Entwicklungsstand, Anwendbarkeit und Nutzung verfügbarer Technologien und Programme in der Medizin einer dynamischen Effektivitäts- und Effizienzbetrachtung zuzuführen sind (Heidenberger, 1989). Der damit adressierte hohe Aufwand solcher Studien wird es zunehmend notwendig machen, auf Grund gut angelegter initialer Evaluationsstudien entscheidungsanalytische Simulationsmodelle zu entwickeln, die sensitivsten Parameter solcher Modelle, zu denen in der Regel die Akzeptanz gehört, zu identifizieren und diese wenigen Parameter während der gesamten Laufzeit der Programme fortlaufend in möglichst einfacher und kostengünstiger Form zu beobachten (Programm-Monitoring) und den Entscheidungsträgern rückzukoppeln.

Eine z. B. auf der Grundlage eines solchen "Monitorings" identifizierte mangelnde Akzeptanz eines laufenden Programms kann zudem Anlaß sein für eine programmbegleitende Interventionsmaßnahme. Eine derartige Intervention wurde z.B. 1979 - 1985 zur Verbesserung der Teilnehmerraten an Kinderfrüherkennungsuntersuchungen insbesondere der späten Stufen im Regierungsbezirk Koblenz durchgeführt mit dem Resultat einer Inanspruchnahmesteigerung bis zu 27 % (Bruttoeffekt) (Brenner, 1990).

Mehrdimensionale Nutzenindikatoren, universelles Nutzenmaß: Ein weites Feld kontroverser Diskussionen der Wirkungsmessung ist die Bestimmung der Nutzendimension. Die traditionelle häufigste Form ist die Bestimmung differentieller Mortalitätsraten mit ihren verschiedenen Modifikationen. Es ist eine inzwischen allgemein akzeptierte Trivialität, daß sie ungeeignet sind, den Erfolg von Maßnahmen bei nicht tödlichen Krankheitszuständen oder Befindensstörungen zu bewerten. Die Forderung, stattdessen einfache Morbiditätsziffern und daraus abgeleitete Raten zu nutzen, ist schon überholt, bevor wir in der Bundesrepublik ausreichend viele Daten dieser Art überhaupt bereitgestellt haben. Angesichts vielfältiger Dimensionen der Morbidität liefern uns die Zählung von Krankheitsereignissen nur dann ein ausreichendes Nutzenmaß, wenn es Ziel eines Programms oder einer sonstigen Aktivität ist, allein die Ereignishäufigkeit zu reduzieren, und sehr unterschiedliche Ausprägungen und Verläufe dieser Ereignisse nicht existieren oder zunächst nicht interessieren. Dies ist für eine sehr oberflächliche Bewertung von edukatorischen Aidskampagnen an Hand von HIV-Infektionsfällen noch eben befriedigend, für die Krebsepidemiologie verlangen wir bereits Stadienausprägungen. Bei extrem variablen Verläufen wie etwa bei chronisch rheumatischen Erkrankungen müssen andere Kriterien hinzutreten. Hier wie bei psychischen Erkrankungen hat es sich als notwendig erwiesen, mehrdimensionale Skalen zur funktionalen Beeinträchtigung oder Aktivität und zur subjektiven Befindlichkeit in verschiedenen Dimensionen, wie Alltag im Haushalt, in der Schule, auf der Arbeit, in der Freizeit, zu entwickeln. Dazu liegt eine sehr ausgedehnte Literatur vor (Kaplan et al, 1976; Jazairi, 1976; Potthoff, 1983; Rosser, 1983; Hansluwka, 1985; Scrivens et al, 1985). Die jüngste gesundheitspolitische Orientierung hin zu Projekten und Programmen der Gesundheitssicherung und der Gesundheitsförderung hat zu neuen Indikatorvorschlägen Anlaß gegeben, die etwa zusätzlich zweckmäßiges Gesundheitsverhalten, soziale Unterstützung und Zufriedenheit beinhalten (Abelin et al, 1987). Sie knüpfen damit teilweise wieder an die ältere Entwicklung der sozialen Indikatoren an (Carr-Hill, 1984). Gesundheitspolitische Fragestellungen wie: Auf welchem Niveau liegt die Gesundheit der bundesdeutschen Bevölkerung im internationalen Vergleich? Werden wir nur älter oder sind unsere Alten auch gesünder?, oder: ist Großbritannien nicht nur kostengünstiger im Gesundheitswesen, sondern der Gesundheitszustand in der Bevölkerung etwa gleich gut?, oder ökonomische Fragestellungen, am zugespitztesten in der Frage von Henke: Wo kann ich mir für eine

Mark am meisten Gesundheit kaufen?, haben das starke Verlangen nach aggregierten, universell verwendbaren Gesundheitsmaßen ausgelöst (Kaplan, Bush 1982; Colvez, Blanchet, 1983; Neipp 1987).

Die damit verbundene Aufgabe heißt im Prinzip, eine universelle konvertierbare Gesundheitswährung über ein umfassendes Gesundheitsmaß zu definieren. Von ökonomischer Seite kommt hier der konsequente, aber umstrittene Vorschlag, doch gleich eine monetäre Gewichtung vorzunehmen, etwa über das bekannte Prinzip der Zahlungsbereitschaft. Die vielen sehr differenzierten Vorschläge (aus Sozialmedizin, Sozialwissenschaften, Psychologie, nichtklinischer und klinischer Epidemiologe) für differentielle und aggregierte nichtmonetäre Nutzenmaße können hier nicht dargestellt werden, ebensowenig ihre zentralen methodischen Probleme der Angemessenheit, Validität und Reliabilität.

Hier soll auf die Tatsache der starken sozialen, auch ideologischen Wertabhängigkeit dieser Maße hingewiesen werden. Natürlich liegt genau betrachtet bereits eine Wertentscheidung in der Anwendung eines so einfachen Maßes wie Überlebenszeit. Ihm liegt das Gleichheitsprinzip zugrunde, das, analog dem Grundsatz: "jede Person - eine Stimme", jedes gerettete oder verlorene Jahr gleich wiegt. Es wertet nicht nur jedes Personenjahr gleich, sondern unterstellt, daß eine altersabhängige persönliche Diskontierung des Wertes eines geretteten Lebensjahres nicht stattfindet. Sowohl in der Auswahl weiterer funktionaler, sozialer und emotionaler Parameter bei der Aufstellung mehrdimensionaler Skalen, wie insbesondere in ihrer relativen Gewichtung bei der Konstruktion aggregierter Gesundheitsindizes liegen weitere wesentliche normative Entscheidungen. Diese Entscheidungen werden heute überwiegend in Expertenkreisen getroffen. Der erreichte Konsens ist unzureichend (Potthoff, 1983), ebenso die Validierung an der Betroffenenperspektive.

Die empirische Validierung etwa zu der Frage, ob in der Präferenz der beteiligten Individuen zwei gewonnene Lebensjahre der Qualitätsgewichtung von 0.5 genauso viel wiegen wie ein gewonnenes Lebensjahr mit der Gewichtung 1, ist weitgehend unbeantwortet. Wenn die Individuen indifferent gegenüber den 'trade-offs' zwischen Quantität und Qualität des Lebens wären, wäre das Problem leicht lösbar und die gegenwärtig auch in klinischen Studien wachsend populäre Anwendung qualitätsgewichteter Lebensjahre, der sog. QUALYS, unproblematisch. Demgegenüber konnte aber gezeigt werden, daß die Patienten in ihren Präferenzen deutliche Unterscheidungen zwischen Quantität und Qualität des Lebens treffen. Gelegentlich hat Qualität Vorrang, jedenfalls sind die Beziehungen zwischen diesen beiden Gesundheitszielen nicht linear. (McNeil et al, 1981). Der ungelöste Konflikt besteht nun darin, daß wir in dem großen methodischen Bedürfnis nach der Konstruktion qualitätsgewichteter Lebensjahre über diese 'trade-offs' hinweggehen. Wenn wir sie jedoch untersuchen und beachten, unterminieren wir die Philosophie der QUALYS (O`Brien et al, 1987).

Für am ehesten vertretbar halte ich gegenwärtig noch die globale Anwendung einfacher Beeinträchtigungskonzepte, die weitgehend objektiv die Einschränkung der funktionalen Kapazität bei allgemein vorkommenden Alltagsverrichtungen referieren. Die am wenigsten wertabhängige Verwendung eines solchen Index schlagen Colvez und Blanchet vor (1983), indem die "beeinträchtigungsfreie Lebenserwartung" (Lebenserwartung ohne berichtete Beeinträchtigungen) auf dieser Basis berechnet wird. Eine Arbeitsgruppe des Statistischen Bundesamtes, an der die Deutsche Gesellschaft für Sozialmedizin und Prävention maßgeblich beteiligt war, hat für die Weiterentwicklung des deutschen Mikrozensus für die 90er Jahre daran angelehnte Vorschläge gemacht.

Negativer Nutzen: Ein oft übersehener und letzter Punkt zur Effektivitätsbestimmung ist die Beschreibung ggf. auftretender negativer Nutzeneffekte. Es ist ein Irrtum zu glauben, daß diese sich mit der Anwendung skalierter Nutzenmaße in Bezug auf die untersuchten Hauptwirkungen von selbst darstellen. Wie bei der Arzneimittelprüfung haben wir auf unbeabsichtigte Wirkungen zu achten. So kann etwa die Einführung eines betrieblichen Präventionsprogrammes mit evaluativer Auswertung als "sensibel" betrachteter Daten nachhaltig den Betriebsfrieden stören. Oder: Wenn die deutsche Kassenärzteschaft 1989 ein Screeningprogramm auf Kreislauf- und Nierenerkrankungen in Vorschlag bringt, das auf Grund seiner Methoden und unscharfen Grenzwerte potentiell die Hälfte der deutschen Population ab 19 Jahren aufwärts zu gesundheitlichen Risikokandidaten stempelt und unter Langzeitüberwachung stellt[4], so verursacht das nicht nur hohe monetäre Kosten, sondern auch emotionale und soziale Belastungen der Betroffenen, die als negativer Nutzen zu diskontieren wären. Es ist eine lohnende Aufgabe der Evaluationsforschung, das Bewußtsein für derartige negative Wirkungen zukünftig zu schärfen.

2.2.3 Ökonomische Evaluation

Der letzte bedeutende Aspekt einer Evaluation von Einrichtungen, Maßnahmen oder Programmen im Gesundheitswesen ist die ökonomische Bewertung.

Ein wesentliches Ziel der ökonomischen Bewertung ist die Ermittlung des Ressourceneinsatzes operationalisiert als Kosten (direkte, indirekte, intangible u.a. Kosten). Unter direkten Kosten wird der Verbrauch von Gesundheitsgütern und -dienstleistungen verstanden (Henke, 1986). Dazu zählen Aufwendungen für die stationäre und ambulante Versorgung ebenso wie Arzneien, Heil- und Hilfsmittel sowie Gesundheitsausgaben im privaten Sektor. Die indirekten Kosten umfassen demgegenüber den Ressourcenverlust aufgrund von Krankheit, Invalidität und vorzeitigem Tod (Sachverständigenrat der Konzertierten Aktion im Gesundheitswesen, 1990) gemessen z.B. am Ausmaß des Produktionsausfalles bzw. der Wertschöpfung infolge des Arbeitskraftausfalles sowie verminderter Funktionserfüllung, morbiditätsbedingtem Berufswechsel, verpaßten Aufstiegschancen und Warte- und Wegezeiten, die durch eine Behandlung anfallen. Die intangiblen Kosten, oft auch unter dem Begriff "psycho-soziale Kosten" gefaßt (Henke, 1986), beinhalten Kriterien der Lebensqualität des Patienten und seiner Angehörigen wie Schmerzen, Leid, soziale Isolation, Depression etc..

Über die Bestimmung des Ressourcenverzehrs hinaus steht die Entwicklung eines Rahmens, innerhalb dessen Kosten mit Nutzeneffekten in Beziehung gesetzt werden

---

[4] So im 1. Programmvorschlag vom April 1989 der Geschäftsstelle des Bundesausschusses der Ärzte und Krankenkassen geschehen.

können, im Vordergrund einer ökonomischen Evaluation. Dafür stehen zur Verfügung:

- Kosteneffektivitäts-(Kostenwirkungs-)Analysen
- Kosten-Utilitäts(utility)-Analysen
- Kosten-Nutzen(benefit)-Analysen (Glasser, Chrzanowski, 1988; Guyatt et al, 1986; Mooney et al, 1986).

Alle genannten Analyseformen untersuchen Kosten, sie unterscheiden sich primär in ihrer Form der Nutzenermittlung. In der Kostenwirkungsanalyse werden die Kosten einem nichtmonetarisierten Wirkungseffekt gegenübergestellt. Gewonnene Lebensjahre sind ein häufig verwendetes Maß, aber auch intermediäre Produktivitätsmaße, wie Zahl der entdeckten Fälle (Mooney et al, 1986) oder realisierte Hausbesuche oder diätetische Beratungen (vgl. z.B. Hurdle, Pope, 1989; McEwan, Messersmith, 1987), finden häufig Anwendung. Problematisch erscheint hier, daß die in der Regel verwendete Nutzenkomponente der gewonnenen Lebensjahre keinen Aufschluß über unterschiedliche Qualitäten dieser Lebensjahre geben kann. Ein Verfahren, das dieses Kriterium berücksichtigt, ist die Kostenutilitätsanalyse, auch unter der Bezeichnung "Nutzwert-Analyse" bekannt (Bundesminister für Arbeit und Sozialordnung, 1984, Schöffski, 1990). Unter Kostenutilitätsanalysen werden somit in der ökonomischen Terminologie solche verstanden, in die Präferenzen der behandelten Zielgruppen für unterschiedliche Gesundheitszustände eingehen. Eine valide Messung qualitätsgewichteter Lebensjahre würde begrifflich in diese Kategorie fallen.

Die Kostennutzenanalyse ist die bekannteste und zugleich umstrittenste Form. Im ökonomischen Begriffsverständnis beinhaltet sie streng genommen die vollständige monetäre Bewertung des Nutzens. Schwierigkeiten ergeben sich bei dieser Analyseform insbesondere bei der Auswahl der in die Bewertung einzubeziehenden Kosten- und Nutzenaspekte und vor allem bei der adäquaten Transformation des Nutzens in Geldeinheiten. Im Gegensatz zu ihrer Popularität ist die Durchführung dieses Studientyps selten (Guyatt et al, 1986). Die Monetarisierung ist im Prinzip dann nötig, wenn beispielsweise Gesundheitsprogramme auf politischer Ebene mit Kosten und Erträgen von Bildungs- und Infrastrukturprogrammen verglichen werden sollen (Heidenberger, 1989). Solange das Gesundheitswesen in unserem Lande einen eigenen Haushalt mit eigener Beitragsschöpfung hat, ist der Bedarf an solchen Studien gering. Bei konkurrierender Finanzierung im Rahmen allgemeiner staatlicher Mittelverwendung könnten sie sehr bedeutsam werden.

Die für alle Studientypen verlangte Ermittlung der Kosten scheint auf den ersten Blick wenig problematisch zu sein. De facto sind aber einige wesentliche Schwierigkeiten zu überwinden.

Nichtmarktliche, fiktive "Preise": Wir kämpfen im Gesundheitswesen mit enormen Zurechnungs- und Preisbildungsproblemen. Die jahrzehntelange Tradition einer fiskalischen Rechnung bei Kassen, aber auch bei Krankenhäusern, hat dazu geführt, daß Kostenstellenrechnungen bis in die jüngste Zeit unbekannt waren, und erst jetzt schrittweise entwickelt werden. Der zur Kostenermittlung im Krankenhaus ersatzweise vielfach herangezogene sog. "Sachkostentarif" der Krankenhäuser, der sog. DKGNT, ist eine weithin arbiträre, administrativ festgelegte "Preis"-Liste von zumindest unklarer Qualität. Das Gesundheitswesen ist der einzige große volkswirtschaftliche Sektor, in dem die Vergütungen ("Preise") für Dienstleistungen nach regierungsamtlichen Vorgaben (GOÄ) oder auf Grund von Entscheidungsprozessen öffentlichrechtlicher Körperschaften in der gesetzlichen Krankenversicherung (DKGNT, BMÄ, EGO) festgesetzt werden und entweder über Jahre invariant bleiben (GOÄ) oder in ihren relativen Bewertungen über sog. Punktzahlen festgeschrieben sind und lediglich über sog. Punktwerte absolut, aber nicht relativ variieren (BMÄ, EGO). Diese Gebührenordnungen entstammen nach außen völlig untransparenten Verhandlungsprozessen, die man karikiert so charakterisieren könnte, daß bekannte Verhandlungspartner mit unterschiedlichen, nach außen unbekannten Berechnungsgrundlagen die Sitzung betreten und nach irgendeiner Frist mit einem Kompromiß wieder verlassen. Wir haben es im Gesundheitswesen also weithin mit fiktiven, jedenfalls nichtmarktlichen "Preisen" zu tun. Da diese jedoch die realen Ausgaben der Nachfrageseite bestimmen, mag dies bei oberflächlicher Betrachtung nicht dramatisch sein. Vertieft gesehen, bedeutet es aber u.a. folgendes: Es kann dies etwa mit dem ökonomischen Ideal einer Kostenwirkungsanalyse oder einer Kostenminimierungsanalyse, Unterschiede von Strategien in Bezug auf Wirkungen und ökonomischen Mitteleinsatz zu objektivieren, unverträglich sein. So können die Gebührenordnungen den tatsächlichen Ressourceneinsatz stark verzerrende Elemente beinhalten mit der Gefahr, daß die effektivere Leistung kostenmäßig diskriminiert wird. Ferner können sich, was tatsächlich der Fall ist, erhebliche Reingewinnunterschiede zwischen verschiedenen Leistungserbringern (z.B. Arztgruppen) trotz objektiv vergleichbarem Ressourceneinsatz ergeben mit der Folge struktureller Verzerrungen für ganze Versorgungsbereiche (z.B. ökonomische Diskriminierung von Kinder- und Allgemeinärzten). Ein Ausweg könnte die bloße Messung nichtmonetärer personeller und sächlicher Ressourcen bieten, bei der das Problem der Preisfestsetzung zunächst ausgeklammert wird[5].

Zuordnungmultipel genutzter Ressourcen: Ein generell gültiges Problem der Kostenzurechnung entsteht, wenn eine Ressource von mehreren Gesundheitsmaßnahmen beansprucht wird (Heidenberger, 1989). Ein Lösungsvorschlag lautet, hier nur die marginalen Kosten (und den marginalen Nutzen) zu berechnen, d.h. nur zu prüfen, welche zusätzlichen Ressourcen durch die Realisierung einer Maßnahme gebunden werden (Heidenberger, 1989; Mooney et al, 1986).

Bestimmung der Opportunitätskosten: Kosten umfassen neben anderen direkten, indirekten oder intangiblen Kosten in einem Markt knapper Güter mit zunehmend alternativ zu treffenden Allokationsentscheidungen auch potentiell hohe Opportunitätskosten. Sie sind sowohl für politische, leistungsrechtliche wie investive Entscheidungen von großem Interesse. Sie sind aber vielfach empirisch nicht hinreichend bestimmt und bestimmbar (Mooney et al, 1986) und werden bei uns politisch erst in Ansätzen diskutiert.

---

[5] Im Ansatz steckt das im Vorschlag des Sachverständigenrates der Konzertierten Aktion im Gesundheitswesen (Sachverständigenrat, 1988), Zeitmessungen des Ressourceneinsatzes in der Praxis für die Gebührenermittlung heranzuziehen, was von der Ärzteschaft aber vehement abgelehnt wird.

2.3 Zukünftige Schwerpunkte der Evaluation im Gesundheitswesen

Methodisch und inhaltlich scheinen folgende Schwerpunkte mittelfristig bedeutsam:

- Die Untersuchung der Relevanz, und damit der Interessenlagen und der Zielbündel unterschiedlicher Anbieter, Nutzer und Finanziers von Gesundheitsleistung und, damit zusammenhängend, die Weiterentwicklung geeigneter Effektmaße im interdisziplinären Zusammenwirken mit Sozial- und Politikwissenschaften und Ökonomie.
- Die Weiterentwicklung objektiver Relevanzkriterien, z.B. über das epidemiologische Erfassen und die Verlaufsbetrachtung ('Monitoring') der Krankheitslasten großer Bevölkerungsgruppen oder vulnerabler Minoritäten, insbesondere auch sogenannter 'vermeidbarer' Krankheitslasten, mithin über die Weiterentwicklung von Methodik die Gewinnung von Daten für ein angemessenes 'risk-rating' besonders gefährdeter Bevölkerungsgruppen, gefährlicher Tätigkeitsbereiche, Umwelteinwirkungen etc..
- Die methodische Entfaltung der unterschiedlichen Nutzendimensionen, insbesondere anhand mehrdimensionaler Gesundheitsmaße, und ihre Aggregation zu globalen Gesundheitsindizes sowohl für kurative, rehabilitative als auch präventive Aktivitäten, ferner für regionale und internationale Vergleiche im Längs- und Querschnitt in enger interdisziplinärer Zusammenarbeit mit Sozial- und Verhaltenswissenschaften. Alternativ bzw. ergänzend: Die Untersuchung einfacher und kostengünstiger Nutzenmaße wie: fehlende Beeinträchtigung in Alltagsaufgaben oder Fehlen sogenannter vermeidbarer Krankheitsereignisse (Rutstein et al, 1976; Charlton, 1986).
- Die Weiterentwicklung der Erhebungs- und Zuordnungsmethoden von Kosten im Gesundheitswesen, ferner die Untersuchungen von Preisbildungen bzw. Preisfestsetzungen, einschließlich der davon ausgehenden Strukturwirkungen auf das Gesundheitswesen in enger interdisziplinärer Zusammenarbeit mit den Ökonomen.
- Die Weiterentwicklung von differenzierten Darstellungs- und Wertungsverfahren für Versorgungsprozesse, ihre strukturellen und politischen Randbedingungen, von Diffusions- und Nutzungsmustern im Gesundheitswesen.
- Die Weiterentwicklung von Verfahren der Metaevaluation einschließlich der Anwendung entscheidungsunterstützender Simulationsmodelle im Gesundheitswesen.
- Die Analyse der Konflikte in der Planung, Zielsetzung, Durchführung und der Nutzung von Evaluationsstudien im Gesundheitswesen durch Anbieter, Nachfrager und Finanziers von Gesundheitsleistungen und gesundheitspolitische Entscheidungsinstanzen.

Die gestellten Aufgaben verlangen eine wesentlich verbesserte Infrastruktur der evaluativen Forschung in Deutschland. Die in meinem Beitrag hervorgehobene starke Interessenbindung jedweder Evaluation schwächt von vornherein den Wert von Studien, die lediglich von einer interessierten Seite in Auftrag gegeben und durchgeführt werden. Es besteht daher ein hoher Bedarf an einem Aufbau unabhängiger wissen-

schaftlicher Kompetenz, deren natürliche Verortung an den Hochschulen zu sehen ist.
Dies setzt die Schaffung interdisziplinärer Arbeitseinheiten voraus, wie sie sich z.B.
im Rahmen der von der Deutschen Gesellschaft für Sozialmedizin und Prävention
vorangetriebenen "Schools of Public Health" verwirklichen lassen.

2.4 Literatur

Abelin, T., Z.J. Brzezinski, V.D.L. Carstairs (eds.) (1987): Measurement in health promotion
and protection. WHO, Regional Office for Europe, Copenhagen (WHO Regional Publ.,
European Ser; No. 22).

Abramson, T. (1979): Handbook of vocational education evaluation. Sage, Beverly Hills.

Bengel, J., U. Koch (1988): Evaluationsforschung im Gesundheitswesen. In: Koch, U., G.
Lucius, R. Stegie (Hrsg.): Handbuch der Rehabilitationspsychologie, S. 321-347. Springer
Verlag, Berlin.

Brenner, G. (1990): Umsetzungsprobleme am Beispiel eines Modellversuchs zur Steigerung
der Inanspruchnahme von Früherkennungsuntersuchungen. In: Koch, U., W. W. Wittmann
(Hrsg.): Evaluationsforschung, S. 289-293. Springer Verlag, Berlin Heidelberg New York.

Brüggemann, I., D. Schwefel, H. Zöllner (Hrsg.) (1978): Bedarf und Planung im Gesundheitswesen. Deutscher Ärzte-Verlag, Köln (Wiss. Reihe des Zentralinstituts, Bd. 11).

Bundesminister für Arbeit und Sozialordnung (Hrsg.) (1984): Kostenwirksamkeitsanalysen im
Gesundheitswesen. Bonn (Gesundheitsforschung, Bd. 98).

Carr-Hill, R.A. (1984): The political choice of social indicators. In: Quality and Quantity
18/1984, S. 173-191.

Charlton, J.R.H., R. Velez (1986): Some international comparisons of mortality amenable to
medical intervention. In: British Medical Journal 292/1986, S. 295-301.

Charny, M.C., S.C. Farrow, C.J. Roberts (1987): The cost of saving a life through cervical
cytology screening: Implications for health policy. In: Health Policy 7/1987, S. 345-359.

Colvez,A., M. Blanchet (1983): Potential gains in life expectancy free of disability: A tool for
health planning. In: International Journal of Epidemiology 12/1983, S. 224-229.

Deutsche Mammographie-Studie (1989-1993): Studie zur Erprobung von Qualitätssicherungs-
maßnahmen zur Einführung der Mammographie in das gesetzliche Krebsfrüherkennungspro-
gramm. Medizinische Hochschule Hannover, Abt. Epidemiologie und Sozialmedizin,
Hannover.

Dietzel, G.T.W. (1988): Die empirische Basis: Modellvorhaben und ihre Evaluierung - Überle-
gungen und Erfahrungen im Bundesministerium für Jugend, Familie, Frauen und Gesundheit.
In: Dietzel, G.T.W., J. von Troschke (Hrsg.): Begleitforschung bei staatlich geförderten
Modellprojekten - strukturelle und methodische Probleme, S. 13-30. Kohlhammer Verlag,
Stuttgart Berlin Köln (Schriftenreihe des BMJFFG, Bd. 216).

Dietzel, G.T.W., J. von Troschke (Hrsg.) (1988): Begleitforschung bei staatlich geförderten
Modellprojekten - strukturelle und methodische Probleme. Kohlhammer-Verlag, Stuttgart
Berlin Köln (Schriftenreihe des BMJFFG, Bd. 216).

Feinstein, A.R. (1983): An additional basic science for clinical medicine: IV. the development
of clinimetrics. In: Annals of Internal Medicine 99/1983, S.843-848.

Glasser, J.H. (1988): The aims and methods of technology assessment. In: Health Policy
9/1988, S. 241-250.

Glasser, J.H., R.S. Chrzanowski (1988): Medical technology assessment: adequate questions,
appropriate methods, valuable answers. In: Health Policy 9/1988, S.267-276.

Guyatt,G., M. Drummond, D. Feeny, et al (1986): Guidelines for the clinical and economic evaluation of health care technologies. In: Social Science and Medicine 22/1986, S.393-408.

Häußler, M., U. Stößel, J. von Troschke et al (1988): Konzepte und Erkenntnisinteressen der wissenschaftlichen Begleitforschung von Modelleinrichtungen. In: Dietzel, G.T.W., J. von Troschke (Hrsg.): Begleitforschung bei staatlich geförderten Modellprojekten - strukturelle und methodische Probleme, S. 31-105. Kohlhammer Verlag, Stuttgart Berlin Köln (Schriftenreihe des BMJFFG, Bd. 216).

Hansluwka, H.E. (1985): Measuring the health of populations, indicators and interpretations. In: Social Science and Medicine 20/1985, S. 1207-1224.

Heidenberger, K. (1989): Probleme der Effizienzmessung von Rehabilitationsmaßnahmen. In: Deutsche Rentenversicherung Heft 8-9/1989; S.482-486.

Henke, K.-D. (1986): Die direkten und indirekten Kosten von Krankheiten in der Bundesrepublik Deutschland im Jahr 1980. In: Henke, K.-D., I. Metze (Hrsg.): Finanzierung im Gesundheitswesen, S. 209-274. Bleicher Verlag, Gerlingen (Beiträge zur Gesundheitsökonomie, Bd. 10).

Hurdle, S., G.C. Pope (1989): Physician productivity: trends and determinants. In: Inquiry 26/1989, S. 100-115.

Jazairi, N.T. (1976): Approaches to the development of health indicators. OECD, Paris.

Johansen, K.S. (1988): WHO concept on health technology assessment. In: Health Policy 9/1988, S.349-351.

Kaluzny, A.D., J.E. Veney (1988): Evaluating health care programs and services. In: Williams,S.J., P.R. Torrens (eds.): Introduction to health services, S. 438-453. Wiley, New York Chichester Brisbane.

Kaplan, R.M., J.W. Bush, C.C. Berry (1976): Health status: types of validity and the index of Well-being. In: Health Services Research 11/1976, S. 478-507.

Kaplan, R.M., J.W. Bush (1982): Health-related quality of life measurement for evaluation research and policy analysis. In: Health Psychology 1/1982, S. 61-80.

LoGerfo, J.P., R.H. Brook, (1988): The quality of health care. In: Williams, S.J., P.R. Torrens (eds.): Introduction to health services, S. 406-437. Wiley, New York Chichester Brisbane.

Lohr, K.N., R.H. Brook, M.A. Kaufmann (1980): Quality of care in the New Mexico Medicaid Programme (1971-1975). In: Medical Care Suppl. 1/1980, S. 1-106.

Maschewsky, W., U. Schneider (1978): Anwendungsorientierte psychologische Forschung. Zum gegenwärtigen Stand der Methodendiskussion. In: Müller, C.W. (Hrsg.): Begleitforschung in der Sozialpädagogik. Analysen und Berichte zur Evaluationsforschung in der Bundesrepublik Deutschland, S. 38-62. Weinheim, Basel.

McEwan, C.W., A.M. Messersmith, (1987): Productivity management: applying it personally and professionally. In: Journal of the American Dietetic Association 87/1987, S. 581-583.

McNeil, B.J., R. Weichselbaum, S.G. Pauker (1981): Trade-offs between quality and quantity of life in laryngeal cancer. In: New England Journal of Medicine 305/1981, S. 392-397.

Melamed, M.R., B.J. Flehinger, M.B. Zaman, et al (1984): Screening for early lung cancer: results of the Memorial Sloan-Kettering Study in New York. In: Chest 86/1984, S. 44-53.

Mooney, G.H., E.M. Russell, R.D. Weir (1986): Choices for health care: a practical introduction to the economics of health provision, 2nd. ed. MacMillan, London.

Neipp, J. (1987): Der optimale Gesundheitszustand der Bevölkerung. Springer Verlag, Berlin Heidelberg New York.

O'Brien, B.J., M.J. Buxton, B.A. Ferguson (1987): Measuring the effectiveness of heart transplant programmes: quality of life data and their relationship to survival analysis. In: Journal of Chronic Diseases 40, Suppl. 1/1987, S. 137-153.

Potthoff, P. (1983): Anwendungsmöglichkeiten medizinischer Erfolgsmessung. In: Medizin Mensch Gesellschaft 1/1983, S. 10-17.

Reeringk, E. (1981): Problem-recognition and priority setting in quality assurance. In: Selbmann,H.K., F.W. Schwartz, W. van Eimeren (Hrsg.): Qualitätssicherung in der Medizin, S. 33-38. Springer Verlag, Berlin Heidelberg New York (Medizinische Informatik und Statistik; 31).

Rosser, R. (1983): Issues of measurement in the design of health indicators: a review. In: Culyer, A.J. (ed.): Health indicators - an international study for the European Science Foundation, S. 34-81. Robertson, Oxford.

Rossi, P.H., H.E. Freeman (1985): Evaluation: A systematic approach. Sage, Beverly Hills.

Rutman, L. (1977): Evaluation research methods: A basic guide. Sage, Beverly Hills.

Rutqvist, L.E., A. Wallgren (1985): Long-term survival of 458 young breast cancer patients. In: Cancer 55/1985, S. 658-665.

Rutstein, D.D., W. Berenberg, T.C. Chalmers et al (1976): Measuring the quality of medical care: a clinical method. In: New England Journal of Medicine 294/1976, S.582-588.

Sachverständigenrat der Konzertierten Aktion im Gesundheitswesen (1988): Medizinische und ökonomische Orientierung Jahresgutachten 1988; Vorschläge für die Konzertierte Aktion im Gesundheitswesen. Nomos Verlag, Baden-Baden.

Sachverständigenrat der Konzertierten Aktion im Gesundheitswesen (1990): Herausforderungen und Perspektiven der Gesundheitsversorgung. Jahresgutachten 1990. Nomos Verlag, Baden-Baden.

Schach, E. (1983): Technologie im Gesundheitswesen - einige empirisch-ökonomische Überlegungen. In: Silomon,H. (Hrsg.): Technologie in der Medizin, S. 152-173. Hippokrates Verlag, Stuttgart.

Schöffski, O. (1990): Wirtschaftlichkeitsuntersuchungen von Arzneimitteln. Duphar Pharma, Hannover.

Schwartz, F.W. (1987): Gesundheitsziele der WHO: "Gesundheit 2000" - im deutschen Gesundheitswesen - utopisch oder notwendig? In: Oberender,P. (Hrsg.): Gesundheitswesen im Umbruch?, S. 11-20. Verlag P.C.O., Bayreuth.

Schwefel, D., W. Satzinger, P. Potthoff, J. John (1984): Steps to evaluate a health policy. In: Eimeren, W.v., R. Engelbrecht, C.D. Flagle (eds.): 3rd International Conference on System Science in Health Care, S. 837-840. Springer Verlag, Berlin Heidelberg.

Scrivens, E., D. Cunningham, J. Charlton, W.W. Holland (1985): Measuring the impact of health interventions: a review of available instruments. In: Effective Health Care 2/1985, S. 247-261.

Selbmann, H.K. (1986): Qualitätssicherung in der Medizin - Ziele und Forschungsbedarf. In: Gross, R.W.J. (Hrsg.): Wege der Gesundheitsforschung, Springer Verlag, S. 251-259. Berlin Heidelberg.

Shapiro, S. (1977): Evidence on screening for breast cancer from a randomized trial. In: Cancer 39/1977, S. 2772.

Shapiro, S. (1989): Determining the efficacy of breast cancer screening. In: Cancer 63/1989, S. 1873-1880.

Suchman, E.A. (1967): Evaluation research: Principle and practice in public service and social action programs. Russel, Sage Foundation, New York.

White, K.L. (1984): Evaluation und Medizin. In: Culyer, A.J., B. Horisberger (Hrsg.): Technologie im Gesundheitswesen, S. 3-18. Springer Verlag, Berlin Heidelberg New York.

Wittmann, W.W. (1985): Evaluationsforschung: Aufgaben, Probleme und Anwendungen. Springer Verlag, Berlin Heidelberg New York (Lehr-und Forschungstexte Psychologie 13).

Wottawa, H., H. Thierau (1990): Lehrbuch Evaluation. Huber Verlag, Bern Stuttgart Toronto.

Wulf, C. (Hrsg.) (1972): Evaluation - Beschreibung und Bewertung von Unterricht, Curricula und Schulversuchen. Piper Verlag, München.

3 Evaluation als Forschungsstrategie: Das "Fokus-Modell"

H. Zentgraf
Vereinigung Getreide-, Markt- und Ernährungsforschung e.V., Bonn

Hintergrund für die Entstehung dieses Modells war die Entwicklung und Durchführung eines Evaluationsplanes für handlungsbezogene didaktische Konzepte in der Praxis der Grundschule, konkret bezogen auf die Situation Schulfrühstück als ernährungserzieherischer Anknüpfungspunkt im Rahmen der Gesundheitserziehung (Zentgraf, 1987).

Es sollte versucht werden, am Beispiel der konkreten Entwicklung und praktischen Durchführung einer Evaluation methodologische Probleme und Lösungsmöglichkeiten aufzuzeigen. Ein Ziel war, Evaluation als Instrument für die konzeptionelle Entwicklung und effektive Implementation pädagogischer Maßnahmen und Medien - nicht als Teil umfassender Curriculumrevision! - in der Grundschulpraxis herauszuarbeiten.

Die durchgeführte Untersuchung hielt sich mit ihren eingegrenzten Fragestellungen eng an die Rolle der formativen Evaluation (Scriven, 1972). Die praktische Vernetzung von prozeß- und produktbezogenen Sachverhalten läßt eine Distinktion oder eindeutige Begriffsverknüpfung von prozeßbezogenen Aspekten und formativen bzw. produktbezogenen Aspekten mit der summativen Evaluationsrolle nicht sinnvoll erscheinen. Außerdem erscheint die Verknüpfung der formativen Rolle mit der Optimierungsfunktion einerseits bzw. der summativen Rolle mit Legitimations- und Entscheidungsfunktion andererseits in dieser Ausschließlichkeit nicht vertretbar. Die Ergebnisse haben vielmehr gezeigt, daß auch bei "strenger" Beachtung der Rolle Aussagen zu den verschiedenen Funktionsbereichen möglich sind.

Die formalen Unterscheidungen, die in der Theoriebildung der Evaluationsforschung vielfach getroffen wurden und werden, führen m. E. unter forschungspraktischen Gesichtspunkten kaum weiter: Die Erfahrungen dieser Evaluation weisen darauf hin, daß insbesondere die häufig vorgeschlagene begriffliche Polarisierung zwischen Prozeß- und Produktevaluation bzw. vergleichender und nicht vergleichender Evaluation in der Forschungspraxis nicht haltbar ist.

Weiterhin lassen die Erfahrungen mit den in dieser Evaluation angewendeten Methoden eine forschungspraktische Überwindung des Paradigmen-Streits möglich erscheinen. Dafür müssen zwei Voraussetzungen erfüllt sein:

- Evaluationsforschung kann als (erziehungswissenschaftliche) Forschungsstrategie genutzt werden, darf aber nicht versuchen, Aufgaben der Grundlagenforschung zu lösen. So muß beispielsweise das Problem "Wie kommen Verhaltensänderungen in der Ernährungserziehung zustande?" aus Evaluationsuntersuchungen im Bereich der Ernährungserziehung ausgeklammert werden.
- Für bestimmte Teilfragestellungen einer Untersuchung ("Fokus") und die dabei betroffenen Personen ("Bezugsgruppen") sind die jeweils geeigneten Methoden - quantitativ und/oder qualitativ - auszuwählen.

Nach den guten Erfahrungen mit dem CIPP-Modell (Stufflebeam, 1972) bietet sich dieses als Evaluations-Leitfaden für die Forschungspraxis an. Die starke Gewichtung von Kontext- und Input-Evaluation in diesem Modell (als gleichwertige Bestandteile neben Prozeß-/Produktevaluation) führt dazu, daß der Evaluationsbericht einer solchen Untersuchung nicht nur Informationen über die evaluierte Maßnahme selbst liefert, sondern auch den inhaltlichen und didaktischen Bezug herstellt, sowie den historisch-genetischen Rahmen für die Interpretation der Ergebnisse aufzeigt.

Als Anregung für eine praktische Weiterentwicklung evaluatorischer Forschungsstrategien im Sinne einer konstruktiven Methoden-Koexistenz ist das "Fokus-Modell" zu verstehen (s. dazu die Übersicht 3.1): Damit ist die parallele, unabhängige Datenerhebung bei verschiedenen Bezugsgruppen möglich, die dann im Hinblick auf die jeweiligen Gesichtspunkte und Fragestellungen der Untersuchung synoptisch interpretiert werden können.

Die Erfahrungen dieses Evaluationsprojekts weisen auf zwei Möglichkeiten hin, die in der Forschungspraxis hilfreich sein können:

- Die qualitative Interpretation von empirisch-analytisch erhobenen Daten bietet die Möglichkeit einer intensiven Dateninterpretation, ohne methodische Systemanforderungen überzustrapazieren.
- Die parallele Daten-Erhebung mit einerseits qualitativen, andererseits quantitativen Methoden bei unterschiedlichen Bezugsgruppen im gleichen Handlungsfeld ermöglicht eine wechselseitige Kontrolle und liefert ggf. auch Erklärungsansätze zu den auf getrennten Wegen gewonnenen Ergebnissen (Zentgraf, 1987).

Evaluation wird somit als eine diagnostisch orientierte Entwicklungs- und Forschungsstrategie gesehen: Zunächst - aufgrund der gewonnenen Erfahrungen - für die Erziehungswissenschaften. Die Ergebnisse solcher Untersuchungen können zwar zur Theoriebildung relativ wenig beitragen, haben aber auch ein ganz anderes Ziel: Sie helfen, Probleme zu lösen, die bei der Entwicklung, Implementation und Dissemination innovativer methodisch-didaktischer Konzepte in der Schulpraxis der Gesundheitserziehung anstehen.

Übersicht 3.1: Evaluationsmethoden

Evaluationsschritt	Fokus	Bezugsgruppe(n)	(mögliche)Methode(n)	Ziel
	Evaluation	Evaluatoren	Literaturanalyse	Bezugsrahmen für Evaluations-Strategie
Kontext-Evaluation	Betroffener Problem-/Verhaltensbereich (Was?")	Zielgruppe(n) der pädagogischen Maßnahme	Literaturanalyse qualitative Interviews Fallstudien	Strukturmodell des betroffenen Verhaltensbereich
	Pädagogischer Handlungsbereich ("Wie?")	Didaktiker Praktiker	Literaturanalyse Fachgespräche	Methodisch-didaktischer Rahmen
	Lebensraumbezogene Lern-/Lehrsituation ("Wo/Wann?")	Situativ Beteiligte	Fallstudien Auswertung von sekundärstatistischem Material Repräsentativbefragungen	Situationsanalyse
Input-Evaluation	Problem- und situationsbezogene Möglichkeiten der Intervention	Zielgruppe(n) der pädagogischen Maßnahme und beeinflussende Personen/Medien	Motivationspsychologische Untersuchungen Fallstudien	Zieldefinition und Interventionsmodell-Design
Prozess-/Produkt-Evaluation	Problembezogenes Wissen	Beteiligte an der pädagogischen Maßnahme-	Versuchsweise Implementation Fallstudien Teilnehmende Beobachtung	Optimierung
	situationsbezogene Kommunikation			
	situations-/problembezogenes Handeln	Lernende	Fragebogen-Erhebungen	Legitimation
	Handhabung/Akzeptanz	Lehrende	Erfahrungsberichte/qualita-	Entscheidungsbasis
Evaluationsbericht	Implementation der pädagogischen Maßnahme	Entscheidungsträger	Kritische Wertung der Ergebnisse von Kontext-, Input-, prozess-/Produkt-Evaluation in Zusammensschau	Entscheidung über Dissemination

Literatur

Scriven, Michael (1972): Die Methodologie der Evaluation. In: Wulf, Christoph (Hg.): Evaluation, S. 69-91. Piper Verlag, München.

Stufflebeam, Daniel L. (1972): Evaluation als Entscheidungshilfe. In: Wulf, Christoph (Hg.): Evaluation, S. 113-145. Piper Verlag, München.

Zentgraf, Heiko (1987): Evaluation einer pädagogischen Maßnahme. Dissertation, Berlin.

II Epidemiologie

4 Ergebnisse einer Umfrage bei niedergelassenen Ärzten zur Hautkrebsprävention

B. Berghof †, A. Pfeiffer
Zentralinstitut für die kassenärztliche Versorgung in der Bundesrepublik Deutschland, Köln

4.1 Einleitung

Die Inzidenz maligner Hautläsionen steigt weltweit; Fachleute rechnen damit, daß zur Jahrtausendwende der Hautkrebs das Mamma-, Bronchial- und Darmkarzinom von den ersten Plätzen verdrängt haben wird. Gerade für die Malignome der Haut stehen hervorragende Screeningmöglichkeiten wie die einfache Inspektion der Haut zur Verfügung. Seit 1971 ist die Zielkrankheit Malignome der Haut in das Deutsche Krebs-Früherkennungsprogramm aufgenommen; jedoch schreiben die Krebs-Früherkennungs-Richtlinien lediglich eine Befragung des Probanden auf Hautveränderungen vor. Die Dokumentation der entdeckten malignen Hautläsionen im Früherkennungsprogramm ist äußerst niedrig - zum Teil sogar unplausibel niedrig.

Aus diesen Gründen entschloß sich die Deutsche Dermatologische Gesellschaft zu einer Aufklärungsaktion mit regionalen Schwerpunkten. Diese Aufklärung bestand zu einem Teil in bevölkerungsbezogenen Aktionen (z. B. in Zeitungen, Zeitschriften, Fernsehen und Rundfunk), zum anderen wurden an alle niedergelassenen Ärzte in der Bundesrepublik Informationspakete zum Thema Hautkrebs und Hautkrebsprävention versandt. Zusätzlich fanden Aktionstage statt (z. B. auf dem Rathausmarkt in Hamburg und Tage der offenen Tür bei den Hautärzten in Schleswig-Holstein).

Das Zentralinstitut für die kassenärztliche Versorgung hat, unterstützt von den Kassenärztlichen Vereinigungen Hamburg und Schleswig-Holstein, einen Evaluationsversuch dieser Aktion gestartet durch eine Ärztebefragung zur Einstellung und zur Durchführung von Krebs-Früherkennungsuntersuchungen und allgemeiner Prävention des Hautkrebses.

4.2 Stichprobe und Rücklauf

Grundgesamtheit dieser Untersuchung waren die 3.766 Ärzte in Hamburg und Schleswig-Holstein, die zur Durchführung von Früherkennungsuntersuchungen berechtigt sind. Die stark besetzten Arztgruppen der Internisten, Allgemeinmediziner und Praktischen Ärzte wurden um 50 % reduziert; es resultierte eine geschichtete Stichprobe mit N = 2.290.

Der Rücklauf der Ärztebefragung war mit 21 % (475 auswertbare Fragebögen) nicht sehr groß. Daher ist eine Generalisierung der Ergebnisse nicht ohne weiteres möglich. Nach Fachgruppen gegliedert zeigt sich, daß die Hautärzte, die Frauenärzte und die Chirurgen überdurchschnittlich geantwortet haben. Dies sind auch gleichzeitig die Fachgruppen, die am meisten Früherkennungsuntersuchungen durchführen (Frauenärzte) bzw. die am intensivsten vom Befragungsthema betroffen sind (Hautärzte und Chirurgen). Die Alters- und Geschlechtsverteilung des Rücklaufs entspricht im wesentlichen der Verteilung, wie sie auch im Bundesarzt-Register für Hamburg und Schleswig-Holstein verzeichnet ist.

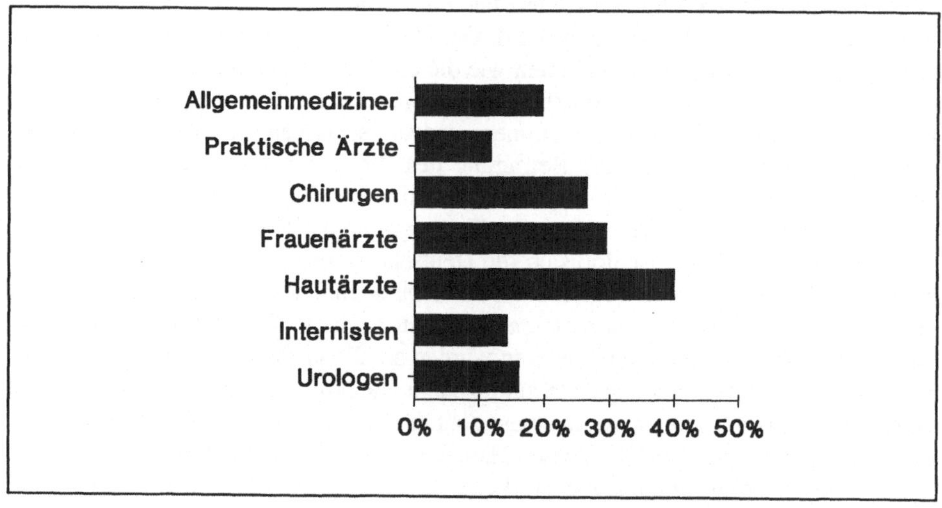

Abb. 4.1: Beteiligung der Ärzte nach Fachgruppen

Bei der Auswertung der eingegangenen Fragebögen wurden die Angaben der Internisten, Allgemeinmediziner und Praktischen Ärzte mit dem Faktor 2 gewichtet, da diese Fachgruppen bei der Aussendung nur zur Hälfte berücksichtigt worden waren.

4.3 Ergebnisse

4.3.1 Primäre Prävention

Bezüglich der primären Prävention hält die überwiegende Mehrheit (90 %) der Ärzte das Vermeiden übermäßiger Sonnenexposition für wichtig. Das Vermeiden von Sonnenbrand und das Benutzen von Sonnenschutzmitteln spielt in der Antworthäufigkeit nur eine sekundäre Rolle. Möglicherweise impliziert der Schutz vor Sonnenbrand für einige der Befragten das Verwenden von Sonnenschutzmitteln, so daß sie diesen Punkt nicht besonders erwähnten.

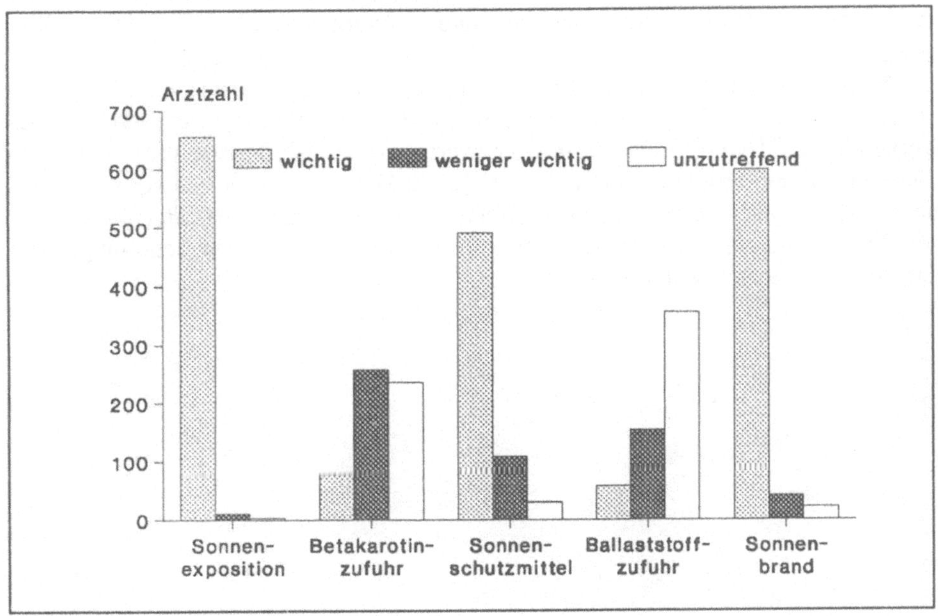

Abb. 4.2: Einschätzung der Ärzte hinsichtlich verschiedener Einflußfaktoren auf primäre Prävention von Hautkrebs

Mehr Information zu diesem Thema, insbesondere zum Verteilen, hätten gerne 53,6 % der Ärzte. Hier signalisierten die Befragten ein deutliches Informationsdefizit auf Seiten der Patienten. Nach den Angaben der Ärzte stellen in ca. 25 % der Praxen die Patienten keine Fragen zur primären Prävention von Hautkrebs. Fast zwei Drittel der Ärzte werden bis zu 20 mal im Quartal von ihren Patienten nach primären Präventionsmöglichkeiten gefragt. Nach Arztgruppen ausgewertet zeigt sich, daß die Dermatologen deutlich häufiger mit diesen Fragen konfrontiert werden: 57 % der Dermatologen wurden öfter als 50 mal im Quartal mit diesen Fragen von Patientenseite konfrontiert.

Zwei Drittel aller Ärzte sprachen bis zu 50 mal bei ihren Patienten diese Frage von sich aus an; Dermatologen wiesen hier überdurchschnittlich hohe Aufklärungsaktivitäten auf. 11 % aller Ärzte erwähnten das Thema Hautkrebsprävention von sich aus jedoch nie.

Befragt man die Ärzte nach ihrer Einschätzung des Patientenwissens über primäre Prävention und die Risikofaktóren von Hautkrebs, so zeigt sich, daß bei Bildung eines gewichteten Index für die verschiedenen Antwortmöglichkeiten über die Hälfte der Ärzte (56,2 %) das Patientenwissen als unzureichend einstufen. Nur 8,8 % meinten, die Patienten seien gut informiert. Circa 60 - 70 % der Ärzte glauben, daß bei den Patienten ein erhebliches Wissensdefizit für die Bereiche Sonnenexposition, helle Komplexion, Prädilektion lichtexponierter Körperteile und für die Partnerbeobachtung besteht. Aus den Antworten der Ärzte auf diese Frage ergeben sich auch wieder klare Hinweise auf gezielte Informations- und Aufklärungsaktionen bei der Bevölkerung.

Während der Aktion wurde in den Medien, bei den Straßenveranstaltungen und im Fernsehen auch die Frage der Anzahl der Naevi als Risikofaktor angesprochen. Es wurde eine Zahl von 30 Naevi als Grenzwert genannt. Dies führte dazu, daß viele Leute ihre Naevi abzählten und bei mehr als 30 Hautmalen sehr besorgt ihren Arzt bzw. Hautarzt aufsuchten. Aus telefonischen und freitextlichen Rückmeldungen der beteiligten Ärzte wissen wir, daß diese Information zu einer großen Beunruhigung in der Patientenklientel geführt hat.

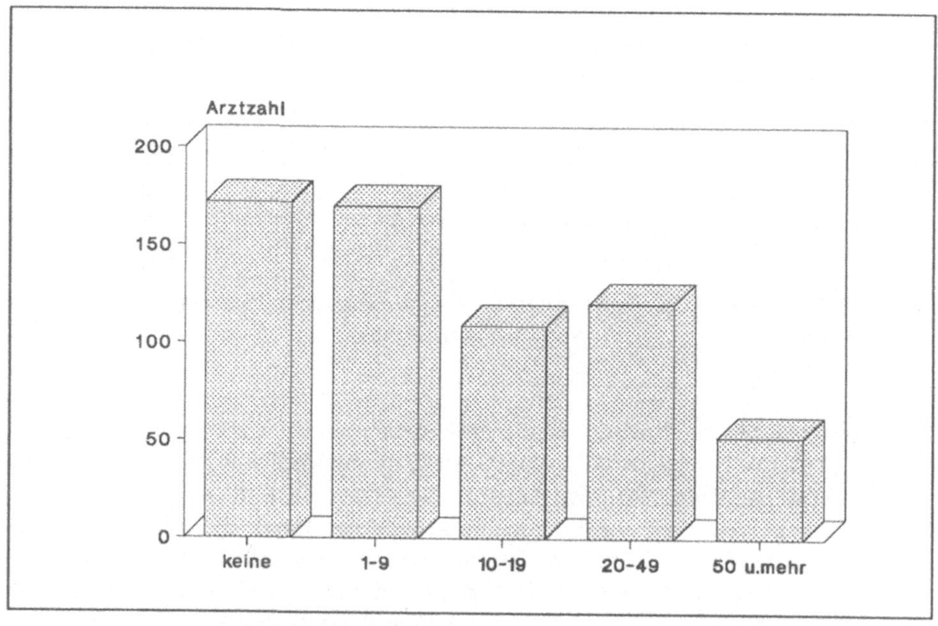

Abb. 4.3: Anzahl der Früherkennungsuntersuchungen bei Männern

4.3.2 Sekundäre Prävention

Ein Viertel der Ärzte, die geantwortet haben, führt bei Männern keine Krebs-Früherkennungsuntersuchungen durch; die Betrachtung der Verteilung zeigt, daß - insbesondere im Vergleich zu den Früherkennungsuntersuchungen bei den Frauen - eine
relativ geringe Konzentration der Früherkennungsuntersuchung bei Männern auf einzelne Ärzte vorhanden ist.

Die Hälfte der antwortenden Ärzte führt bei Frauen keine Früherkennungsuntersuchungen durch; dies ist wenig erstaunlich, da Früherkennungsuntersuchungen bei
Frauen zu über 90 % von Gynäkologen durchgeführt werden. Dies zeigt sich auch in
der relativ starken Besetzung der Klassen mit mehr als 150 Früherkennungsuntersuchungen pro Quartal.

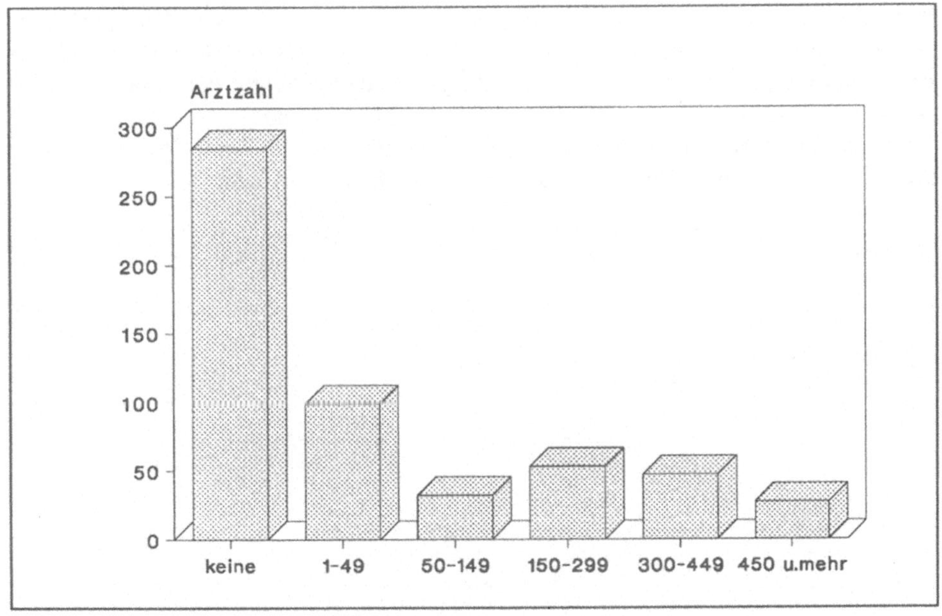

Abb. 4.4: Anzahl der Früherkennungsuntersuchungen bei Frauen

Auf die Frage, ob sie gerne häufiger Früherkennungsuntersuchungen durchführen
möchten, antworteten 80 % der Ärzte mit "ja", nur 20 % verneinten dies. Die Gründe
für das Defizit werden von Ärzteseite zum Großteil bei den Patienten lokalisiert:

- Zwei Drittel der Ärzte glauben, daß die Patienten nicht auf dieses Thema angesprochen werden möchten.
- 40 % der Ärzte glauben, die Patienten haben Angst vor dieser Untersuchung.
- Nur ein Sechstel der Ärzte nennt Zeitmangel, geringe Vergütung oder die geringe
  wissenschaftliche Absicherung der Krebs-Früherkennung als Gründe für das Defizit an Krebs-Früherkennungsuntersuchungen.

Wir fragten die Ärzte, wie sie die Hautkrebs-Früherkennungsuntersuchungen durchführen. Zur Erinnerung: die Krebs-Früherkennungs-Richtlinien sehen lediglich eine Befragung des Patienten nach auffälligen Hautveränderungen vor. 91 % der Ärzte fragen ihre Patienten nach auffälligen Hautveränderungen; 71 % der befragten Ärzte geben an, daß sie eine Inspektion der gesamten Haut am völlig entkleideten Patienten durchführen würden. Möglicherweise handelt es sich bei diesem auffällig guten Ergebnis der Befragung um einen Selektionsprozeß in dem Sinne, daß besonders engagierte Ärzte sich an dieser Befragung beteiligt haben. Nur 58 % der Ärzte empfehlen die Partner- und Selbstbeobachtung; hier wäre eine Steigerung des Prozentsatzes wünschenswert.

4.3.3 Verdacht/Kuration

Prinzipiell werden im Rahmen von kurativen Kontakten häufiger verdächtige Hautläsionen von den Ärzten entdeckt als bei Früherkennungsuntersuchungen: 97 % der Ärzte entdeckten mindestens eine verdächtige Hautveränderung bei kurativen Kontakten, im Mittel waren es ca. 10 Tumorverdachtsfälle pro Jahr.

Bei den Früherkennungsuntersuchungen äußerten 10 % der Ärzte "nie einen Verdacht". Im Mittel lag die Verdachtsrate bei ca. 5 Tumoren pro Jahr.

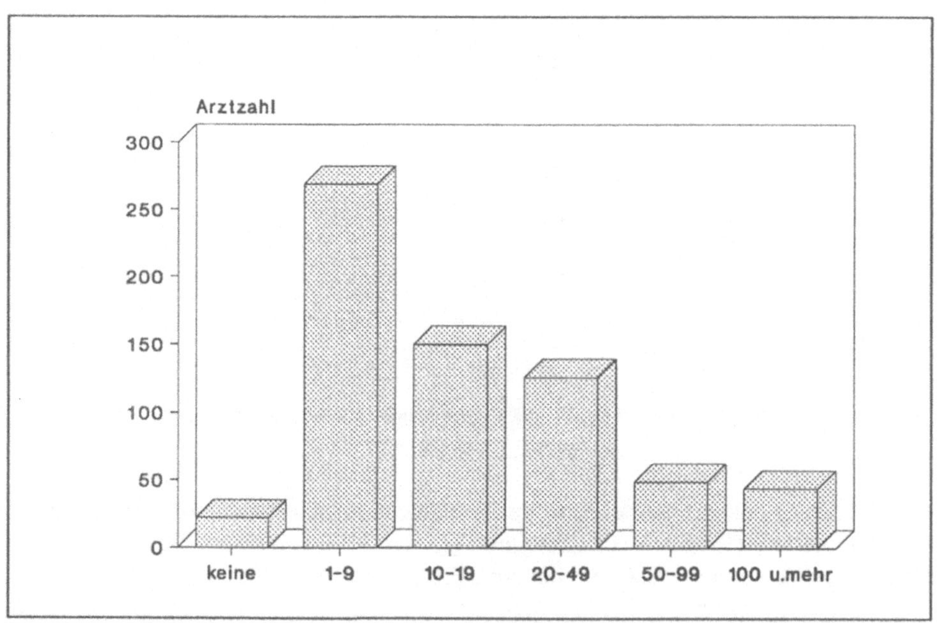

Abb. 4.5: Häufigkeit eines Krebsverdachts bei kurativem Kontakt

Die Beobachtungshäufigkeit der verschiedenen Krebsarten variiert natürlich mit der Art des Malignoms. Fast die Hälfte aller Ärzte entdeckten pro Jahr 5 oder mehr Basaliome, bei den Spinaliomen lag der Anteil der Ärzte, die mehr als 5 Fälle jährlich verzeichneten, bei knapp 30 %. Während eine Entdeckungshäufigkeit von mindestens 5 Melanomen pro Jahr nur von 18,9 % aller Ärzte (vorwiegend Dermatologen) angegeben wurden.

Im Rahmen dieser Befragung stellten wir auch eine echte Wissensfrage, deren Charakter als Wissensfrage jedoch durch die Betonung der persönlichen Erfahrung des Arztes geringfügig abgemildert wurde. Es war die Frage nach der kritischen Dicke eines malignen Melanoms. Die kritische Dicke, d. h. der Millimeterwert der Invasionstiefe ab dem die Metastasierungs- und Rezidivhäufigkeit der malignen Melanome sprungartig zunimmt, wird in der Wissenschaft mit 0,75 mm angegeben. Den numerisch ganz exakten Wert haben nur 6 % aller Ärzte genannt; davon waren 60 % Dermatologen. 37,5 % aller Ärzte nannten Werte von mindestens 1,0 mm, ein Viertel der Ärzte machte keine Angaben.

Es zeigt sich bei dieser Frage natürlich auch die relative Irrelevanz von rein wissenschaftlichen Zahlenwerten für die tägliche Praxis des niedergelassenen Arztes. Der niedergelassene Hausarzt oder Spezialarzt beginnt zu agieren, sobald der Patient in seine Praxis kommt und nicht, sobald (in diesem Fall) das maligne Melanom eine Invasionstiefe von größer als 0,75 mm erreicht hat. In gewisser Weise muß man diese Frage als von rein akademischen Wert betrachten.

4.4 Forderungen

Trotz der Einschränkungen, die wegen des geringen Rücklaufs bei dieser Umfrage, zumindest in theoretischer Sicht gemacht werden müssen, lassen sich einige Folgerungen ziehen.

1. Begleitend flächendeckende Evaluationsversuche von ebenfalls flächendeckenden Aktionen bergen die Gefahr von geringer Kooperation. In unserem Fall wurden die Ärzte innerhalb von zwei Wochen sowohl mit der Aufforderung, sich an den Aktionstag zu beteiligen, konfrontiert, als auch mit Informationspaketen zur Prävention des Hautkrebses versorgt sowie auch durch verstärktes Fragen von Patientenseite auf dieses Thema vermehrt hingewiesen. Das nächste Anliegen, die Beantwortung des Fragebogens, wurde als schwächster Punkt auch nur sehr gering befolgt.

2. Für mehr als 10 % der befragten Ärzte war der nächste Hautarzt mehr als 10 Kilometer entfernt; daraus folgt, daß die Kompetenz der Hausärzte im Screening und der Basisdiagnostik von malignen Hautläsionen erhalten und gesteigert werden muß. Oft hält eine große Distanz zum nächsten Spezialisten die Patienten von der Abklärungsdiagnostik ab.

3. Mehr als die Hälfte der Ärzte wünscht begleitendes Informationsmaterial zum Verteilen an die Patienten. Die Krankenkassen, die Pharmaindustrie, aber auch

die Ärzteorganisationen selbst sowie die wissenschaftlichen Gesellschaften sind hier aufgefordert, adäquates, aussagefähiges und von den Patienten akzeptiertes Informationsmaterial zu entwickeln.

4. Die Patienten sollen häufiger auf Initiative des Arztes hin auf das Thema Prävention von Hautkrebs angesprochen werden. Patienten, Versicherte bzw. die Bevölkerung wollen und sollen besser informiert sein.
    Dies kann auch erfolgen
    - durch die Medien
    - durch das Engagement von Ärzten bzw. anderer im Gesundheitswesen tätigen Initiativen.
    - an Schulen und Volkshochschulen.

5. Das Arzt-Patienten-Gespräch sollte zum Angstabbau genutzt werden. Aus der Sicht der Ärzte zeigte sich, daß Angst einen großen Teil zur Nicht-Akzeptanz der Krebs-Früherkennungsuntersuchung beiträgt. Es erscheint daher nur logisch, daß Ärzte hier ihren Beitrag leisten.

6. Aber auch die Ärzte selbst können lernen: dies zeigt sich an den Antworten zur kritischen Melanomdicke oder den Antworten auf primäre Präventionsmöglichkeiten. Gezielte Fortbildung der Ärzte in Hautkrebs-Früherkennung und primärer Prävention des Hautkrebses wird auf fruchtbaren Boden fallen.

5 Lebenslagen von Frauen, Risikofaktoren und subjektive Morbidität

U. Maschewsky-Schneider
Bremer Institut für Präventionsforschung und Sozialmedizin, Bremen

5.1 Einleitung

Ergebnisse aus epidemiologischer Forschung, die sich auf Fragestellungen beziehen, die besonders Frauen betreffen, sind partiell auf den letzten Tagungen der Deutschen Gesellschaft für Sozialmedizin und Prävention präsentiert worden; epidemiologische oder sozialmedizinische Forschung aus einer frauenspezifischen Sichtweise dagegen bislang gar nicht. Selbst bei thematischen Fragestellungen, die vornehmlich Frauen betreffen, mußten gelegentlich Wissenschaftlerinnen aus dem Ausland v.a. aus den USA geladen werden. Es sei hier an den Vortrag von Frau Eaker zu "Coronary Heart Disease in Women" (1987) erinnert.

Vielleicht liegt die Zögerlichkeit, mit der die bundesdeutsche Epidemiologie sich an frauenbezogene Themen heranwagt, darin begründet, daß Forscherinnen und Forscher sich bei dieser Thematik sehr schnell in die Situation versetzt sehen, den Standpunkt der reinen Forschung aufzugeben und Stellung zu beziehen. Forschung über Frauen zwingt sicher ebenso wie die epidemiologische Forschung über die Zusammenhänge von sozialer und gesundheitlicher Benachteiligung dazu, die Sichtweise der sogenannten "Beforschten" mit einzunehmen. Forschung über sozial und gesellschaftlich unterprivilegierte Bevölkerungsgruppen hat keine Lobby und muß deshalb ihr Existenzrecht erst wissenschaftspolitisch durchsetzen. Manchmal muß sie sich sogar gegenüber einer Scheinobjektivität behaupten, die mit angeblich gesichertem Wissen Diskriminierungen und Benachteiligungen verfestigt.

Ausgehend davon, daß Männer und Frauen sich in der Lebenserwartung unterscheiden, möchte ich etwas zur Klärung der immer wieder aufgeworfenen Frage: *Sind Frauen gesünder als Männer?* beitragen. Ich möchte auch Daten zum unterschiedlichen Gesundheitsverständnis von Männern und Frauen präsentieren. In einem dritten Schritt will ich zeigen, wie Gesundheit der Frauen mit ihrer Lebenssituation zusammenhängt und wie Frauen unterschiedlicher Lebenslagen sich hinsichtlich ihrer

Gesundheit unterscheiden. Aus den Erfahrungen eines qualitativen Forschungsprojekts zu den "Alltagskonzepten von Gesundheit bei Frauen aus unteren und mittleren sozialen Schichten" will ich darüberhinaus einen Ausblick geben, was Frauen brauchen, um Gesundheit für sich zu erhalten und herzustellen. Dabei wird deutlich werden, daß Gesundheit mehr ist als Abwesenheit von Krankheit und daß aus der Forschung gesundheits- und frauenpolitische Konsequenzen nur dann gezogen werden können, wenn das gesamte Lebensumfeld, in dem Gesundheit und Krankheit entstehen, mit ins Blickfeld gerät.

5.2 Mortalität und Morbidität

Frauen leben heute mehr als sieben Jahre länger als Männer, vor 40 Jahren betrug der Unterschied dagegen nur fünf Jahre. Betrachtet man die Lebenserwartung der 65jährigen, zeigt sich, daß die der Männer dieser Altersgruppe gar nicht, die der Frauen immerhin um drei Jahre gestiegen ist. Aus der längeren Lebenserwartung der Frauen wird häufig der Schluß gezogen, die Frauen seien auch gesünder als Männer. Der Blick auf die epidemiologische Datenlage ergibt jedoch ein eher widersprüchliches Bild.

Ursula Härtel (1988) belegte anhand einer alterspezifischen Analyse der Todesursachen der Bundesrepublik Deutschland die Unterschiede in der Sterblichkeit bei Männern und Frauen. Bis auf den Brustkrebs als frauenspezifische Krankheit, weisen die Männer in allen anderen relevanten Todesursachen, wie: Koronare Herzkrankheiten, Lungenkrebs, Leberzirrhose, Unfälle und Selbstmord eine höhere Mortalitätsrate auf als Frauen.

Daten z.B. zur Infarktmorbidität bestätigen erwartungsgemäß die Mortalitätsdaten zur Frühsterblichkeit der Männer an ischämischen Herzkrankheiten.

So zeigen die Daten der drei MONICA-Herzinfarktregister in der Bundesrepublik Deutschland (Augsburg, Bremen, Heidelberg) eine 3 bis 4 mal höhere Inzidenz der Männer gegenüber den Frauen (Greiser 1989) (Tab. 5.1). Es wird auch deutlich, daß die Relation mit dem Alter abnimmt, d.h., daß in den jüngeren und mittleren Altersgruppen erheblich mehr Männer als Frauen einen Herzinfarkt erleiden.

Daten, die auf subjektiven Aussagen zur Morbidität beruhen, zeigen dagegen, daß Frauen bei allen Indikatoren mehr Angaben machen als Männer. 22% der Frauen halten ihren Gesundheitszustand für schlecht, aber nur 74% der Männer. Mehr Frauen als Männer fühlen sich durch ihren Gesundheitszustand behindert, ihren normalen Tätigkeiten in Haushalt, Beruf oder Ausbildung nachzugehen. Frauen - nämlich 27% - äußern mehr Beschwerden und Beeinträchtigungen des Wohlbefindens als Männer (17%). Bei der ZERSSEN-Beschwerdeliste, gibt es nicht eine einzige Kategorie, die von Männern häufiger als von Frauen genannt wird. Aber selbst bei den akuten und chronischen Erkrankungen geben 70% der Frauen aber nur 56% der Männer an, mindestens an einer solcher Erkrankung zu leiden. 40% der befragten Frauen sind in den letzten vier Wochen zum Arzt gegangen, während es nur 29% der Männer waren. Trotz der starken Beeinträchtigung ihrer Gesundheit scheinen Frauen nicht wesentlich mehr Zeit zu finden als Männer, sich wegen ihrer Beschwerden ins Bett zu legen. Sicher weil auch niemand da wäre, der sie pflegen könnte und weil Familie und Haushalt ihr das Durchhalten abverlangen. (Daten aus dem Bremer Gesundheitssurvey der Deutschen Herz-Kreislauf-Präventionsstudie; in: Maschewsky-Schneider et al, 1988)

Tab. 5.1: Relation der altersspezifischen Inzidenz[1] der drei Westdeutschen Herzinfarktregister des WHO MONICA-Projekts
(Inzidenz per 100.000 E., Männer:Frauen)

Alter	Augsburg	Bremen	Heidelberg
25-44	8,8	6,7	7,2
45-54	12,1	4,5	4,7
55-64	5,5	4,6	4,2
65-69	-	2,0	3,3
65-74	2,4	-	-
Gesamt	2,8	4,0	3,1

[1] Nur die diagnostischen Kategorien (1) gesichert (2) wahrscheinlich, (3) ischämischer Herzstillstand und mehr als 28 Tage überlebt.
Quelle: Eigene Berechnungen nach Greiser, 1989

Die Daten zeigen also: *Die längere Lebenserwartung der Frauen ist kein Indikator für ein gesünderes oder besseres Leben.*
Zumindest die subjektiv erlebte Morbidität und damit die Lebensqualität generell ist bei Frauen eingeschränkt. Weitere epidemiologische Forschung zur Morbidität von Männern und Frauen bzw. eine entsprechende Sichtung bestehender Daten wäre notwendig, um herauszufinden, in welchem Ausmaß sich die von den Frauen subjektiv erlebte schlechtere Gesundheit auch in stärker objektivierbaren Indikatoren, wie z.B. tatsächlichen Erkrankungsraten, niederschlägt. Hier bleibt zunächst nur festzustellen, daß Frauen sich in anderer Weise als Männer als krank erleben, und - mit Blick auf die dargestellten Todesursachen und die Infarkt-Inzidenz - daß Frauen anders krank sind als Männer.
Es stellt sich die Frage, welche Ursachen dem zugrunde liegen könnten. Neben einer Vielzahl von nur zum Teil erforschten berufsspezifischen Expositionen vor allem der Männer, sind sowohl verhaltensbedingte als auch biologische Faktoren geltend zu machen. Wir wissen z.B., daß mehr Männer als Frauen rauchen und Alkohol trinken.
Die altersspezifische Betrachtung der Risikofaktorenverteilung zwischen den beiden Geschlechtern zeigt ebenfalls deutliche Unterschiede zwischen den beiden Geschlechtern. Die im folgenden dargestellten Daten zu den Risikofaktoren beziehen sich alle auf den ersten Nationalen Gesundheitssurvey der Deutschen Herz-Kreislauf-Präventionsforschung aus dem Jahre 1984-86. Hier wurden n=2.418 Männer und

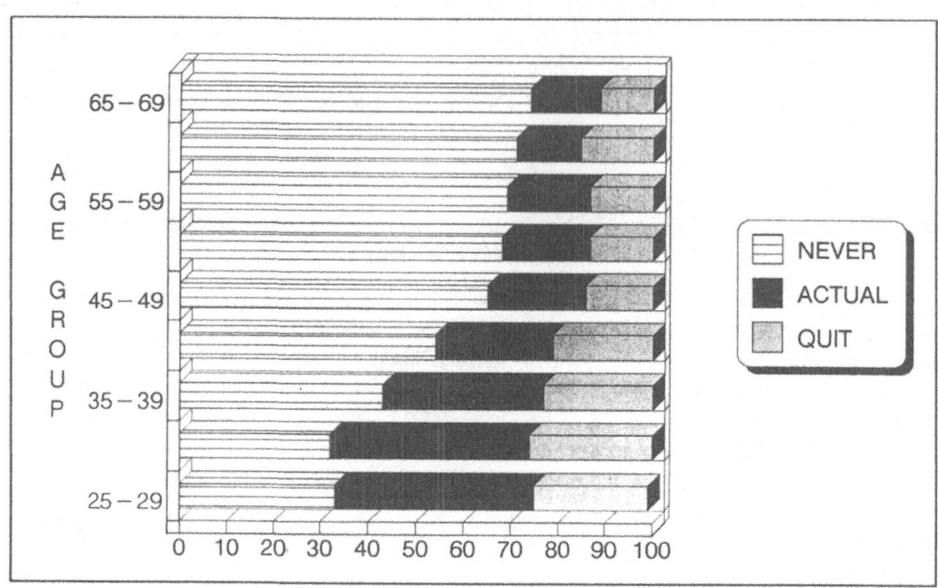

Abb. 5.1: Raucherstatus der Frauen im Nationalen Untersuchungssurvey der Deutschen Herz-Kreislauf-Präventionsstudie

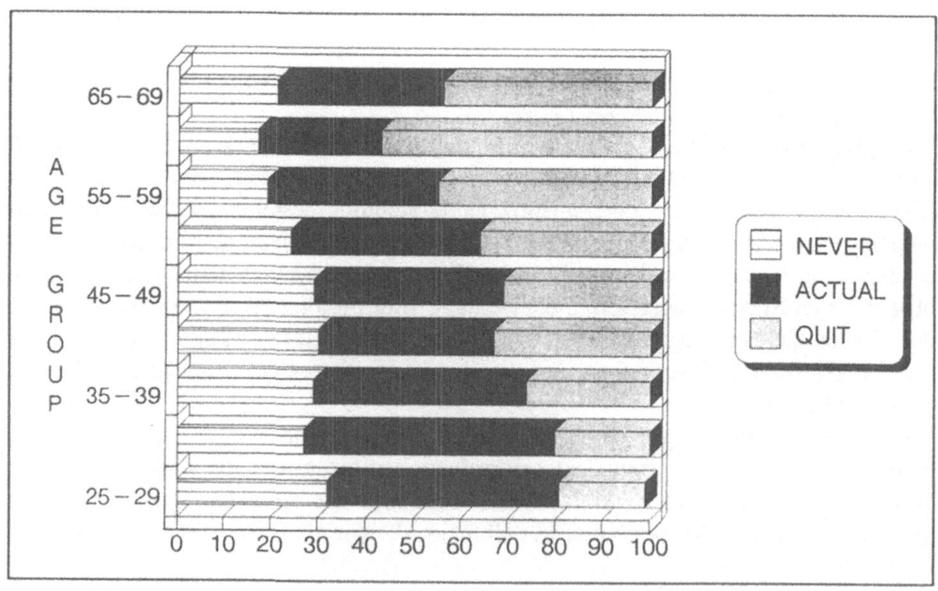

Abb. 5.2: Raucherstatus der Männer im Nationalen Untersuchungssurvey der deutschen Herz-Kreislauf-Präventionsstudie

n=2.378 Frauen hinsichtlich ihrer Herz-Kreislauf-Risikofaktoren untersucht und bezüglich ihrer Gesundheit und anderer auf die Lebenslage bezogener Indikatoren befragt.

Bezogen auf das Rauchen zeigt sich folgendes: Besonders bei den jungen Frauen haben wir inzwischen einen sehr hohen Raucherinnenanteil, der sich nicht mehr erheblich von dem der Männer unterscheidet (Abb. 5.1 und 5.2). Dies ist einem starken Anstieg des Rauchens in der BRD bei jungen Frauen und Mädchen vor ca. 15 bis 20 Jahren geschuldet.

Bei den somatischen Risikofaktoren: Bluthochdruck, Hypercholesterinämie und Übergewicht haben wir bei Frauen und Männern eine alterspezifische Schere. Am Beispiel des Gesamtcholesterins (Abb. 5.3) zeigt sich, daß die Prävalenzen bei Frauen in den Altersgruppen vor der Menopause niedriger liegen als bei den Männern, danach liegen sie darüber. Die hormonelle Situation der Frauen vor und nach der Menopause spielt für diese altersspezifische Schere eine entscheidende Rolle. Das geringe Risiko der Frauen, frühzeitig am Herzinfarkt oder Schlaganfall zu sterben, liegt hierin wesentlich begründet (s.o. Eaker et al, 1988).

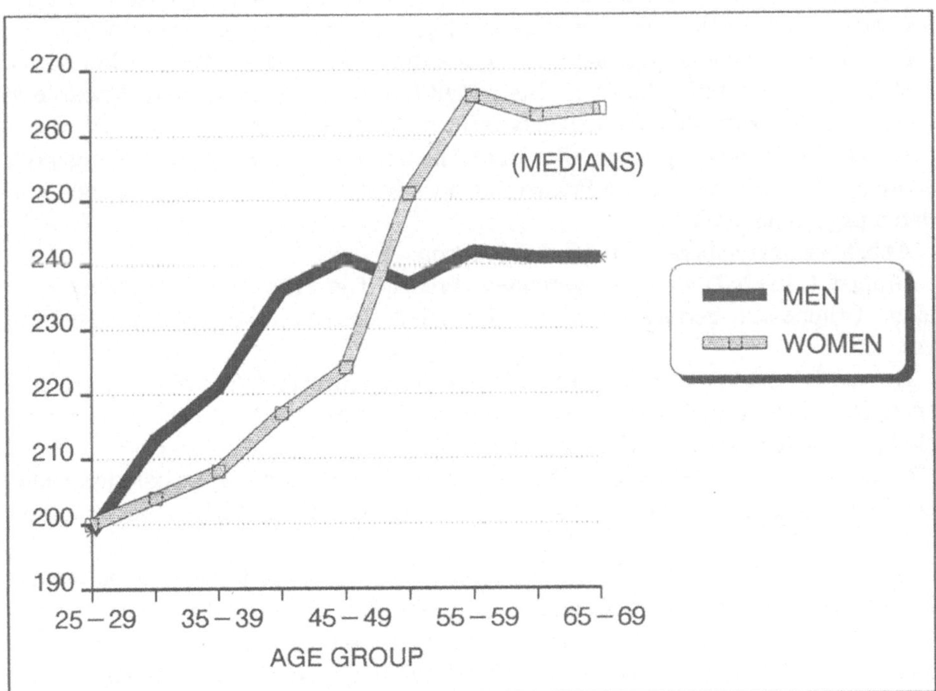

Abb. 5.3: Median des Gesamtcholesterins nach Alter im Nationalen Gesundheitssurvey der Deutschen Herz-Kreislauf-Präventionsstudie

Aus diesen Ergebnissen ist die These zu formulieren: *Frauen leben länger, weil sie gesünder leben und biologische Schutzfaktoren haben.*

Über diese Faktoren hinaus sind die Einstellung und Haltung der Frauen zu ihrem Körper und ihr Umgang mit psychischen Befindlichkeiten wichtige Faktoren, die die Unterschiede zwischen Männern und Frauen ausmachen. Das zeigen u.a. die o.g. Indikatoren zum subjektiven Befinden und Beschwerden. Auch theoretische Analysen zum weiblichen Selbstbild belegen das (Schneider, 1981). Ob diese stärkere Empfindlichkeit der Frauen biologisch bedingt ist oder Ausdruck des sozial erlernten Frauenbildes, und ob gar die Empfindlichkeit der Frauen etwas mit ihrer stärkeren Empfindensfähigkeit zutun hat, muß an anderer Stelle diskutiert werden.

Als Konsequenz aus den dargestellten Daten soll hier abschließend gesagt werden: *Frauen sind anders krank als Männer, denn sie haben eine andere Einstellung zur Gesundheit, ihrem Körper und ihrem Befinden.*

5.3 Gesundheit und soziale Lage

Die Auswertung der Daten des Bremer Gesundheitssurveys 1984 zeigt darüberhinaus, daß die gesundheitliche Lage von Frauen sich je nach sozialer Lage unterscheidet.

Für alle Frauen wurde über die verhaltensbezogenen Variablen: Gesamtcholesterin, systolischer Blutdruck, Rauchen, Body-Maß-Index, Thiozyanat, HDL-Cholesterin und Alkoholkonsum, eine Clusteranalyse (Fast-Clus) berechnet, mit dem Ziel, Gruppen von Frauen mit "typischen" Risikomerkmalen herauszufinden. Es sollte geprüft werden, ob diese Gruppen von Frauen sich auch hinsichtlich ihrer sozialen und familiären Lage unterscheiden.

Abb. 5.4 zeigt die herausgefundenen Gruppen.

Gruppe A (n=267) sind die "gesunden" Frauen. Die Prävalenz der Risiken ist in dieser Gruppe sehr gering. Frauen mit Hypercholesterinämie kommen hier gar nicht vor.

Gruppe B (n=113) ist das typische Raucherinnencluster. 89% dieser Frauen rauchen. Die anderen Risiken haben hier ebenfalls eine niedrige Ausprägung und Hypercholesterinämiker kommen ebenfalls nicht vor.

Gruppe C (n=257) hat einen hohen Anteil von Frauen mit Hypercholesterinämie, nämlich 76% und die höchsten Prävalenzen für Hypertonie und Übergewicht (beides 22%).

Gruppe D ist zwar ein relativ kleines Cluster (n=57), aber in dieser Gruppe sind bis auf das Übergewicht alle Risiken sehr stark vertreten. Ca. 80% der Frauen rauchen und haben eine Hypercholesterinämie. Die Hypertonie-Prävalenz ist vergleichbar hoch wie in der Gruppe C. Dies ist also eine gesundheitlich besonders stark beeinträchtigte Gruppe.

Für die unterschiedliche Verteilung der Risiken in den Gruppen spielt das Alter nur eine eingeschränkte Rolle. Erwartungsgemäß sind in dem gesunden (A) und dem Raucherinnen-Cluster (B) sehr viele jüngere Frauen und Frauen im mittleren Lebensalter vertreten. Das Cluster C (Blutdruck, Übergewicht, Hypercholesterinämie) ist erwartungsgemäß eine relativ alte Gruppe. In der gesundheitlich stark beeinträchtigten Gruppe D, in der wir sowohl viele Raucherinnen als auch Frauen mit Hypertonie und Hypercholesterinämie fanden, befinden sich allerdings auch viele jüngere Frauen in mittlerem Lebensalter.

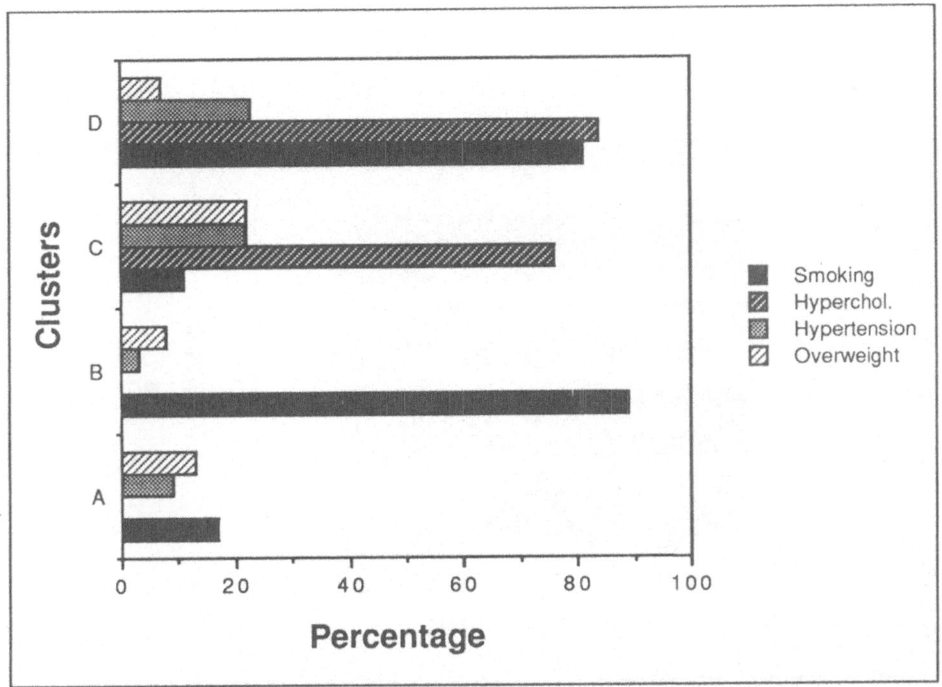

Abb. 5.4: Risikofaktorencluster und Prävalenz der Risikofaktoren (nur Frauen). Prävalenz der Risikofaktoren in Cluster A: gesunde Frauen, B: Raucherinnencluster, C: Hypercholesterinämie-Cluster, D: kranke Frauen.

Betrachten wir die Gruppe nach der sozialen Lage: - Abb. 5.5 zeigt von links nach rechts die Anteile der Frauen aus unteren bis mittleren sozialen Schichten - es wird deutlich, daß diese Gruppe D nicht nur gesundheitlich, sondern auch sozial stark benachteiligt ist. Hier sind die meisten Frauen den beiden unteren sozialen Schichten zuzurechnen. Das gesunde Cluster A hat am meisten Frauen aus oberen und mittleren sozialen Schichten und die beiden mittleren Cluster, also das der jungen Raucherinnen (B) und das ältere Risikocluster (C), sind sich hinsichtlich der Schichtzuordnung relativ ähnlich.

Der gezeigte Zusammenhang von sozialer und gesundheitlicher Lage spiegelt sich z.T. auch in den Indikatoren zur familiären Situation wieder. In der Gruppe D sind die meisten berufstätigen und die meisten Frauen mit zwei Kindern und mehr vertreten. Die anderen Gruppen unterscheiden sich gemäß ihres Alters untereinander v.a. hinsichtlich des Beschäftigungsstatus.

Deutlich wird also nach allen vier Untersuchungsschritten, daß es sich besonders bei Gruppe D um eine gesundheitlich und sozial belastete Gruppe von Frauen handelt.

Um für und mit diesen Frauen präventiv arbeiten zu können, sind genauere Untersuchungen der Lebenslage dieser Frauen, ihre objektiven und subjektiven Möglichkeiten, für sich und ihre Gesundheit etwas zu tun, und die Behinderungen ihrer Gesundheit nötig.

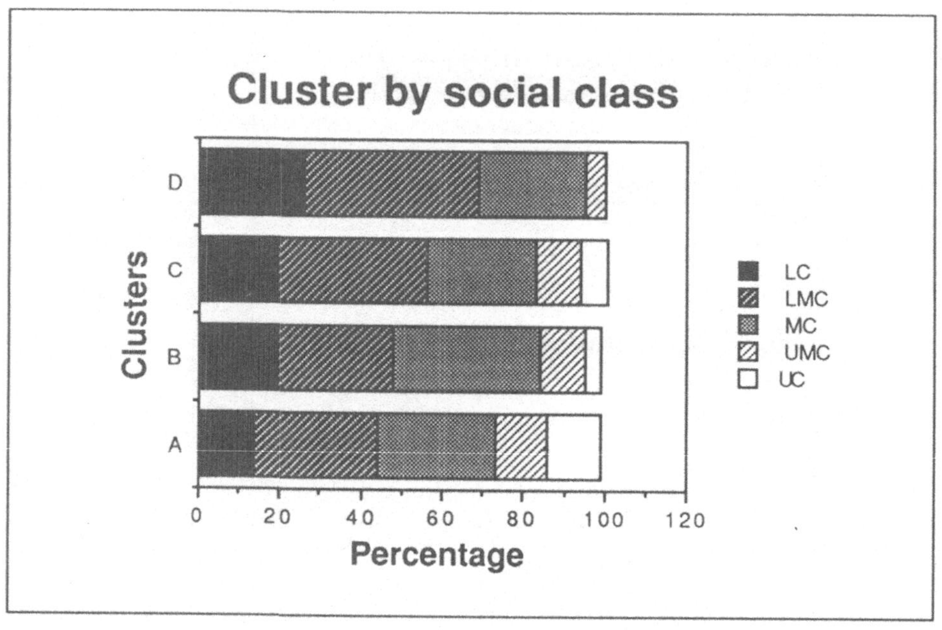

Abb. 5.5: Risikofaktorencluster nach sozialer Schicht.
Prozentanteil der Schicht im Cluster A: gesunde Frauen, B: Raucherinnencluster,
C: Hypercholesterinämi-Cluster, D: kranke Frauen; L=Lower, LM=Lower Middle, M=Middle,
UMC=Upper Middle, U=Upper Class.

5.4 Gesundheitshandeln und Lebensweisen

Im Rahmen eines qualitativen Forschungsprojektes haben wir genau diese Frage für eine jüngere Gruppe von Frauen (20-35jährige) untersucht, die von ihrer sozialen Lage her möglicherweise später einmal zu einer wie in Cluster D beschriebenen Gruppe gehören könnten. In den Gesprächen mit den Frauen haben wir einen Teil dieser Bedingungsfaktoren für Gesundheit und Gesundheitshandeln herausgefunden. Unsere Ausgangshypothese war, daß die das Alltagshandeln von Frauen bestimmenden Vorstellungen von Gesundheit sich in ihrer Lebensgeschichte entwickeln. Sie sind abhängig von der familiären, persönlichen und beruflichen Lerngeschichte der Frauen und Teil ihrer allgemeinen Wahl- und Handlungsmöglichkeiten.

- Soziale Lage

Die 65 von uns befragten Frauen kamen aus unteren und mittleren sozialen Schichten. Ihre finanziellen und materiellen Ressourcen waren z.T. sehr beschränkt; viele von ihnen bezogen Sozialhilfe.

- Familie

Ein erheblicher Teil der Frauen war alleinstehend und hatte für 2-3 Kinder Sorge zu tragen. Ihre eigenen Erfahrungen in der Ursprungsfamilie waren oft außerordentlich negativ. Sie lebten in unvollständigen Familien und hatten nicht selten viele Geschwister. Die schlechten materiellen Bedingungen gingen in vielen Familien einher mit emotionaler Vernachlässigung und Verarmung der Kinder.

- Beruf

Die schulischen und beruflichen Qualifizierungsbedingungen für diese Frauen waren außerordentlich ungünstig. Die Hälfte der Befragten hatte keine abgeschlossene Berufsausbildung, während in einer repräsentativen Befragung von Bremer Frauen zwischen 25 und 35 Jahren 23% keine Berufsausbildung abgeschlossen hatten. 48% der Frauen waren erwerbstätig; das entspricht ungefähr dem Anteil in der repräsentativen Stichprobe (52% Erwerbstätige). Von diesen 48% waren jedoch nur zwei Drittel versicherungspflichtig tätig. Die anderen Frauen arbeiteten in sogenannten ungeschützten Arbeitsverhältnissen, d.h., sie waren nicht sozialversichert, arbeiteten oft nur stundenweise ("Putzstelle") und übten wenig qualifizierte Tätigkeiten aus. Fast alle Frauen wünschten sich eine befriedigende berufliche Tätigkeit. Dies sei für sie - trotz Kinder und Familie - wichtig für ihr gesundheitliches Wohlbefinden und ihre Lebensplanung.

- Körper und Psyche

Grundvoraussetzung für ein positives und aktives Gesundheitsverständnis war auch die Einstellung der Frauen zu ihrem Körper und ihrem seelischen Befinden. Für die von uns befragten Frauen war dies in entscheidendem Ausmaß davon abhängig, welche Erfahrungen sie im Elternhaus gemacht hatten. Nicht wenige von ihnen waren als Mädchen in der Familie mißhandelt oder sexuell mißbraucht worden. Für diese Frauen ist es nahezu unmöglich, eine positives Verhältnis zu sich selbst und ihrem Körper zu entwickeln. Gerade sie leiden stark unter psychischen und psychosomatischen Erkrankungen und für sie ist es besonders schwierig, selbstbestimmte Wahl- und Handlungsmöglichkeiten und damit ein gesundheitsförderliches Verhältnis zu sich selbst zu gewinnen.

- Bewältigungshandeln

Die Studie wollte auch herausfinden, ob Frauen spezifische Bewältigungsformen haben. Dazu haben wir u.a. gesellschaftliche Vorstellungen über Strategien weiblichen Handelns überprüft. In der Frauenforschung gibt es eine Kontroverse darüber, ob aus der stärkeren Wahrnehmung von Befindensstörungen bei Frauen abzuleiten sei, daß Frauen klagsamer oder leidensfähiger als Männer sind (Rodenstein 1982; Vogt 1985). Demgegenüber läßt sich auch die Position vertreten, daß gerade Frauen als Mütter und Verantwortliche für die Familie sogenannte "Durchhaltestrategien" haben. Die Projektergebnisse zeigen, daß tatsächlich beide Haltungen bei Frauen vorkommen, die "Klagsamkeitsstrategie" aber bei weitem seltener als "Durchhaltestrategien". Frauen mit "Durchhaltestrategien" waren zumeist solche, die unter sehr harten Lebensbedingungen aufgewachsen waren und für die "durchhalten" die einzige Überlebensstrategie war. Diese Frauen leiden häufig unter psychosomatischen Beschwerden. Eine recht große Gruppe von Frauen zeigte eine Mischung zwischen beiden Haltungen. Diese Frauen haben eher weniger Beschwerden, sind mit ihrem Leben eher zufrieden und in der Lage, die auf sie zukommenden Anforderungen zu bewältigen. Zu dieser Gruppe gehören sowohl belastete als auch weniger belastete Frauen.

5.5 Schlußfolgerung

Diese Beispiele machen deutlich, daß die Einstellung der Frauen zur Gesundheit und ihre Fähigkeit, ein aktives und positives Verhältnis zu ihrer Gesundheit zu gewinnen, von ihren lebensgeschichtlichen Erfahrungen abhängig ist. Eine frauenspezifische Präventions- und Gesundheitspolitik hat dies mit zu berücksichtigen. Dabei bleibt zu hinterfragen, ob verhaltensbezogene Präventionsprogramme für diese Frauen eine angemessene Strategie der Gesundheitsförderung sind. Blicken wir noch einmal zurück auf unsere gesundheitlich und sozial besonders belastete Gruppe D, so wären für diese Frauen primärpräventive Angebote nötig, die weit vorher in ihrer Lebensgeschichte ansetzen und die die strukturellen Voraussetzungen für eine bessere Gesundheit dieser Frauen schaffen.

5.6 Literatur

Eaker, Elaine D., Th. Thom, W.P. Castelli (1988): Coronary Heart Disease in Women. In: Sozial- und Präventionsmedizin, 1/1988, S.10-16.
Greiser, E., K.-H. Jöckel, K. Giersiepen, U. Maschewsky-Schneider, M. Zachcial (1989): Cardiovascular Disease Risk Factors, CHD Morbidity and Mortality in the Federal Republic of Germany. In: International Journal of Epidemiology, 18, 3 (Suppl.1), S.118-123.
Härtel, U. (1988): Die unterschiedliche Sterblichkeit von Männern und Frauen, mit Beispielen aus der Bundesrepublik Deutschland. In: Sozial- und Präventivmedizin, 3/1988, S. 135-139.
Maschewsky-Schneider, U., E. Greiser, U. Helmert (1988): Sind Frauen gesünder als Männer? In: Sozial- und Präventivmedizin, 3/1988, S.173-180.
Rodenstein, M. (1982): Thesen zur somatischen Kultur von Frauen. In: Heckmann, F., P. Winter (Hrsg.): 21. Deutscher Soziologentag. Beiträge der Sektions- und ad-hoc Gruppen.
Schneider, U. (Hrsg.) (1981): Was macht Frauen krank? Campus Verlag, Frankfurt New York.
Vogt, I., (1985): Weibliche Leiden - Männliche Lösungen. Zur Medikalisierung von Frauenproblemen. In: Franke, A. u. I. Jost (Hrsg.): Das Gleiche ist nicht dasselbe, Forum für Verhaltenstherapie und psychosoziale Praxis, Bd. 10, S. 32-47. Tübingen.
v. Zerssen, D. (1981): Körperliche und Allgemeinbeschwerden als Ausdruck seelischer Gestörtheit. In: Therapiewoche, 31, S. 865-876.

6 Gefäßwandveränderungen und kardiovaskuläre Risikofaktoren. Ergebnisse einer B-Bild-Sonographieuntersuchung

J. G. Gostomzyk[1], W.-D. Heller[2], J. Stieber[3], G. Rudofsky[4], A. Hahn-de Mont[5], U. Keil[3,6]

[1] Gesundheitsamt der Stadt Augsburg
[2] Institut für Statistik und Math. Wirtschaftstheorie, Universität Karlsruhe
[3] GSF-Medis Institut, Neuherberg bei München
[4] Klinik und Poliklinik für Angiologie, Universitäts-Klinikum Essen
[5] ehemals Bundeswehrkrankenhaus Ulm
[6] Abteilung für Sozialmedizin und Epidemiologie, Universität Bochum

6.1 Einleitung

Kardiovaskuläre Krankheiten entstehen in der Mehrzahl auf der Basis einer Arteriosklerose, sie sind die häufigste Todesursache in den Industrieländern. Mit Hilfe der atraumatischen Ultraschall-Diagnostik können heute arteriosklerotische Gefäßwand- und Lumenveränderungen bereits erkannt werden, noch bevor ihnen eine klinische Bedeutung zukommt. Es wurde deshalb geprüft, ob die sonographische Untersuchung oberflächlich liegender Arterienabschnitte geeignet ist, um als Screeningmethode bei epidemiologischen Studien in der Normalbevölkerung eingesetzt zu werden. Dabei wurden Daten erhoben über das Zusammentreffen von peripherer Arteriosklerose und "klassischen" Risikofaktoren, über die Wertigkeit einzelner Risikofaktoren und über das Vorkommen von Gefäßstenosen.

6.2 Methoden

Mit Hilfe der B-Bild-Sonographie können sklerotische Herde bereits ab einem Durchmesser von ca. 1 mm erfaßt werden. Sie werden als Plaques bezeichnet.

Bereits 1984/85 wurde bei einem Kollektiv von 1.388 Probanden als Substudie im MONICA-Projekt Augsburg, eine repräsentative Stichprobe der damals 25- bis 65-jährigen Einwohner, die A.carotis sonographisch untersucht. Diese Kohorte wurde 1987/88 zum ersten follow-up einbestellt, wobei diesmal an der Sonographie-Untersuchung 1 451 Probanden teilnahmen. Bei ihnen wurden neben der A.carotis auch die A.femoralis und die A.poplitea jeweils auf beiden Körperseiten im Längs- und Querschnitt sonographiert.

Die Untersuchung erfolgte am liegenden Probanden unter Verwendung eines hochauflösenden Real-Time-Gerätes (Firma SMS) mit einem Schallkopf (7,5 MHz) für Nahbereichsuntersuchungen. In Rückenlage des Probanden wurde die A.carotis vom Schlüsselbein bis zum Kieferwinkel abgetastet, die A.femoralis von der Leiste bis zum Kniegelenk. Die A.poplitea wurde in der Kniekehle in Bauchlage sonographiert. Die Befunde wurden auf einem Bildschirm dargestellt und zusätzlich auf einem Videoband und als Sofortbilder im Printverfahren aufgezeichnet. Außerdem wurden die Befunde in einen standardisierten Erhebungsbogen eingetragen.

Die als hell reflektierenden Echos erkennbaren Plaques wurden mit Hilfe von Cursorn vermessen und dokumentiert. Plaques unterscheiden sich von Artefakten dadurch, daß sie in verschiedenen Schnittebenen darstellbar sind. Über stärkere Gefäßwandveränderungen, wie multiple Plaques oder Stenosen, wurde zusätzlich ein Kurzbericht verfaßt. Dabei stieg der Zeitaufwand für die Untersuchung pro Proband von durchschnittlich 14 Minuten bis auf 40 Minuten.

Im vorliegenden Bericht über die follow-up-Studie 1987/88 wird diese lediglich als Querschnittsstudie betrachtet. Die statistische Auswertung der Ergebnisse erfolgte über das Programmpaket SAS. Neben der dichotomen Betrachtungsweise des Plaquevorkommens wurde auch ein Summenscore bezüglich der Plaquedicke gebildet. Für jedes Gefäß wurde die auf der rechten und linken Seite jeweils beobachtete maximale Plaquedicke addiert. Dieser Summenscore wurde in Regressionsmodellen als abhängige Variable in Bezug auf seine Determinierung über das Alter der Probanden und der Ausprägung kardiovaskulärer Risikofaktoren untersucht. Zur Varianzhomogenisierung fand die Transformation log (Summenscore + 0,5) Verwendung.

Die kardiovaskulären Risikofaktoren wurden in folgenden Ausprägungen in die Analyse eingebracht: HDL (in % des Gesamtcholesterins), Cholesterin (in mg/dl), Zigarettenpackungsjahre (Anzahl Packungen Zigaretten/Tag mal Anzahl Jahre, in denen Zigaretten geraucht wurden) und der Blutdruck in drei Kategorien (1: Blutdruck systolisch < 140 mmHg und diastolisch < 90 mmHg; 2: Blutdruck systolisch 140 - 160 mmHg oder diastolisch 90 - 95 mmHg; 3: Blutdruck systolisch > 160 mmHg oder diastolisch > 95 mmHg).

6.3 Ergebnisse

Die Probanden (N=1451) teilen sich etwa gleichmäßig auf die vier Altersgruppen (28-37, 38-47, 48-57, 58-67 Jahre) auf; es waren 51,1 % Männer und 48,9 % Frauen beteiligt, wobei bei freiwilliger Teilnahme die leichte Überzahl an Männern in der ältesten Altersgruppe bemerkenswert erscheint.

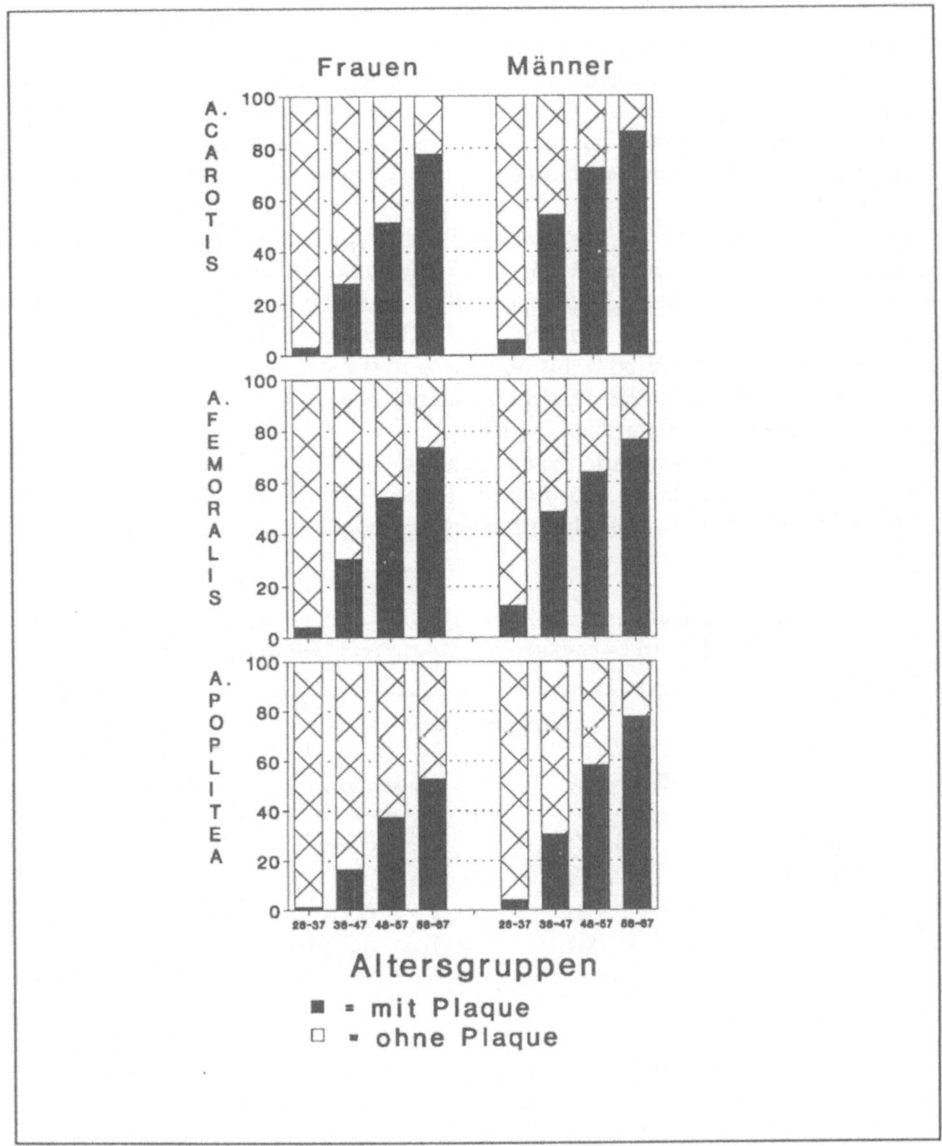

Abb. 6.1: Plaquehäufigkeit in den untersuchten Gefäßabschnitten in Abhängigkeit von Alter und Geschlecht

Für die Einsetzbarkeit der Gefäß-Sonographie in Screeninguntersuchungen ist u.a. die Tatsache entscheidend, ob die zu untersuchenden Arterien mit vertretbarem Zeit-

54   J. G. Gostomzyk et al

aufwand dargestellt und beurteilt werden können. Dies trifft mit geringen Abstrichen
zu. Im Querschnitt war die A.carotis bei praktisch allen Probanden beurteilbar, das
betrifft die A.carotis communis sowie die beiden Aufzweigungen, die A.carotis
interna und externa. Die Darstellung im Längsschnitt erwies sich als schwieriger.
Auch die A.femoralis war unter den genannten Bedingungen im Prinzip gut zu untersuchen. Wegen Zeitmangel einzelner Probanden konnte die A.femoralis bei ca. 10 %
der Teilnehmer nicht untersucht werden. Vereinbarungsgemäß wurde die Untersuchung in solchen Fällen auf die A.carotis beschränkt. In 0,5 % (0,6 %) aller Fälle war
die A.femoralis rechts (links) nur teilweise zu befunden. Die A.poplitea wurde lediglich bei 2,8 % der Probanden nicht untersucht, in allen übrigen Fällen war sie erfolgreich darzustellen.

Die Abb. 6.1 gibt für die einzelnen Gefäßabschnitte, aufgeteilt nach Alter und
Geschlecht, die Plaquehäufigkeit an. Das Plaquevorkommen steigt mit dem Alter
deutlich an. In der jüngsten Altersgruppe (28-37 Jahre) beträgt der Anteil der Plaqueträger weniger als 10 %, mit Ausnahme in der A.femoralis bei Männern. Der Anteil
der Plaqueträger steigt auf 50 % bis über 80 % in der Altersgruppe der 58-67-Jähri-
gen. Dementsprechend ist der Test auf Trend bei Männern und Frauen in allen drei
Arterienbereichen hoch signifikant (p<0,001).

Für alle drei untersuchten Arterien und in allen vier Altersklassen sind Männer häufiger von der Plaquebildung betroffen als Frauen. Für die A.carotis beträgt dieser
Unterschied 10 % - 20 %, er ist ähnlich in der A.femoralis und der A.poplitea.

Tab. 6.1: Stenoseverteilung in Abhängigkeit von Alter und Geschlecht.
MONICA Projekt Augsburg: Kohortenstudie, 1. follow up 1987/88

Alter		Einengungsgrad				Anzahl der untersuchten Probanden	
		30% bis 50%		über 50 %			
48-57	Männer	16	(8,0%)	2	(1,0%)	201	(100%)
	Frauen	5	(2,6%)	-	-	190	(100%)
58-67	Männer	28	(13,3%)	8	(3,8%)	210	(100%)
	Frauen	12	(6,7%)	1	(0,6%)	178	(100%)

In Tab. 6.1 wird das Vorhandensein von Gefäßwandveränderungen angegeben, die
das Gefäßlumen mindestens einer Arterie um mehr als 30 % einengen. Das Stenose-
vorkommen zeigt eine hohe Alters- und Geschlechtsabhängigkeit (Tab. 6.2). Die Ste-
noseträger waren älter als 45 Jahre, mit Ausnahme einer 40-jährigen Frau. 68,1 % der
Probanden mit Stenosen waren über 58 Jahre alt. In der Altersgruppe der 58- bis 67-
jährigen Männer wurde bei 13,3 % an mindestens einem Gefäß eine Verminderung
des Gefäßlumens von ca. 30 % - 50 % beobachtet, bei der gleichen Altersgruppe der
Frauen nur bei 6,7%. Die Prävalenz von Stenosen mit über 50 % Kaliberreduktion
betrug bei den Männern dieser Altersgruppe immerhin 3,8 %. Die Stenoseprävalenz

war in der A.femoralis am höchsten, in der A.carotis und in der A.poplitea deutlich geringer (Tab. 6.2).

Tab. 6.2: Häufigkeitsverteilung für Stenosebefunde.
MONICA Projekt Augsburg: Kohortenstudie, 1. follow up 1987/88

		Grad der Einengung					
		30% bis 50%		über 50 bis 70%		über 70%	
A.carotis	rechts	15	(1,0%[1])	2	(0,1%[1])	-	-
	links	11	(0,8%[1])	3	(0,2%[1])	-	-
A.femoralis	rechts	38	(2,9%[1])	3	(0,2%[1])	3 (2[2])	(0,2%[1])
	links	27	(2,1%[1])	1	(0,1%[1])	5 (3[2])	(0,4%[1])
A.poplitea	rechts	-	-	-	-	1 (1[2])	(0,1%[1])
	links	1	(0,1%[1])	-	-	1 (1[2])	(0,1%[1])

[1] Die Prozentzahlen sind auf die Gesamtzahl der Probanden bezogen, die untersucht werden konnten.

[2] Verschluß

In Tab. 6.3 wird anhand der partiellen R^2-Werte der Anteil der Variation um den mittleren Summenscore (Plaquedicke) gezeigt, der durch die jeweiligen Variablen des Regressionsmodells [Alter, HDL (bzw. Cholesterin), Blutdruck, Zigarettenrauchen, anamnestisch angegeben Herzinfarkt, Diabetes, Hirnschlag] erklärt wird. Es zeigt sich der hochsignifikante Einfluß von Alter und Geschlecht auf die Ausprägung der Arteriosklerose (Abb. 6.2). In der A.carotis und der A.femoralis führten die anderen betrachteten Risikofaktoren über das Alter hinaus lediglich zu einem zusätzlichen Erklärungsanteil von 4 % - 5 %, bei den Frauen liegt dieser Anteil bei nur 2 %. Die Korrelationsstruktur zwischen Plaquedicke und den Risikofaktoren ist in den einzelnen untersuchten Gefäßabschnitten deutlich verschieden. Während in der A.carotis und in der A.femoralis vergleichbare Abhängigkeiten auftreten, ist in der A.poplitea über das Alter hinaus bei beiden Geschlechtern kein signifikanter Zusammenhang zwischen Plaquevorkommen - bzw. der ausgewerteten Plaquedicke als Summenscore - und den vier klassischen Risikofaktoren zu finden.

6.4 Diskussion

Für die Diagnostik arteriosklerotischer Wandveränderungen in oberflächlich liegenden Gefäßen bedeutet die zweidimensionale Ultraschalltechnik mit der gleichzeitigen Darstellung der Gefäßwand und des Gefäßlumens gegenüber invasiven Methoden einen wesentlichen Fortschritt. Das Verfahren gestattet geübten Untersuchern binnen kurzer Zeit zumindest in bestimmten oberflächlichen Arterienabschnitten ein Bild auch über sehr geringe Wandveränderungen zu gewinnen. Die mittlere Untersuchungszeit von 14 Minuten für die Untersuchung von 3 verschiedenen Gefäßen auf beiden Körperseiten bestätigt die Einsetzbarkeit des Verfahrens in Reihenuntersuchungen. Allerdings ist bisher noch offen, ob und inwieweit die Arteriosklerose oberflächlicher Gefäße ein analoges Bild für zentral gelegene Gefäßabschnitte, etwa für die Herzkranzgefäße, geben kann. Diese Frage kann nur durch klinische Untersuchungen beantwortet werden.

Tab. 6.3: Regressionsmodelle für den Summenscore der Plaquedicke in den drei Gefäßabschnitten als abhängige Variable

Risiko faktor	A.carotis		A.femoralis		A.poplitea	
	Männer	Frauen	Männer	Frauen	Männer	Frauen
Alter	37,6% ***	31,1% ***	36,7% ***	33,9% ***	34,5% ***	20,1% ***
HDL	1,2% ***	0,5% *	0,2% -	0,6% *	0,3% -	0,2% -
(Cholesterin[1])	0,7% **	0,9% **	1,2% ***	0,7% **	0,0% -	0,1% -
Blutdruck	0,1% -	0,2% -	0,4% -	0,5% *	0,0% -	0,1% -
Packunsjahre Zigaretten	3,5% ***	1,3% -	3,5% ***	0,3% -	0,3% -	0,0% -
Anamnese: Diabetes, H.I., Gehirnschlag	0,3% -	0,1% -	1,2% ***	0,0% -	0,2% -	0,2% -
Gesamt mit HDL	42,7%	33,2%	41,9%	35,4%	35,3%	20,6%
(mit Chol.)	42,3%	34,5%	42,5%	35,4%	35,2%	20,6%

[1] (Cholesterin): HDL wurde im Gesamtmodell durch Cholesterin ersetzt. Die partiellen R^2-Werte für die anderen Risikofaktoren im Modell änderten sich nur unwesentlich.

*** $= p < 0,001$
** $= 0,001 \le p < 0,01$
* $= 0,01 \le p < 0,05$
-   $= 0,05 \le p$

Die Sonographie einschließlich der Doppleruntersuchungen hat nicht nur die Diagnostik der Gefäßerkrankungen bereichert, sie gibt auch für die Erforschung von Herz-Kreislauf-Krankheiten neue Impulse. Die aus epidemiologischen Studien ermittelten "klassischen" Risikofaktoren (Hypercholesterinämie, Hypertonie, Diabetes, Rauchen) haben zwar einen signifikanten, offenbar doch aber begrenzten Erklärungswert, zumindest für die periphere Arteriosklerose (Tab. 6.3).

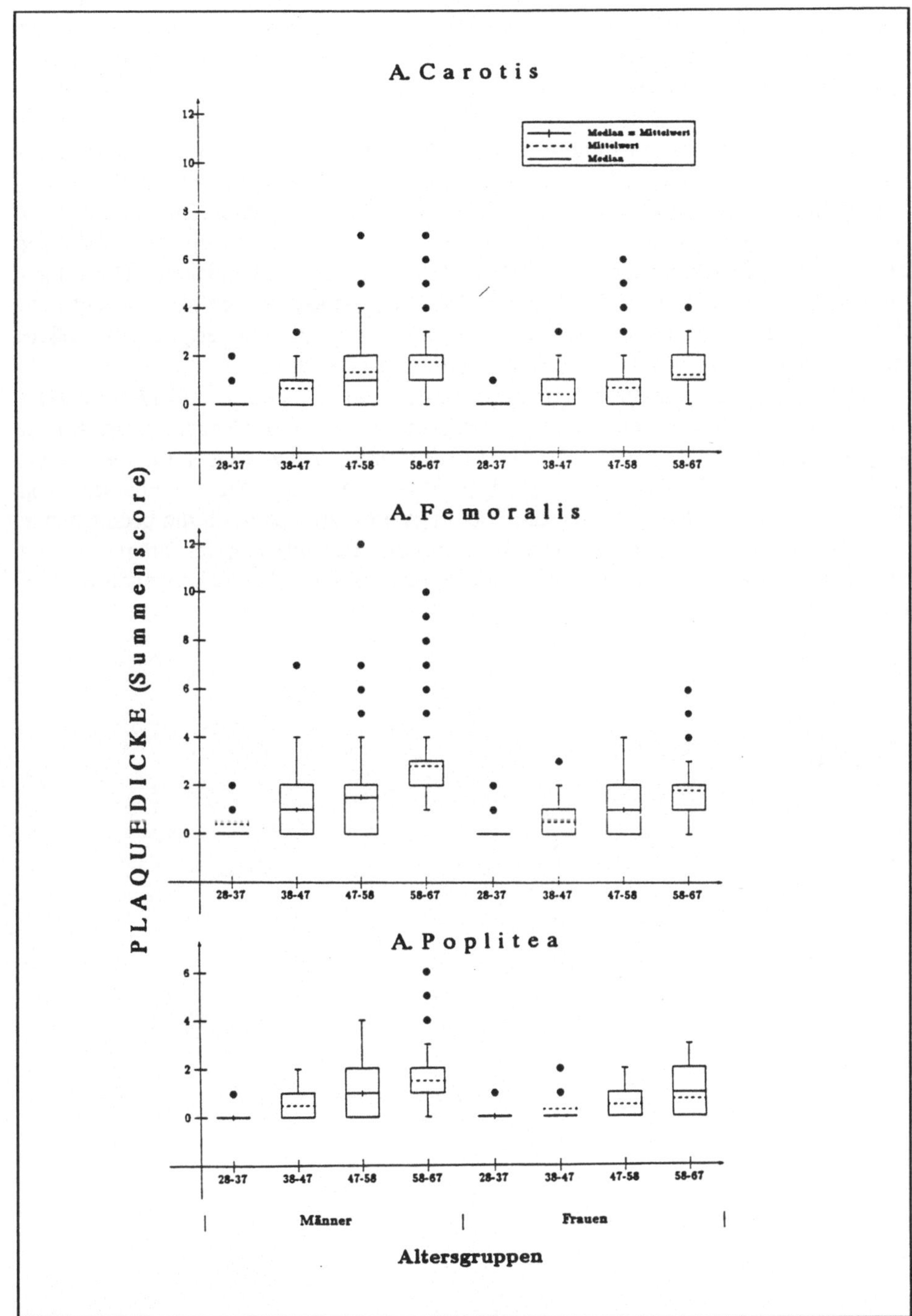

Abb. 6.2: Verteilung der Summenscores der Plaquedicke in den Gefäßabschnitten in Abhängigkeit von Alter und Geschlecht

Die Untersuchungen belegen, daß dem Faktor "Alter" für die Arteriosklerosebildung eine große Bedeutung zukommt, ohne daß damit mehr als ein lebensgeschichtlich relativ früh quantifizierbarer Nachweis für ein längst allgemein bekanntes Phänomen verdeutlicht wird. Die Quantifizierbarkeit betrifft allerdings sowohl die Ausprägung der Arteriosklerose am Individuum als auch ihre Häufigkeit im beobachteten Kollektiv. Da Ultraschalluntersuchungen den Probanden nicht belasten, sind Wiederholungsuntersuchungen und damit Langzeitbeobachtungen möglich. Die Methode der Sonographie ist somit geeignet, das bisherige Instrumentarium epidemiologischer Studien zur Erforschung der Herz-Kreislauf-Krankheiten zu bereichern. Die relativ geringe Korrelation (Tab. 6.3) zwischen den "klassischen" Risikofaktoren und dem Auftreten arteriosklerotischer Wandveränderungen, zumindest in peripheren Gefäßen, sollte dazu anregen, nach weiteren Risikofaktoren zu forschen.

Die Sonographie ist eine geeignete Methode, hämodynamisch und klinisch relevante Stenosen aufzudecken. Solche Veränderungen sind in der Regel auf die Altersgruppe der über 45-Jährigen beschränkt. Ein Screening im Sinne einer Vorsorgeuntersuchung erscheint für die über 55-jährigen Männer mit einer Stenoseprävalenz von 2,8 % durchaus denkbar. Vorher wäre allerdings noch zu klären, ob die beobachteten Einengungen des Gefäßlumens tatsächlich zu einer Behinderung des Trägers führen würde und ob geeignete konservative oder operative Therapiemöglichkeiten existieren.

7 Mißklassifikation des Rauchverhaltens in einer Bevölkerungsstudie

W.-D. Heller[1], J.G. Gostomzyk[2], J. Stieber[3], G. Scherer[4], F. Adlkofer[4]
1 Institut für Statistik und Math.Wirtschaftstheorie, Universität Karlsruhe
2 Gesundheitsamt der Stadt Augsburg
3 GSF-Medis Institut, Neuherberg bei München
4 Analytisch-biologisches Forschungslabor Prof.Dr.med. Adlkofer, München

7.1 Einleitung

In den meisten epidemiologischen Studien, die den Faktor Rauchen als Risikofaktor
für verschiedene Erkrankungen erforschen, wird das aktuelle wie auch das zurücklie-
gende Rauchverhalten über von den Teilnehmern der Studie selbstberichteten Angaben erfaßt. In den wenigsten Untersuchungen werden diese Angaben durch Wieder-
holungsmessungen, durch Befragung von Angehörigen oder etwa durch einen biochemischen Marker validiert. Bei der Durchführung solcher Teilnehmerbefragungen
muß ein gerichteter Bias im Antwortverhalten befürchtet werden, insbesondere vor
dem Hintergrund des verstärkten sozialen Druckes, unter dem das Rauchen steht.
Variationen dieser Verzerrung sind sicherlich mit dem Studienziel und der befragten
Population gegeben.

Gegenstand der hier vorgestellten Studie ist es, in einem repräsentativen Bevölkerungsquerschnitt den Cotiningehalt im Serum zu bestimmen. Als Hauptmetabolit von
Nikotin, einer fast ausschließlich tabakspezifischer Substanz eignet sich Cotinin sehr
gut für die biochemische Validierung von Interviewangaben zum aktuellen Rauchverhalten.

Diese Cotininwerte werden mit den über Interview erhobenen Angaben zum
Tabakkonsum verglichen und auf der Basis dieses Vergleichs die Größenordnung der
verschiedenen Verzerrungen in den Interviewangaben quantifiziert.

7.2 Methode

Die Population dieser Untersuchung besteht aus den Teilnehmern der ersten Querschnittsstudie 1984/85 des MONICA Projektes Augsburg. Das Hauptziel dieser Untersuchung war es, Prävalenz und Verteilung kardiovaskulärer Risikofaktoren wie Hypertonie, Hypercholesterinämie und Zigarettenrauchen im Studiengebiet zu untersuchen. Die Datenerhebungsphase erstreckte sich vom Oktober 1984 bis zum Mai 1985 auf 5312 Personen, die im Rahmen eines zweistufigen Clustersamplings zufällig aus ca. 290000 Personen im Alter von 25 bis 64 Jahren alters- und geschlechtsgeschichtet ausgewählt wurden. Detailliertere Angaben hierzu sind bei Keil et al (1988) zu finden.

Das Rauchverhalten wurde im Rahmen dieser Studie über ein standardisiertes Interview erfragt. Ziel der Befragung war es, ausführliche Angaben zum gegenwärtigen und früheren Konsum von Zigaretten, Pfeifen/Zigarren/Zigarillos zu erhalten. Der Gebrauch von Kau- und Schnupftabaken blieb unberücksichtigt.

Die Bestimmung des Cotinins im Serum erfolgte unter absoluten Blindbedingungen als Doppelbestimmung mittels des Radioimmunoassays (RIA) nach Langone et al (1973).

7.3 Ergebnisse

4022 Personen, das entspricht einer Responserate von 79.3%, nahmen an der Augsburger MONICA-Studie '84/85 teil. Über die im Interview erfragten Rauchgewohnheiten dieser 4022 Studienteilnehmer wurde bei Stieber et al (1988) berichtet.

Bei 3663 (91.1%) Personen konnte der Cotiningehalt im Serum bestimmt werden. Für die folgende Auswertung wurde pro Proband der Mittelwert aus den beiden Cotininbestimmungen verwendet.

Abbildung 7.1 zeigt für Raucher und Nichtraucher getrennt die Verteilung des Cotinins auf einer logarithmischen Skala. Diese Zuordnung erfolgte über die Angaben im Fragebogen. In die Rauchergruppe wurden die Personen einbezogen, die zum Zeitpunkt der Untersuchung - und damit der Blutabnahme - angaben, Rauchtabake (Zigaretten, Pfeife, Zigarre, Zigarillo) zu konsumieren.

Die beiden Verteilungen überschneiden sich in einem recht breiten Bereich. Für die sich als Raucher einstufenden Probanden liegt das 10%-Perzentil bei 6 ng/ml, das 15%-Perzentil bei 20.5 ng/ml und das erste Quartil bei 64.5 ng/ml. Einige der sich selbst als Nichtraucher bezeichnenden Probanden weisen beträchtlich höhere Serumcotininspiegel als beispielsweise das 15%-Raucher-Perzentil auf, der maximale Wert für diese Gruppe beträgt 374.5 ng/ml.

Tabelle 7.1 zeigt im oberen Teil, daß 96.5% aller regelmäßigen Zigarettenraucher einen Cotininspiegel von mindestens 20 ng/ml aufweisen, während 95.2% der selbstberichteten Nichtzigarettenraucher und ungefähr 50% der gelegentlichen Zigarettenraucher unter diesem Wert liegen.

Im oberen Teil der Tabelle 7.1 sind die 2566 Nichtzigarettenraucher bezüglich ihres Pfeifen-, Zigarren- oder Zigarillokonsums weiter aufgegliedert. 55.4% der ihren Interviewangaben entsprechend als reine Pfeifen-/Zigarren-/Zigarilloraucher Einzuteilenden besitzen einen Serumcotininwert unter 20 ng/ml.

N=64 (2.6%) der Personen, die jeglichen derzeitigen Tabakkonsum verneinen, liegen mit ihrem Cotininlevel über 20 ng/ml. Weitere 0.7% (N=18) in dieser Untergruppe befinden sich zwischen 10 und 20 ng/ml. Unter den Probanden in diesem Tabellenteil, die über 20 ng/ml liegen, sind 25 Frauen (39.1%). Bezogen auf die Gruppe der jeglichen Tabakkonsum verneinenden Frauen entspricht dies einem Prozentsatz von 1.7%. Für Männer beträgt dieser Prozentsatz 4.0%.

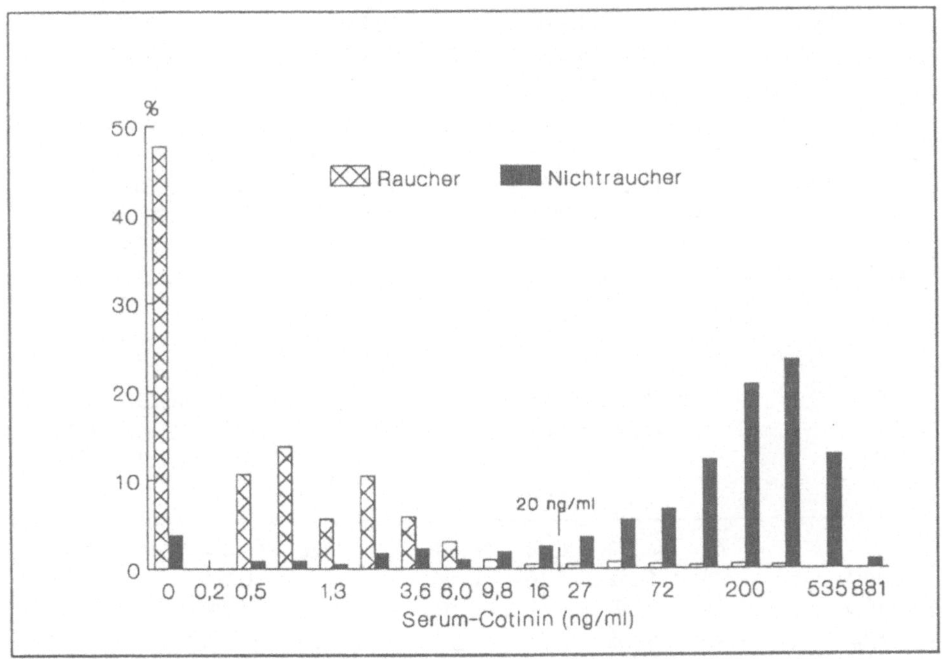

Abb. 7.1: Serum-Cotinin-Verteilung

Der rechte Teil von Tabelle 7.1 gibt die Aufteilung der N=2436 derzeitig Tabakkonsum verneinenden Personen in Exraucher und Niemalsraucher wieder. N=67 (82.7%) der Probanden mit einem Serumcotininwert über 10 ng/ml gaben an, Exraucher zu sein, wobei sieben dieser Personen im Interview erklärten, innerhalb der letzten vier Wochen mit dem Rauchen aufgehört zu haben. Fünf Personen gaben das Rauchen im Zeitraum von einem bis sechs Monaten vor dem Interview auf, die restlichen vor mehr als einem halben Jahr.

Somit müssen bei einem Trennwert (cut-off-Wert) von 10 ng/ml 0.9% der sich als Niemalsraucher Bezeichnenden als aktive Raucher eingestuft werden.

Tab. 7.1: Selbstberichtetes Rauchverhalten und Cotininkonzentration im Serum

Serum Cotinin mg/ml	Rauchen Sie Zigaretten?					
	regelmäßig		gelegentlich		nein	
< 10	20	2,1%	62	41,9%	2414	94,1%
10 - 14,5	10	1,1%	11	7,4%	18	0,7%
15 - 19,5	3	0,3%	4	2,7%	12	0,5%
20 - 99,5	137	14,4%	50	33,8%	63	2,5%
100 - 199,5	230	24,2%	13	8,8%	27	1,1%
200 - 299,5	262	27,5%	2	1,4%	17	0,7%
300	287	30,3%	6	4,17%	15	0,6%
Gesamt	949	100,0%	148	100,0%	2566	100,0%
		26,0%		4,0%		70,0%
					3663	100,0%

Serum Cotinin mg/ml	Rauchen Sie Zigarren Pfeife / Zigarillos?				Haben Sie jemals Zigaretten / Zigarillos / Pfeife geraucht?			
	ja		nein		ja		nein	
< 10	60	46,2%	2354	96,6%	826	93,4%	1528	99,1%
10 - 14,5	8	6,2%	10	0,4%	6	0,7%	4	0,3%
15 - 19,5	4	3,1%	8	0,3%	6	0,7%	2	0,1%
20 - 99,5	25	19,2%	38	1,6%	32	3,6%	6	0,4%
100 - 199,5	12	9,2%	15	0,6%	13	1,5%	2	0,1%
200 - 299,5	9	6,9%	8	0,3%	8	0,9%	-	-
300	12	9,3%	3	0,1%	3	0,4%	-	-
Gesamt	130	100,0%	2436	100,0%	884	100,0%	1542	100,0%
		5,0%		95,0%		36,3%		63,8%
			2566	100,0%			2436	100,0%

7.4 Diskussion

Die Ergebnisse dieser Studie zeigen, daß für einen großen Anteil der Studienpopulation von validen Angaben zum Rauchverhalten ausgegangen werden kann, wenn diese über ein standardisiertes Interview erhoben werden. Diese Aussage betrifft die qualitative Einteilung in Aktivraucher und Nichtaktivraucher und grenzt - bedingt durch den Validierungsansatz "Cotininserumspiegel" - mit sehr hoher Treffsicherheit den zum Zeitpunkt der Untersuchung aktiven Raucher vom Nichtraucher ab. Cotinin im Serum ist ein hoch tabakspezifischer Marker mit einer Halbwertszeit von 7 bis 37 Stunden, wobei die Mehrzahl der Werte bei 15 bis 20 Stunden liegen dürfte (Lee, 1988).

Bei einem cut-off-Wert von 20 ng/ml Serumcotinin beträgt im Augsburger repräsentativen Bevölkerungsquerschnitt die Mißklassifikationsrate für Aktivrauchen 2.6%, bei einem cut-off-Wert von 10 ng/ml sind dies 3.4%.

Die Auswirkungen auf globale Prävalenzschätzungen, die auf Befragungen basieren, liegen also in einer Unterschätzung des Aktivraucheranteils. Aus den Angaben in Tabelle 7.1 läßt sich ersehen, daß der wahre Aktivraucheranteil nicht bei (949+148+130)/3663=33.5% sondern bei 35 bis 36% liegen dürfte.

Diese Aussage erfolgt unter der Annahme, daß kein Nichtraucher sich in seinen Interviewangaben als Raucher bezeichnet. Solches könnte für einige der 142 sich als Raucher einstufenden Personen (=11.6% der Raucher) zutreffen, die einen Cotininwert von unter 10 ng/ml aufweisen, etwa die Hälfte dieser Studienteilnehmer liegen sogar unter 1.5 ng/ml (Abb. 7.1). Der Wahrheitsgehalt bzgl. der Interviewangaben dieser Personen läßt sich über den Serumcotininspiegel nicht nachprüfen, da beispielsweise eine mehrtägige Rauchabstinenz bei der oben erwähnten Halbwertszeit von Cotinin für ein Absinken der Serumwerte auf dieses niedrige Niveau ausreicht. Darüber hinaus muß beachtet werden, daß sich ein Großteil der Raucher mit Cotininwerten unter 10 ng/ml als gelegentliche Zigarettenraucher (im Fragebogen definiert als "gewöhnlich weniger als eine Zigarette pro Tag") bzw. gelegentliche Zigarren-/Pfeifen-/Zigarilloraucher (Tabelle 7.1) bezeichnen.

Ein wesentlicher Punkt bei der Berechnung von Mißklassifikationsraten ist die Wahl des cut-off-Wertes. Mit dem von uns verwendeten Wert von 20 ng/ml dürfte eine Grenze gegeben sein, die von einem Nichtraucher über eine reine Passivrauchexposition normalerweise nicht erreicht werden kann. Cummings et al (1988) bestimmten optimale cut-off-Werte verschiedener biochemischer Marker für die vom Raucher aufgenommene Tabakmenge und geben für das Cotinin im Serum Werte zwischen 13 und 14 ng/ml an.

Aus den in den letzten Jahren durchgeführten Arbeiten zur Berechnung von Mißklassifikationsraten (einen Überblick darüber findet man bei Lee, 1988) sollen die Publikationen herausgegriffen werden, die den Wertebereich der Mißklassifikationsraten charakterisieren:

Wald et al (1986) faßte vier kleinere Studien zusammen, in denen unterschiedliche biochemische Marker verwendet wurden und bestimmte für die so erhaltenen 690 selbstberichteten Nichtraucher eine Mißklassifikationsrate von 1.6%. Als cut-off-

Wert wurde 10% der mittleren Markerkonzentration der jeweiligen Raucherpopulation der Studie verwendet.

In einer großen Population (N=2871 selbstberichtete Nichtraucher) erhielten Haddow et al (1987) bei einem Grenzwert von 70 ng/ml Serumcotinin eine Mißklassifikation von 2.4% der Nichtraucher. Ein Vergleich zur Augsburger Studie zeigt, daß dort bei einem entsprechenden Grenzwert von 70 ng/ml eine niedrigere Rate von 1.4% vorliegt.

Recht hohe Mißklassifikationswerte fanden Coultas et al (1988) bei einer Studie im Süden der U.S.A., die auch zwischen selbstberichteten Exrauchern (N=224) und Niemalsrauchern (N=754) differenziert:

Exraucher	Coultas 12%	(Cotinin im Speichel >30ng/ml)
	Augsburg 6.3%	(Cotinin im Serum >20ng/ml)
Niemalsraucher	Coultas 3%	
	Augsburg 0.5% .	

Die von Coultas et al aufgrund von Interviewangaben errechnete Unterschätzung der Prävalenz des Rauchens variiert je nach Subpopulation zwischen 4% und 8% und liegt deutlich über den Werten der Augsburger Population. Diese Unterschiede dürften auf sozioökonomische Unterschiede zurückzuführen sein:

"Because our study population was a minority group, generalizability about the prevalence of deception on smoking habits may be limited" (Coultas et al, 1988, p. 813). Hohe alters- und geschlechtsspezifische Variationen in den Mißklassifikationsraten bei Coultas et al geben Hinweise für weitere Analysen der Daten zum Rauchverhalten in der MONICA-Studie Augsburg.

7.5 Schlußfolgerungen

Die für die Augsburger MONICA-Studie 84/85 errechneten Mißklassifikationsraten für das Rauchverhalten liegen im internationalen Vergleich teilweise deutlich niedriger als in anderen Studien. Es kann für die Augsburger Interviewangaben von einem kleinen, aber nicht zu vernachlässigenden Effekt auf Prävalenzschätzungen ausgegangen werden.

7.6 Literatur

Coultas, D.B., C.A. Howard, G.T. Peake, B.J. Skipper, J.M. Samet (1988): Discrepancies between Self-reported and Validated Cigarette Smoking in a Community Survey of New Mexico Hispanics. In: Am. Rev. Respir. Dis., 137/1988, S. 810-814.
Cummings, S.R., R.J. Richard (1988): Optimum Cutoff Points for Biochemical Validation of Smoking Status. In: Am. J. Pub. Health, 78/1988, S. 574-575.

Haddow, J.E., G.T. Knight, G.E. Palomaki, E.M. Kloza, N.J. Wald (1987): Cigarette consumption and serum cotinine in relation to birthweight. In: Brit. J. Obstet. Gynaecol, 94/1987, S. 678-681.

Keil, U., J. Stieber, A. Döring, L. Chambless, U. Härtel, B. Filipiak, H.W. Hense, M. Tietze, J.G. Gostomzyk (1988): The cardiovascular risk factor profile in the study area Augsburg. Results from the first MONICA survey 1984/85. In: Acta Med Scand, Suppl, 728/1988, S. 119-128.

Langone, J.J., H.B. Gijka, H. Van Vunakis (1973): Nicotine and its metabolites. Radioimmunoassays for nicotine and cotinine. In: Biochemistry, 12/1973, S. 5025-30.

Lee, P.N. (1988): Misclassification of Smoking Habits and Passive Smoking - A Review of the Evidence. Springer Verlag, Berlin Heidelberg New-York.

Stieber, J., U. Härtel, W.-D. Heller, U. Keil, J.G. Gostomzyk (1988): Smoking Habits and Attitude to Smoking in the Study Population of the MONICA Project Augsburg. In: Sozial- und Präventivmedizin, 33/1988, S. 22-26.

Wald, N.J., K. Nanchahal, S.G. Thompson, H.S. Cuckle (1986): Does breathing other people's tobacco smoke cause lung cancer? In: Brit. Med. J., 293/1986, S. 1217-1222.

8 Regionale Unterschiede der Unfallhäufigkeiten in der Schweiz: Erklärungsansätze

B. Bisig[1], F. Paccaud[2], H. Guillain[3], F. Gutzwiller[3]
[1]Institut für Sozial- und Präventivmedizin, Universität Zürich
[2]Institut universitaire de médecine sociale et préventive, Lausanne
[3]Institut für Sozial- und Präventivmedizin, Universität Bern

8.1 Einleitung

In der Schweiz ereignen sich jährlich schätzungsweise 1 Mio. Unfälle, über 3000 Personen werden dabei getötet und es entstehen ca. 13 Mia. Franken direkte und indirekte Kosten daraus, was etwa 9 % des Bruttosozialprodukts entspricht (Huguenin, 1981).

Für das Jahr 1979 wurde ein Produktionsausfall durch tödliche Unfälle von rund 620 Mio. Franken geschätzt, im Vergleich zu den kardiovaskulären Krankheiten mit 370 Mio (Leu, Schaub, 1981). Dieser Unterschied läßt sich aus der Tatsache erklären, daß sich der größte Teil der Todesfälle an kardiovaskulären Krankheiten im Rentenalter ereignet, Unfallopfer dagegen vermehrt noch im Berufsleben stehen.

Dieses Verhältnis steht jedoch deutlich im Widerspruch zu den Forschungsaufwendungen in diesen beiden Bereichen: zur Erforschung der kardiovaskulären Krankheiten werden deutlich mehr Gelder bereitgestellt als für die Unfallverhütung. Eine Tendenz, die auch in anderen Ländern, bspw. USA, zu beobachten ist (Acad. Press, 1985).

Trotz ihrer klaren Bedeutung in der Sozialmedizin ist die Unfallepidemiologie jedoch ein noch stark entwicklungsbedürftiger Bereich.

Auf gesamtschweizerischer Ebene wurde die Häufigkeit von Unfällen bereits früher ausführlich analysiert (Soz. Präv. 1981; Soz. Präv. 1982). Umfassende Auswertungen über regionale Unterschiede innerhalb der Schweiz lagen jedoch bisher keine vor. Der Hauptgrund dafür war die unklare und z.T. mangelhafte Datenlage auf regionaler Ebene und dies vor allem im nicht-tödlichen Unfallbereich.

Im Rahmen eines Kartenwerks wurde 1987 erstmals u.a. die Unfallhäufigkeit auf der Basis der Sterbestatistik nach der regionalen Einheit Kanton ausführlich beschrieben (Bisig, Paccaud, 1987). Dies stand im Rahmen des WHO-Projektes "Gesundheit

2000", wo das Unfallgeschehen als wichtiges Gesundheitsproblem einer Bevölkerung postuliert wird (WHO, 1985).

Die Unfallsterblichkeit zeigte bereits Ende des letzten Jahrhunderts deutliche regionale Unterschiede (SBDI, 1897). Obwohl die Unfallsterblichkeit in den letzten Jahrzehnten abgenommen hat, bleiben die regionalen Unterschiede bestehen: Im Kanton Wallis starben 1979-82 75 % mehr Männer an Unfällen als im Schweizer Durchschnitt, in den Kantonen Nid- und Obwalden waren es 66 bzw. 48 % und in den Kantonen Freiburg und Jura ebenfalls über 40 % mehr (Signifikanzniveau der erwähnten Werte: $p < .01$).

Diese auffällige Konstanz der Unterschiede könnte auf relativ stabile Disparitäten sozio-kultureller und ökonomischer Strukturen in den einzelnen Regionen hinweisen. In dieser Arbeit sollen Erklärungsmodelle (auf der Basis von sozio-kulturellen und ökonomischen Merkmalen der Regionen) für diese Unterschiede gesucht werden. Neben den tödlichen Unfällen werden hier erstmals auch regionale Disparitäten von nicht-tödlichen Unfällen und von unfallbedingter Invalidität analysiert.

8.2 Datenmaterial und Methoden

Es gibt in der Schweiz keine Statistik, die sämtliche Unfälle (tödlich und nicht-tödlich) erfaßt. Das Unfallgeschehen muß somit auf der Basis verschiedener, nicht unbedingt kohärenter Register rekonstruiert werden. Als Basis dieser Arbeit wurden vier Datenquellen verwendet, nämlich die Todesursachen-, Straßenverkehrs- und die Invalidenstatistik und zusätzlich die Unfallstatistik der Arbeitnehmer (SUVA).

Diese vier Datenquellen basieren im Prinzip auf Vollerhebungen im Unfallbereich und erlauben somit sowohl Trendanalysen als auch Studien über regionale Unterschiede von Unfällen.

Alle aufgeführten Datenquellen liefern Informationen über das Alter, das Geschlecht, den Wohnort und/oder den Unfallort des Verunfallten. Über die Ursachen des Unfalls bereitet jedoch nur die Verkehrsstatistik detailliertes Datenmaterial auf. Aus diesem Grund kann auf der Basis der erwähnten Datenquellen die Ursachenforschung nicht personenbezogen, sondern nur populationsbezogen betrieben werden (= ökologische Analyse).

Als regionale Einheit wurde der Kanton gewählt (=26 Einheiten). Obwohl Kantone teils heterogene Einheiten darstellen, ist diese Wahl sinnvoll, nachdem die Souveränität im Gesundheitswesen (u.a. auch Prävention) auf kantonaler Ebene liegt.

Andererseits ist der Großteil der sozio-ökonomischen Merkmale, welche die regionalen Unterschiede erklären sollen, nur auf kantonaler Ebene verfügbar.

Als abhängige Variablen unserer Erklärungsmodelle dienten - neben der Unfallsterblichkeit (SMR) - die nicht-tödliche Unfallhäufigkeit und die unfallbedingte Invaliditätsprävalenz.

Der Einbezug der folgenden unabhängigen Variablen sozio-kultureller oder ökonomischer Ausprägung ist stark vom beschränkten Datenangebot auf regionaler Ebene geprägt: Anteil Katholiken, Anteil primärer Sektor, Wohndichte, Bevölkerungsdichte, Geburtenhäufigkeit, Anteil Betagte, Anteil Ausländer, Ärztedichte,

Miethöhe, Volkseinkommen, Anteil einkommensschwache Personen, Anteil TV- und Telefonanschlüsse und Alkoholkonsum (von Stellungspflichtigen).

Im Bereich Motorfahrzeugunfälle wurden zusätzlich die Indikatoren Motorfahrzeugdichte und Anteil alkoholbedingte Führerscheinentzüge miteinbezogen.

Der Risikofaktor Alkoholkonsum in einer Region kann indirekt auf der Basis der Sterblichkeitshäufigkeit von alkoholbedingten Todesursachen abgeschätzt werden. In diesem Fall sind jedoch nur Rückschlüsse auf vergangenes, d.h. chronisches Trinkverhalten möglich. Hinweise auf den aktuellen Alkoholkonsum nach Region gibt die Auswertung einer Rekrutenbefragung im Rahmen der Musterung (BFS, 1987). Diese beiden Verhaltensmuster können sich jedoch regional verändert haben. Um dies zu prüfen, wurde der Korrelationskoeffizient (R Pearson) zwischen dem aktuellen Alkoholkonsum (von Rekruten) und der Häufigkeit von alkoholbedingten chronischen Krankheiten ermittelt. Der Wert von .76 (p= .0001) weist einerseits auf die Konstanz der Konsumgewohnheiten in den Regionen und andererseits auf die Möglichkeit der Verwendbarkeit des aktuellen Alkoholkonsums von Rekruten als Indikator für Alkoholkonsum in einer Region.

Eventuelle Zusammenhänge zwischen der Unfallhäufigkeit und möglichen sozioökonomischen oder kulturellen Einflußfaktoren wurden mit Hilfe einfacher und multipler linearer Regression geprüft. Zuerst wurden die erklärenden Variablen einzeln in die Modelle eingefügt. Da diese Variablen im allgemeinen keine Aussagekraft per se besitzen, sondern es sich um sogenannte Platzhalter handelt (bspw.: hohe Telefondichte weist auf städtischen Kontext), wurden - nach einer ersten Analyse der Ergebnisse - die einzelnen Variablen zu Faktoren gruppiert. Z.B. wurde aus den Indikatoren Geburtenhäufigkeit, Anteil Landwirtschaft, Ärztedichte, Telefon- und TV-Dichte der Faktor "ländlich" gebildet, der dann erneut in Beziehung zur Unfallhäufigkeit gesetzt wurde.

8.3 Resultate

Auf regionaler Ebene liegen bisher nur Analysen der Sterblichkeit an Unfällen vor. Daß die regionalen Unterschiede auch im nicht-tödlichen Unfallbereich und bei der unfallbedingten Invalidität vorliegen, zeigt Tabelle 8.1.

In Kantonen mit überdurchschnittlich hoher Unfallsterblichkeit in der Gesamtbevölkerung (zwischen 15 und 64 Jahren) sind auch entsprechend hohe Raten bei den nicht-tödlichen Unfällen von Arbeitnehmern zu beobachten. Entsprechend häufig sind aber auch Unfälle, die zu Invalidität bei Arbeitnehmern, aber auch bei der Gesamtbevölkerung (zwischen 15 und 64 Jahren) führen. In Tabelle 8.1 sind nur Kantone mit statistisch signifikanten Abweichungen bei der Unfallmortalität vom Schweizer Mittel aufgeführt. Der statistische Zusammenhang (hier Spearmans Rangkorrelationskoeffizient) für die Gesamtheit der Kantone beträgt zwischen Unfallsterblichkeit und nicht-tödlichen Unfällen von Berufstätigen 0.72 (p<.01) und der Häufigkeit von Unfällen mit Invaliditätsfolge 0.63 (p<.01). Somit lassen sich die in der Tabelle 8.1 gezeigten Zusammenhänge auch für die übrigen Kantone verallgemeinern: In Gebieten mit hoher Unfallmortalität sind auch nicht-tödliche Unfälle häufiger und diese führen auch häufiger zu Invalidität.

Für Präventionskampagnen im Unfallbereich ist nun aber die Abklärung der Ursachen dieser regionalen Unterschiede Voraussetzung. Direkt unfallbezogen d.h. auf der Basis der vier in Tabelle 8.1 aufgeführten Register liegen nur beschränkte Informationen dazu vor: In der Todesursachenstatistik und der Invaliditätsstatistik werden keine Unfallursachen erhoben. Die Unfallstatistik erfaßt zwar im Prinzip auch die Ursachen von Unfällen von Arbeitnehmern, die Qualität dieser Angaben ist jedoch mangelhaft und routinemäßig noch nicht auf kantonaler Ebene verfügbar.

Tab. 8.1: Gesamte Unfallhäufigkeit (tödlich und nicht-tödlich) auf der Basis verschiedener Unfallregister, nach Kantonen[1], Inzidenzratio

Beide Geschlechter, Alter 15-64 Jahre

Register	BFS Sterblichkeit[2] an Unfällen	SUVA Unfälle von Arbeitnehmern		BSV Unfälle mit Invaliditätsfolge
		nicht-tödlich	mit Invaliditätsfolge	
Kanton	1979-82	1985	1985	1982
Wallis	182***	129***	190***	181***
Obwalden	171**	141***	205***	141**
Jura	158***	137***	170***	174***
Freiburg	139***	139***	130**	189***
Graubünden	131***	137***	165***	111*
Schweiz	100[3]	100[4]	100[5]	100[6]
Bern	82***	91***	65***	96 ns
Zürich	83***	81***	75***	70***
Schaffhausen	67***	83***	75 ns	85 ns
Basel-Stadt	60***	72***	65***	107 ns

BFS   = Bundesanstalt für Statistik
SUVA = Schweizerische Unfallversicherungsanstalt
BSV   = Bundesamt für Sozialversicherung
[1]   nur Kantone mit statistisch signifikant über- oder unterdurchschnittlicher Unfallmortalität (SMR)
[2]   SMR; $\chi 2$: ***: p < .005; **: p < .01; *: p < .05; ns: p > .05
[3]   Schweizer Durchschnitt: 49 pro 100'000 Wohnbevölkerung
[4]   Schweizer Durchschnitt: 15'480 pro 100'000 Versicherte
[5]   Schweizer Durchschnitt: 200 pro 100'000 Versicherte
[6]   Schweizer Durchschnitt: 270 pro 100'000 Wohnbevölkerung

Somit liegt nur im Bereich Straßenverkehrsunfälle (BFS) Informationsmaterial über Unfallursachen vor. Basis dieser Daten ist das Polizeiprotokoll, das am Unfallort aufgenommen wird.

1987 waren gesamtschweizerisch 17 % der tödlichen Straßenverkehrsunfälle und 12 % der Unfälle mit Verletzten alkoholbedingt (BFS, 1988). Die regionalen Unterschiede sind jedoch auffällig: im Wallis, Tessin und Freiburg sind diese Anteile deutlich höher und in Zürich und Basel deutlich tiefer. Für Details dieser Unterschiede und eine Diskussion der Datenqualität dieser Angaben verweisen wir auf Bisig und Paccaud (1987). Der Alkohol ist jedoch nicht nur bei Straßenverkehrsunfällen, sondern für sämtliche Unfälle aus Fallstudien in Spitälern im Ausland, aber auch in der Schweiz als wichtige Unfallursache bekannt (Anda et al, 1988; Kielholz et al, 1973; Yersin, Paccaud, 1989).

Nachdem direkt, d.h. fallbezogen (außer bei den Straßenverkehrsunfällen) der Zusammenhang zwischen Unfällen und Alkoholkonsum nicht ausgewertet werden kann, muß indirekt - auf der Basis sogenannter ökologischer Analyse (engl. ecological analysis) - die Bedeutung des Risikofaktors Alkohol erfaßt werden: Die verschiedenen Unfallraten pro Kanton werden in Beziehung gesetzt mit dem Alkoholkonsum in einem Kanton.

Tab. 8.2: Korrelation Alkoholkonsum - Unfälle (R Pearson, p<.005)

Merkmal	Alkoholbedingte[1] Mortalität	Anteil hoher[2] Alkoholkonsum (Rekruten)
Alkoholbedingte[1] Mortalität	1.00	.76
Anteil hoher[2] Alkoholkonsum (Rekruten)	.76	1.00
Gewaltsamer Tod insgesamt	.55	.52
Alle tödlichen Unfälle	.48	.47
Tödliche Motorfahrzeugunfälle	.50	.48
Alkoholbedingte Straßenverkehrsunfälle	.[3]	.50
Nicht-tödliche Unfälle Berufstätiger	.51	.42
Unfallbedingte Invalidität	.76	.67

[1] Leberzirrhose, bösartige Neubildungen der Mundhöhle, des Rachens, der Speiseröhre und des Kehlkopfs, Alkoholismus, Alkoholpsychosen, Alkoholvergiftung
[2] > 360 g reiner Alkohol pro Woche
[3] p > .05

Der Indikator Alkoholkonsum sticht bereits bei der Korrelationsanalyse (R-Pearson) deutlich als Einflußfaktor hervor (vgl. Tabelle 8.2): Bei sämtlichen Unfallarten scheint ein Zusammenhang zwischen Alkoholkonsum in einer Region und der

Unfallhäufigkeit zu bestehen. Am stärksten ist er bei der unfallbedingten Invalidität ($R = 0.76$ bzw. 0.67). Dieser Zusammenhang zeigt sich bei beiden verwendeten Alkoholkonsumindikatoren, was wiederum auf die Konstanz der unterschiedlichen Alkoholkonsumgewohnheiten in den Regionen weist.

Um zu überprüfen, welche weiteren Einflußfaktoren diese regionalen Unterschiede erklären könnten, wurden im einem ersten Schritt die in Kap. 2 aufgelisteten sozio-ökonomischen und kulturellen Indikatoren zu Faktoren gruppiert. Es lassen sich 3 Hauptfaktoren unterscheiden: Hoher Alkoholkonsum ist mit geringerem Einkommen assoziiert; ein zweiter Faktor ist charakterisiert durch einen hohen Anteil von Land-wirtschaft, Katholiken und Geburten und einem geringen Anteil von Ärzten, Telefon- und TV-Anschlüssen. Dieser Faktor steht für ländlichen Kontext. Ein dritter Faktor weist sich durch geringen Anteil von Betagten verbunden mit einem hohen Anteil von Bewohnern pro Wohnfläche aus.

Daß ein hoher Anteil der Varianz der Häufigkeiten bei sämtlichen Unfallarten durch diese drei Faktoren erklärt wird, zeigt Tabelle 8.3.

Tab. 8.3: Regionale Unterschiede der Unfallhäufigkeit: Erklärungsmodelle (standardisierte Koeffizienten) auf der Basis sozio-ökonomischer und kultureller Faktoren

Faktor	Tödliche Unfälle insgesamt	Tödliche Motorfahr-zeugunfälle	nicht tödliche Unfälle Berufstätiger	unfallbedingte Invalidität
ländlicher Kontext[1]	+0.72 ***	+0.60 ***	+0.39 *	+0.36 **
hoher Alkoholkonsum/ geringes Einkommen	+0.30 *	+0.38 **	+0.33	+0.68 ***
wenig Betagte/ hohe Wohndichte[2]	+0.33 **	+0.31 *	+0.37 *	+0.23
R^2	0.72 ***	0.60 ***	0.40 ***	0.65 ***

[1] Hoher Anteil Landwirtschaft, Geburten, Katholiken / geringer Anteil Ärzte, Telefon- und TV- Anschlüsse

[2] Hoher Anteil Bewohner pro Wohnungsfläche (m2)

Statistische Signifikanz: $\chi 2$: ***: $p < 0.005$;   **: $p < 0.01$;   *: $p < 0.05$

Der ländliche Kontext einer Region scheint außer bei unfallbedingter Invalidität der wichtigste erklärende Indikator für die regionalen Unterschiede zu sein: in ländlichen Gegenden sind tödliche, aber auch nicht tödliche Unfälle häufiger. Der Alkoholkon-sum verbunden mit tiefem Einkommen ist bei der unfallbedingten Invalidität der wichtigste Faktor, er erklärt jedoch bei allen Unfallarten einen hohen Teil der Varianz der regionalen Unterschiede. Ein weiterer, vergleichbar wichtiger Einflußfaktor ist charakterisiert durch einen geringen Anteil an Betagten in Verbindung mit hoher Wohndichte.

Die Gesamtheit der erwähnten 3 Faktoren erklärt bei den tödlichen Unfällen 72 %, bei den tödlichen Motorfahrzeugunfällen 60 %, bei den nicht tödlichen Unfällen 40 % und bei der unfallbedingten Invalidität 65 % der Varianz der regionalen Unfallhäufigkeiten.

Bei den tödlichen Motorfahrzeugunfällen war zu erwarten, daß ein wichtiger Einflußfaktor auch die Häufigkeit der Motorfahrzeugdichte in einer Region sein könnte. Neben dieser Variable wurde noch nach alkoholbedingten Fahrausweisentzügen geprüft: Tabelle 8.4 zeigt, daß auch bei Einbezug der erwähnten möglichen Einflußvariablen die Faktoren "ländlicher Kontext" und "hoher Alkoholkonsum in Verbindung mit geringem Einkommen" die stärkste Bedeutung haben (R2 = 0.50). Zusätzlich scheint jedoch auch der Anteil an alkoholbedingten Fahrausweisentzügen pro Region einen Teil der Unterschiede der Unfallhäufigkeiten zu erklären: Unfälle sind häufiger in Gebieten mit weniger alkoholbedingten Fahrausweisentzügen trotz hohem Alkoholkonsum in einer Region. Dies könnte bedeuten, daß tatsächlich - trotz allgemein hohem Alkoholkonsum in einer Region - nach Alkoholkonsum nicht gefahren wird und es somit zu weniger alkoholbedingten Fahrausweisentzügen kommt als in Regionen mit geringerer Unfallhäufigkeit. Wahrscheinlichher scheint jedoch, daß in Regionen mit allgemein hohem Alkoholkonsum und entsprechend hohen Unfallraten auch nach Alkoholkonsum gefahren wird, die Fahrausweisentzugspraxis jedoch unterschiedlich ist (größere kulturelle Akzeptanz des Alkoholkonsums auch im Straßenverkehr).

Tab. 8.4: Tödliche Motorfahrzeugunfälle: Alternative Erklärungsmodelle für die regionalen Unterschiede (standardisierte Koeffizienten)

Einflußvariable	Modell 1	Modell 2	Modell 3	Modell 4
Faktor "ländlicher Kontext[1]"	+ 0.60 ***	+ 0.64 ***	+ 0.67 ***	+ 0.63 ***
Faktor "hoher Alkoholkonsum/ geringes Einkommen"	+ 0.38 *	+ 0.38 ***	+ 0.36 *	+ 0.38 **
Anteil alkoholbedingter Fahrausweisentzüge	-	- 0.36 *	- 0.29 *	- 0.28 *
Motorfahrzeugdichte	-	-	+ 0.20 ns	-
Faktor "wenig Betagte/hohe Wohndichte[2]	-	-	-	+ 0.21 ns
R2	0.50 ***	0.63 ***	0.67 ***	0.67 ***

[1] Hoher Anteil Landwirtschaft, Geburten, Katholiken / geringer Anteil Ärzte, Telefon- und TV- Anschlüsse

[2] Hoher Anteil Bewohner pro Wohnungsfläche (m2)

Statistische Signifikanz: χ2: ***: p < 0.005;   **: p < 0.01;   *: p < 0.05

Die Einflußgröße Motorfahrzeugdichte scheint jedoch nur geringe Bedeutung für die Unfallhäufigkeitunterschiede zu haben und kann als Platzhalter durch einen anderen

Faktor (z.B. Wohndichte/Anteil Betagte) ersetzt werden (vgl. Tabelle 8.4). Dies bedeutet, daß - auf der Basis dieser ökologischen Analyse - die regionalen Unterschiede bei den Motorfahrzeugunfällen nicht durch die höhere Motorfahrzeugdichte in einem Gebiet erklärt werden können.

8.4 Zusammenfassung

In der Schweiz ereignen sich jährlich schätzungsweise 1 Mio. Unfälle, über 3000 Personen werden dabei getötet und es entstehen ca. 13 Mia. Franken direkte Kosten daraus, was etwa 9 % des Bruttosozialproduktes entspricht.
Trotz ihrer klaren Bedeutung auch in der Sozialmedizin ist die Unfallepidemiologie jedoch ein noch stark entwicklungsbedürftiger Bereich.

Regional treten deutliche Unterschiede der Unfallsterblichkeit auf. Die vorliegende Analyse zeigt, daß Gebiete mit hoher Unfallsterblichkeit auch mehr nicht-tödliche Unfälle aufweisen und diese auch häufiger zu Invalidität führen.

Die auffällige Konstanz der Unterschiede bei der Sterblichkeit seit Beginn dieses Jahrhunderts könnte auf relativ stabile Unterschiede sozio-kultureller und ökonomischer Strukturen in den einzelnen Regionen hinweisen.

Da Unfallursachen außer bei Straßenverkehrsunfällen auf dem Unfallprotokoll nicht oder ungenügend erfaßt werden, mussten Erklärungsmodelle mittels ökologischer Analyse gefunden werden.

In der vorliegenden Analyse konnte eine wichtige - u.a. auch aus ausländischen Studien bekannte - Unfallursache, nämlich den Einfluß von Alkoholkonsum auf Unfälle, nachgewiesen werden. Erhöhter Alkoholkonsum scheint sowohl auf die Häufigkeit als auch auf die Schwere der Unfälle Einfluß zu nehmen. Dieser indirekt mittels ökologischer Analyse gesamtschweizerisch ermittelte Befund wird bestätigt durch Fall-Kontroll-Studien bezüglich Unfallpatienten in einigen schweizerischen Spitälern: Alkohol ist nicht nur im Straßenverkehr sondern für alle Unfallarten ein wichtiger Risikofaktor.

Für sämtliche Unfallarten erklären zudem die Faktoren "ländlicher Kontext" und "hoher Alkoholkonsum in Kombination mit geringem Einkommen" einen hohen Teil der Varianz der regionalen Unfallhäufigkeiten.

Um die hier - auf der Basis regionsbezogener Indikatoren - gefundenen Erklärungsmuster auch personenbezogen erhärten zu können, sollten jedoch auf dem Unfallprotokoll bzw. auf der Sterbekarte auch Unfallursachen erhoben werden. Nur so können die hier gewonnenen Hinweise auf Unfallursachen vertieft und gezielt für die Unfallprävention eingesetzt werden.

8.5 Literatur

Acad. Press (Hg.) (1985): Injury in America, a Continuing Public Health Problem. Academy Press, Washington DC.

Anda R.F., D.F. Williamson, P.L. Remington (1988): Alcohol and Fatal Injuries among US Adults. In: JAMA, 260/17/1988, S. 2529-2532.

Bisig B., F. Paccaud (1987): Geographische Verteilung wichtiger Todesursachen in der Schweiz 1969/72 und 1979/82. In: Bundesamt für Statistik Bern (Hrsg.): Statistische Berichte, No. 151, Bern.

Bundesamt für Statistik, BFS (Hg.) (1984): Turnprüfung bei der Aushebung 1982. Statistische Quellenwerke der Schweiz, Heft 765, Bern.

Bundesamt für Statistik, BFS (Hg.) (1988): Die Straßenverkehrsunfälle in der Schweiz, Bern.

Huguenin R.D.(1981): Nichtbetriebsunfälle in der Schweiz. In: Sozial- und Präventivmedizin, 26/1981, S. 366-370.

Kielholz P., R. Battegay, R. Mühlemann (1973): Alcool et circulation. In: Bulletin du Service fédéral de l'hygiène publique, 2/1973, S. 121-130.

Leu R.E., T. Schaub (1981): Die Unfallmortalität: Messprobleme und Interpretation alternativer Indikatoren. In: Sozial- und Präventivmedizin, 26/1981, S. 413-417.

Soz. Präv. (1981): Unfälle in der Schweiz I. Sozial- und Präventivmedizin, 26/1981, S. 362 pp.

Soz. Präv. (1982): Unfälle in der Schweiz II. Sozial- und Präventivmedizin, 27/1982, S. 4 pp.

Statistisches Bureau des eidg. Departements des Innern, SBDI (Hg.) (1897): Grafisch- statistischer Atlas der Schweiz, Bern.

Yersin B., F. Paccaud (1989): Letter to the Editor: Alcoholism in Hospitalized Patients in Switzerland. In: JAMA, 262/6/1989, S. 772.

Weltgesundheitsorganisation WHO (Hg.) (1985): Einzelziele für "Gesundheit 2000".WHO-Regionalbüro Kopenhagen.

9 Wie sicher sind die Befunde der ärztlichen Leichenschau?
Eine vergleichende Analyse der Daten in den Leichenschauscheinen und den Obduktionsbefunden aus dem Stadtgebiet Wiesbaden

W. Müller[1], H. Müntefering[2]
1 Akademie für Öffentliches Gesundheitswesen in Düsseldorf
2 Gesundheitsamt der Stadt Wiesbaden

9.1 Grundlagen der Todesursachenstatistik

Mit der Leichenschau und der damit verbundenen Ausstellung der Todesbescheinigung zu der in der Bundesrepublik Deutschland jeder Arzt berechtigt und in einigen Bundesländern sogar verpflichtet ist, werden zwei große Aufgabenbereiche wahrgenommen. Der eine ist spezifisch ärztlicher Natur, der andere hat darüber hinaus öffentlich-rechtliche und zum Teil auch kriminologische Inhalte. Die Leichenschau dient (Schweitzer, 1986)

a)   der Feststellung des Todes und damit dem Ausschluß eines Scheintodes,

b)   der Feststellung der Todesursache, insbesondere erkennbarer Krankheiten nach dem Bundesseuchengesetz,

c)   statistischen Aufgaben, insbesondere der Erstellung einer zuverlässigen Todesursachenstatistik, die für eine wirksame Gesundheitspflege von hervorragender Bedeutung ist,

d)   der Feststellung der Todesart und damit einer wirksamen Verbrechensbekämpfung.

In der Bundesrepublik Deutschland wird die Leichenschau auf Länderebene durch die jeweiligen Bestattungsgesetze bzw. Verordnungen geregelt. Diese Vorschriften weichen zum Teil nicht unerheblich voneinander ab, auch das amtliche Formular der "Todesbescheinigung", das in einigen Bundesländern "Leichenschauschein" genannt wird, zeigt - obwohl basierend auf einer internationalen Empfehlung der WHO

(BMJFG, 1985) - in den einzelnen Bundesländern sowohl formale als auch inhaltliche Unterschiede (Schneider, 1987). Mehrheitlich ist in den Ländern der formale Aufbau des "vertraulichen" Teils der Todesbescheinigung identisch. Aus den Angaben der Leichenschauer wird von den statistischen Landesämtern der Bundesländer gemäß den ICD-Klassifizierungsregeln (z. Zt. ICD/9. Revision) das "Grundleiden" signiert und die unikausale Todesursachenstatistik auf Landes- und Bundesebene erstellt (BMJFG, 1978).

Der Leichenschauschein ist die Hauptquelle epidemiologischer Information (Frenzel-Beyme et al, 1968) und somit potentieller Wegweiser für gesundheitspolitische Maßnahmen.

Der Wert dieser einzigen vollständigen und juristisch fundierten Dokumentation über die Sterblichkeit wird unter personenstandsrechtlichen Gesichtspunkten nicht infrage gestellt, um so kontroverser wird die Diskussion über Unsinn und Sinn der Todesursachenstatistik (Höpker, Burkhardt, 1984) geführt. Die möglichen Schwachstellen der Todesursachenbescheinigung als Grundlage für wissenschaftliche, epidemiologische Auswertungen sind bereits in den 30-iger Jahren Gegenstand intensiver vergleichender Studien gewesen, wobei je nach Autor die Rate falscher Diagnosen, d.h. der Angabe des nicht korrekten "Grundleidens" zwischen 7 % und 55 % schwankt (Frenzel- Beyme, 1984). Eine große Anzahl von Autoren hält die Daten für zu ungenau (Cameron, Mac Googan,a,b, 1981; Gittelsohn, Senning, 1979; Hackl, 1982), andere Studien belegen, daß die Validität der Todesbescheinigungen besser ist als ihr Ruf (Frenzel-Beyme, 1984; Engel et al, 1980). Auf die Notwendigkeit einer Erhöhung der Autopsieraten als Beitrag zur Qualitätssicherung in der Medizin und damit der Todesursachenstatistik wird vielfach hingewiesen (Drexler et al, 1971; Kirchner et al, 1985; Schottenfels et al, 1982; Laissue et al, 1986). Der wissenschaftliche Zugang zu dem vertraulichen Teil der Todesbescheinigung ist aufgrund strafrechtlicher und datenschutzrechtlicher Vorschriften in der Bundesrepublik kaum möglich (Laaser, Wichmann, 1985).

9.2 Material und Methodik

Gemäß den gesetzlichen Bestimmungen in den einzelnen Bundesländern kommt dem öffentlichen Gesundheitsdienst eine bei der Verbesserung der Validität der Todesursachenstatistik nicht unerhebliche Rolle zu. Es ist die Aufgabe des Gesundheitsamtes, sämtliche Todesbescheinigungen auf ihre formale und inhaltliche Vollständigkeit zu überprüfen (vgl. Bestattungsgesetze). Wie alle Gesundheitsämter in der BRD erhält auch das Wiesbadener Amt von allen in Wiesbaden Verstorbenen den Leichenschauschein, wobei die ärztlichen Angaben differenziert sind nach:

1. Welches Leiden hat den Tod unmittelbar herbeigeführt?
2. Welche Krankheiten oder äußeren Ursachen sind dem Leiden ursächlich vorausgegangen?
3. Andere wesentliche Krankheitszustände, die z.Zt. des Todes bestanden haben.

Darüber hinaus erhält das Gesundheitsamt Wiesbaden - in Abweichung der sonst üblichen Verwaltungspraxis in den Kommunen und kreisfreien Städten - von all den Personen, die in dem Stadtbereich Wiesbaden obduziert werden, den Obduktionsbefund. Dieser wird mit den klinischen Angaben auf dem Leichenschauschein verglichen und dient als Grundlage ggf. notwendiger Ergänzungen bzw. Korrekturen des Leichenschauscheines.

In der Tabelle 9.1 ist die Obduktionsfrequenz und Anzahl der aufgrund der Obduktionsergebnisse ergänzten und/oder berichtigten Todesbescheinigungen in Wiesbaden für die Jahre 1982-1987 dargestellt.

Tabelle 9.1: Obduktionsfrequenz und Anzahl der aufgrund der Obduktionsergebnisse ergänzten und/oder berichtigten Todesbescheinigungen (1982-1987)

Jahr		'82	'83	'84	'85	'86	'87	Σ 1982-1987
in Wiesbaden Gestorbene (ortsansässig)		3376	3477	3136	3261	3327	3320	19897
davon obduziert	(N)	357	366	317	366	320	262	1988
	(%)	10,6	10,5	10,1	11,2	9,6	7,9	9,9
ergänzte und/oder berichtigte TB	(N)	130	132	176	89	132	161	821
aufgrund der Obduktionsfälle	(%)	36,4	36,1	55,5	24,3	41,3	61,5	41,3

Die Obduktionsfrequenz lag im Durchschnitt bei 9,9 %, bei insgesamt rückläufiger Tendenz. Bei den knapp 2.000 Obduktionsfällen wurde die Todesbescheinigung in insgesamt 41,3 % entweder ergänzt oder berichtigt, wobei in fast der Hälfte dieser Fälle die Berichtigung zu einer Änderung der zu signierenden ICD-Ziffer führte.

Für die Jahre 1985-1987 wurden von den insgesamt 382 Obduktionsfällen aufgrund des Obduktionsbefundes eine Zweitausfertigung der Todesbescheinigung erstellt und anschließend gemäß dem ICD-Regelwerk zur Klassifizierung des Grundleidens signiert (BMJFG, 1978). Über die Vorschriften der WHO-Signierung hinaus, wurden auch weitere Angaben, wie "sonstige wesentliche Erkrankungen", die von den klinischen Leichenschauern bzw. den Obduzenten angegeben waren, signiert und ebenfalls den 17 Hauptgruppen der "Allgemeinen Dreistelligen Systematik" zugeordnet.

In einem dritten Schritt wurde bei 300 randomisiert ausgewählten Fällen getrennt nach Sterbeort - innerhalb und außerhalb von Krankenhäusern Verstorbene - untersucht, ob das Todesursachenspektrum der Verstorbenen sich unterscheidet. Mit dem gewählten Untersuchungsansatz wurden folgende Ziele verfolgt:

- Regionaler Vergleich der klinischen mit den pathologisch-anatomischen Todesursachen auf den Leichenschauscheinen
- Auswertung der Todesbescheinigungen nach "Grundleiden" und "sonstigen wesentlichen Erkrankungen"
- Vergleich der Obduktionsstatistik mit der amtlichen Todesursachenstatistik
- Darstellung des Todesursachenspektrums nach Sterbeort

9.3 Ergebnisdarstellung und Diskussion

In der Tabelle 9.2 ist der Vergleich der klinischen mit den pathologisch-anatomischen Diagnosen auf der Todesbescheinigung, bezogen auf das "Grundleiden", dargestellt. Es sind die prozentual häufigsten ICD-Hauptgruppen aufgeführt.

Insgesamt wurden in den Jahren 1985 bis 1987 382 Verstorbene in Wiesbaden obduziert. Auffallend sind die zum Teil starken Verschiebungen in der prozentualen Häufigkeit beim Jahresvergleich in einigen der ausgewählten ICD-Hauptgruppen, z.B. Hauptgruppe IX (2,3 % vs. 6,8 %) und XVI (33,7 % vs. 14,9 %), die sich durch die relativ kleine, selektierte Stichprobe erklären lassen. Aussagefähiger sind die Abweichungen zwischen der Klassifizierung nach klinischem und pathologischem Befund im direkten Jahresvergleich. So war z.B. bei in den Jahren 1986 obduzierten 132 Fällen in 30 % als klinische Diagnose ein Grundleiden angegeben, das den "Krankheiten des Kreislaufsystems" zuzuordnen war.

Die Klassifikation durch den Pathologen ergab bei der gleichen Fallzahl jedoch in 60 % eine Grunderkrankung der Hauptgruppe "Krankheiten des Kreislaufsystems". Ähnliche Unterschiede in der prozentualen Häufigkeit sind bei der Gruppe der "Bösartigen Neubildungen" zwischen der klinischen und pathologisch-anatomischen Diagnose festzustellen. Bei dem Vergleich ist zu berücksichtigen, daß der wesentliche Grund für die Durchführung einer Obduktion die unklare klinische Todesursache ist. Dies spiegelt sich in dem hohen Anteil der ICD-Gruppe XVI "Symptome und schlecht bezeichnete Krankheiten" bei den klinischen Angaben wider. Dieser Prozentanteil lag in den Jahren 1985 und 1986 bei über 30 %, wo hingegen die Pathologen nur noch bei wenigen Fällen eine Zuordnung nach dieser ICD-Gruppe treffen mußten.

90 % aller Todesursachen werden durch die gewählten 6 Hauptgruppen erfaßt, wobei der geringe Anteil der Krankheiten der Drüsen mit innerer Sekretion (Hauptgruppe III) hervorzuheben ist.

Die mittels dieser Daten errechneten positiven Bestätigungsraten (Bestätigung der klinischen Hauptgruppen-Zuordnung durch den pathologisch-anatomischen Befund) betragen: 91,2 % bei den bösartigen Neubildungen, 90,7 % bei den Herz-Kreislauf-Erkrankungen, 31,6 % bei den Erkrankungen der Atmungsorgane und 86,5 % bei den Krankheiten der Verdauungsorgane. Neben diesen positiven Bestätigungsraten sind jedoch auch die klinisch falsch-negativen Zuordnungen von Bedeutung. 36 % der pathologisch-anatomisch festgestellten Tumoren waren klinisch nicht bekannt oder als Grundleiden nicht angegeben. Dieser unbekannte Anteil lag bei den

Kreislauferkrankungen bei 41 %, bei den Krankheiten der Atmungsorgane bei 45 % und bei den Krankheiten der Verdauungsorgane bei 55 %. Gegenläufige falsch-positive und falsch-negative Befunde wirkten sich korrigierend aus. Eine Verallgemeinerung der gefundenen Bestätigungsraten auf die gesamte Todesursachenstatistik erscheint wegen der selektierten Stichprobe nicht zulässig. Ferner wird es im Einzelfall heterogene Auffassungen darüber geben, ob ein sogenanntes klinisch stummes Karzinom tatsächlich den "direkt zum Tode führenden Krankheitszustand" ausgelöst hat oder als begleitend im Sinne einer Multimorbidität vorhanden war.

Tabelle 9.2: Vergleich der klinischen mit den pathologisch-anatomischen Diagnosen auf den Todesbescheinigungen ausgewählter ICD-Hauptgruppen

Rubrik: "Grundleiden"	Klassifizierung nach klinischen Befunden			Klassifizierung nach pathologisch-anatomischen Befunden		
Jahr	'85	'86	'87	'85	'86	'87
Fallzahl	89	132	161	89	132	161
ICD-Hauptgruppe (Angaben in %)						
II Bösartige Neubildungen	15,7	15,9	20,5	29,2	22,7	25,5
III Krankheiten der Drüsen mit innerer Sekretion	0,0	0,8	2,5	0,0	0,8	1,2
VII Krankheiten des Kreislaufsystems	32,6	30,3	37,3	50,6	60,0	47,2
VIII Krankheiten der Atmungsorgane	3,4	4,6	6,2	1,1	3,0	3,7
IX Krankheiten der Verdauungsorgane	2,3	3,0	6,8	7,9	5,3	9,3
XVI Symptome und schlecht bezeichnete Krankheiten	33,7	37,9	14,9	0,0	2,2	2,5
Sonstige ICD	12,3	7,5	11,8	11,2	6,0	10,6

Die Tabelle 9.3 zeigt, welche sonstigen medizinisch relevanten Informationen und Diagnosen in den Todesbescheinigungen vermerkt werden, die eine Voraussetzung für eine Auswertung nach multikausalen Gesichtspunkten sind und die bisher in den Mortalitätsstatistiken keine Berücksichtigung finden.

In dem Untersuchungszeitraum finden sich zwischen 5 % und 12 % sogenannte bösartige Begleittumoren, die weder klinisch noch pathologisch-anatomisch als Grundleiden angesehen wurden. Im Gegensatz zu den Ergebnissen in der Tabelle 9.2 steht der hohe Anteil der Krankheiten der "Drüsen mit innerer Sekretion". 90 % dieser Erkrankungen sind der Diagnose Diabetes mellitus zuzuordnen. Als Grundleiden spielt die Krankheit Diabetes mellitus sowohl in der vorliegenden Studie als auch in der Bundesstatistik prozentual gesehen eine numerisch untergeordnete Rolle. Bei den sonstigen wesentlichen Krankheitszuständen, die zum Zeitpunkt des Todes vorlagen, wird diese Krankheit in 10 % aller Todesbescheinigungen angegeben. Auf die mögliche Unterschätzung der Bedeutung des Diabetes mellitus durch die Mortalitätsstatistiken haben bereits Fuller, Elford, Kampen (1983) hingewiesen. In 50 % aller Todesbescheinigungen finden sich über das Grundleiden hinaus keine weiteren medizinisch verwertbaren, das heißt signierbaren Eintragungen. Dies bestätigt die Ergebnisse von Müller und Bocter (1987). Dieser Prozentsatz ist bei den Sektionsfällen geringer, erklärbar durch den hohen Anteil der wegen unklarer klinischer Befunde zu Obduzierenden und der damit verbundenen geringeren Zahl klinischer Vor- und Zusatzbefunde.

Tabelle 9.3: Vergleich der klinischen mit den pathologisch-anatomischen Diagnosen auf den Todesbescheinigungen

Rubrik: "Andere wesentliche Krankheitszustände,
die zum Zeitpunkt des Todes bestanden"

	Klassifizierung nach klinischen Befunden			Klassifizierung nach pathologisch-anatomischen Befunden		
Jahr	'85	'86	'87	'85	'86	'87
Fallzahl	89	132	161	89	132	161

ICD-Hauptgruppe (Angaben in %)

		'85	'86	'87	'85	'86	'87
II	Bösartige Neubildungen	3,4	8,3	1,9	5,6	12,1	5,0
III	Krankheiten der Drüsen mit innerer Sekretion	6,7	12,1	11,8	7,9	10,6	6,2
VII	Krankheiten des Kreislaufsystems	20,2	19,7	19,8	47,2	37,8	25,5
VIII	Krankheiten der Atmungsorgane	4,5	11,4	3,1	5,6	9,9	3,7
IX	Krankheiten der Verdauungsorgane	6,7	3,0	8,7	20,2	19,7	14,3

Unter epidemiologischen Gesichtspunkten ist hier eine Datenquelle vorhanden, die potentiell für weitere Untersuchungen nutzbar wäre und die bei den Überlegungen der Erweiterung der monokausalen Todesursachenstatistik zur Multimortalitätsanalyse Beachtung finden sollte.

Vielfach wird gefordert (Höpker, Burghard, 1984; Drexler et al, 1979), die jetzige Statistik aller Verstorbenen durch Obduktionsstatistiken wegen deren höherer Validität zu ersetzen. Dem wird entgegengehalten (Frenzel-Beyme, 1984), daß es sich bei den Obduzierten um ein hochselektiertes Kollektiv handelt, dessen Todesursachen das Gesamtmortalitätsgeschehen verzerrt wiedergeben.

In der Tabelle 9.4 sind die Ergebnisse der Daten des Statistischen Landesamtes für die Stadt Wiesbaden den Ergebnissen der "Wiesbadener Obduktionsstatistik" gegenübergestellt.

Obwohl die Obduktionsfälle nur 10 % der Gesamtfallzahlen umfassen, finden sich in den wesentlichen Hauptgruppen keine statistisch signifikanten Abweichungen in der prozentualen Häufigkeit.

Für den dargestellten Erhebungszeitraum von 1985 bis 1987 läßt sich zeigen, daß die Obduktionsstatistik auf der Basis der Hauptgruppen als repräsentativ für die Gesamtmortalität der in Wiesbaden Verstorbenen angesehen werden kann. Die Unterschiede werden signifikant, wenn der Vergleich auf der Basis von Untergruppen bzw. auf der Ebene von ICD-Ziffern durchgeführt wird.

Tabelle 9.4: Unikausale Todesursachenstatistik des Hessischen Statistischen Landesamtes für in Wiesbaden Verstorbene (Ortsansässige) mit den Obduktionsstatistiken für die Jahre 1985-1987 (Angaben in Prozent)[1]

Bezeichnung nach ICD '79	statistisches Landesamt			anat.-path. Befund		
	'85	'86	'87	'85	'86	'87
I　Infektiöse und parasitäre Krankheiten	-	-	-	1,1	-	3,7
IIa　Bösartige Neubildungen	25,6	24,4	25,3	29,2	22,7	25,4
III　Krankheiten der Drüsen mit innerer Sekretion	1,7	2,3	2,6	-	-	1,2
V/VI　Psychiatrische Krankheiten etc.	1,6	2,3	-	-	-	1,8
VII　Krankheiten des Kreislaufsystems	51,4	51,4	48,7	50,5	59,8	47,2
VIII　Krankheiten der Atmungsorgane	4,9	5,3	4,4	1,1	3,0	3,7
IX　Krankheiten der Verdauungsorgane	4,8	4,7	5,3	7,8	5,3	9,3
X　Krankheiten der Harn- und Geschlechtsorgane	1,1	1,0	-	1,1	1,5	1,2
XVI　Symptome und schlecht bezeichnete Krankheiten	1,7	1,7	1,6	-	2,2	2,4
XVII　Verletzungen und Vergiftungen	4,6	4,7	-	5,6	3,7	2,4
Anzahl der Fälle (Basis der Prozentangaben) davon:	3216	3327	3320	89	132	161

[1] Häufigkeiten < 1 % sind nicht angegeben.

Wie die Betrachtung des Todesursachenspektrums innerhalb und außerhalb von Krankenhäusern Verstorbener zeigt, divergieren die Zahlen für die einzelnen ICD-Hauptgruppen bei den jeweils 150 randomisiert ausgewählten Fällen, die sich in Geschlecht und Sterbealter nicht unterscheiden, zum Teil beträchtlich.

Bei 32 % der in Krankenhäusern Verstorbenen wird ein Grundleiden der ICD-Hauptgruppe II angegeben, jedoch nur in 21 % bei den außerhalb von Kliniken Verstorbenen. Noch deutlicher sind die Unterschiede bei der Hauptgruppe VII (52 % vs. 63,8 %) und der Hauptgruppe IX (4,7 % vs. 1,3 %). So verstarben 4 von 5 Fällen mit dem Grundleiden "Krankheit der Verdauungsorgane" im Krankenhaus.

Bei einer Stichprobe (Tab. 9.4) von 751 Fällen wurden in Wiesbaden (BMJFFG, 1990) 54 % der Leichenschauscheine von Krankenhausärzten, 18% von niedergelassenen Ärzten und 24 % von Ärzten, die entweder im kassenärztlichen Notdienst oder im Notarztrettungsdienst tätig waren, ausgestellt. 90% der Niedergelassenen und Krankenhausärzte war der Verstorbene bekannt (aus eigener Behandlung); 76 % der Notärzte waren die Verstorbenen nicht bekannt.

9.4 Schlußfolgerungen

Die vorliegende Studie leistet einen Beitrag zu dem vielschichtigen Problem der Sicherheit und Validität der Befunde der ärztlichen Leichenschau. Sie belegt einerseits, daß es auf Grund der gegebenen Rechtsvorschriften möglich ist, auf kommunaler Ebene einen methodischen Ansatz zur Validitätsuntersuchung umzusetzen; die Ergebnisse bestätigen die Vielzahl der Einflußgrößen, die bei der Diskussion der Aussagekraft der amtlichen Todesursachenstatistik Berücksichtigung finden müssen: Organisation des kassen- und notärztlichen Versorgungssystems, Sterbeort, Sektionshäufigkeit sowie die betrachtete Zielkrankheit als auch deren Differenzierungsgrad gemäß internationaler Klassifizierung.

Zur Verbesserung der Akzeptanz, der Validität und der nationalen und internationalen Vergleichbarkeit sollten folgende Vorschläge diskutiert werden:

- Bundesweite Berücksichtigung der Obduktionsergebnisse zur Ergänzung der klinischen Angaben auf den Todesbescheinigungen,
- Präzisierung des Auftrages des öffentlichen Gesundheitsdienstes und Verbesserung der Zusammenarbeit der beteiligten Ärzte,
- Schulung der Ärzte in der Bedeutung und Handhabung der Todesbescheinigung,
- Verbesserung der Rechtsgrundlagen für die epidemiologische Nutzung der Angaben auf den Todesbescheinigungen.

9.5 Literatur

Bundesminister für Jugend, Familie und Gesundheit (Hg.) (1978): Internationale Klassifikation der Krankheiten (ICD) 1979, Band I und II. Deutscher Consulting-Verlag, Wuppertal.

Bundesminister für Jugend, Familie und Gesundheit (Hg.) (1985): Todesursachen der Gestorbenen - Fehlbildungen bei Neugeborenen, Band 77, Schriftenreihe. Kohlhammer Verlag, Stuttgart Berlin Köln Mainz.

Bundesminister für Jugend, Familie, Frauen und Gesundheit (Hg.) (1990), in Druck: Beitrag zur Abschätzung der Aussagekraft der amtlichen Todesursachenstatistik, Band 253, Schriftenreihe. Kohlhammer Verlag, Stuttgart Berlin Köln Mainz.

Cameron, H.M., E. Mc Googan (1981): A prospective study of 1152 hospital autopsies: I. inaccuracies in death certifications. In: J Pathology 133/1981, S. 273 - 283.

Cameron, H.M., E. Mc Googan (1981): A prospective study of 1152 hospital autopsies: II. analysis of inaccuracies in clinical diagnoses and their significance. In: J Pathology 133/1981, S. 285 - 300.

Drexler, H., M. Staedinger, W. Sandritter (1979): Autopsie und klinische Diagnose - ein Beitrag zur Qualitätssicherung in der Medizin. In: Med Welt 30/1979, S. 1177 - 1183.

Engel, L., J. Strauchen, L. Chiazze, M. Heid (1980): Accuracy of death certification in an autopsied population with specific attention to malignant neoplasms and vascular diseases. In: Am J Epidemiol 111/1980, S. 99 - 112.

Frentzel-Beyme, R., U. Keil, M. Pflanz, R. Struba, G. Wagner (1980): Mortalitätsdaten und Mortalitätsstatistik. Bedeutung für Gesundheitswesen und epidemiologische Forschung. In: Münch. Med. Wschr. 1/4/1968, S. 901 - 906.

Frentzel-Beyme, R. (1984): Mortalitätsdaten - Bewertung, Auswertungsmöglichkeiten und Verbesserung der Qualität und des Zuganges zu dieser Datenquelle. Manuskript (1984, unveröffentlicht).

Fuller, J. H., J. Elford, P. Goldblatt, A.M. Adelstein, (1983): Diabetes mortality: New light on an underestimated public health problem. In: Diabetologia 24/1983, S. 336 41.

Gittelsohn, Alan, J. Senning (1979): Studies on the reliability of vital and health records: I. comparison of cause of death and hospital record diagnoses. In: Am J Public Health 69/1979, S. 680 - 689.

Gobbato, Ferdinando, F. Vecciet, D. Barbierato, M. Melato, R. Manconi (1982): Inaccuracy of death certificate diagnoses in malignancy: An analysis of 1405 autopsied cases. In: Hum Pathol 13/1982, S. 1036 - 1038.

Hackl, H. (1982): Der Aussagewert der gängigen Todesursachen für die Mortalitätsstatistik. In: Öffentliches Gesundheitswesen 44/1982, S. 733.

Höpker, W.-w., H.-u. Burkhardt (1984): Unsinn - Und Sinn? - der Todesursachenstatistik. Eine Validitätsstudie zur Prüfung der Krebssterblichkeitsziffern. In: Dtsch Med Wschr 109/1984, S. 1269 - 1274.

Kircher, Tobias, J. Nelson, H. Burdo (1985): The autopsy as a measure of accuracy of the death certificate. In: N Engl J Med 313/1985, S. 1263 - 1269.

Laaser, U., H.e. Wichmann (1985): Memorandum zur Verbesserung des Zugangs zu Sterbeunterlagen und Mortalitätsdaten in der Bundesrepublik Deutschland. In: Arbeitsmed Sozialmed Präventivmed 20/1985, S. 125 - 127.

Laissue, J.-a., H.j. Altermatt, B. Zürcher, B. Truniger, J.-o. Gebbers (1986): Bedeutung der Autopsie - Fortlaufende internistische Wertung von Autopsieergebnissen. In: Schweiz Med Wschr 116/1986, S. 130 - 134.

Müller, Wolfgang, Bocter, Nikolaus (1987): Beitrag zur Verbesserung der Todesursachenstatistik - Ergebnis der Auswertung aller ärztlichen Angaben aus der Todesbescheinigung. In: Öffentl. Gesundh.-wes. 50/1988 S. 13-19.

Schneider, Volkmar (1987): Die Leichenschau. Fischer Verlag, Stuttgart New York.

Schottenfels, David, M. Eaton, Sh. Sommers, D. Alonso, C. Wilkinson (1982): The autopsy as a mesure of accuracy of death certificate. In: Bull N Y Acad Med 58/1982, S. 778 - 794.

Schweitzer, Irene (1986): Zu Problemen von Leichenschau und Totenbescheinigung unter besonderer Berücksichtigung des Strafrechts. Dissertation, Juristische Fakultät der Universität Tübingen.

III Prävention

10 Evaluation der Aids-Aufklärung an Züricher Schulen

R. Hornung, H. Wydler, A. Tschopp, F. Gutzwiller
Institut für Sozial- und Präventivmedizin, Universität Zürich

10.1 Einleitung

Die Schweiz ist in Europa - im Verhältnis zur Einwohnerzahl - am härtesten durch Aids betroffen. Noch deutlicher gilt dies für den Kanton Zürich: Mit rund einer Million Einwohner weist er ein Sechstel der gesamten Schweizer Bevölkerung auf, hingegen stammt ein Drittel der rund 1000 Aidskranken aus dem Kanton Zürich (Stand 31. August 1989 - Bulletin des Bundesamtes für Gesundheitswesen, 1989, S. 486).

Im Mai 1987 beschloß der Erziehungsrat des Kantons Zürich - nicht zuletzt unter dem Eindruck der beschriebenen epidemiologischen Situation - an der Oberstufe der Volksschule eine umfassende Information der Schüler über die Immunschwächekrankheit Aids durchzuführen; zudem sollte künftig die Aidsaufklärung fester obligatorischer Bestandteil des Unterrichts werden.

Die Aufklärung über Aids verfolgte neben kognitiven und verhaltensbezogenen auch affektive und soziale Ziele (Abb. 10.1).

"Die Schüler müssen die Krankheit, ihren Erreger und seine Übertragungswege kennen lernen, damit für sie einsehbar ist, welches Verhalten mit welchem Risiko zu einer Ansteckung führen kann und wie sie sich davor schützen können. Auf der gefühlsmäßigen Ebene sollen die Schüler über ihre Ängste rund um diese neue Krankheit reden lernen, damit unbegründete Befürchtungen abgebaut, richtige Verhaltensweisen gefördert und anerkannt werden und das Vertrauen in die eigene Abwehrstärke erhalten bleibt. In sozialkundlicher und geschichtlicher Betrachtungsweise erkennen die Schüler, wie eine solche Krankheit in der Gesellschaft Stigmatisierungs- und Sündenbockmechanismen erzeugt und was dagegen unternommen werden kann. Schulbehörden und Lehrer sollen zudem wissen, wie sie sich zu verhalten haben, wenn sich in einer Klasse ein AIDS-infiziertes Kind befindet" (Auszug aus dem Protokoll des Regierungsrates des Kantons Zürich vom 26. August 1987).

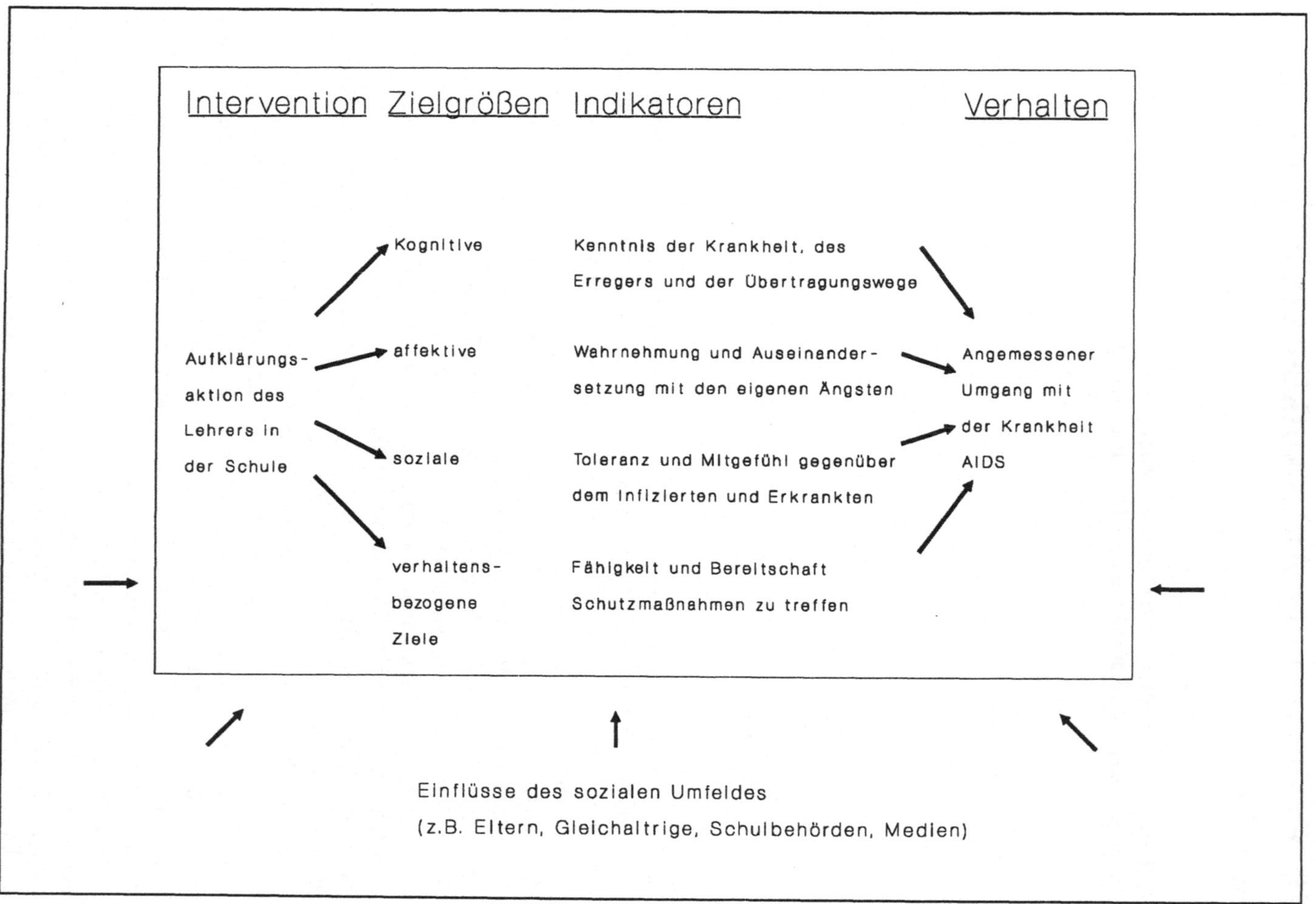

Abb. 10.1: Interventionsziele

Es wurde eine nach einem Baukastenprinzip konstruierte Unterrichtshilfe entwikkelt, die es dem einzelnen Lehrer überläßt, welchen Zugang zur Thematik Aids er in der Auseinandersetzung mit seinen Schülern wählen will und wie engagiert und persönlich er sich selbst in den Unterricht einbringen möchte.

Folgende fachliche Zugänge wurden dem Lehrer durch den Unterrichtsordner beispielsweise angeboten:

- Biologie (Aids als Beispiel einer Infektionskrankheit)
- Sexualerziehung (sexuelle Kontakte als Übertragungsmöglichkeit des HIV-Virus)
- Suchtprävention (Austausch von Spritzen als Übertragungsmöglichkeit des Virus durch das Blut; Beschaffungsprostitution)
- Lebenskunde (Krankheit und Tod; Selbstverantwortlichkeit für das eigene Leben)
- Geschichte (Seuchen, Epidemien in früheren Jahrhunderten: Wie ging man früher, wie geht man heute mit Betroffenen um?)

Diese verschiedenen Zugänge sollen den Lehrer anregen, die Thematik Aids in unterrichtliche Bezüge und in den Schüleralltag hineinzustellen.

Zur Überprüfung der Wirksamkeit der Intervention wurde das Institut für Sozialund Präventivmedizin der Universität Zürich mit der Durchführung einer Evaluationsstudie betraut.

Zentrale Fragen des Evaluationsprojektes waren: Bewirkt die Durchführung von Unterrichtsstunden zur Thematik Aids die in der Zielformulierung umschriebenen gewünschten Effekte? Verbessert sich das Wissen der Schüler, verändern sich die Einstellungen der Schüler gegenüber Infizierten und Kranken in die gewünschte Richtung, treten nicht intendierte Nebeneffekte, z.B. in Form einer verstärkten Angstbesetzung der Sexualität auf?

10.2 Methodik

Bezugspunkt für die ziel- bzw. effektorientierte Evaluierung ist das experimentelle Modell, das eine Versuchs- und Kontrollgruppe vorsieht. Da grundsätzlich alle Klassen der Volksschuloberstufe (7. - 9. Klasse in den drei Abteilungen Sekundar-, Realund Oberschule) die Intervention erhalten sollten, wäre ein Untersuchungsplan mit Kontrollgruppe nur in Form einer Wartekontrollgruppe möglich gewesen. Dies hätte bedeutet, daß bei einem Teil der Klassen die Aufklärungsaktion erst nach einer gewissen zeitlichen Verzögerung eingesetzt hätte. Ein Versuchsplan mit Wartekontrollgruppe war jedoch nicht zu realisieren, da Lehrpersonen in der Auseinandersetzung mit dieser aktuellen, brisanten Thematik nicht auf ein Stillhalten verpflichtet werden können. Eine solche Vorgehensweise wäre auch unter ethischen Gesichtspunkten problematisch gewesen. Diese besondere Situation des Praxisfeldes erlaubte keine Anwendung eines experimentellen bzw. quasi-experimentellen Untersuchungsansatzes.

Vor den Sommerferien 1988 wurde eine Befragung von 479 13 - 16jährigen Schülern in 32 Klassen auf der Basis einer geschichteten Klumpenstichprobe durchgeführt (städtischer, halbstädtischer und ländlicher Kontext). Als Erhebungsinstrumente für die Befragungen wurde ein Schülerfragebogen entwickelt (z.B. Wissen über Aids, Einstellung zu Aidskranken), ein Lehrerfragebogen (z.B. Unterrichtsgestaltung Aidsaufklärung, perzipierte pädagogische Probleme) und ein Gemeinde- bzw. Klassenblatt (z.B. Anzahl fremdsprachiger Schüler, Konfessionsverteilung in der Gemeinde). In der Hälfte der insgesamt 32 Klassen hatte zum Zeitpunkt der Erhebung eine Auseinandersetzung mit Aids im Unterricht bereits stattgefunden, in der anderen Hälfte noch nicht (Hornung et al, 1989).

10.3 Ergebnisse

Im folgenden sollen die Zusammenhänge zwischen einer Behandlung des Themas Aids im Unterricht (reduziert auf die einfache Frage, ob im Unterricht Aids bereits thematisiert wurde oder nicht) und der Frage, ob Fragen zu Aids im Unterricht beantwortet wurden einerseits und den angesprochenen Zielgrößen im kognitiven, affektiven, sozialen und verhaltensbezogenen Bereich andererseits vorgestellt und diskutiert werden. Zur Bildung der Skalen wurde ein faktoranalytischer Ansatz gewählt. Eine Beschreibung der abhängigen bzw. Effektvariablen findet sich in Tabelle 10.1. Tabelle 10.2 zeigt die Korrelationen zwischen den einzelnen Effektvariablen und den beiden unabhängigen Variablen (Aidsaufklärung im Unterricht, Beantwortung von Fragen zu Aids im Unterricht).

10.3.1 Kognitiver Bereich

Ein konsistenter, statistisch signifikanter Effekt zeigt sich zwischen der Aidsaufklärung und dem Übertragungs- und Schutzwissen der Schüler (kognitiver Bereich). Die Auseinandersetzung mit Aids bewirkt ein höheres Wissen um die Übertragungssituation "ungeschützter Geschlechtsverkehr" und verhindert bzw. korrigiert falsche Vorstellungen bezüglich möglicher Übertragungswege und Schutzmaßnahmen (Tab. 10.2).

Die Korrelationen zwischen der Intervention und den Effektvariablen sind nicht sehr hoch. Dies hängt vor allem damit zusammen, daß das Wissen der Schüler bereits ausgesprochen gut ist, der Spielraum für interventionsbedingte Effekte ist damit entsprechend gering. Diese Überlegung trifft auch auf die Effekte in den anderen Zielbereichen zu.

Trotz der recht einseitigen Antwortverteilungen - vor allem bei den beiden Hauptinfektionswegen "ungeschützter Geschlechtsverkehr" und "Spritzentausch" - gibt es bei einigen Fragen doch bedeutende Minderheiten von Schülern, die Fehlkonzepte bezüglich Virusübertragung und Infektionsschutz vertreten.

Tab. 10.1: Dokumentation der abhängigen Variablen (Effektvariablen)

Variable	Itemzahl	Beispiel
Kognitiver Bereich **(Übertragungs-, Schutzwissen)**		
Übertragungssituationen: Fehlkonzepte (Cronbach's Alpha: .66)	4	"Gemeinsames Baden im Schwimmbad"
Übertragungssituation "ungeschützter Geschlechtsverkehr"	1	(1: "völlig ungefährlich" - 5: "sehr gefährlich")
Falsche Schutzkonzepte (Cronbach's Alpha: .50)	4	"Verwendung der Anti-Baby- Pille"
Sozialer Bereich		
Einstellung zu Aids-Kranken (Cronbach's Alpha: .49)	3	"Ein Aids-Kranker verdient unser Mitgefühl und unsere Unterstützung."
Emotional - affektiver Bereich **(Sexuelles Selbst)**		
Positive Einstellung zur Sexualität (Cronbach's Alpha: .59)	3	"Es fällt mir leicht, über sexuelle Fragen zu sprechen."
"Angst, Unsicherheit" (Cronbach's Alpha: .45)	2	"Wenn ich an Sex denke, habe ich ein bißchen Angst."
Verhaltensbezogener Bereich **(Kontrollorientierung Aids)**		
Externe Kontrollorientierung (Cronbach's Alpha: .44)	2	"Menschen, die angesteckt werden, haben ganz einfach Pech."
Interne Kontrollorientierung (Cronbach's Alpha: .38)	2	"Wenn jemand aufpaßt, kann er eine Ansteckung vermeiden."

So zeigen sich nach dem heutigen Erkenntnisstand unbegründete Übertragungsängste hinsichtlich infektionssicherer Situationen, wie z.B. Mückenstich, Anhusten/Anniesen und Schmusen, Streicheln. Bedenklich ist weiterhin ein relativ hoher Anteil falscher Präventionskonzepte. So meint rund die Hälfte der befragten Schüler, die Durchführung eines "Aids-Antikörper-Tests" schütze gegen eine Ansteckung. Etwa jeder siebte Schüler sieht in der Verwendung der Anti-Baby-Pille einen Infektionsschutz (zwei Drittel dieser so antwortenden 63 Schüler waren Mädchen), jeder fünfte ist der Ansicht, man könne sich gegen Aids impfen lassen.

Tab. 10.2: Effektvariablen, Aidsaufklärung im Unterricht und Beantwortung von Fragen
(Pearson Korrelationskoeffizienten)

Effektvariablen	Aidsaufklärung im Unterricht	Beantwortung von Fragen
Übertragungs-, Schutzwissen		
Übertragungssituationen:		
Fehlkonzepte	-0,20**	-0,24**
Übertragunssituation:		
Ungeschützter GV	0,13**	0,13**
Falsche Schutzkonzepte	-0,14**	-0,08*
Einstellung zu Aidskranken	0,15**	0,17**
Sexuelles Selbst		
Positive Einstellung zur Sexualität	0,22**	0,23**
Angst, Unsicherheit	-0,05	-0,05
Kontrollorientierung Aids		
Externe Kontrollorientierung	-0,04	-0,01
Interne Kontrollorientierung	0,04	-0,01

* $p < .05$ ** $p < .01$

10.3.2 Sozialer Bereich

Ein Zusammenhang in der erwarteten Richtung besteht auch mit der Variablen des
sozialen Bereichs: Dort, wo aus der Sicht der Schüler Aidsaufklärung Inhalt des
Unterrichts war, weisen die Schüler verstärkt eine positive Einstellung zu Aidskranken auf. Die drei Items dieser Skala kreisen um die Inhalte Mitgefühl, Solidarität und
Schuldzuschreibung. Es ist hier anzumerken, daß die Einstellung zu Aidskranken bei
den Schülern ohnehin bereits ausgesprochen solidarisch und unterstützend ist, was
möglicherweise, zumindest zu einem gewissen Teil, als Ergebnis einer Antwortten-
denz im Sinne sozialer Erwünschtheit interpretiert werden könnnte.

10.3.3 Affektiver Bereich

Die Thematik Aids berührt in ihrer zentralen Aussage (Infektionsgefährdung durch
Geschlechtsverkehr) den primär emotional-affektiv besetzten sexuellen Erlebnis- und
Vorstellungsbereich des Jugendlichen. Dieser Bereich ist für die evaluative Fragestellung auch deshalb von Bedeutung, da hier Hinweise auf mögliche negative Auswirkungen der Aidsintervention in Form vermehrter Verunsicherung oder verstärkter
Angstbesetzung des sexuellen Vorstellens und Erlebens der Schüler erwartet werden
könnten. Die in Anlehnung an Offers (1984) Begriff des "sexuellen Selbst" entwik-
kelten Items führten zu zwei Faktoren bzw. Skalen (Tab. 10.1). Die erste Skala erfaßt
eine positive Einstellung zur Sexualität (Beispiel: "Es fällt mir leicht, über sexuelle

Fragen zu sprechen"), die zweite Angst und Unsicherheit im Zusammenhang mit Sexualität (Beispiel: "Wenn ich an Sex denke, habe ich ein bißchen Angst").

Deutlich ist in der bivariaten Analyse der Zusammenhang mit dem emotional-affektiven Bereich der Sexualität. Aidsaufklärung in der Schule ist mit einer positiven Einstellung der Schüler zur Sexualität verbunden (Tab. 10.2). Ein entsprechender, schwach ausgeprägter negativer Zusammenhang zeigt sich im Hinblick auf Angst und Unsicherheit im Bereich Sexualität. Anzumerken ist hier, daß dieser Zusammenhang in der multivariaten Analyse nicht bestätigt wird. Festzuhalten ist jedoch, daß zumindest keine negativen Auswirkungen der Intervention auf den Bereich der Sexualität festgestellt werden können.

10.3.4 Verhaltensbezogener Bereich

Die Erhebung von Verhaltensdaten, d.h. Fragen, die sich auf mögliche sexuelle Praktiken der Schüler beziehen und konkrete Schutzmaßnahmen, war aus einsichtigen Gründen im Kontext der Institution Schule nicht möglich. Es wurde deshalb für den konativen Bereich eine Einstellungsvariable mit hoher Verhaltensrelevanz gewählt: das Konzept der internen/externen Kontrollorientierung Aids.

Das Konzept der internen/externen Kontrollerwartung unterscheidet Menschen danach, ob sie glauben, daß ein Ereignis eine Folge des eigenen Verhaltens, d.h. interner Faktoren, wie Fähigkeit, Anstrengung oder eine Folge externer, nicht kontrollierbarer Faktoren, wie Glück, Schicksal oder Zufall ist. Ein Itembeispiel für die Subskala interne Kontrollorientierung Aids lautet: "Wenn jemand aufpaßt, kann er eine Infektion vermeiden", für die Subskala externe Kontrollorientierung "Menschen, die angesteckt werden, haben ganz einfach Pech". Ein Effekt der Aidsaufklärung ließ sich für die beiden Variablen nicht nachweisen (Tab. 10.2).

Die hier im bivariaten Vergleich vorgestellten Befunde (Einfluß der schulischen Intervention auf die vier Zielbereiche) werden, abgesehen von der genannten Ausnahme, durch die Ergebnisse der multivariaten Analysen (multiple Regressionsanalysen) bestätigt (vgl. Hornung et al, 1989).

10.4 Zusammenfassung

Aidsaufklärung in der Schule, so läßt sich zusammenfassend festhalten, hat einen nachweisbaren Einfluß auf das Wissen der Schüler. Schüler, bei denen eine Auseinandersetzung mit der Thematik Aids im Unterricht erfogte, besitzen bessere Kenntnisse über mögliche Übertragungswege und Schutzmaßnahmen gegen eine HIV-Infektion. Es ergaben sich keine Hinweise auf mögliche negative Auswirkungen der Aidsaufklärung auf den Bereich der Sexualität. Die Einstellung zu Aidskranken ist bei den Schülern allgemein ausgesprochen positiv, ein Befund, der unter dem Gesichtspunkt einer möglichen Verzerrung in Richtung sozialer Erwünschtheit sicher auch problematisiert werden kann. Kein Effekt der Aidsinformation in der Schule läßt sich auf die verhaltensrelevante Einstellungsvariable "Kontrollorientierung" nachweisen. Möglicherweise ist dies ein Hinweis darauf, daß tief verankerte Einstellungen und Verhaltensdispositionen im Rahmen relativ begrenzter schulischer Interventionen nicht wesentlich verändert werden können.

10.5 Literatur

Bulletin des Bundesamtes für Gesundheitswesen (1989), Nr. 38, 2.10. 1989.

Hornung, Rainer, Hans Wydler, Jacques Vontobel, Alois Tschopp, Felix Gutzwiller (1989): Evaluation der Aidspräventionskampagne in Zürcher Schulen. (Forschung und Dokumentation Institut für Sozial- und Präventivmedizin Zürich, Nr. 1). Institut für Sozial- und Präventivmedizin der Universität Zürich.

Offer, Daniel (1984): Das Selbstbild normaler Jugendlicher. In: Olbricht, Eberhard, Eberhardt Todt (Hg.): Probleme des Jugendalters. Neuere Sichtweisen, S. 111-130. Springer Verlag, Berlin Heidelberg New York Tokyo.

Regierungsrat des Kantons Zürich (1987): Aidsprävention in den Schulen. Auszug aus dem Protokoll des Regierungsrates, Sitzung vom 26. August 1987.

11 Begleitforschung zum Großmodell Gesundheitsämter - AIDS-Evaluationskonzept und Erhebungsinstrumente

A. Jenke, C. Matthis, E. Becker, F. Beske
Institut für Gesundheits-System-Forschung, Kiel

11.1 Modellkonzept

Seit Juli 1987 fördert die Bundesregierung als Teil des Sofortprogramms zur Bekämpfung von AIDS an jedem Gesundheitsamt der Bundesrepublik Deutschland eine Personalstelle für Aufgaben der AIDS-Prävention. Das als "Großmodell Gesundheitsämter - AIDS" bezeichnete Modellprogramm wird vom Institut für Gesundheits-System-Forschung Kiel (IGSF) wissenschaftlich begleitet. Die im Rahmen dieses Modellvorhabens angestellten AIDS-Fachkräfte sollen folgende Aufgaben in den Gesundheitsämtern übernehmen:

- Persönliche Beratung in Sprechstunden
- Aufsuchende präventive Arbeit
- Mitarbeit im Sexualkundeunterricht
- Mitwirkung bei der Organisation von HIV-Tests
- Institutionenberatung
- Mitwirkung bei weiteren zur AIDS-Bekämpfung notwendigen seuchenhygienischen Maßnahmen.

Zu den Programmvorgaben gehört eine regelmäßige Berichterstattung über die Situation und die festzustellenden Veränderungen im Umfeld der Gesundheitsämter. Die Daten sind dem Bundesministerium für Jugend, Familie, Frauen und Gesundheit (BMJFFG) in aufbereiteter Form und in regelmäßigen Abständen zur Verfügung zu stellen. Mit Hilfe dieser Angaben sollen dort Konzeptionen und Empfehlungen für die AIDS-Bekämpfung unter unterschiedlichen sozial- und raumstrukturellen Bedingungen entwickelt werden.

11.2 Programmentwicklung

Die in den Programmvorgaben genannte Berichterstattung durch die AIDS-Fachkräfte hatte ursprünglich eine ausgeprägte epidemiologische Komponente. Ziel der
epidemiologischen Datenerfassung war eine Beobachtung des Infektionsgeschehens
durch die AIDS-Fachkräfte. Daneben sollte die fortlaufende Dokumentation der
Tätigkeiten einen Überblick über Umfang und Struktur der Aktivitäten im Großmodell Gesundheitsämter - AIDS verschaffen. Zur Sicherung der Vergleichbarkeit von
Ergebnissen im Zeitablauf und zwischen verschiedenen Modellregionen sowie aus
arbeitsökonomischen Gründen wurde eine weitgehend standardisierte Berichterstattung vorgeschlagen. Die Dokumentationsinstrumente wurden in Zusammenarbeit mit
AIDS-Fachkräften entwickelt.

Ein Ergebnis der Abstimmung der Programmvorgaben mit den Landesgesundheitsbehörden und dem BMJFFG war die Entscheidung, auf eine epidemiologische
Datenerfassung im Großmodell Gesundheitsämter - AIDS zu verzichten. Der erwartete Zuwachs an epidemiologischem Wissen hätte die vermuteten negativen Wirkungen auf die Akzeptanz des Beratungsangebotes in den Gesundheitsämtern nicht
gerechtfertigt. Die epidemiologische Berichterstattung wurde durch ein Dokumentationssystem ersetzt, das eine Beschreibung der Inanspruchnahme von Beratungslei-
stungen durch verschiedene Zielgruppen der AIDS-Prävention anstrebt.

11.3 Evaluationsansatz

Die dem Großmodell Gesundheitsämter - AIDS zugrundeliegende Programmtheorie
geht davon aus, daß eine Verhinderung von Neuinfektionen als primäres Präventions-
ziel hauptsächlich durch verschiedene Informations- und Beratungsmaßnahmen
erreicht werden kann. Die Struktur des Beratungsprogramms "Großmodell Gesundheitsämter - AIDS" wird weitgehend durch die institutionelle Anbindung an den
öffentlichen Gesundheitsdienst sowie die hier verfügbaren sachlichen und personellen
Kapazitäten mitbestimmt. Die durch das Beratungsprogramm bereitgestellten Leistungen beschreiben den Modellprozeß. Die Definition von Zielgruppen sowie das
Ausmaß ihrer Erreichbarkeit betreffen die Ausführungsziele. Ausführungsziele, etwa
eine gleichmäßige Bereitstellung von Beratungskapazitäten bei hoher Inanspruchnahme durch Hauptbetroffenengruppen, sind mit Wirkungszielen nicht identisch.
Diese liegen letztlich in einer Verhinderung von Neuinfektionen oder einer weitgehenden Kontrolle des Infektionsgeschehens.

Der aus diesen Überlegungen entwickelte Forschungsrahmen soll folgende Fragen
beantworten:

- Welches sind die strukturellen Merkmale des Beratungsprogramms Großmodell
  Gesundheitsämter - AIDS?
- Welche Leistungen werden durch das Programm bereitgestellt?

- Welche Zielgruppen hat das Beratungsprogramm und in welchem Ausmaß werden diese Zielgruppen angesprochen?
- Wie lassen sich einzelne Programmelemente des Großmodells Gesundheitsämter - AIDS bewerten?

Bei den Überlegungen zum Evaluationskonzept wurden zwei Möglichkeiten zur Messung von Programmwirkungen diskutiert:

- Beobachtung von Neuinfektionsraten oder von geeigneten Indikatormaßen
- Befragung von Empfängern der Versorgungsleistungen im Großmodell Gesundheitsämter - AIDS.

Wegen des zu erwartenden Zeitverzugs, der eingeschränkten Aussagefähigkeit der in der Bundesrepublik Deutschland vorhandenen epidemiologischen Daten sowie der Probleme einer kausalen Zurechnung von Effekten wurde von einer Interpretation veränderter Infektions- und Morbiditätsraten für Zwecke der Evaluation des Großmodells Gesundheitsämter - AIDS abgesehen.

Befragungen von Ratsuchenden mit dem Ziel einer Feststellung von Verhaltenswirkungen wurden von der Begleitforschung als problematisch eingestuft. Zum einen ist der Effekt eines bestimmten Beratungsprogramms aufgrund der Überlagerung unterschiedlicher Präventionsbotschaften schwer nachweisbar. Zum anderen belegen Forschungen zum Befragtenverhalten in Interviewsituationen eine Antwortverzerrung in Richtung einer sozialen Erwünschtheit (Esser 1975). In der AIDS-bezogenen Umfrageforschung wird dieses Problem gesehen (Kreutz 1987), spezielle Untersuchungen zum "response set" beim Thema AIDS liegen noch nicht vor.

Die Beurteilung einzelner Programmelemente des Großmodells Gesundheitsämter - AIDS wird sich auf eine Darstellung der Ausführungsziele konzentrieren. Hierbei sind sowohl abweichende Definitionen der Zielgruppen als auch eine lokal unterschiedliche Erreichbarkeit in Abhängigkeit von konkurrierenden Angeboten auf dem Gebiet der AIDS-Prävention zu beachten.

11.4 Aufbau und Durchführung der Berichterstattung

Die Berichterstattung im Großmodell Gesundheitsämter - AIDS besteht aus vier Teilen. Übersicht 11.1 enthält Angaben zur Zielsetzung, zum eingesetzten Instrument, zur Bearbeitung und zur Durchführung.

11.4.1 Bestandsaufnahme

In einer Bestandsaufnahme wurde der Stand der Modelleinrichtung erstmalig erfragt. Daneben wurden Strukturmerkmale des Gesundheitsamtes und des jeweiligen Umfeldes erhoben. Hierbei wurden insbesondere Merkmale ausgewählt, bei denen ein Einfluß auf das Beratungsangebot im Großmodell Gesundheitsämter vermutet wird. Beispiele sind die Arbeitsorganisation in der Beratungsstelle, das Vorhandensein weiterer

AIDS-bezogener Beratungsangebote außerhalb des Gesundheitsamtes oder die Einschätzung der Kooperationsbeziehungen mit diesen Beratungsangeboten.

	Komponenten der Berichterstattung zum Großmodell Gesundheitsämter - AIDS			
	Bestandsaufnahme	Situationsbericht	Berichtssystem Tätigkeiten	Berichtssystem Inanspruchnahme
Zielsetzung	Beschreibung des AIDS-Beratungs-angebotes im Gesundheitsamt	Beobachtung von Änderungen im Beratungsangebot	Feindokumentation des Modellverlaufs	Inanspruchnahme der Beratungs-leistungen im Gesundheitsamt
Instrument	Fragebogen	Fragebogen	Dokumentations-bogen	Dokumentations-bogen
Bearbeiter	AIDS-Fachkraft Amtsleiter	AIDS-Fachkraft Amtsleiter	AIDS-Fachkraft (Summenstatistik)	AIDS-Fachkraft
Durchführung	Beim Berichtsstart Januar 1989	Halbjährlich (erstmalig im Juli 1989)	Kontinuierlich (Beginn Februar 1989)	Systematische Stichprobe (Beginn April 1990

Übersicht 11.1: Gesamtübersicht der Dokumentations- und Erhebungsarbeiten

11.4.2 Situationsbericht

Die in der Bestandsaufnahme erstmalig beschriebene Programmstruktur und Modellsituation unterliegt Veränderungen im Zeitablauf. Diese Veränderungen werden durch einen Situationsbericht im Abstand von sechs Monaten erfaßt. Unter anderem werden folgende Merkmale beobachtet:

- Stand der Stellenbesetzung
- Fluktuation
- Zusammenarbeit mit anderen Einrichtungen zur AIDS-Prävention
- Vorhandensein weiterer Beratungsangebote außerhalb des Gesundheitsamtes
- Unterstützung der AIDS-Fachkraft im Gesundheitsamt.

11.4.3 Berichtssystem Tätigkeiten

Eine umfassende Prozeßdokumentation mit geringer Erhebungstiefe ist durch eine wochenbezogene Dokumentation der Tätigkeiten der AIDS-Fachkräfte gewährleistet.

Der zu dokumentierende Tätigkeitskatalog richtet sich nach den Modellvorgaben und faßt unter den Hauptüberschriften

- Beratung in Sprechstunden
- Aufsuchende präventive Arbeit in Hauptbetroffenengruppen
- Mitarbeit am Schulunterricht oder an Unterrichtsprojekten
- Beratung von Einrichtungen oder Gruppen

21 verschiedene Tätigkeiten zusammen. Zusätzlich werden die Mitarbeit an seuchen-hygienischen Maßnahmen, die Teilnahme an Fortbildungsveranstaltungen sowie Kooperation und Erfahrungsaustausch dokumentiert.

11.4.4 Berichtssystem Inanspruchnahme

Die Tätigkeitsdokumentation wird durch eine Inanspruchnahmedokumentation mit größerer Erhebungstiefe ergänzt. Mit der Inanspruchnahmedokumentation soll unter anderem beschrieben werden, welche Bevölkerungsgruppen das AIDS-bezogene Beratungsangebot der Gesundheitsämter wahrnehmen. Entsprechende Angaben werden zur Beurteilung der Programmreichweite benötigt.

Grundlage der Inanspruchnahmedokumentation im Bereich der persönlichen Beratung ist ein zweiseitiger Dokumentationsbogen. Mit Hilfe dieses Bogens hält die AIDS-Fachkraft im Anschluß an ein Beratungsgespräch ausgewählte Merkmale der beratenen Person und des Gesprächsinhaltes fest. Die Angaben zur Person beschränken sich auf das Geschlecht, die Zuordnung zu einer Altersgruppe sowie die Zugehörigkeit zu einer Hauptbetroffenengruppe. Zur Beschreibung des Beratungsgesprächs werden Angaben zum Gesprächsanlaß, zum Gesprächsinhalt, zu den angesprochenen Gefährdungen und Betroffenheitsmerkmalen sowie zum Gesprächsabschluß gegeben. Weitere Fragen betreffen die Gesprächssituation.

Zur Durchführung der Berichterstattung wurde jeder AIDS-Fachkraft aus dem Großmodell Gesundheitsämter ein Evaluationshandbuch zur Verfügung gestellt. Das Evaluationshandbuch enthält die Dokumentationsinstrumente und Anleitungen als Loseblattsammlung. Die ausgefüllten Dokumentationsbogen werden über die Landesgesundheitsbehörden an das IGSF Kiel weitergeleitet. Das Handbuch ist so gestaltet, daß die AIDS-Fachkraft im Gesundheitsamt jederzeit einen Überblick über ihre bisherigen Tätigkeiten hat. Bestandteil der Berichterstattung ist neben einer Aufbereitung der Daten für das BMJFFG auch eine Rückmeldung von Ergebnissen an die Gesundheitsämter.

11.5 Stand der Berichterstattung

Die Berichterstattung zum Großmodell Gesundheitsämter AIDS begann im Januar 1989 mit der Bestandsaufnahme. Die fortlaufende Tätigkeitsdokumentation wurde im Februar 1989 aufgenommen. Im Juli 1989 und im Januar 1990 wurden Veränderungen in der Programmstruktur und in der Modellsituation durch Situationsberichte erhoben.

Die Entwicklung des Dokumentationsbogens für die Inanspruchnahmedokumentation im Bereich der persönlichen Beratung wurde im Januar 1990 mit der Auswertung eines Testlaufes in 10 Gesundheitsämtern abgeschlossen. Im Gegensatz zu früheren Plänen wird die Inanspruchnahmedokumentation nicht als Totalerhebung, sondern auf Stichprobenbasis eingeführt. Die Organisation der Stichprobe erfolgt auf der Grundlage der Ergebnisse der Tätigkeitsdokumentation. Die Inanspruchnahmedokumentation im Bereich der persönlichen Beratung ist erstmalig für den April 1990 vorgesehen.

Der Dokumentationsbogen ist das Ergebnis einer Auswertung von bereits an einzelnen Gesundheitsämtern eingesetzten Dokumentationsmitteln und einer kontinuierlichen Diskussion mit AIDS-Fachkräften. Forum dieser Diskussion sind kleinere Arbeitstreffen in unregelmäßigen Abständen, die unter Beteiligung der Amtsleiterebene und der Landesgesundheitsbehörden in fünf Bundesländern eingerichtet worden sind. Arbeitskreise in weiteren Bundesländern sollen folgen.

11.6 Derzeitige Modellstruktur

Im Juli 1989 hatten an 93 Prozent der vorgesehenen 305 Modellstandorte Stellen für AIDS-Fachkräfte eingerichtet. Die Stellen wurden zum überwiegenden Teil (61,5 Prozent) als Ganztagsstellen besetzt. Der Stand der Stellenbesetzung hat sich gegenüber der Situation im Januar 1989 nur geringfügig verändert:

- Etwa zwei Drittel der im Großmodell Gesundheitsämter beschäftigten Personen sind Frauen.
- Das Durchschnittsalter liegt für Männer und Frauen bei etwa 35 Jahren.
- AIDS-Fachkräfte im Großmodell Gesundheitsämter haben überwiegend eine ärztliche Ausbildung.
- Zwischen einzelnen Bundesländern zeigen sich Abweichungen in der Qualifikationsstruktur, die auf unterschiedliche Rekrutierungsstrategien schließen lassen.

Die meisten Gesundheitsämter erhalten durch das Großmodell Gesundheitsämter erstmalig eine vorrangig für AIDS-bezogene Aufgaben eingerichtete Personalstelle. Zusätzliches Personal für die AIDS-Prävention im öffentlichen Gesundheitsdienst ist hauptsächlich in den Kernstädten und den Verdichtungsräumen vorhanden.

Die AIDS-Fachkräfte werden bei einzelnen Tätigkeiten in unterschiedlichem Ausmaß durch andere Mitarbeiter unterstützt. Diese Unterstützung ist in den Tätigkeitsbereichen "Beratung in Sprechstunden" und "Organisation von HIV-Antikörpertests" besonders hoch. Demgegenüber fällt der Bereich "Aufklärungsarbeit in Schulen" überwiegend in den Verantwortungsbereich der AIDS-Fachkräfte aus dem Großmodell Gesundheitsämter.

Schwerpunkt der seit Anfang Februar erfaßten Tätigkeiten der AIDS-Fachkräfte bildet der Bereich "Beratung in Sprechstunden". Dort wurden bezogen auf sechs

Monate etwa 99 000 Beratungskontakte gezählt. 60 Prozent dieser Kontakte fanden als persönliche Beratungsgespräche statt. 40 Prozent der Beratungsgespräche wurden fernmündlich durchgeführt. Die in anderen Tätigkeitsbereichen dokumentierten Fallzahlen über durchgeführte Beratungen treten hinter den Bereich der persönlichen Beratung zurück.

11.7 Ausblick

Die bisher geschilderten Dokumentationsarbeiten beschreiben die in den Modellvorgaben vorgesehene Berichterstattung durch die AIDS-Fachkräfte. Geplant sind darüber hinaus Interviews mit AIDS-Fachkräften. Dadurch sollen die quantitativen Angaben aus der Berichterstattung um qualitative Angaben aus den einzelnen Ämtern ergänzt werden. Folgende Themen sind vorgesehen:

- Mittel und Ausstattung der AIDS-Beratungsstellen
- Integration der AIDS-Fachkraft im Gesundheitsamt
- Rollenkonflikte und Arbeitsbelastung
- Gewichtung der einzelnen Tätigkeitsfelder
- Kooperationsbeziehungen und Erfahrungen

Die Ausarbeitung des Interviewleitfadens ist Thema der nächsten regionalen Arbeitstreffen mit AIDS-Fachkräften. Daneben ist eine Ausweitung der Inanspruchnahmedokumentation auf weitere Aktivitäten der AIDS-Fachkräfte im Bereich der Beratung von Einrichtungen oder Gruppen vorgesehen.

11.8 Diskussion

Eine zentrale Frage jeder Begleitforschung lautet: Wer macht was mit wem und mit welchem Ergebnis?

Die ersten beiden Fragen können mit Hilfe der Tätigkeitsdokumentation im Rahmen der Berichterstattung beantwortet werden. Die Frage, wem letztlich die Programmleistungen zugute kommen, läßt sich durch die repräsentative Inanspruchnahmedokumentation beantworten. Die Ermittlung personenbezogener Effekte ist dagegen kaum möglich. Dies liegt neben den Problemen einer kausalen Zurechnung auch an einer befürchteten Verletzung der Anonymität in der Beratung.

Die Beurteilung des Großmodells wird sich darauf konzentrieren, inwieweit die usprüngliche Konzeption umgesetzt werden konnte. Hier ist bereits heute festzustellen, daß Teile dieser Konzeption, zum Beispiel die Verbesserung des epidemiologischen Wissens, nicht mehr Bestandteil der Programmvorgaben sind. Inwieweit die aktuelle Form der Berichterstattung verwertbare Informationen für eine zentrale

Steuerung präventiver Maßnahmen bietet, kann an dieser Stelle noch nicht beantwortet werden.

11.9 Literatur

Esser, Hartmut (1975): Soziale Regelmäßigkeiten des Befragtenverhaltens. Verlag Anton Hein, Meisenheim am Glan.
Kreutz, Henrik (1987): Der pragmatische Wert von Umfragedaten und das Problem der Heterogenität von Populationen - Einige methodische und ideologiekritische Anmerkungen zur aktuellen AIDS-Diskussion. In: Angewandte Sozialforschung, 14/1987, S.1 129-131.

12 'Wissenschaftliche Begleitforschung': Synonym oder Ersatz für Evaluation? Erfahrungen aus einer Studie über AIDS-Beratungsstellen in Bayern

W. Satzinger, U. Weber
GSF-Institut für Medizinische Informatik und Systemforschung (MEDIS), München-Neuherberg

Unter dem Begriff Evaluation werden mittlerweile recht vielfältige Forschungsrichtungen und Untersuchungsansätze subsumiert. Auch im Titel unseres Beitrags kommt dieses Wort vor, doch im Zusammenhang der hier vorzustellenden Studie sprechen wir lieber von "wissenschaftlicher Begleitforschung". Denn das war es, was wir der Sache nach machten: Wir 'begleiteten' psychosoziale AIDS-Beratungsstellen in Bayern, d.h. wir beobachteten, was die dort angestellten Fachkräfte taten, versuchten herauszufinden, wie sich deren Aktivitäten zu den Aufgaben und Zielen ihrer Einrichtung verhielten, und taten dies mit wissenschaftlich anerkannten Verfahren.

Wenn somit unsere Untersuchung empirisch gestützte, methodisch abgesicherte 'Bewertungen' lieferte, war sie dann nicht doch eine 'Evaluation'? Gibt es überhaupt markante Unterschiede zwischen Begleitforschung und Evaluation oder sind dies nur zwei Bezeichnungen für einunddasselbe wissenschaftliche Unterfangen?

12.1 Begriffliche Eingrenzung

Evaluation sei die "Analyse und Bewertung der Wirksamkeit von Interventionen" (Hellstern/Wollmann, 1984, Seite 19). Mit 'Interventionen' werden zumeist komplexe Maßnahmen (also Projekte oder Programme) öffentlicher Träger assoziiert - die Geschichte der Evaluierungsforschung ist denn auch sehr eng verbunden mit 'wissenschaftlicher Beratung von Politik' (vgl. Dietzel, v.Troschke, 1988). Und daher kann dieser Forschungszweig wohl als mittelbarer Nachfolger der Anfang der 70er

Jahre so vehement einsetzenden und dann ebenso rasch verpuffenden Planungsforschung gelten - mittelbar, weil er sich vor allem im Zusammenhang mit sogenannten Politikfeld-Analysen (Ellwein, 1980) und Recherchen zur "Implementation politischer Programme" (Mayntz, 1980) sowie der Policy-Forschung (Hartwich, 1985) nach und nach entwickelte.

Empirische Sozialforschung, sofern sie sich auch als politikberatendes Dienstleistungsunternehmen versteht, hat sich also während des letzten Jahrzehnts - und nicht nur hierzulande - vor allem auf jene Komponente des 'klassischen' Problemlösungszyklus Planung/Implementation/ Evaluation konzentriert, die im wesentlichen eine retrospektive Funktion hat: eben Evaluation. Freilich haben ihre Exponenten ihr auch noch andere Funktionen zugeschrieben: z.B. prospektive, wenn sie sogenannte Exante-Evaluationen (m.a.W.: Quasi- oder Pseudo-Planungsstudien) vornahmen, oder auch inspektive, wenn sie sich unter dem Titel "Prozeß-Evaluation" mit Implementationsvorgängen befaßten.

Die Gefahr solcher Ausweitung des Evaluationsbegriffs ist dessen Verunklarung. Aber bei aller definitorischen Vielfalt, die sich mittlerweile in die evaluationsmethodische Literatur eingeschlichen hat, scheinen sich Evaluierer doch in diesem einen Punkt einig zu sein: keine Evaluation ohne Ermittlung der Effektivität!

Weil selbst nur der Zielerreichungsgrad einer Intervention nicht zu messen ist, wenn deren Effekte unbekannt sind, bildet die - wie immer exakte und umfassende - Identifikation der Auswirkungen der betreffenden Maßnahmen die unerläßliche, wenn auch nicht hinreichende Basis für deren Evaluation. Nicht ohne Grund befaßt sich ein Großteil der einschlägigen Methoden-Diskussion mit dem tatsächlich zentralen Problem der 'Zuschreibbarkeit', mit der Frage also, welche beobachteten Phänomene nun kausal (als Aus-, Neben- oder Folgewirkungen) auf die untersuchte Intervention zurückzuführen sind. Die Palette der dafür angebotenen Verfahren ist bunt - ein Indiz für die methodischen Unsicherheiten, die mit dieser Aufgabe der Evaluationsforschung einhergehen.

Wenn aber die Analyse von Effekten des Untersuchungsobjekts integraler Bestandteil einer wissenschaftlichen Unternehmung sein muß, die die Bezeichnung Evaluation verdienen will, dann war unsere Studie über psychosoziale AIDS-Beratungsstellen in Bayern höchstens ein "Sonderfall" (Schwartz, 1989) von Evaluation. Das sei im folgenden kurz begründet.

12.2 Thematischer Rahmen der Begleituntersuchung

Hintergrund der Studie ist die AIDS-Politik der bayerischen Staatsregierung, ihr sogenannter Maßnahmenkatalog zur Verhütung und Bekämpfung der Immunschwächekrankheit AIDS. Neben seinen weithin bekannten seuchen-, ausländer- und polizeirechtlichen Anordnungen, für die das Innenministerium verantwortlich zeichnet, enthält der 'Katalog' noch einen weiteren Teil, der erklärtermaßen politischen Vorrang vor dem ersten genießt und in die Zuständigkeit des bayerischen Sozialministeriums fällt: ein Programm für Aufklärungs- und Beratungsmaßnahmen.

Im Zentrum der "Beratungskonzeption" vom 2.6.1987 steht die staatliche Förderung von psychosozialen AIDS-Beratungsstellen (ABS). Landesweit gibt es inzwischen zehn solcher Stellen, vier davon allein in Bayerns AIDS-Metropole München. Damit diese Einrichtungen einen Zuschuß von 80 % ihrer Kosten erhalten können, haben sie eine Reihe sehr breit, aber auch weich formulierter Aufgaben zu erfüllen (ausführlich hierzu und zum folgenden: Satzinger et al, 1989).

Da das Programm als ein Modellversuch galt, war es - wie ja auch bei den entsprechenden 'Bundesmodellen' üblich (Scheil-Adlung 1989) - von neutraler Seite zu überprüfen. Die vom Sozialministerium dann vergebene "wissenschaftliche Begleituntersuchung" sollte die vier ältesten der zehn Stellen daraufhin untersuchen,

- was ihre hauptberuflichen Mitarbeiter tagaus, tagein eigentlich machen,
- wie dies mit den Aktivitäten anderer Einrichtungen des Gesundheits- und Sozialwesens korrespondiert,
- wie wirksam die Tätigkeit der Beratungsstellen ist und
- ob überhaupt vonnöten.

Selbstverständlich war, daß sowohl die detaillierte Konzipierung wie auch praktische Implementierung dieses Projekts unbedingt auf kooperative Weise, also in enger Abstimmung, ja Zusammenarbeit mit den AIDS-Beratern, geschehen müsse.

12.3 Empirisches Instrumentarium der Begleituntersuchung

Die Aktionsfelder, auch Tätigkeitsspektren und -muster der ABS-Mitarbeiter zu ermitteln, war mit unserer Studie recht gut möglich: erstens durch mehrere, zeitlich gestreute Einzel- und Gruppeninterviews mit ihnen; zweitens mittels eines breitgefächerten Dokumentationssystems, das folgende Komponenten enthielt:

1. "Kontaktbogen": In sechs Stichwochen während eines halben Jahres hatten die Mitarbeiter jeden Arbeitskontakt, sei er mit Klienten oder Kollegen, sei er telefonisch, brieflich oder persönlich gewesen, auf einem sehr differenzierten Formblatt zu dokumentieren und dabei u.a. Angaben über soziale und gesundheitliche Charakteristika der Kontaktpersonen, über deren Zugangswege und Anliegen zu machen. Dies ermöglichte z.B. die Darstellung der Kontakte mit Klienten nach deren Geschlecht, Alter oder Zielgruppenzugehörigkeit oder auch Analysen über die Art der Kontaktanliegen von Klienten, geschichtet nach deren HIV-Status.
2. "Tagesbogen": An sechs Stichtagen in diesen Wochen sollten die Mitarbeiter zudem den Ablauf ihres Arbeitstages minutiös dokumentieren, also auf einem weiteren Formblatt notieren, wann sie wie lange welche Tätigkeit ausübten. Dadurch erhielten wir einen gewissen Einblick in den konkreten Arbeitsprozeß der Berater, insbesondere in das durch häufigen Tätigkeits- und Ortswechsel mitgeprägte Profil ihrer Arbeitsbelastung.
3. "Wochenbogen": Für alle sechs Wochen hatten sie darüber hinaus tageweise aufzuführen, wie viel Zeit sie für diesen oder jenen Aufgabentyp (z.B. Klientenbe-

ratung, Verwaltungsarbeit, Teilnahme an Fortbildung, Öffentlichkeitsarbeit) aufwenden mußten.

4. "Kooperationsbogen": Einmal im Untersuchungszeitraum sollten die Fachkräfte anhand eines Schemas ihre externen institutionellen Kooperationspartner benennen und Richtung und Intensität der Kontakte mit ihnen beschreiben.

Welche Stellung die Beratungsstellen innerhalb des lokalen Versorgungssystems einnehmen - die zweite Untersuchungsaufgabe - war ebenfalls einigermaßen leicht und halbwegs schlüssig herauszufinden: In Ergänzung zu den erwähnten Kooperationsschemata und Mitarbeiterinterviews verschafften uns noch über 40 Leitfadengespräche mit Experten im professionellen Umfeld der Beratungsstellen reichlich Material hierzu.

Selbst die Frage nach der Bedarfsadäquanz der Einrichtungen als solcher war mit Hilfe dieses Instruments - den Experteninterviews - wenigstens näherungsweise anzugehen: Bei aller Unterschiedlichkeit in Details ergaben die Einschätzungen dieser Befragten doch ein recht kohärentes Bild von den Möglichkeiten der einzelnen Stellen, zur Deckung des lokalen Aufklärungs-, Beratungs- und Betreuungsbedarfs beizutragen.

12.4 Streitfall Klientenbefragung

Was aber mit Hilfe der genannten Instrumente nicht herausgefunden, ja gar nicht untersucht werden konnte, war eine Antwort auf die Frage, ob denn das, was die AIDS-Berater tun, den Bedürfnissen ihrer Klienten entspricht und ihnen eine wirksame Hilfe bietet. Um die Bedürfnisadäquanz und Leistungsfähigkeit der Beratertätigkeit aus der Sicht der Beratenen wenigstens ansatzweise ermitteln zu können, hätte es des Einsatzes mindestens zweier weiterer Standardmethoden empirischer Sozialforschung bedurft: teilnehmende Beobachtung und Nutzerbefragung. Beides aber war uns in dieser Studie nicht möglich.

Auf die methodischen Möglichkeiten und Schwierigkeiten, auf Nutzen und Nachteile von teilnehmender Beobachtung soll hier nicht näher eingegangen werden, weil schon im Vorfeld der Verhandlungen mit den Einrichtungen klar geworden war, daß für sie eine solch massive Intervention in den Beratungsprozeß unter keinen Umständen in Frage käme.

Die Sache mit der Nutzerbefragung verlief etwas anders und lohnt - wegen ihrer auch prinzipiellen Bedeutung für die AIDS-Forschung - eine längere Darstellung.

Daß wir im Rahmen unserer Recherchen nicht auch Klienten der Beratungsstellen befragen konnten, empfinden wir als das größte Manko der Begleituntersuchung. Denn in die Beobachtung einer Einrichtung oder Maßnahme die Erfahrungen ihrer Nutzer bzw. Nutznießer einzubeziehen und deren Ansichten bei der Bewertung besonderes Gewicht beizumessen, sollte zumindest überall dort als evaluatorische Selbstverständlichkeit gelten, wo noch keine erfahrungs- und konsensgestützten Konventionen über professionelle Standards (und die Verfahren zur Kontrolle ihrer Einhaltung) schon seit längerem bestehen. Anders als etwa für die Medizin, in der wenigstens theoretisch vom "Arzt als vollkommener Sachwalter des Patienten" ausgegangen werden kann (Zweifel, 1982), müssen für ein neues Fachgebiet wie die AIDS-Beratung die Normen der Berufsrolle und die Maßstäbe ihres Monitoring erst noch entwickelt werden - und dies kann wohl nur im Austausch mit den Klienten der Beratungsstellen geschehen.

Unser Untersuchungskonzept hatte denn auch der Ermittlung und Verwertung von "Klientenurteilen" sachlich-thematisch einen wichtigen Platz eingeräumt, methodisch-technisch aber großen Spielraum gelassen: das sei im einzelnen erst noch mit den ABS einvernehmlich abzuklären. Deren Vertreter freilich - und noch mehr die ihrer Trägerverbände - hatten gegen dieses Vorhaben von Anfang an erhebliche Bedenken:

- Klientenbefragungen verstießen gegen das Gebot äußerster Diskretion und absoluter Anonymität, das speziell gegenüber HIV-betroffenen Hilfesuchenden und zumal in Bayern strengstens zu beachten sei;
- sie unterminierten die ohnehin so mühsam aufzubauende Vertrauenswürdigkeit der (ja öffentlich subventionierten) Beratungsstellen und brächten sie erneut in den Geruch, staatlicherseits observiert zu werden;
- solche Untersuchungen ließen es zudem am nötigen Respekt vor der Situation der Betroffenen fehlen: Diese dürften nicht noch mehr als schon ohnehin zu Objekten wissenschaftlicher Neugier und zu Vehikeln akademischer Profilierungssucht degradiert werden.

So ernst diese Argumente zu nehmen sind - man kann ihnen doch entgegenhalten (und wir haben das getan),

- daß es eine Reihe von Verfahren gebe (z.B. schriftliche oder telefonische Befragungsformen), die Anonymität der Interviewpartner zu garantieren;
- daß die ABS, wenn sie das so wollten, selbst die zu befragenden Freiwilligen auswählen und auch den Zeitpunkt ihrer Vermittlungsaktion selbst bestimmen könnten, und daß das Vertrauen in die Integrität der ABS durch all das kaum beeinträchtigt werden dürfte, weil doch die Mehrheit ihrer Klientel ohnehin von der Begleitstudie als Teil der staatlichen Förderbedingungen wüßte;
- und daß eine solche Befragung den Betroffenen auch eine (nicht allzu häufige) Gelegenheit biete, ihre persönlichen Ansichten und Anliegen vernehmlich zu artikulieren, die Studie also zu einem Sprachrohr in eigener Sache, zu einem gewissermaßen neutralen Advokaten ihrer Belange und Bedürfnisse zu machen.

Die Diskussion über diesen Untersuchungsteil zog sich lange hin und endete schließlich damit, daß eine der vier ABS uns eine definitive Absage erteilte: Sie verstehe zwar unser Ansinnen und teile sogar die meisten unserer Argumente, aber die Stelle und ihr Träger stünden bei ihren 'Ehrenamtlichen' und den Betroffenengruppen nun mal im Wort, daß die Studie sich nur auf die Tätigkeit der hauptberuflichen Mitarbeiter bezöge und deren Klientel keinesfalls direkt betreffen dürfe - eine Haltung, die bei diesem politischen Umfeld doch wohl verständlich sei.

Sie ist es, und ist es doch wieder nicht. Denn gewiß hat die Furcht vor Öffentlichkeit gute Gründe - gerade in Bayern, wo seitens der Regierung mehr als anderswo die betroffenen Bevölkerungsteile mit seuchenrechtlichem Vokabular (als "Ansteckungsverdächtige" etc.) belegt und das ganze Problem vornehmlich mit seuchenrechtlichem Instrumentarium (z.B. "Absonderung") angegangen wurde. Bemühungen um eine gewisse Intransparenz des Beratungs- und Betreuungsgeschehens in den Einrichtungen, ja sogar ein Hang zur Heimlichkeit und Geheimnistuerei sind verständlich vor diesem Hintergrund und in einer Situation, wo doch die eigene Arbeit finanziell abhängig ist von genau jener Regierung, die sich AIDS-politisch so kontrovers profiliert hat.

Doch so viel Vorsicht, gar Ängstlichkeit steht andererseits im Widerspruch zu dem objektiven Erfordernis - und auch dem subjektiven Anspruch gerade der stark auf Basisbewegung und Selbsthilfeorganisation angelegten Einrichtungen -, die psychosoziale Arbeit an und mit den direkt Betroffenen zu ergänzen durch offensives Auftreten in der Öffentlichkeit: zur Verteidigung der Persönlichkeitsrechte ihrer Klienten, zur Schaffung einer gesellschaftlichen Atmosphäre, in der effektive Präventions- und Versorgungsstrategien erst möglich werden.

(Wie wenig im übrigen der geographische Ort, wie sehr jedoch der institutionelle Rahmen die Situation, Einstellung und Verhaltensweise sowohl von Professionellen als auch 'Laien' prägt, zeigt die Tatsache, daß es uns ohne Schwierigkeiten gelang, zeitlich parallel zur Begleitstudie und ebenfalls in München eine Befragung von Betroffenen durchzuführen - jedoch nicht an einer AIDS-Beratungsstelle, sondern an einer Klinikambulanz, nicht von Klienten, sondern von Patienten. Die Befragung erfolgte schriftlich, die Auswertung anonym, aber unter Hinzuziehung einer Reihe persönlicher Daten. Weder das Krankenhauspersonal noch die Patienten hatten Bedenken gegen diese Erhebung, wenn nur die datenschutzrechtlichen Grundregeln eingehalten würden. Man befand sich eben in einem medizinischen Umfeld und damit im Schutzraum der ärztlichen Schweigepflicht - und was in den ABS so enorm brisant erschien, war hier offenbar völlig unproblematisch.)

12.5 Methodische Folgen des Befragungsverzichts

Wie auch immer: Die Absage der einen Beratungsstelle, bei ihren Klienten eine Befragung durchführen zu lassen, veranlaßte uns, aus Gründen der Gleichbehandlung auch für die übrigen drei auf dieses Untersuchungsinstrument zu verzichten. Was bedeutete das für Methodik und Ergebnisse der Begleitstudie?

- So wesentliche evaluatorische Fragen wie die nach den Anlässen und Anliegen der Kontaktaufnahme mit den Beratungsstellen und nach den Zugangswegen zu ihnen konnten nur indirekt, d.h. über die Dokumentationsbögen der ABS-Mitarbeiter, angegangen werden.
- Welche Vorkenntnisse die Klienten vom gesamten Beratungsangebot hatten und warum sie sich für das Aufsuchen gerade dieser einen Stelle entschieden, war selbst auf solchem Wege nicht zu ermitteln.

- Noch gravierender: Für die Beantwortung der Frage, welche Erfahrungen die Klienten bei ihren Kontakten mit den Beratungsstellen machten und welche Folgen der Beratungskontakt für sie hatte, konnten die verfügbaren Erhebungsinstrumente nicht einmal Anhaltspunkte liefern.

Somit konnte die Abschätzung der Beratungs- und Betreuungsbedürfnisse von ABS-Klienten nur aufgrund indirekter Indikatoren (nämlich per Auswertung der Kontaktdokumentation und Mitarbeiterinterviews) erfolgen, und eine Einschätzung des Grades der Befriedigung dieser Bedürfnisse durch die Inanspruchnahme der Stellen überhaupt nicht. Mangelte es also schon den der Prozeßanalyse zugrundeliegenden Daten an Authentizität und Präzision, so fehlte der Ergebnis-Evaluation gar noch die entscheidende empirische Grundlage.

Allerdings hatte unser Verzicht auf Klientenbefragungen auch seine guten Seiten. Erstens hat er das Klima und die Intensität der Kooperation zwischen Forschergruppe und den ABS-Mitarbeitern eher verbessert als verschlechtert. Denn zum einen haben wir damit unter Beweis gestellt, daß wir die kooperative Anlage unseres Untersuchungskonzepts wirklich ernstnehmen und im Zweifelsfall nicht versuchen würden, etwa mit Schützenhilfe des Geld- und Auftraggebers irgendwelche evaluatorischen Standards gegen den erklärten Willen der zu Beurteilenden durchzusetzen; zum andern standen nun die Berater umso mehr in der Verpflichtung, ihre dokumentatorischen Aufgaben mit besonderer Akribie zu erfüllen - es war, so gesehen, ein Geschäft auf do-ut-des.

Zweitens hat uns das Wegfallen dieses Untersuchungsinstruments vor einer Reihe methodischer Schwierigkeiten bewahrt: solcher der Repräsentativität, Reliabilität und Validität all der Daten, die damit eventuell zu gewinnen gewesen wären.

12.6 Methodische Probleme von Klientenbefragungen

Eine Totalerhebung unter allen persönlich (im Unterschied zu beruflich) betroffenen Nutzern der Einrichtungen wäre ja schon praktisch unmöglich gewesen, da etwa die Hälfte ihrer Kontakte telefonischer Art war. In Frage gekommen wären also lediglich jene Klienten, die die Stellen persönlich aufsuchten oder von den ABS-Mitarbeitern zuhause besucht wurden. Klar war zudem, daß nur einigen von diesen eine solche Befragung zuzumuten und darüber hinaus völlige Freiwilligkeit der Beteiligung unabdingbar gewesen wäre.

Es läßt sich vermuten, wenn auch nicht berechnen, wie gering letztlich die Stichprobenquote geworden wäre - vielleicht fünf Prozent der aktuellen Nutzer. Und es läßt sich nicht einmal abschätzen, wie groß das Ausmaß der Ergebnisverzerrungen allein durch diese Probandenauswahl gewesen wäre: Hätten sich darunter überproportional viele befunden, die sich - weil von den ABS-Mitarbeitern zur Teilnahme angeregt - besonders positiv über die Betreuung durch sie äußern würden, oder wären eher gerade jene überrepräsentiert gewesen, die die Befragung als Ventil für ihre Unzufriedenheit mit dem Beratungsangebot nutzen würden?

Lange ließe sich zudem darüber spekulieren, welcher Grad an Relevanz, Verläßlichkeit und Genauigkeit mit den Aussagen der Befragten möglicherweise zu erzielen wäre. Kaplan (1989) hat zwar zugestanden, daß in der psychosozialen AIDS-Forschung sogenannte self-reports wohl die Erhebungsmethode der Wahl sind, an der Validität der dadurch gelieferten Daten aber erhebliche Zweifel angebracht. Zu den allgemein auftretenden Schwierigkeiten und Schwächen dieser Methode (wie z.B. beschränktes Erinnerungsvermögen der Probanden, der Hang zu sozial erwünschtem Antwortverhalten oder latente Differenzen im konnotativen Verständnis von Zentralbegriffen) käme im Zusammenhang mit AIDS - von eventuellen neuropsychologischen Beeinträchtigungen mal ganz abgesehen - noch ein spezielles Problem hinzu: das Bewußtsein physischen wie auch sozialen Bedrohtseins, dem HIV-infizierte oder -erkrankte Menschen ständig ausgesetzt sind. Das führe sie, schreibt Kaplan, zu einem besonders 'defensiven' und schließlich wirklichkeitsverzerrenden Antwortverhalten - zumindest immer dann, wenn es sich um wichtige, für den Betreffenden bedeutende Fragen handelt. Ja, eine offensichtlich entstellende oder unwahre Aussage sei geradezu ein Zeichen für die Brisanz der angesprochenen Thematik und, andersherum, die Bereitschaft zu ehrlichen Antworten indiziere, daß ihr Gegenstand eher nebensächlicher Natur sei - und deshalb auch von geringem evaluativem Wert.

Ob man nun Kaplans These für evident oder für abwegig hält (für überprüfenswert halten wir sie schon), sie weist lediglich auf ein weiteres Element in der Kette methodischer Komplikationen hin, mit denen Klientenbefragungen als Teil AIDS-bezogener Evaluationsforschung behaftet sind und die alle zumindest darin münden, daß triftige und zugleich generalisierbare Aussagen auf solcher empirischer Basis kaum zu machen sind (vgl. auch Eckert, 1989).

Die Absage unserer Kooperationspartner hat uns also einiger Schwierigkeiten enthoben - dies sei im Rückblick mit einer gewissen Erleichterung festgestellt und auch zum Trost all der Kollegen aus den Bundesmodellprogrammen, die noch damit hadern, daß auch ihren Begleitstudien der direkte Klientenzugang versperrt blieb.

12.7 Dilemmata sozialwissenschaftlicher AIDS-Forschung

AIDS-Beratung ist vor allem dazu da, Einzelpersonen in privat-intimer Notlage individuelle Lebenshilfe zu geben, findet aber in einem Umfeld stark politisierter Öffentlichkeit statt. Allein die Tatsache, daß die Beratungsstellen staatlich subventioniert werden, macht ihre Aufgabe gegenüber einem Großteil ihrer Klientel heikel. Wenn nun, ebenfalls mit staatlichen Geldern, eine wissenschaftliche Untersuchung über deren Tätigkeit durchgeführt wird, kann dies das ohnehin vorhandene Mißtrauen der Ratsuchenden, ihre Angst vor Anonymitätsverlust und - zumal in Bayern - seuchenrechtlichen Maßnahmen, nur bestärken.

Die Mitarbeiter der Beratungsstellen steckten also in einem Dilemma: Einerseits hatten sie, ihrer Klientel gegenüber, auf Distanz zur staatlichen Förderung von Stelle und Studie zu gehen; andererseits aber mußten sie der Forschungsgruppe ihre Arbeit transparent genug machen, damit keine eklatanten Fehlwahrnehmungen die Ergebnisse einer Untersuchung verzerrten, die ja schließlich die politische Entscheidung über eine Fortsetzung des Modellversuchs beraten sollte.

Doch auch wir steckten in einem Dilemma: Um unseren Auftrag erfüllen zu können, mußten wir versuchen, Art und Ablauf der Tätigkeiten der AIDS-Berater sehr genau abzubilden, durften aber auch nicht allzu tief in den Arbeitsalltag der Stellen eindringen, um nicht diese an ihrer Aufgabenerfüllung zu behindern oder gar die Basis ihrer Tätigkeit - nämlich das Vertrauensverhältnis zu ihrer Klientel - aufs Spiel zu setzen.

Forschung hat sicher dort zurückzustecken, wo wissenschaftliche Intervention das Objekt der Beobachtung irritieren oder gar in seinem Bestand gefährden würde. Prima humanitas, secunda scientia - was ist schon ein Verstoß gegen methodische Standards verglichen mit einem gegen den menschlichen Anstand?!

Wo freilich in der AIDS-Forschung diese Grenze des Zuträglichen und Zumutbaren konkret liegt, steht nicht von vorneherein fest. Wir haben sie in langwierigen Verhandlungen mit unseren 'Untersuchungsobjekten' zu ermitteln versucht und empfanden sie schließlich als - wenn auch nicht grundlos! - ziemlich eng gezogen. Eine 'Evaluation auf Zehenspitzen' haben wir unsere Studie genannt; auch das mag noch ein Euphemismus sein - oft war's ein rechter Eiertanz.

Immerhin und trotz allem: Unsere Begleituntersuchung hat - vor allem dank der zahlreichen Intensiv-Interviews mit den AIDS-Beratern und externen Beobachtern - eine Reihe plausibler und auch brisanter Ergebnisse erbracht und zu mehreren durchaus brenzligen Empfehlungen an die Bayerische Staatsregierung geführt. Mehr noch und vor allem: Indem sie die AIDS-Berater zur Selbstdokumentation ihrer Tätigkeiten angehalten hat, hat die Studie sie auch angeleitet zur Selbstreflexion ihres Tuns. Und in dieser Spiegel-Funktion (das haben uns die Betroffenen selbst bestätigt) liegt wohl der eigentliche und größte Nutzen solcher Begleitforschung.

12.8 Literatur

Dietzel, G. T.W., J. von Troschke (Hg.) (1988): Begleitforschung bei staatlich geförderten Modellprojekten - strukturelle und methodische Probleme. Schriftenreihe des Bundesministers für Jugend, Familie, Frauen und Gesundheit, Bd. 216. Verlag Kohlhammer, Stuttgart.

Eckert, A. (1989): Veränderungen des Sexualverhaltens infolge von Aids. Literaturstudie. Forschungsgruppe Gesundheitsrisiken und Präventionspolitik am WZB. Paper P89-201, Berlin.

Ellwein, T. (Hg.) (1980): Politikfeld-Analysen 1979. Wissenschaftlicher Kongreß der DVPW in der Universität Augsburg, 1.-5.10.1979. Tagungsbericht. Westdeutscher Verlag, Opladen.

Hartwich, H.-H. (Hg.) (1985): Policy-Forschung in der Bundesrepublik Deutschland. Ihr Selbstverständnis und ihr Verhältnis zu den Grundfragen der Politikwissenschaft. Westdeutscher Verlag, Opladen.

Hellstern, G.-M., H. Wollmann, (Hg.) (1984): Handbuch zur Evaluierungsforschung. Bd. 1. Westdeutscher Verlag, Opladen.

Kaplan, H. B. (1989): Methodological Problems in the Study of Psychosocial Influences on the AIDS Process. In: Social Science and Medicine, Vol. 29, No. 3, p. S. 277-292.

Mayntz, R. (Hg.) (1980): Implementation politischer Programme. Empirische Forschungsberichte. Verlag Anton Hain, Meisenheim Königstein.

Satzinger, W., E. Bujok, R. Stockhammer, U. Weber (1989): Wissenschaftliche Begleituntersuchung über psychosoziale AIDS-Beratungsstellen in Bayern. Schlußbericht. GSF, Neuherberg.

Scheil-Adlung, X. (1989): Maßnahmen der Bundesregierung zur Verbesserung der Beratung und Betreuung AIDS-betroffener Frauen, S. 141-147. In: Jäger, H. (Hg.): Frauen und AIDS. Springer Verlag, Berlin.

Schwartz, F.W. (1991): Schwerpunkte einer Evaluation im Gesundheitswesen. In diesem Band.

Zweifel, P. (1982): Ein ökonomisches Modell des Arztverhaltens. Springer Verlag, Berlin.

13 Methodisches Konzept zur Zwischenbewertung der Arbeit im Bremer Studienzentrum der Deutschen Herz-Kreislauf-Präventionsstudie (DHP) nach drei Jahren Intervention

U. Maschewsky-Schneider, E. Greiser
Bremer Institut für Präventionsforschung und Sozialmedizin

13.1 Studienkonzept

Die Deutsche Herz-Kreislauf-Präventionsstudie (DHP) ist eine epidemiologische Studie, deren Ziel die Senkung der Herz-Kreislauf-Mortalität (ICD 9: 410-414, 430-438) ist. Über einen Zeitraum von sieben Jahren sollen in 5 verschiedenen Stadt- bzw. in einer ländlichen Gemeinde durch die Entwicklung von präventiven Maßnahmen und Strukturen die Verhaltensweisen in der Bevölkerung, die als Risiken für Herz-Kreislauf-Krankheiten gelten, verändert werden. Das übergeordnete Ziel, die Mortalität um 8% zu senken, ist operationalisiert in Ziele bezüglich der Veränderung der Prävalenzen und Mittelwerte der Risikofaktoren: Bluthochdruck, Hypercholesterinämie, Rauchen, Übergewicht, Bewegungsmangel und, mit Einschränkung, psychosozialer Streß.

Schon seit der Planungsphase der Studie in den späten 70er und frühen 80er Jahren stand die DHP in der Kritik. Zu dieser Zeit existierte eine kritische Auseinandersetzung mit allen verhaltensbezogenen Ansätzen in der Prävention. Die vorwiegend massenmedial ausgerichteten Programme z.B. der Bundeszentrale für gesundheitliche Aufklärung und anderer Einrichtungen wurden wegen ihres vorwiegend kognitiven und auf das Individuum bezogenen Charakters als relativ wirkungslos angesehen. Die Forderung nach strukturellen Veränderungen, die mehr Gesundheit möglich machen und damit die Schuldzuweisung vom einzelnen wegnehmen sollte, wurde formuliert. In Forschung und Politik sollte mehr Gewicht auf berufliche Belastungsfaktoren, soziale Benachteiligungen, gesellschaftliche Diskriminierungen, z.B. von Frauen und Ausländern, und psychosoziale Streßbewältigung gelegt werden. Es war auch eine Selbsthilfebewegung im Gesundheitsbereich entstanden, die sich in Teilen, wie z.B. die Frauengesundheitsbewegung, als gesellschaftskritisches und gesellschaftspolitisches Potiential verstand. Theoretische Ansätze, die mit Begriffen wie: integriertes Belastungskonzept, Lebensweisenkonzept, Verhältnisprävention und Gesundheitsförderung zu kennzeichnen sind, wurden entwickelt. Es wurde ein Schritt von der an ätiologischen Modellen orientierten medizinischen Krankheitsforschung hin zur Gesundheitsforschung gemacht. Nicht verhaltensbedingte Risiken, sondern politische und ökonomische Strukturen sollten verändert werden. Die relative Wirkungslosigkeit der Verhaltensempfehlungen der Gesundheitserziehung wurde von Horn (1983) sogar als "Widerständigkeit gegen Gesundheitserziehung" bezeichnet. Er meinte damit die Widerständigkeit gegen die Funktionalisierung der Gesundheit unter das in unserer Gesellschaft vorherrschende Leistungsprinzip.

Inmitten dieser kritischen Auseinandersetzung ging die DHP als eine Studie in die Förderung, die von ihrem wissenschaftlichen Konzept als epidemiologische Studie mit Krankheitsbezug an den gerade kritisierten Wissenschafts- und Politikkonzepten ansetzte. Mußte diese Studie nicht von vornherein zum Scheitern verurteilt sein, wenn sie Verhalten modifizieren und Mortalität und Morbidität durch Verhaltensänderungen erzielen wollte, wenn sie die Lebensbedingungen der Menschen außer Acht ließ, auf deren Mitwirkung sie angewiesen war?

Mehr als vier Jahre lang wurde in den Studienregionen der DHP Prävention betrieben. Um epidemiologisch meßbare Effekte erzielen zu können, mußten die präventiven Maßnahmen in ein breites Kooperationsnetz in den Regionen eingebunden werden. Es wurden unter Einbezug der Ärzteschaft, Krankenkassen, ÖGD und der politisch administrativen Ebene Arbeitskreise für Gesundheit eingerichtet. Verschiedenste regionale Arbeitskreise, die die gesundheits- und sozialpolitische Vernetzung in einem Stadtteil zum Ziel haben, wurden aufgebaut. Aber nicht nur die professionellen Träger im politischen, gesundheitlichen, sozialen und Bildungsbereich wurden einbezogen, auch das Angebot gesundheitsbezogener Güter- und Dienstleistungen im privatwirtschaftlichen Bereich konnte verändert werden. In Bremen geschah das z.B. sehr erfolgreich durch eine breite Kooperation mit den Betriebskantinen, aber auch den Bäckern, Fleischern und dem Einzelhandel. Das umfassende Modell einer Einflußnahme auf gesundheitliche und potentiell primärpräventive Anbieter und Strukturen wurde in den DHP-Studienregionen entwickelt. An einem Krankheitsbild orientiert wurden Ansätze kommunaler Gesundheitsförderung erprobt und evaluiert.

In der Praxis hieß das, die Vernetzung und Kooperation über gemeinsam umzusetzende Inhalte aufzubauen. Viel Phantasie mußte aufgebracht werden, um praktikable Maßnahmen zu entwickeln, die sowohl von der Bevölkerung positiv aufgenommen werden konnten, als auch im Rahmen der personellen, finanziellen und ideellen Möglichkeiten der Kooperationspartner umsetzbar waren. Allerdings blieben die meisten Maßnahmen der Studie auf die anfangs definierten Risikofaktoren orientiert.

13.2 Evaluationskonzept

Im Herbst 1989 hatte die DHP in einer Zwischenbewertung zu belegen, ob sie mit ihren Aktivitäten nach 3,5jähriger Arbeit erfolgreich war oder nicht.

In diesem und in den Beiträgen von Lüsebrink, Heinemann und Tempel in diesem Band soll dargelegt werden, welchen Stand das Bremer Studienzentrum erreicht hat. Dazu werden zunächst das Evaluationskonzept der Studie und die zur Zwischenbewertung notwendigen Arbeitsschritte dargelegt, um dann die ersten Ergebnisse der Studie bezüglich der Veränderungen bei den Risikofaktoren zu präsentieren. Die drei anderen genannten Berichte werden sich auf die prozeßevaluative Bewertung der Ergebnisse beziehen.

Bremen ist eines von fünf Studienzentren der DHP. Wichtig ist festzuhalten, daß die gewählten sogenannten Interventionsregionen nicht die politische und sozialräumliche Struktur einer gesamten Stadt, sondern lediglich ausgewählte Stadtbezirke einschließen. In Bremen sind dies Bremen-Nord und -West, Stadtbezirke, die sich z.T. durch einen hohen Anteil von Arbeitern, Ausländern und sozial benachteiligten Personen in der Wohnbevölkerung auszeichnen.

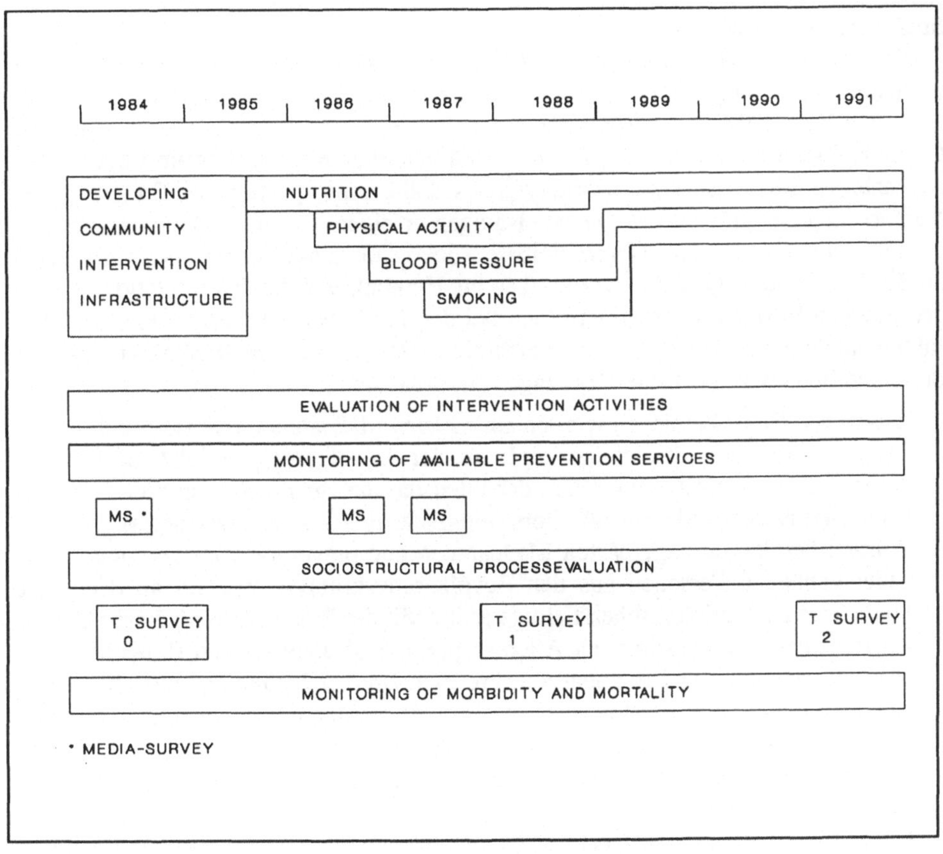

Abb. 13.1: Studiendesign der DHP

Das Studiendesign (Abbildung 13.1) schließt für die Intervention einen wellenförmigen Beginn der Arbeit für die Risikofaktoren ein. 1985 wurde mit der Ernährungsintervention begonnen; diese wurde 1986 ergänzt durch Blutdruck und Bewegungsaktionen und 1987 durch die sogenannte Raucherintervention.

Das Evaluationsdesign beinhaltet in Bremen das Monitoring der Mortalität und Morbidität, was weitgehend aus Bremer Förderungsmitteln abgedeckt wird und die Veränderung der Risikofaktorenprävalenzen und Mittelwerte. Dazu werden zu Beginn (1984), in der Mitte (1988) und am Ende der Studie sogenannte Gesundheitssurveys durchgeführt, die eine Messung der Risikofaktoren und eine umfassende Befragung zum Gesundheitsverhalten und zu Arbeits- und Lebensbedingungen in der Bevölkerung enthalten. Die epidemiologischen Erfolge werden an einer selektierten Evaluationspopulation, nämlich deutsche Männer und Frauen im Alter vom 25-69 Jahren, wohnhaft im Interventionsgebiet, gemessen. Die epidemiologische Endpunktbewertung der Studie erfolgt damit anhand von Indikatoren, die entsprechend den Zielen der Studie definiert sind und auf der Basis von Daten, die speziell für diese Studie geschaffen wurden.

Die prozeßevaluative Bewertung der Studie schließt die extern durchgeführte soziostrukturelle Begleitforschung ein (Medizinische Soziologie, Freiburg), die Prüfung der Bekanntheit und Akzeptanz der Studie, über ebenfalls extern (Infratest Gesundheitsforschung) durchgeführte repräsentative Bevölkerungsumfragen, den sogenannten Mediensurveys. Darüberhinaus sollte eine quantitative Erfassung der Veränderung der präventiven Dienstleistungen erfolgen. Die maßnahmenbegleitende Prozeßevaluation war u.a. als unmittelbare Rückmeldung von Interventionswirkungen an die Intervention gedacht, wurde aber im Hinblick auf die Interpretation von zu erwartenden Erfolgen oder Mißerfolgen bei den Risikofaktoren ausgeweitet. Risikofaktorenänderungen bei einem oder mehreren oder gar keinem Risikofaktor sollten durch die Beantwortung folgender Fragen erklärbar sein:

- In welchen Risikobereichen wurden am meisten Maßnahmen realisiert und in welchen die höchsten Erreichungsgrade in der Bevölkerung erzielt? Besteht ein direkter Zusammenhang zwischen der Intensität der Intervention und den erreichten Risikofaktorenänderungen? (Forschungsschritt 2: Interventiver Input)
- Wurden bei den durchgeführten Maßnahmen und präventiven Programmen überhaupt genügend Personen aus den Bevölkerungsgruppen erreicht, an denen die Studie ihre epidemiologischen Erfolge mißt? Mit der Einschränkung dieser Gruppe auf Personen einer bestimmten Altersgruppe (25-65 Jährige) und Einwohner von zwei ausgewählten und regional abgegrenzten Bremer Stadtteilen entstehen sogenannte "Streueffekte" der Intervention. D.h., es werden immer auch andere Personen erreicht, deren Verhaltensänderungen aber im Rahmen des epidemiologischen Meßprogramms nicht direkt eingehen. (Forschungsschritt 3: Erreichung der Evaluationspopulation)
- Gehen die Erfolge oder Mißerfolge bei den Risikofaktoren einher mit Veränderungen im Wissen und in Einstellungen bezüglich gesundheitsrelevanter Verhaltensweisen und Lebensstile? (Forschungsschritt 4)

Mit diesem Teil des Bewertungskonzepts der Studie steht die epidemiologische Erfolgskontrolle und die prozeßevaluative Interpretation dieser Erfolge oder Mißerfolge im Vordergrund. Zwar gehen die prozeßevaluativen Ansätze über eine ausschließlich epidemiologische Bewertung hinaus, ihre Auswertung orientiert sich an dieser Stelle jedoch am epidemiologischen und inhaltlichen Design der Studie und ist diesem untergeordnet. Andere Bewertungsebenen bleiben ausgespart, wie z.B. die der strukturellen Verankerung (von Troschke, 1989), der gesundheitspolitischen Einschätzung im Hinblick auf den Transfer von präventiven Programmen in z.B. kommunale Gesundheitsförderung (Bundeszentrale für gesundheitliche Aufklärung, 1990) oder die wissenschaftliche Bewertung unter inhaltlichen Gesichtspunkten, wie der Veränderung von Gesundheitsindikatoren in unterschiedlichen sozialen Gruppen oder die Veränderung von gesundheitsbezogenen Orientierungen und allgemeinen Lebensweisen. Hierzu sind die Analysen der vorliegenden Daten erst begonnen worden. Weitere methodische und theoretische Arbeit zur Entwicklung von Indikatoren zur Bewertung der Studie, die nicht primär auf die Risikofaktoren orientiert sind, sind dazu notwendig.

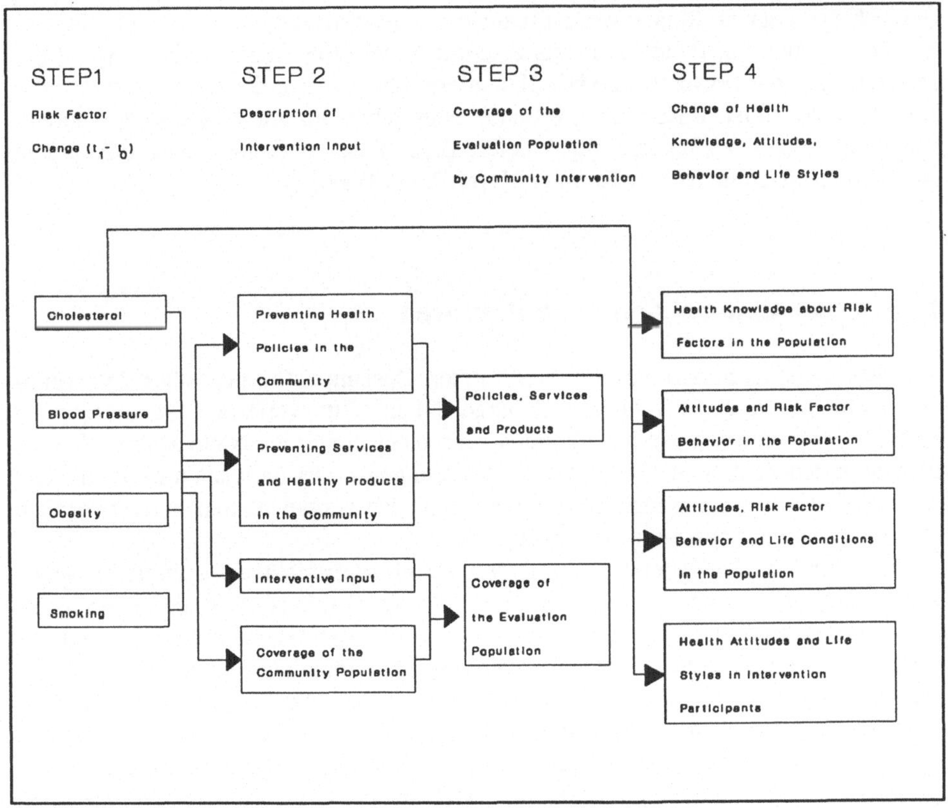

Abb. 13.2: Forschungsschritte zur Zwischenbewertung der DHP

In Abbildung 13.2 sind die Forschungsschritte dargestellt, die zur Zwischenbewertung abgearbeitet werden müssen.

Forschungsschritt 1 beinhaltet die Veränderungen der Risikofaktoren im Vergleich des Bremer Surveys 1984 (n=1800) und 1988 (n=1270), abzüglich der in der Referenz, nämlich einer repräsentativen Stichprobe aus der BRD (n0=4790, n1=5335), erfolgten Veränderungen. Dies ist die im engeren Sinne epidemiologische Zwischenbewertung der Studie.

Forschungsschritt 2 bis 4 sind prozeßevaluative Bewertungen. Sie beschreiben (Schritt 2) und bewerten (Schritt 3) zum einen die strukturellen Veränderungen in der Studiengemeinde, also u.a. die Veränderungen der Gesundheitspolitik und der präventiven Waren und Dienstleistungen. Bei der hier präsentierten Bewertung der Bremer Ergebnisse soll dieser Bereich ausgespart bleiben. Wir werden uns lediglich auf die Darstellung der auf Bevölkerungsebene angekommenen Effekte beschränken.

Forschungsschritt 2 beschreibt den Maßnahmeninput und die Erreichungsgrade in der Bevölkerung. Dazu wurde jede einzelne präventive Aktivität in der Studie nach einem festgelegten Indikatorenkatalog über EDV dokumentiert. Pro Risikobereich läßt sich dann der im Studienverlauf realisierte interventive Input quantitativ darstellen (Heinemann, i.d. Band). Forschungsschritt 3 stellt die Frage, welcher Anteil der Personen, die mit präventiven Maßnahmen erreicht wurden, der Evaluationspopulation zuzurechnen ist (Lüsebrink, i.d. Band). Hier gehen vor allem Daten interventiver Screenings ein. Forschungsschritt 4 liefert Ergebnisse zu Gesundheitsmotivationen und -einstellungen in der Bevölkerung (Tempel, i.d. Band).

13.3 Ergebnisse bei den Risikofaktoren

Für die Zwischenbewertung der DHP unter Zusammenführung aller Interventionszentren waren die in Tabelle 13.1 dargestellten Mittelwerte und Prävalenzen als Zielkriterien formuliert worden. Gemeint sind dabei immer die Nettoeffekte, also die Effekte in den Zentren abzüglich der Veränderungen in der nationalen Referenz. Die Zielkriterien wurden aus den Erfahrungen u.a. der vergleichbaren amerikanischen Gemeindeinterventionsstudie abgeleitet.

Im rechten Teil der Tabelle 13.1 sind die in Bremen erreichten prozentualen Nettoveränderungen (%-Änderung Bremen von 1984-1988) minus (%-Änderungen national von 1984-1988) dargestellt. Ein negatives Vorzeichen bedeutet dementsprechend einen Erfolg in der Interventionsregion, ein positives Vorzeichen einen Mißerfolg. Zu berücksichtigen ist, daß die Zielkriterien nicht als Vorgabe für jedes einzelne Zentrum, sondern lediglich für den Datenpool formuliert sind. Das gesamte Studiendesign, besonders die Stichprobengröße, ist auf einen streng quantitativen Vergleich der nationalen Referenz mit einzelnen Zentren nicht ausgerichtet. Die Bremer Daten sind im Vergleich zu den Zielkriterien deshalb nur im Hinblick auf die Richtung und die Größenordnung der Veränderungen zu interpretieren.

Tab. 13.1: Angestrebte relative Senkungen der Risikofaktoren über alle Zentren (DHP-Pool) und erreichte Veränderungen in Bremen zur Studienmitte

Risikofaktor	Zielkriterien für den Pool Mittel-wert	Präva-lenz	MLF	Nettoergebnisse in Bremen Mittel-wert	Präva-lenz	MLF
Systole (mmHg)	-0,7%			-5,2%		
Diastole (mmHg)	-0,7%			-3,8%		
Cholesterin						
(mg/dl)	-1,5%	-2%*		+4,2%	+5.0%*	
	-4%**			+12,5%**		
Rauchen	-3,5%			-10,4%		
Übergewicht						
(BMI=kg/qm)	-0,4%	-2%***		+0,8%	+3,6%	
Hypertonie****		-6%			-26,1%	
Mortalitätsrisiko (MLF)			-3,4%			-12,9%

*	Grenzwert: 220 mg/dl
**	Grenzwert: 250 mg/dl
***	BMI > 25
****	> 95 und/oder > 160 mmHg

Die Ergebnisse zeigen, daß in Bremen sehr positive Erfolge bei der Veränderung des Blutdrucks erreicht wurden. Sowohl systolischer und der diastolischer Blutdruck, als auch die Prävalenz der unkontrollierten Hypertonie konnte gesenkt werden. Das Interventionsprogramm beinhaltete die Durchführung von Großaktionen zum Blutdruck im Zeitraum von 1986-1988. Unter Beteiligung der Bremer Krankenkassen, der Apotheken, Ärzte und einiger Großbetriebe wurden medienwirksam Screening-Aktionen mit 23.000 Messungen durchgeführt. Die Bäcker verkauften salzreduziertes Brot und über 50 Betriebskantinen und Restaurants reduzierten den Salzgehalt ihrer Menüs. Vergleichbare konkurrierende Blutdruckaktivitäten durch andere Anbieter gab es in dieser Zeit in Bremen nicht. Ein Zusammenhang zwischen Interventionserfolg und Interventionsprogramm ist deshalb höchst wahrscheinlich.

Wie andere Beiträge (Heinemann, i.d. Band) zeigen, wurde in Bremen im Ernährungsbereich von 1985-1988 außerordentlich intensiv interveniert. Gesundes Essen ist in Bremen unter dem Motto "Gesundes BIPS-Menü" in der Bevölkerung bekannt. Trotzdem konnten bezüglich des Cholesterins und Übergewichtes keine Erfolge erzielt werden. Sowohl Mittelwerte als auch die Prävalenz sind im Verhältnis zur BRD deutlich gestiegen. Zwar zeigen erste Auswertungen der Befragungsdaten zum Ernährungsverhalten, daß das Wissen um herz-kreislaufgesunde Ernährung deutlich gestiegen ist. Ernährungsaktivitäten der Studie wurden in einer Zusatzbefragung zum repräsentativen Gesundheitssurvey 1988 am häufigsten erinnert (8,3% der Stichprobe). 5,2% der Untersuchten nahmen an BIPS-Aktionen teil, davon nahezu 40% an

Ernährungsaktivitäten. Die geringen Erfolge beim Cholesterin und Übergewicht sind auf diesem Hintergrund bislang noch nicht ausreichend erklärbar.

Positive Veränderungen haben sich - trotz nur zweijähriger Interventionszeit für diesen Bereich - beim Rauchen vollzogen. Besonders bei den Männern konnte in Bremen die Prävalenz gesenkt und bei den Frauen der steigende nationale Trend gebremst werden. Vermutlich ist dies zum einen dem über die Bremer Ärzteschaft breitgestreuten Entwöhnungsprogramm zuzuschreiben, im Rahmen dessen die Ärzte ca. 12.000 Broschüren an ihre Patienten weitergaben. Vielleicht ist aber auch ein unspezifischer Effekt wirksam gewesen, in dem Sinne, daß die Verbesserung des sogenannten "gesundheitlichen Klimas", also das gesteigerte Interesse an gesundheitlichen Belangen und Verhaltensweisen, zu einem Effekt gerade beim Rauchen, als einem über Jahrzehnte hinweg bekanntem Risikofaktor, geführt hat.

Das auf der Basis der Risikofaktoren abgeschätzte Mortalitätsrisiko (Multiple logistische Funktion - MLF) weist auf dem Hintergrund der Erfolge beim Blutdruck und beim Rauchen einen positven Trend auf. Für die Zwecke der DHP sind vom National Center for Health Statistics der USA auf der Basis einer prospektiven Beobachtungsstudie einer repräsentativen Stichprobe der US-Bevölkerung (NHANES-I Epidemiological Follow-Up Study) MLFs für Männer und Frauen berechnet worden. Dabei wurden die spezifischen Endpunkte der DHP (Mortalität an ischämischen Herzkrankheiten und zerebrovaskulären Erkrankungen berücksichtigt. Das Risiko, an einer dieser Krankheiten zu sterben, ist in Bremen im Verhältnis zur nationalen Referenz deutlich gesunken.

13.4 Zusammenfassung

Insgesamt gesehen zeigen sich für Bremen also positive Interventionserfolge bezüglich Rauchen und Bluthochdruck, keine Erfolge dagegen bei den primär ernährungsabhängigen Risiken. Inwieweit diese Ergebnisse in Übereinstimmung oder in Widerspruch zum Interventionsverlauf in Bremen stehen, wird aus den folgenden prozeßevaluativen Beiträgen belegt werden. An dieser Stelle bleibt zunächst folgendes festzuhalten:

- die Risikofaktorenergebnisse des Bremer Studienzentrums der DHP zeigen Trends, wie sie auch aus vergleichbaren Studien anderer Länder deutlich wurden;
- bei der Zwischenbewertung der DHP handelt es sich zunächst um einen ersten Meßpunkt nach ca. 3,5 Jahren Intervention; ob es sich bei den erreichten Netto-Reduktionen um stabile Veränderungen handelt, kann erst über einen längeren Interventionszeitraum hinweg, also bis zum Ende der Studie 1991, gezeigt werden;
- die Änderungen der Risikofaktoren sagen noch nichts aus über die strukurelle und gesundheitspolitische Implementation der Studie, d.h. darüber, inwieweit das entwickelte präventive Programm auch langfristig von den Studiengemeinden der DHP übernommen wird bzw. überhaupt übernommen werden kann;

- über die epidemiologischen Bewertungskriterien der Studie hinaus sind deshalb prozeßevaluative Indikatoren zur Beurteilung der Qualität und des Erfolgs der Studie zu konzipieren und heranzuziehen.

13.5 Literatur

Bundeszentrale für gesundheitliche Aufklärung (1989): Präventionsgeschäftsstellen in Gesundheitsämtern. Handlungsanleitung für den öffentlichen Gesundheitsdienst zur Nutzbarmachung von Erfahrungen aus der DHP, Bonn.
Horn, Klaus (1983): Gesundheitserziehung im Verhältnis zu anderen sozialisatorischen Einflüssen. Grenzen individueller Problemlösungsmöglichkeiten. In: Europäische Monographien 5, Köln.
v. Troschke, J. et al (1989): Zwischenbewertung der Veränderungen t0/t1 präventiver Versorgungsstrukturen in den Studiengemeinden der DHP, Freiburg.

14 Der interventive Input des Bremer Studienzentrums - die Dokumentation von Interventionsmaßnahmen als Basis für weitere Analysen

E. Heinemann, U. Maschewsky-Schneider
Bremer Institut für Präventionsforschung und Sozialmedizin

Dieser Beitrag beinhaltet eine beispielhafte Darstellung der Art der Intervention und der Quantität des interventiven Inputs des Bremer Studienzentrums der Deutschen Herz-Kreislauf-Präventionsstudie (DHP) von 1985 bis 1988. Außerdem werden Ergebnisse zum Bekanntheitsgrad der Interventionsmaßnahmen sowie dem Informationsverhalten der Bevölkerung angeführt.

14.1 Ein Einblick in die Vielfältigkeit des interventiven Angebots

Es ist mit Aufgabe der DHP zu erforschen, welche präventiven Maßnahmen am besten die Entstehung von Herz-Kreislauferkrankungen verhindern. In den Studienregionen der DHP richten sich diese Maßnahmen an die unselektierte Gesamtbevölkerung, sind also nicht zugeschnitten auf bestimmte Risikofaktorengruppen oder eine bestimmte soziale Gruppe der Bevölkerung.

Seit Beginn der Intervention wurde versucht, die Bevölkerung in der Gemeinde über verschiedene Zugangswege in unterschiedlichen Lebensbereichen anzusprechen, um ihr Wissen, Einstellung und Verhalten in einer gesundheitsfördernden Weise zu beeinflussen.

Inhaltlich liegt der Schwerpunkt der Maßnahmen auf den Risikofaktoren für Herz-Kreislauferkrankungen. Die Zugangswege zur Ansprache der Bevölkerung lassen sich unterteilen in:

- personenbezogene Aktionen:
  - Beratungsangebote, z.B. Informationsstände auf Wochenmärkten oder Stadtteilfesten,

- Screenings in Betrieben und Supermärkten; mit zum Erfolg und zur Akzeptanz dieser Aktionen hat die Beteiligung und Unterstützung prominenter Bremer Politikerinnen und Politiker beigetragen,
- Gruppenangebote, z.B. Kurse zum Nichtrauchen, für Hypertoniker, Bewegung und Ernährung, Selbsthilfegruppen,
- mediale Angebote:
  - vom Bremer Studienzentrum er- bzw. überarbeitete Broschüren z.B. mit Rezepten zu Ernährungsaktionen, "Gesunde Fette" - ein Ratgeber mit kritischer Bewertung von Speiseölen und -fetten, oder "Frische Luft - wie Sie vom Rauchen loskommen",
  - Faltblätter und Plakate als Information zu einzelnen Risikofaktoren oder Aktionen,
  - Presseartikel, z.B. mit der Kolumne zu herz-kreislauf bezogenen Gesundheitsfragen, die vom Studienzentrum verfaßt wird und einmal wöchentlich in der größten Bremer Tageszeitung erscheint,
  - Funk- und Fernsehbeiträge zu Aktionen (z.B. wurde von 1985 bis 1986 wöchentlich ein dreiminütiger Gesundheitstip mit Informationen des Studienzentrums im Vorabendprogramm von Radio Bremen im Rahmen einer aktuellen Regionalsendung gesendet),
- strukturelle Aktionen:
  - Angebot von herz-kreislaufgesundem Essen in Gemeinschaftsverpflegungseinrichtungen,
  - Kennzeichung von herz-kreislaufgesunden Lebensmitteln in Supermärkten,
  - Einrichtung von Sportlehrpfaden,
  - Einrichtung von Nichtraucherecken in Gaststätten und öffentlichen Gebäuden.

Des weiteren wurden vom Studienzentrum im Interventionsgebiet Gesundheitstreffpunkte eingerichtet. Diese Gesundheitstreffpunkte sind Anlaufstelle für die Bürgerinnen und Bürger im Stadtteil in Beratungsangelegenheiten, außerdem haben die Mitarbeiterinnen der Gesundheitstreffpunkte Kontakte zu allen wichtigen Institutionen und Initiativen im Interventionsgebiet geknüpft und so ein Kooperationsnetz aufgebaut.

Auf diese Weise wird den Bürgern, aber auch den Multiplikatoren die Möglichkeit gegeben, sich über eine Vielzahl von Angeboten zu informieren. Durch die strukturellen und personalen Maßnahmen werden Voraussetzungen geschaffen, die ein verändertes Gesundheitshandeln gestatten.

14.2 Konzept der Maßnahmendokumentation

Ausgehend von der epidemiologischen Bewertung der Studie, die sich an der Veränderung der Risikofaktoren mißt, liegt der Schwerpunkt dieses Beitrages auf den Risikofaktoren für Herz-Kreislauferkrankungen und nicht auf der Beschreibung und Bewertung der Maßnahmen in Hinblick auf eine breitangelegte Gesundheitsförderung.

Der interventive Input beinhaltet sämtliche präventiven Aktivitäten, die von der Studie in die Gemeinde hineingegeben werden. Die umfassende Dokumentation der Interventionsmaßnahmen ist notwendig, um Beziehungen zwischen dem interventiven Input je Risikofaktor und den Veränderungen im Gesundheitsbewußtsein und -zustand der Bevölkerung abschätzen zu können.

Die Maßnahmendokumentation dient als Basis für erste Prognosen über erwartbare Risikofaktorenveränderungen sowie für Interpretationen von Ergebnissen repräsentative Erhebungen und Teilnehmerwirkungsanalysen, die im Rahmen der DHP die Akzeptanz von Maßnahmen und ihren Bekanntheitsgrad untersuchen.

Aussagen über die Erreichung der Evaluationspopulation, also inwieweit die 25-69-jährige Bevölkerung im Interventionsgebiet angesprochen wurde, lassen sich mit der Maßnahmendokumentation nicht machen, da im Rahmen der Studie nur für ausgewählte Aktionen Teilnehmende nach Alter, Nationalität und Zugehörigkeit zum Interventionsgebiet erfaßt wurden. Diese Fragestellungen werden u.a. in den nachfolgenden Beiträgen zur Zielgenauigkeit und Teilnehmerwirkungsanalyse diskutiert.

14.3 Das Dokumentationsinstrument

Das Instrument zur Maßnahmendokumentation ist das sogenante Education Tracking System, abgekürzt ETS. Das ETS als Dokumentationsinstrument zur Erfassung der Interventionsaktivitäten, des interventiven Inputs, wurde von den amerikanischen gemeindeorientierten Präventionsstudien zur Verhinderung von kardiovaskulären Erkrankungen in Pawtucket, Stanford und Minnesota adaptiert und entsprechend den abweichenden Bedingungen, denen die bundesrepublikanische Studie unterliegt, modifiziert.

Mit dem ETS wurden die Interventionsaktivitäten des Zeitraums 1985-1988 dokumentiert. In den amerikanischen Studienzentren wurde das Instrument ebenfalls im Studienverlauf und nicht schon zu Studienbeginn eingeführt.

Der retrospektive Einsatz bringt methodische Probleme mit sich. Mit dieser umfassenden Dokumentation können jedoch die unterschiedlichen Interventionsverläufe in den einzelnen Regionen und Ländern mit ihren spezifischen Bedingungen nachvollzogen und interpretiert werden.

14.4 Quantitative und inhaltliche Aspekte der Intervention

Die vorliegenden Daten für den Zeitraum 1.1.1985 bis 31.12.1988 zeigen Art und Schwerpunkte der Intervention und geben Auskunft über das Vorgehen zur Ansprache der Bevölkerung.

Die Ausführungen hier sind eingegrenzt auf folgende Kriterien:

- Anzahl der Maßnahmen, um einen Überblick über den interventiven Input zu geben, d.h. wieviele Aktivitäten quantitativ in die Gemeinde hineingeben wurden,
- Inhalte, um die thematischen Schwerpunkte der Aktionen aufzuzeigen,
- Aktionsformen, um die unterschiedlichen Zugangswege zu dokumentieren, über Medien oder Screening-Aktionen usw.,
- Reichweiten, um die Erreichungsgrade in den unterschiedlichen Inhaltsbereichen und Aktionsformen festzuhalten, d.h. wieviele Personen an Aktionen teilgenommen und beispielsweise die Beratung an einem Informationsstand in Anspruch genommen haben.

Die genannten Indikatoren beschreiben den interventiven Input des Bremer Studienzentrums. Insgesamt wurden 1831 Maßnahmen/Aktivitäten dokumentiert, davon entfallen 436 auf direkte personenbezogene Maßnahmen und 1395 auf mediale Aktivitäten. Die medialen Aktivitäten sind über das ETS und ein weiteres Instrument zur Presseanalyse dokumentiert und umfassen neben Berichten auch Veranstaltungshinweise und Meldungen in verschiedenen Medien. Nicht mit aufgenommen wurde die große aktionsunabhängige Nachfrage nach Beratungsgespächen seitens der Bevölkerung und von Institutionen.

Tab. 14.1: Interventionsaktivitäten 1985-1988

	1985	1986	1987	1988	Gesamt
Anzahl	233	598	500	500	1831
in %	13	33	27	27	100

Datenquelle: ETS, Presseanalyse

Das Jahr 1985 verdeutlicht mit der geringeren Anzahl an Aktionen den gestaffelten Beginn der Intervention. Bei den dokumentierten Aktionen handelt es sich vorwiegend um Aktionen im Ernährungsbereich. Der starke Anstieg im Jahr 1986 ist in der Kumulation der Interventionsaktivitäten im Ernährungs- und Bewegungsbereich begründet. Auf diesem Level verfestigte sich die Intervention quantitativ weitgehend.

Tabelle 14.2 beinhaltet Anzahl und gruppierte Reichweiten von personenbezogenen und strukturellen Aktionen in den einzelnen Interventionsbereichen, die direkt einem Risikofaktor zugerechnet werden können.

Die meisten Aktionen wurden in der Ernährungs-, Bewegungs- und Blutdruckintervention durchgeführt. Die Raucherintervention hat erst, wie im Studiendesign vorgesehen, 1987 als Schwerpunkt eingesetzt, dort sind folglich nicht soviele Maßnahmen durchgeführt worden, allerdings wurden auch von Ärzten und Apothekern über 12000 Broschüren, die zum Nichtrauchen motivieren sollen, verteilt. Dieser Input geht aus der Tabelle nicht hervor, da die Darstellung des interventiven Inputs hier auf die personale und strukturelle Intervention beschränkt ist und die medialen Aktivitäten nicht mit einschließt. Die personalen und strukturellen Aktionen liegen diesen Ausführungen zugrunde, da ihr Einfluß auf Verhaltensveränderungen höher eingeschätzt wird (zum Verhältnis der verschiedenen Angebotsarten bzw. interpersonaler und massenmedialer Kommunikation: Klaes, 1984; Saxer, 1988; Schenk, 1978). Die Maßnahmendokumentation allein bietet keine Möglichkeit, Effizienz und Effektivität der verschiedenen Angebotsformen hinsichtlich Wissen, Einstellungs- und Verhaltensveränderungen zu analysieren.

Die Funktion der Massenmedien besteht hier vornehmlich in der Thematisierung der Belange der Studie, im Sinne einer Agenda-Setting Funktion, so daß Ziel und Inhalt der Studie, aber auch das Studienzentrum im Bewußtsein der Bevölkerung präsent sind. Dies ist erforderlich, um Vertrauen in der Bevölkerung zu schaffen und eine höhere Akzeptanz der Maßnahmen zu erzeugen.

Tab. 14.2: Anzahl von Interventionsaktivitäten nach Hauptinhalt und Reichweite

| | Reichweite | | |
	bis 19 Personen	20-1000 Personen	mehr als 1000 Personen
Hauptinhalt			
Ernährung	59	38	7
Bewegung	33	37	3
Blutdruck	26	59	7
Rauchen	17	6	-

Datenquelle: ETS

Im ETS wurden für die einzelnen Aktionen die Reichweiten mit aufgenommen, also die Zahl der Personen, die an einer Aktion teilgenommen haben. In Tabelle 14.2 werden die Reichweiten zusammengefaßt dargestellt, nach Maßnahmen

- mit geringen Beteiligungsraten bis 19 Personen wie Kursangebote, Selbsthilfegruppen,
- bis 1000 Teilnehmende an Vorträgen, Beratungen, Informationsständen, kleinere Screenings
- und Aktionen mit über 1000 Teilnehmenden bei Gesundheitsfesten, großen Bewegungsaktionen und Kantinenaktionen oder kooperativ durchgeführten Screeningaktionen.

Es wird deutlich, daß der größte Teil der Maßnahmen kleinere und mittlere Beteiligungsraten aufweist. Großaktionen können nur mit erheblichem zeitlichem und finanziellem Aufwand und unter Einbindung von Kooperationspartnern durchgeführt werden, was allerdings nur wenige Mal pro Jahr möglich ist.

Aber gerade bei kleineren Aktionen mit der direkten Ansprache der Bürgerinnen und Bürger, wie z.B. bei Blutdruckmessungen, ist der Multiplikatoreneffekt der Teilnehmer nicht zu unterschätzen, denkt man z.B. an den daraus resultierenden Gesprächsstoff in Familien.

Auf der Grundlage der bisher dargestellten Intensität der Intervention stellt sich die Frage, wie die einzelnen Aktionsformen bei der Bevölkerung ankommen, d.h. wie sie wahrgenommen und in Anspruch genommen werden.

14.5 Informationsverhalten und Bekanntheit von Aktivitäten des Studienzentrums

Gefragt "Wo informieren Sie sich über Gesundheitsthemen?", gaben bei einer repräsentativen Erhebung 1987 im Bremer Interventionsgebiet unter der 25-69-jährigen deutschen Bevölkerung (n= 291) 56% der Befragten den Arzt als Gesprächspartner für Gesundheitsthemen an, 50% informierten sich über persönliche Kontakte im Familien- und Bekanntenkreis, 43% nannten als Informationsquelle elektronischen Medien (Fernsehen und Hörfunk) und 34% Zeitschriften.

Tab. 14.3: "Wie und wo informier(t)en Sie sich über Gesundheitsthemen?" (in %, Mehrfachnennungen)

	Gesamt n=291	Soziale Schichten		
		OS n=41	MS n=127	US n=123
Arzt	56	44	61	56
Persönl.Kontakte	50	61	53	44
E-Medien	43	36	43	46
Zeitschriften	34	49	37	27
Tagespresse	32	53	33	25
Broschüren	12	22	15	4

Quelle: Mediensurvey 1987
OS = Oberschicht
MS = Mittelschicht
US = Unterschicht

Deutlich wird der Zusammenhang von Inanspruchnahme der Information und sozialer Schicht. Angehörige höherer sozialer Schichten informieren sich eher über persönliche Kontakte und aus der Tagespresse, wohingegen der Arzt bei Angehörigen der Mittelschicht und unteren sozialen Schichten der Ansprechpartner ist. Dabei ist zu berücksichtigen, daß Angehörige unterer sozialer Schichten seltener (präventive) Gesundheitsleistungen in Anspruch nehmen (Klaes, 1984; Oppholzer, 1986). Des weiteren beziehen Angehörige unterer sozialer Schichten hauptsächlich ihre Information über Elektronische Medien. Die Tagespresse spielt nur eine untergeordnete Rolle.

Der Zusammenhang von Inanspruchnahme von Informationen und sozialer Schicht zeigt sich auch bei der Perzeption bzw. Rezeption von Broschüren. Bei der o.g. Frage gaben 22% der Angehörigen höherer Sozialschichten, 15% der Mittelschichtzugehörigen und nur 4% der Angehörigen unterer Sozialschichten an, Broschüren als Informationsquelle zu Gesundheitsfragen zu nutzen. Analysen, ob das Verteilen von Broschüren zum Nichtrauchen durch den Arzt hier eine bessere Erreichbarkeit ermöglicht, stehen noch aus.

Um aus der Art des Informationsverhaltens und dem damit verbundenen Rezeptionsverhalten die Qualität der Information und einen möglichen Wissenszuwachs zu beschreiben, wären u.a. inhaltsanalytische Betrachtungen notwendig, um zu detaillierten Aussagen über eine etwaige wachsende Wissenskluft zwischen den sozialen Schichten zu gelangen (zur Zu- und Abnahme von Wissensklüften: Bonfadelli, 1985, 1987; Saxer, 1988).

Bezogen auf die Nutzung von Medien zur Informationsgewinnung, bevorzugen höhere soziale Schichten Printmedien, deren Informationsgehalt als größer bewertet wird (Berg, Kiefer, 1987; Saxer, 1988). Außerdem ist die Informationsaufnahme bei Printmedien nicht so flüchtig wie bei E-Medien, wo die Information nur einmal abgerufen werden kann, wenn nicht spezielle Aufnahmegeräte zur Verfügung stehen. Die Lektüre von Printmedien (abhängig von deren Art und Qualität) setzt höhere intellektuelle Fähigkeiten bei der Rezeption, dem Verstehen und Behalten der Information voraus. Aufgrund des größeren Hintergrundwissens fällt es formal besser Gebildeten leichter, auch die in Funk und Fernsehen dargebotene Information aufzunehmen und ihr Wissen zu erweitern (Ruhrmann, 1989; Saxer, 1988; Bonfadelli, 1987).

Davon ausgehend, daß die gesundheitlich Benachteiligten eher den unteren sozialen Schichten zuzuordnen sind (Helmert, Greiser 1988), ist in diesem Zusammenhang für die Bekanntheit und Akzeptanz der Studie bzw. des Studienzentrums die Berichterstattung im Bremer Regionalfernsehen im Vorabendprogramm positiv zu bewerten. In den ersten beiden Interventionsjahren lief dort wöchentlich im Rahmen einer aktuellen Sendung mit Berichten aus Bremen und dem Umland ein dreiminütiger Beitrag mit Gesundheitsinformationen des Studienzentrums. In der bereits genannten Erhebung gaben 1987 über 70% der Befragten an, diese Sendung zu sehen, davon fast täglich 48% und hin und wieder 25%. Da Angehörige unterer sozialer Schichten das Fernsehen im stärkeren Maße nutzen, können so Vielseher häufiger mit Gesundheitstips konfrontiert werden. Über den Aufmerksamkeitsgrad bei der Rezeption, wie hoch die selektive Zuwendung ist, kann hier keine Aussage getroffen werden.

Immerhin waren 1986 und 1987 bei diesen Erhebungen die Gesundheitstips im Fernsehen 59% der Befragten aufgefallen, an die Inhalte, also ob es sich um Ernährungs- oder Bewegungsfragen handelte, konnten sich 38% bzw 42% erinnern.

Dazu im Vergleich: An direkt personenbezogene Aktionen des BIPS konnten sich bei der gleichen Befragung über 32% der Befragten erinnern. Und 8% hatten an Aktionen teilgenommen.

Tab. 14.4: Bekanntheit der Gesundheitstips im Bremer Regionalfernsehen (in %)

	1986 n=194	1987 n=291
Gesundheitstips aufgefallen	59	59
Themen der Gesundheitstips erinnert	38	42

Quelle: Mediensurvey 1986 und 1987

14.6 Zusammenfassung

Die vorgestellte Erfassung interventiver Aktionen dient sowohl rein dokumentarischen Zwecken (Anzahl von Maßnahmen, Themenbereich, Typ der Maßnahme) als auch - unter der Annahme, daß ein Zusammenhang zwischen dem Ausmaß der Intervention und Risikofaktorenänderungen besteht - der Bereitstellung von Basisinformationen für die (Plausibilitäts-)Erklärung von Risikofaktorenänderungen.

Setzen wir allerdings die in diesem Band präsentierten Ergebnisse über die Risikofaktorenänderungen in Bremen (Maschewsky-Schneider, Greiser) mit den hier präsentierten Informationen über das Ausmaß der Risikofaktoren bezogenen Intervention in Beziehung, müssen wir feststellen, daß die rein quantitative Darstellung des interventiven Inputs des Bremer Studienzentrums in die Studiengemeinde die Änderungen bei den Risikofaktoren noch nicht erklärt. Es konnte gezeigt werden, daß sehr viele Maßnahmen mit hoher Breitenwirkung im Ernährungsbereich durchgeführt wurden, ohne das sichtbare Erfolge bei den ernährungsabhängigen Risikofaktoren (Übergewicht und Hypercholesterinämie) erreicht worden wären. Auf dem Hintergrund dessen, was wir über die Ernährungsgewohnheiten in der BRD wissen, scheint die Intervention hier gegen einen starken säkularen Trend ankämpfen zu müssen, denn der Fleisch- und Fettkonsum ist in den letzten Jahren gestiegen (Deutsche Gesellschaft für Ernährung, 1988).

- Erfolge wurden dagegen im Blutdruckbereich erzielt, dem Bereich, der hinsichtlich der Intensität der Intervention an zweiter Stelle steht. Möglicherweise ist dabei die Art der Maßnahmen entscheidend gewesen. Über die Jahre 1986 bis 1988 wurden zahlreiche Screeningmaßnahmen durchgeführt, deren Ziel die Entdeckung unbekannter Hypertoniker war. Ob die ernährungs- und bewegungsbezogenen Aktionen zu einer Senkung der Hypertonie-Prävalenz beigetragen haben, kann erst nach der Analyse der Fragebogendaten des Gesundheitssurveys beantwortet werden.

- Auf dem derzeitigen Stand unserer Analysen können auch nur wenig aussagekräftige Daten zur Erklärung des Erfolgs der "Raucherintervention" bei Männern angeführt werden. Zeitlich gesehen wurde hier - wegen des Wellenkonzepts der DHP - der geringste interventive Input gegeben. Erwartungsgemäß wurden beim Rauchen bei den Frauen keine Erfolge erzielt. Der in den 70er Jahren begonnene Trend zur Zunahme des Rauchens bei den jungen Frauen und Mädchen scheint anzuhalten, so daß die Intervention hier gegen einen starken Trend anzuarbeiten hat. Insgesamt verfestigt sich der Eindruck, daß Aktionen erfolgreicher sind, die neben einer medialen Unterstützung direkt von Personen begleitet werden.

14.7 Literatur

Berg, K., M.-L. Kiefer (Hg.) (1987): Massenkommunikation III - Eine Langzeitstudie zur Mediennutzung und Medienbewertung 1964-1985. In: Schriftenreihe Media Perspektiven 9. Frankfurt a.M.

Bonfadelli, H. (1985): Die Wissenskluft-Konzeption: Stand und Perspektive der Forschung. In: Saxer, U. (Hg.): Gleichheit oder Ungleichheit durch Massenmedien - Homogenisierung - Differenzierung der Gesellschaft durch Massenkommunikation. München.

Bonfadelli, H. (1987): Die Wissenskluftforschung. In: Schenk, M. (Hg.): Medienwirkungsforschung, S. 305-323. Tübingen.

Deutsche Gesellschaft für Ernährung (1988): Ernährungsbericht, Deutsche Gesellschaft für Ernährung e.V. Frankfurt a.M.

Helmert, U., Greiser E. (1988): Soziale Schicht und Risikofaktoren für koronare Herzkrankheiten - Resultate der regionalen DHP-Gesundheitssurveys. In: Sozial- und Prävenmtivmedizin, 33/1988, S. 233-240.

Klaes, R.L. (1984): Soziale Benachteiligung und Gesundheitsverhalten - Eine Fallstudie zur schichtenspezifischen Nichtinanspruchnahme von Gesundheitsleistungen. Dissertation, Köln.

Oppholzer, A. (1986): Wenn Du arm bist, mußt Du früher sterben. Soziale Unterschiede in Gesundheit und Sterblichkeit. VSA-Verlag, Hamburg.

Ruhrmann, G. (1989): Rezipient und Nachricht. Struktur und Prozeß der Nachrichtenrekonstruktion. Westdeutscher Verlag, Opladen.

Saxer, U. (1988): Wissensklassen durch Massenmedien?. In: Fröhlich, W. D., R. Zitzlsperger, B. Franzmann, (Hg.): Die verstellte Welt - Beiträge zur Medienökologie, S.141-189. Frankfurt a.M.

Schenk, M. (1978): Publikums- und Wirkungsforschung. Theoretische Ansätze und empirische Befunde der Massenkommunikation. Tübingen.

15 Gemeindeintervention und epidemiologische Bewertung - zum Widerspruch zweier Konzepte

K. Lüsebrink, U. Maschewsky-Schneider
Bremer Institut für Präventionsforschung und Sozialmedizin

Dieser Beitrag setzt sich auf der einen Seite auseinander mit der Strategie der Studie, mittels Gemeindeintervention die notwendige Risikofaktorenreduktion bewerkstelligen zu wollen, mit der "Operationalisierung" des Gemeindeinterventionsansatzes innerhalb der DHP (v. TROSCHKE et al, 1985) und, auf der anderen Seite, mit dem Design der epidemiologischen Studienerfolgskontrolle.

Forschungsfragen	Läßt sich 1. mittels Gemeindeintervention eine ausreichende Risikofaktorensenkung und 2., in deren Folge, eine Senkung der Morbidität und Mortalität an kardiovaskulären Krankheiten in einer Population erzielen?
Ansatzpunkt	Risikofaktorenreduktion
Strategie	Gemeindeintervention - auf die gesamte Wohnbevölkerung gerichtet - existierende gemeindliche Zugangswege nutzend
Erfolgskontrolle	Messung der Risikofaktoren, der Morbidität und Mortalität in der Evaluationsbevölkerung

Abb. 15.1: DHP-Design

Dabei geht es weder um den Gemeindeinterventionsansatz an sich (Murza, 1984; Nüssel, Lamm, 1983) noch um die epidemiologische Erfolgskontrolle an sich, sondern um die Frage was passiert, wenn man beide, so wie sie jeweils im DHP-Studien-Design festgelegt sind, zusammenspannt, welche Widersprüche aufbrechen und in welchem Konzept die allfälligen Anpassungsleistungen erzwungen werden.

Im ersten Schritt erläutern wir die Spezifika des Gemeindeinterventionskonzepts innerhalb der DHP, im zweiten die epidemiologische Erfolgskontrolle, im dritten Inkongruenzen zwischen beiden, im vierten die studienpolitisch daraus folgenden Konsequenzen, im fünften empirische Befunde der Teilnehmerdokumentation und resümierend die Versuche der Bremer DHP, ihre Arbeit im Licht dieser Ergebnisse zu optimieren.

15.1 Spezifika des Gemeindeinterventionskonzepts

Mit dem Studiendesign (vgl. Abbildung 15.1) wird angenommen, daß sich auf Gemeindeebene "spezifische verhaltensauslösende und -unterstützende *Bedingungen* für die gesundheitsbezogenen Verhaltensweisen der Bürger dieser Gebietskörperschaft" finden (Studienhandbuch, 1983, 22), was die *Wohngemeinde* zur *idealen Zielpopulation* für Interventionsmaßnahmen macht (ebd., 25, Hervorhebung v. V).

Während mit dem Begriff *Gemeinde*intervention neben der politisch-administrativen Einheit zugleich Nähe, Ortsgebundenheit und nachbarschaftlicher Austausch postuliert wird, handelt es sich bei den Interventionsgebieten der DHP in Wahrheit jedoch um künstlich aus größeren Städten bzw. Regionen herausgeschnittene Gebiete (vgl. Abb. 15.2).

Dies Herausschneiden der Interventionsgebiete hat in zweifacher Hinsicht Konsequenzen. Auf der einen Seite sind diese Gebiete keineswegs einfach gegenüber der "Reststadt" abzugrenzen, so daß viele Interventionsaktivitäten - insbesondere im medialen Bereich - von vornherein sehr viel größere Reichweiten haben. Auf der anderen Seite sind die Interventionsgebiete jeweils so groß, daß das Konstrukt "gemeindlicher Nähe" in die Irre führt. Allein in Bremen hat jeder der beiden Interventions-Stadtbezirke fast 100.000 Einwohner und zerfällt in eine Vielzahl von Quartieren differierender Struktur.

Durch die räumlich definierte "Studiengemeinde" werden sämtliche Einwohner der Studiengebiete als Zielpopulation definiert. Spezifiziert wird dies nur durch die Darlegung, daß sowohl

- Personen mit positivem Gesundheitsverhalten zu dessen Beibehaltung, als auch
- Personen mit gesundheitsgefährdendem Verhalten zur dauerhaften Verhaltensänderung angeregt werden sollen.

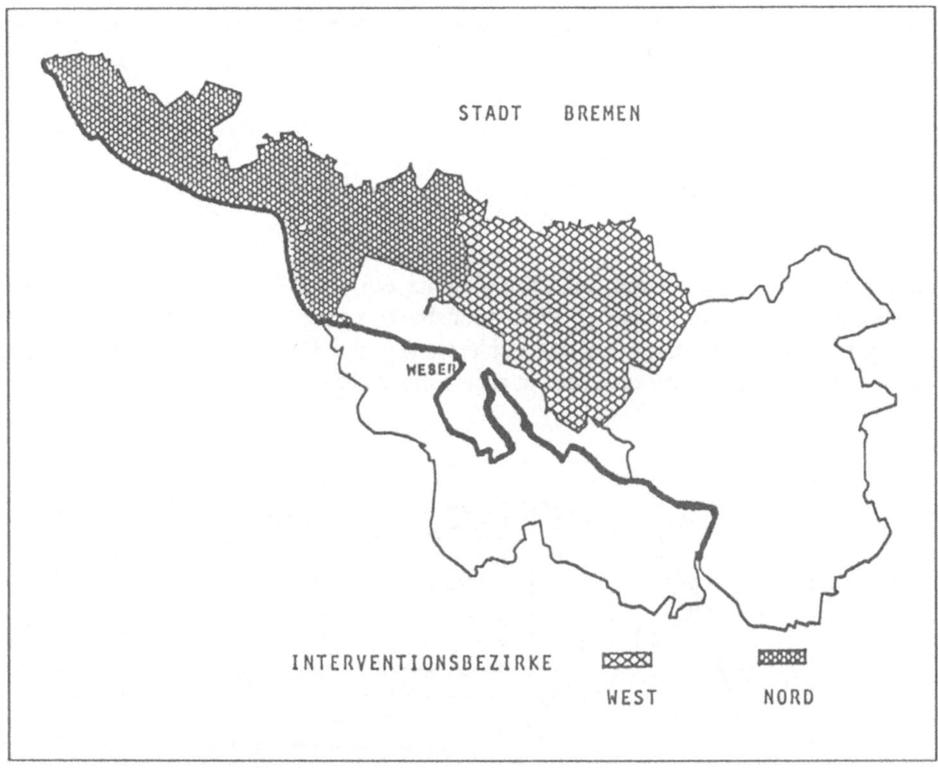

Abb. 15.2: Stadt Bremen

Umgangen wird durch diese alle umfassende Ziel-"Gruppe" die prinzipielle Schwie-rigkeit jeder Intervention, die gewünschte Zielpopulation zu erreichen - die insbeson-dere dann gilt, wenn durch die Freiwilligkeit der Teilnahme Selbstselektionen wirk-sam werden (Rossi et al, 1988).

15.2 Zur epidemiologischen Erfolgskontrolle im DHP-Design

Die Erfolgskontrolle der DHP mißt, dem Programmziel entsprechend, die Verände-rung von Mortalität und Morbidität an ischämischen Herzkrankheiten und Hirngefäß-krankheiten (bzw. die Veränderung der diesen als ursächlich zugeschriebenen Risiko-faktoren) in den Studienregionen und vergleicht diese mit der bundesrepublikanischen Referenz.

Diese epidemiologische Messung bezieht sich allerdings nur auf die sogenannte *Evaluationsbevölkerung*, auf 25- bis 69 -jährige Deutsche, wohnhaft in der jeweiligen

Studienregion. Damit brechen *Inkongruenzen zwischen* der *Vorgehensweise* und der *Erfolgskontrolle* der Studie auf.

15.3 Inkongruenzen

An erster Stelle ist zu nennen, daß die Differenz zwischen der Wohnbevölkerung des Studiengebiets und der deutschen Evaluationsbevölkerung so erheblich ist, daß allein aus demographischen Gründen das epidemiologische Evaluationskonzept und das "gemeindeweite" Interventionskonzept auseinanderfallen.

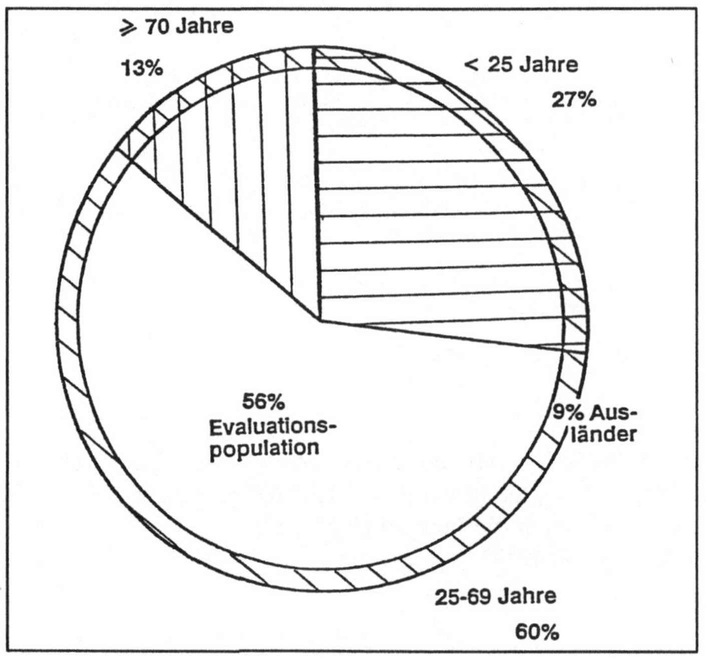

Abb. 15.3: Anteil der Evaluationspopulation an der Wohnbevölkerung von Bremen-Nord und -West

Die Reduktion auf die Altersgruppen der 25- bis 69 -jährigen bewirkt, daß nur 60 % der Wohnbevölkerung Teil der Evaluationspopulation sind. Werden zusätzlich die ausländischen Mitbürger dieser Altersklassen herausgerechnet, die ebenfalls nicht zur Evaluationsbevölkerung zählen, umfaßt die Evaluationspopulation nur noch gut die Hälfte der Wohnbevölkerung (Statistisches Landesamt Bremen, 1988, eigene Berechnung).

Neben diesen demographischen Faktoren verschärft sich das Auseinanderfallen zwischen Interventions- und Evaluationsbevölkerung durch das künstliche Herausschneiden der Interventionsgebiete aus den Gesamtstädten. Innerstädtische Berufspendler- und Wanderungsbewegungen reduzieren, ebenso wie die ins niedersächsische Umland, zusätzlich die Identität zwischen Teilnehmern, die im Interventionsgebiet erreicht werden und solchen, die dort leben und zugleich Teil der Evaluationsbevölkerung sind.

Während für die epidemiologische Endkontrolle dem Problem der Bevölkerungsbewegung von Anfang an durch die Berechnung der sogenannten "stabilen Wohnbevölkerung" Rechnung getragen wurde, wurde im Interventionsdesign der Studie der Bevölkerungsbewegung keine Aufmerksamkeit geschenkt. Dies erklärt sich u.E. durch das idealtypische Konstrukt der Interventions*gemeinde* mit seinen Implikationen von Ortsgebundenheit und Nähe.

Während die korrekte Gerichtetheit von Interventionsaktivitäten durch die für sie verbindliche Ansprache der gesamten Wohnbevölkerung eigentlich nur durch "Auswärtige" beschränkt sein kann, birgt die Eingrenzung auf die Evaluationspopulation für die gleichen Aktivitäten die Gefahr hoher Quoten der "Fehladjustierung" hinsichtlich der epidemiologischen Erfolgskontrolle.

Dies wäre nur dann anders, gäbe es Modelle über die Wechselwirkung zwischen den beiden Rezipientengruppen (Evaluationsbevölkerung / Nicht-Evaluationsbevölkerung) von DHP-Aktivitäten. Derartige Modelle stehen uns jedoch nicht zur Verfügung.

15.4 Konsequenzen

In dem Maße, in dem diese Tatsache offenbar wurde, und in dem Maße, wie durch das Näherrücken der Zwischenbewertung der Studie diese Diskrepanz der Konzepte als Problem erkannt wurde, hat zumindest das Bremer Studienzentrum sich bemüht, die Schnittmenge zwischen allen Aktionsteilnehmern und jenen aus der Evaluationsbevölkerung zu vergrößern (vgl. Tab. 15.1). Forschungspolitisch bedeutet dieses Bemühen um größere Zielgenauigkeit eine Anpassung des Gemeindeinterventionsansatzes an das dominierende epidemiologische Bewertungskonzept der Studie.

Mit dem Bemühen um größere *formale Zielgenauigkeit* der Aktionen verbunden war das Bemühen um größere *inhaltliche Gerichtetheit*. Damit ist folgendes gemeint: Durch die Anlage des Interventionskonzepts war die *Nicht-Spezifität* von Bevölkerungszugängen und Kooperandenwahl vorgegeben. Im Effekt wurden dabei jedoch Selbstselektionen der Teilnehmer wie der Kooperationspartner wirksam, die jene unterrepräsentierten, die unter sozialepidemiologischen Gesichtspunkten vorrangig anzusprechen wären und deren Erreichung, bezogen auf den Grad des Studienerfolges, evt. höhere Effekte erbringen könnte.

Deshalb tritt neben die Überprüfung des formalen Kriteriums "Erreichung der Evaluationspopulation" die Untersuchung, welche Bevölkerungszugänge inhaltlich anzuzielende Teilnehmergruppen tatsächlich entsprechen.

Tab. 15.1: Anteile der Evaluationspopulation bei Blutdruckmeßaktionen der DHP-Bremen, 1987 - 1989

Jahr	RR-Aktionen	Gesamtzahl der Messungen	Anteil Evaluations-population	
1987	Blutdruckmonat	8674	31%	
	fortlfd. Mess. `87	340	54%	32%
1988	Supermarkt (Comet)	2141	27%	
	fortlfd. Mess. `88	1468	47%	39%
	Betriebsscreening	979	52%	
1989	Supermarkt (Aldi)	962	72%	
	fortlfd. Mess. im 1. Halbjahr `89	557	61%	67%

15.5 Ergebnisse der Teilnehmerdokumentation

Durch die Auswertung der Teilnehmerdokumentation läßt sich ermitteln, bei welchen Aktionstypen die Anforderungen

- definierte Bevölkerungsteile anzusprechen,
- existierende institutionelle Zugangswege zu nutzen und auszubauen sowie
- meßbare Erfolge in der Evaluationspopulation zu zeitigen

gemeinsam abgedeckt werden und wo sie in Widerspruch zueinander geraten.

Ein erster Widerspruch kann bestehen zwischen Zugangswegen, die die sozialepidemiologisch erwünschte Teilnehmergruppe genau zu erreichen vermögen und den Begrenzungen der Evaluationspopulation. So können Screenings in Produktionsbetrieben beispielsweise in hohem Maße Arbeiterinnen und Arbeiter erreichen, die bei weniger spezifischen Bevölkerungszugängen zumeist unterrepräsentiert sind und sie beziehen sich außerdem fast ausschließlich auf die in der Evaluationspopulation abgefragten Altersgruppen. Dennoch umfaßt nach unseren Erhebungen der Anteil der Evaluationspopulation an den Teilnehmern solcher Screenings - durch die Beschäftigten, die außerhalb der Studiengebiete leben - ebenfalls nur etwa die Hälfte aller Teilnehmer (vgl. Tab. 15.3).

Ein weiterer Widerspruch kann sich ergeben zwischen der Anforderung, existierende gemeindliche Zugangswege zu nutzen und den Eingrenzungen der Evaluationspopulation. Die Aktionsradien vieler Kooperationspartner decken sich nicht mit den Grenzen der Interventionsregion und der dort ortsansässigen Bevölkerung. So machen z.B. bei Meßaktionen in den zumeist zentral gelegenen Geschäftsstellen von Kooperanden Teilnehmer aus der Evaluationsbevölkerung nur geringe Anteile aus. Gleiches gilt in der Regel auch dann, wenn es bei diesen Kooperanden schon eine Tradition des "ins Feld gehens" gibt, die lt. DHP-Design genutzt werden soll, denn diese Außer-

Haus-Aktivitäten sind ihrerseits i.d.R. auf zentrale Ereignisse gerichtet und nicht auf kleinräumig wirksame, wo relevante Anteile der DHP-Evaluationsbevölkerung angetroffen werden könnten.

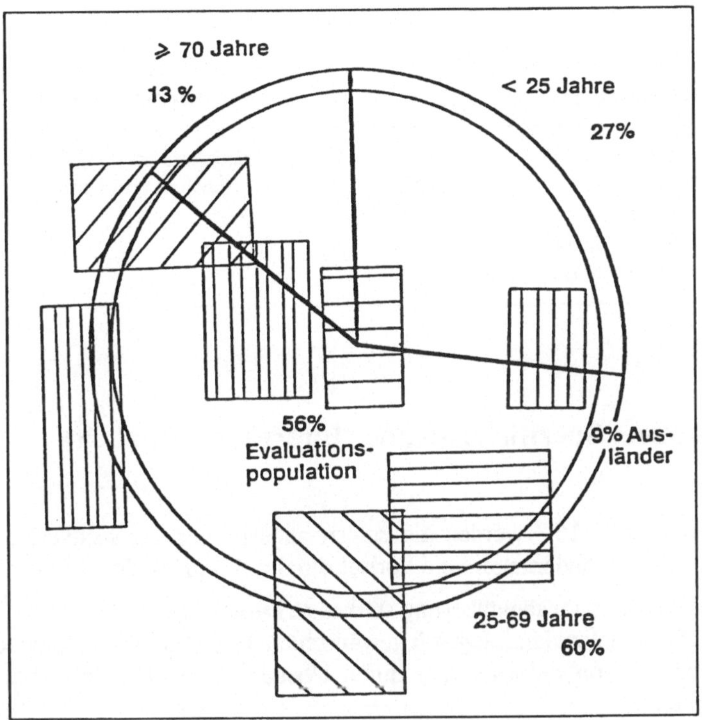

Abb. 15.4: Schematische Darstellung der Aktionsradien verschiedener Kooperationspartner

Die Abbildung 15.4 zeigt schematisch, daß bestimmte gemeindliche Zugangswege Bevölkerungsegmente erreichen, die altersmäßig oder räumlich mehr oder minder von der vorgegebenen Evaluationspopulation abweichen und Tabelle 15.2, wie sich dies konkret hinsichtlich der Anteile der Evaluationsbevölkerung auswirkt, wenn die Kooperationspartner "in ihrem angestammten Revier" tätig werden.
Der dritte Widerspruch bezieht sich auf dies zuletzt angesprochene "angestammte Revier". Kooperationpartner, die ihr eigenes Klientel als gesundheitsbewußt einschätzen, können sich durch die Teilnahme an DHP-Aktionen in einer Weise profilieren, wie sie ihr Klientel "sowieso" befürwortet und in vergleichsweise großem Ausmaß individuell auch praktiziert (vgl. den Beitrag von Tempel, Kruse, Maschewsky-Schneider in diesem Band). Durch diese gegenseitige positive Bestätigung sind derartige Kooperationspartner leichter zu finden als solche, deren Klientel eher dem aus sozialepidemiologischen Gesichtspunkten präferierten entspricht. Und: Kooperationspartner gehen lieber dorthin, wohin sie selbst - z.B. mitgliedermäßig - expandieren

möchten, denn in die weniger attraktiven Gebiete, die in Bremen Interventionsgebiete der DHP sind.

Tab. 15.2: Relativer Anteil der Evaluationspopulation, der bei Aktionen verschiedener Kooperationspartner erreicht wurde

Blutdruckmessungen (1987)		Cholesterinmessungen (1989)	
Krankenkassen in		Krankenkasse auf der Messe	
ihren Geschäftsstellen	24%	"Haushalt und Familie"	14 %
Wohlfahrtsverbände	11%		
Medizinische Warenhäuser	12%		
Arztpraxen im Interventionsgebiet	36%		

15.6 Resümee: Spezifizierung der Interventionsarbeit

Anhand von Tabelle 15.3 werden die zuletzt angesprochenen Sachverhalte deutlich und zugleich die Veränderungen und Fortschritte im Bemühen der Bremer DHP,

- sowohl die Evaluationsbevölkerung stärker zu erreichen,
- als auch die sozialepidemiologisch gewünschten Teilnehmer anzusprechen und
- die örtlichen Kooperationspartner durch Überzeugungsarbeit in dieses Bemühen einzubinden.

Im Vergleich der Betriebsscreenings, die in beiden Jahren in den gleichen Werken stattfanden, ist besonders bemerkenswert, daß der Anteil der Arbeiterinnen und Arbeiter deutlich gesteigert werden konnte. Dies ist darauf zurückzuführen, daß uns die Betriebsleitungen im zweiten Jahr nicht mehr auf Kantinen und Werkstore beschränkten, sondern daß "produktionsnah" gemessen werden durfte; am Eingang zu einzelnen Betriebsteilen und bei den Waschkauen zum Beispiel.

Die Supermarkt-Aktionen fanden in beiden Jahren als Kooperationsaktionen mit Krankenkassen statt. Während jedoch 1988 die Krankenkassen noch darauf bestanden, dort zu messen, wo sie sich auch gerne präsentieren wollten - und das war nicht im Interventionsgebiet - gelang es 1989, alle Meßpunkte in den beiden Interventions-Stadtbezirken anzusiedeln. Damit konnte der relative Anteil der Evaluationspopulation auf fast 3/4 aller Messungen angehoben werden. Durch den Übergang von einem relativ teuren Einkaufsmarkt auf einen billigen Anbieter wurden zudem auch größere Anteile von Arbeiterinnen und Arbeitern im Screening erreicht.

Tab. 15.3: Ausgewählte Indikatoren der Teilnehmer verschiedener Meßaktionen (in %)

	Betriebe 1987 n=1052	Betriebe 1988 n=979	Comet- Supermärkte 1988 n=2124	Aldi- Supermärkte 1989 n=962
Anteil Evaluationsbevölkerung	49	58	27	72
darunter:Arbeiter*	45	75	15	27
Arbeiterinnen*	22	31	3	7

*Anteil an allen männlichen rsp. an allen weiblichen Teilnehmern

Resümierend läßt sich folgendes festhalten: Während der Interventionslogik der Studie sowohl auf Bevölkerungs- wie auf Kooperandenebene ein nichtselektives Design zugrunde liegt, zeigt die Teilnehmerdokumentation, daß dann ein erheblicher "Abfluß" an Zeit und Mitteln in Kooperationszusammenhänge und Populationen erfolgen, die die epidemiologische Erfolgskontrolle der Studie nicht honoriert und die unter sozialepidemiologischen Gesichtspunkten die Intervention eigentlich weniger "nötig" haben. Der Rückbezug der Ergebnisse der Teilnehmerdokumentation auf das Studiendesign kann damit nicht nur zur Optimierung der Intervention im Studienverlauf beitragen, sondern verdeutlicht auch die Brüche zwischen dem Interventions- und dem Evaluationsdesign der Studie und bietet Anhaltspunkte dafür, welche Spezifizierungen der Ansätze nötig wären, um diese kompatibel zu machen.

15.7 Literatur

Deutsche Herz-Kreislauf-Präventionsstudie (1983): Studienhandbuch (unveröffentlicht).
Murza, G. (1984): Gemeindeorientierte Prävention In: Prävention 7/1984, S.3-8.
Nüssel, E., G. Lamm, (Hrsg.) (1983): Prävention im Gemeinderahmen. Zuckschwerdt Verlag, München Bern Wien.
Rossi, P.H., H.E. Freeman, G. Hofmann (1988): Programm Evaluation. Enke Verlag, Stuttgart.
Statistisches Landesamt Bremen: Bevölkerung am 31.12.1988 nach Alters- und Geburtsjahren in den Ortsteilen, Stadtteilen, Stadtbezirken bzw. Gemeinden, Tabelle B 16 (unveröffentlicht).
Troschke, v. J. et al (1985): Die soziostrukturelle Prozeßevaluation der Deutschen Herz-Kreislauf-Präventionsstudie (DHP). In: Prävention 8/1985, S. 35-41 und S. 67-72.

16 Erklärungsansätze für die (Nicht-) Erreichung von Zielgruppen der Intervention in der DHP

G. Tempel, M. Kruse, U. Maschewsky-Schneider
Bremer Institut für Präventionsforschung und Sozialmedizin

16.1 Einleitende Bemerkungen

Ausgangspunkt der im folgenden beschriebenen Analysen von Befragungsdaten ist der in einer Auswertung des Baseline-Surveys der Deutschen Herz-Kreislauf-Präventionsstudie (DHP[1]) festgestellte Zusammenhang zwischen der Zugehörigkeit zu einer bestimmten sozialen Schicht und der Prävalenz bestimmter Herz-Kreislauf relevanter Risikofaktoren (Helmert et al, 1989). Festgestellt wurde eine Häufung von Risikofaktoren in unteren sozialen Schichten. Dabei ergaben sich die ausgeprägtesten Korrelationen zwischen Risikofaktorenprävalenz und Sozialstatus bei solchen Risikofaktoren, die direkt über Verhaltensweisen definiert sind (i.e. Rauchen und Bewegungsmangel) oder in unmittelbaren Zusammenhang mit einem bestimmten Verhalten gesehen werden können.

Diese kurzen Ausführungen verdeutlichen, daß für den Studienerfolg der DHP, der sich gemäß dem Projektdesign in Risikofaktorensenkungen ausdrücken soll, die Erreichung von Personen mit niedrigen sozio-ökonomischen Status von entscheidender Bedeutung ist. Die Interventionsaktivitäten der DHP richten sich jedoch unspezifisch an alle Bevölkerungsschichten im Studiengebiet, so daß sich eine der zentralen Fragestellungen der Arbeitsgruppe "Prozeßevaluation" darauf bezog, welche Bevölkerungsgruppen von der Intervention tatsächlich erreicht worden sind.

---

[1] Die Deutsche Herz-Kreislauf-Präventionsstudie ist eine multizentrisch organisierte Gemeinde-Interventionsstudie mit dem Ziel, die durch Herz-Kreislauf-Krankheiten (ICD-Codes 410-414 und 430-438) bedingte Mortalität bzw. herz-kreislaufrelevante Risikofaktoren in der Interventionsgemeinde zu senken. Die zusammengefaßten Stadtbezirke Bremen-Nord und -West stellen eine von den insgesamt fünf Interventionsregionen der DHP dar.

16.2 Methoden

Die Datenbasis für die im folgenden vorgestellten Analysen bildeten telefonische Nachbefragungen von Aktionsteilnehmern, die jeweils im Anschluß zweier Interventionsmaßnahmen erfolgten. Bei diesen Aktionen handelt es sich um einen Ernährungskurs sowie um eine Sportgroßaktion mit mehr als 16 000 Teilnehmern. Während die meisten Kursteilnehmer befragt werden konnten, mußten wegen der großen Zahl der Teilnehmer an der Sportaktion die Interviewpartner über ein zweistufiges Auswahlverfahren aus der vorliegenden Teilnehmerdokumentation ermittelt werden. Insgesamt kamen 391 Interviews zustande. Für die hier vorgestellten Auswertungen konnten jedoch wegen der Beschränkung auf 25-69-jährige Personen (Evaluationspopulation der DHP) nur 344 Interviews berücksichtigt werden.

Weitere Informationen über Teilnehmerstrukturen lieferte die zusammen mit der Datenerhebung im regionalen DHP-Survey Bremen 1988 durchgeführte Zusatzbefragung, wo u.a. nach der Teilnahme an Interventionsaktivitäten gefragt wurde. Von den insgesamt 1270 befragten Personen gaben 78 an, an mindestens einer Veranstaltung teilgenommen zu haben. Dies entspricht einem Anteil von 6.2%.

Diese Daten wurden mit den Ergebnissen des DHP-Surveys 1984 in der Studienregion Bremen konfrontiert, die in diesem Kontext die zu Beginn der Interventionstätigkeit vorgefundene Situation abbilden.

16.2.1 Datenübersicht

Telefoninterviews:

Kurs: Ernährung und Bewegung (1986)
            Teilnehmerzahl: 183
            realisierte Interviews: 127
            davon Altersgruppe 25-69 Jahre: 114

Aktion: Lauf zum Mond (1987)
             Teilnehmerzahl: ca 16 000
            dokumentierte Teilnehmer: 1 112
            Auswahlmodus: a.)   Wohnsitz in Bremen
                                   b.)   Alter mindestens 16 Jahre
            realisierte Interviews: 264;
            davon Altersgruppe 25-69 Jahre: 230

Zusatzbefragung im DHP-Survey 1988 in der Studienregion Bremen:

Grundgesamtheit: Deutsche Wohnbevölkerung (1988) in Bremen-Nord und -West
                            im Alter zwischen 25-69 Jahren
Auswahlmodus: Einfache Zufallsauswahl aus dem Einwohnermelderegister
Zahl der Befragten: 1270; davon Aktionsteilnehmer: 78 (6.2%)

DHP-Survey 1984 in der Studienregion Bremen:
Grundgesamtheit: Deutsche Wohnbevölkerung (1984) in Bremen-Nord und -West
                          im Alter zwischen 25-69 Jahren
Auswahlmodus: Einfache Zufallsauswahl aus dem Einwohnermelderegister
Zahl der Befragten: 1801

16.3 Ergebnisse

In einem ersten, rein deskriptiven Analyseschritt wurden zur Herleitung von Aussagen über charakteristische Merkmale von Aktionsteilnehmern Häufigkeitsverteilungen für ausgesuchte Variablen berechnet. Die folgende Tabelle 16.1 präsentiert die Verteilung der demographischen Variablen "Geschlecht" und "Alter".

Tab. 16.1: Alters- und Geschlechtsstruktur

	Telefon-interviews		Zusatz-befragung		DHP84	
	%	N	%	N	%	N
Männer	39.7	136	41.0	32	48.6	875
Frauen	60.3	207	59.0	846	51.4	926
25-29	6.7	23	12.8	10	10.9	196
30-39	25.0	86	21.8	17	20.4	367
40-49	37.2	128	29.5	23	27.9	503
50-59	21.6	75	25.6	20	23.8	429
60-69	9.3	32	10.3	8	17.0	306

In den Aktionsteilnehmersamples zeigt sich eine deutliche Überrepräsentanz von Frauen sowie eine relativ schwache Besetzung der Alterskategorie 60-69 Jahre. Man muß an dieser Stelle jedoch anmerken, daß die Zellenbesetzungen in den Altersgruppen und die Geschlechterproportionen mit dem Aktionsinhalt variieren. Bei sportbezogenen Aktionen sind eher junge Männer überrepräsentiert, wohingegen an Ernährungskursen überwiegend Frauen teilnehmen.

Die Variablen "Schulabschluß" und "berufliche Position" indizieren den sozialen Status der befragten Person. Tabelle 16.2 verdeutlicht auf dieser sozialstrukturellen Ebene markante Unterschiede zwischen Aktionsteilnehmern und den im weiteren als "Referenzpopulation" bezeichneten Befragten des DHF-Surveys 1984 in der Studienregion Bremen.

Tab. 16.2: Schulabschluß und berufliche Position

	Telefon-interviews		Zusatz-befragung		DHP84	
	%	N	%	N	%	N
Hauptschule	42.7	147	43.6	34	69.9	1258
Realschule	34.6	119	34.6	27	16.3	294
Abitur/FHS	22.4	77	21.8	17	9.7	175
anderes/kein Abschluß	0.3	1	--	--	4.0	72
Arbeiter(in)	16.3	56	19.2	15	23.5	411
Angestellte(r)	36.2	124	43.6	34	25.5	447
Beamte(r)	11.7	40	11.5	9	6.0	105
Selbstständige	7.6	26	7.7	6	6.0	84
arbeitslos	1.7	6	1.3	1	5.8	102
Hausfrau/mann	16.0	55	11.5	9	20.0	350
Rentner(in)	9.6	33	5.1	4	13.2	232
inAusbildung	0.9	3	--	--	1.2	21

In beiden Teilnehmersamples haben jeweils mehr als doppelt so viele Personen einen höheren Schulabschluß (Realschule/Abitur) wie in der Referenz, wo mit einem Anteil von fast 70% der Schulabschluß "Hauptschule" überwiegt. Mit diesem Bild konform sind die hohen Anteile von Angestellten und Beamten in den Teilnehmersamples, was auf höhere berufliche Positionen hindeutet.

Tab. 16.3: Gesundheitliches Risikoverhalten

	Telefon-interviews		Zusatz-befragung		DHP84	
	%	N	%	N	%	N
Rauchen						
nie	44.5	153	44.9	35	33.6	605
früher	32.8	119	33.3	26	23.7	449
z.Zt.	22.7	78	21.8	17	41.3	744
Bewegung						
sportl. aktiv	83.4	287	50.6	39	39.3	678
sportl. inaktiv	16.6	55	49.4	38	60.7	1048

Auch hinsichtlich gesundheitsrelevanter Verhaltensweisen und Einstellungen zeigen sich klare Unterschiede zwischen der Gruppe der Teilnehmer und der Referenzpopulation. Als gesundheitliches Risikoverhalten wurden "Rauchen" und "Bewegungsmangel" (i.e. < 1 Std. Sport/Woche) definiert.

In den beiden Teilnehmersamples ist die Raucherprävalenz nur etwa halb so hoch wie die der Referenz. Auch der Anteil sportlich inaktiver Personen ist in den Teilnehmersamples deutlich geringer, wobei sich hier noch Unterschiede zwischen den Daten der telefonischen Befragungen und den Daten der Survey-Zusatzbefragung ergeben. Diese Differenzen sind im wesentlichen darauf zurückzuführen, daß sich ca. 2/3 der telefonisch Befragten aus der bereits erwähnten Sportaktion rekrutieren. An dieser Aktion beteiligten sich überdurchschnittlich viele sportlich aktive Personen.

Tab. 16.4: Gesundheitseinstellungen

	Telefon-interviews		Zusatz-befragung		DHP84	
	%	N	%	N	%	N
Beachtung der eigenen Gesundheit						
sehr stark/stark	43.9	151	47.4	37	32.4	580
mittel	48.0	165	54.9	35	48.7	872
wenig/gar nicht	7.6	26	7.7	6	18.9	339
Einschätzung des eigenen Gesundheitszustandes						
sehr gut/gut	63.1	217	56.4	44	36.8	659
mittel	24.7	85	29.5	23	44.8	802
weniger gut/schlecht	12.2	42	14.1	11	18.4	329

Die Tabelle 16.4 gibt Hinweise auf gesundheitsbewußtere Einstellungen der Aktionsteilnehmer. Auf die Frage nach der Beachtung der eigenen Gesundheit antworteten die Aktionsteilnehmer häufiger mit "stark" oder "sehr stark". Ebenso wird von den Aktionsteilnehmern der eigene Gesundheitszustand deutlich besser beurteilt.

Der Vergleich zwischen Aktionsteilnehmern und Studienpopulation anhand ausgewählter Strukturmerkmale verweist auf eine sozial selektive Wirkung der Interventionsaktionen. Trotz eines an die gesamte Studienpopulation gerichteten Maßnahmenkatalogs wurden offenbar i.d.R. Personen mit höherem sozialen Status und gesundheitsbewußteren Verhaltensprädispositionen erreicht.

16.4 Weiterführende Analysen

Zur Erklärung der Nicht-Erreichung bestimmter sozialer Teilgruppen wurde in Form einer Arbeitshypothese von der Existenz sozialgruppenspezifischer Vorstellungen vom "Gesundsein" ausgegangen. Dies würde bedeuten, daß die DHP-Intervention, die Gesundsein im wesentlichen mit der Vermeidung gesundheitlichen Risikoverhaltens als Strategie zur Verhinderung von Krankheiten gleichsetzt, an gesundheitsbezogenen Mentalitäten[2] vieler Bevölkerungsgruppen vorbei argumentiert. Exemplarisch wurde diese These an dem Sample der telefonisch befragten Teilnehmer untersucht.

Während der Telefoninterviews wurde die folgende, aus einem qualitativen Forschungsprojekt ableitete Frage gestellt:

"Was meinen Sie, was für Sie ganz persönlich zum Gesundsein gehört?"

Die Antwortdimensionen auf diese offen gestellte Frage wurden vom Interviewer sinngemäß in mindestens eine von 10 Kategorien eingetragen, d.h. es waren somit auch mehrere Angaben möglich. Da diese Frage nur in den Telefoninterviews gestellt wurde, sind aus den im folgenden vorgestellten Analysen lediglich eingeschränkt Aussagen über das Spektrum vorhandener Gesundheitsmentalitäten ableitbar. Gleichwohl läßt sich aber illustrieren, wie unterschiedliche Vorstellungen vom Gesundsein mit unterschiedlichen gesundheitsrelevanten Verhaltensmustern bzw. mit Zugehörigkeiten zu bestimmten sozialen Statusgruppen korrespondieren.

Die Befragten wurden durch ein hierarchisch-agglomeratives Clusterverfahren (WARD) hinsichtlich der Ähnlichkeit der Antwortprofile in Gruppen zusammengefaßt. Unter Berücksichtigung des relativen Zuwachses an Varianz innerhalb der Cluster nach einem erfolgten Fusionierungsschritt erwies sich die folgende 5-Cluster-Lösung als angemessen:

Cluster 1 (N=71) :	weniger Streß
Cluster 2 (N=63) :	Fit und leistungsfähig
Cluster 3 (N=42) :	gesund ernähren - Sport treiben - nicht rauchen
	- nicht trinken - gesunde Umwelt
Cluster 4 (N=47) :	Freiheit von Schmerz und Krankheit
Cluster 5 (N=113):	glücklich und zufrieden - soziale Harmonie

Die Cluster werden im folgenden schlagwortartig beschrieben. Eine umfassende Auflistung befindet sich im Anhang.

CLUSTER 1: Überproportional hohe Anteile in den Altersklassen 50-59 bzw. 60-69 Jahre. Unter allen Clustern ist der Anteil der Rentner am höchsten und der Anteil der Berufstätigen mit Abstand am geringsten.

CLUSTER 2: Überdurchschnittlich hohe Besetzungen in der Alterskategorie 30-39 Jahre. Ein weiteres Merkmal dieser Gruppe ist der hohe Abiturientenanteil. Höhere

---

2 Als "Mentalitäten" bezeichnet man i.d.R. ein sozialgruppentypisches Syndrom von Einstellungen (Lüdke, 1989, S.47). Sie sind entscheident an der Ausbildung sog. "Lebensstile" beteiligt.

berufliche Positionen werden überdurchschnittlich oft angegeben, der Beschäftigten-
anteil ist ebenfalls sehr hoch. Auffällig ist die überdurchschnittliche Raucherprävalenz einerseits und der hohe Anteil sportlich aktiver Personen andererseits.

CLUSTER 3: Kennzeichnend für diese Gruppe ist ein mit rund 48% relativ hoher
Männeranteil und ein relativ hohes Durchschnittsalter. Der Anteil von Personen mit
dem Schulabschluß "Hauptschule" ist in dieser Gruppe mit Abstand am höchsten.
Auffällig ist außerdem die geringe Raucherprävalenz sowie die hohe sportliche Aktivität.

CLUSTER 4: In diesem Cluster läßt sich ein ein relativ hoher Männeranteil feststellen. Der Arbeiteranteil und der Anteil an Berufstätigen ist in dieser Gruppe am
höchsten. Markant ist eine verhältnismäßig passive Einstellung gegenüber der eigenen Gesundheit bzw. eine relativ schlechte Einschätzung des eigenen Gesundheitszustands.

CLUSTER 5: Hervorstechende Merkmale dieses Clusters sind die überproportionale
Besetzung der Alterskategorie 25-29 Jahre und ein relativ hoher Hausfrauenanteil.

16.5 Schlußfolgerungen

Die geringe Zahl der Personen im "Risikofaktorencluster 3" verdeutlicht, daß gesundheitsförderndes Verhalten offenbar kaum vom präventionsorientierten Risikofakto-
rendenken beeinflußt wird. Abgesehen von der hohen Raucherprävalenz ähnelt z.B.
das "Berufstätigencluster 2" hinsichtlich gesundheitsrelevanter Verhaltensweisen und
-einstellungen sehr stark dem Cluster 3. Aus diesem Ergebnis wurde die These abgeleitet, daß gesundheitsförderndes Verhalten nicht zwangsläufig durch präventive Einstellungen motiviert ist. Derartige Verhaltensweisen können auch als Ausdruck eines
bestimmtem Lebensstils interpretiert werden. Hinsichtlich der Verwendung dieses
Begriffs ist allerdings eine gewisse Vorsicht geboten, da eine theoretische Klärung
bislang nur in Grundzügen erkennbar ist (vgl. Lüdtke 1989, S.24ff). Der folgende
Definitionsansatz orientiert sich an den pragmatischen Konzeptionen aus dem Bereich
der Marktforschung.
   Als Lebensstil kann die Kombination typischer, durch individuelle Selbstkonzepte
und durch ökonomische bzw. soziale Faktoren (Werte, Normen) beeinflußte Verhaltensweisen von Personen aufgefaßt werden (Banning 1987, S.25). Unter gewissen
Umständen läßt sich der Begriff "Lebensstil" mit Subkultur gleichsetzen (Lüdtke
1989, S.47). Vor diesem Hintergrund lassen sich gesundheitsfördernde Verhaltensweisen als soziale Handlungen verstehen, mit denen der sozialen Umwelt bestimmte,
in Lebensstilen ausgedrückte Wertvorstellungen kommuniziert werden. Zu der Aussage "Gesundsein = fit und leistungsfähig" paßt also ein unter Präventionsaspekten
vollkommen paradoxes Verhalten wie Rauchen einerseits und viel Sport und die nach
eigener Aussage starke Beachtung der Gesundheit andererseits. Ein solcher Habitus

läßt sich auch als Demonstration von Erfolg, Leistungsfähigkeit und Vitalität interpretieren.

Das Wissen um lebensstilgeprägte Verhaltensmuster wird in der Marktforschung
z.T. sehr erfolgreich in Form von zielgruppenspezifischen Marketingstrategien umgesetzt. Ein analoges Vorgehen im Bereich der Gesundheitspolitik würde bedeuten, daß
vor Beginn der Präventionsaktivitäten untersucht wird, nach welchen Merkmalen sich
Populationsteilgruppen bilden lassen und wie diese definierten Zielgruppen am besten
erreichbar sind. Die eingangs vorgestellten Analyseergebnisse legen den Schluß nahe,
daß durch eine unspezifische, an die Gesamtpopulation gerichtete Präventionsstrate-
gie wahrscheinlich nur soziale Teilgruppen mit höherem sozio-ökonomischen Status
und relativ starken gesundheitsbezogenen Engagement erreicht werden.

16.6 Literatur

Backhaus, Klaus, Bernd Erichson, Wulff Plinke, Christiane Schuchard-Ficher, Rolf Weiber
(1986): Multivariate Analysemethoden. 4. neu bearbeitete Auflage, Springer Verlag, Heidel-
berg.
Banning, Thomas E. (1987): Lebensstilorientierte Marketingtheorie. Physica Verlag, Heidel-
berg.
Helmert, Uwe, Bertram Herman, Karl-Heinz Jöckel, Eberhard Greiser, Jenifer Madans (1989):
Social class and risk factors for coronary heart desease in the Federal Republic of Germany.
In: Journal of Epidemiology and Community Health, 43/1989, S.37-42.
Lüdtke, Hartmut (1989): Expressive Ungleichheit. Zur Soziologie der Lebensstile.
Leske+Budrich, Opladen.
SAS User's Guide (1985): Statistics. Version 5. Edition, Cary (North Carolina).

16.7 Anhang

16.7.1 Methodische Anmerkungen

Anzahl Items: 10

Kodierung: 0 => trifft nicht zu
        1 => trifft zu

Fusionierungsalgorithmus: Minimum-Varianz-Kriterium nach WARD (SAS Prozedur: PROC CLUSTER METHOD=WARD; (vgl. SAS User's Guide 1985, S.255ff)

Entscheidungsgrundlage zur Bestimmung der Clusteranzahl: relativer Varianz-
zuwachs nach erfolgtem Fusionierungsschritt ("Elbow-Kriterium", vgl. BACKHAUS
et al, 1986, S.147)

16.7.2 Ergebnisse

	Cluster1 N=71	Cluster2 N=63	Cluster3 N=42	Cluster4 N=47	Cluster5 N=113
Geschlecht					
Männer	36.6	36.5	47.6	46.8	37.2
Frauen	63.4	61.9	52.4	53.2	62.8
Alter					
25-29	4.2	7.9	2.4	--	11.5
30-39	22.5	31.7	23.8	27.7	23.0
40-49	31.0	28.6	40.5	40.4	43.4
50-59	26.8	23.8	23.8	29.8	13.3
60-69	15.5	7.9	9.5	2.1	8.8
Beruf					
Arbeiter	8.5	15.9	14.6	23.4	19.5
Angestellt	32.4	39.7	43.9	38.3	34.5
Beamter	12.7	15.9	9.8	10.6	8.8
Selbstst.	7.0	6.3	2.4	6.4	11.5
arbeitslos	5.6	--	--	2.1	0.9
Hausfrau	16.9	11.1	17.1	12.8	17.7
AZuBi	2.8	1.6	--	--	--
Schulabschluß					
Hauptschule	38.0	41.3	59.5	44.7	38.9
Realschule	35.2	28.6	28.6	34.0	39.8
Abitur	26.8	30.2	11.9	21.3	20.4
Rauchen					
Nie	50.7	44.4	33.3	44.7	43.4
Früher	26.8	23.8	50.0	31.9	36.3
z.Zt.	22.5	31.7	16.7	23.4	20.4
Sport					
>2Std.	71.8	68.3	61.9	51.1	62.8
1-2Std.	12.7	20.6	28.6	19.1	22.1
<1Std.	5.6	1.6	7.1	6.4	3.6
garnicht	8.5	6.3	--	10.6	5.3
Beachtung der eigenen Gesundheit					
sehr stark/stark	45.0	46.1	45.3	40.4	45.2
mittel	50.7	42.9	52.4	40.4	48.7
wenig/gar nicht	4.2	9.5	2.4	19.1	6.2
subjektiv wahrgenommener Gesundheitszustand					
sehr gut/gut	60.9	76.2	50.0	57.4	65.5
zufrieden	28.2	15.9	40.5	23.4	22.1
wenig. gut/schlecht	11.3	8.0	9.5	19.2	12.4

17 Aufwand und Reichweite einer Aktion zur gesunden Ernährung im Rahmen der Deutschen Herz-Kreislauf-Präventionsstudie (DHP)

M. Vogt, R. Amereller, A. Mager, E. Feichtinger, W. Reubel, M. Mühlbacher, M. Rebert, C. Kamm, A. Brunnauer, K. Hetzel, K.-D. Hüllemann
Modell Bergen, Traunstein

17.1 Einleitung

Gesunde Lebensweise wird durch vielfältige Einflüsse bestimmt. Neben psychischen Variablen wie Wissen und Motivation sowie der sozioökonomischen Situation sind es vor allem die Möglichkeiten (Optionen), die dem einzelnen in seiner Umgebung zur Auswahl stehen (Milio, 1986). Ein umfassendes Präventionsprogramm, wie es von der Deutschen Herz-Kreislauf-Präventionsstudie (DHP) (Hoffmeister et al, 1983) entwickelt wurde, muß dies berücksichtigen.

Das Programm orientiert sich an Risikofaktoren, enthält aber gleichzeitig Elemente, die an den vorhandenen Angebotsstrukturen in der Gemeinde ansetzen. Die Wahlmöglichkeiten für den einzelnen sollen dadurch erweitert werden.

Die hier vorgestellte Aktion zum Thema "Gesunde Ernährung", die in der Kreisstadt Traunstein/Obb. vom 3.-11. März 1989 durchgeführt wurde, enthält diese Elemente. Sie richtete sich an die erwachsene Bevölkerung und speziell an Gastwirte, Bäcker und Metzger.

17.2 Aktionsbeschreibung

17.2.1 Zielsetzung

Die Aktion hatte zwei Hauptziele. Mit einer Medienkampagne sollte gesunde Ernährung in weiten Teilen der Bevölkerung zu einem aktuellen Thema gemacht werden. Die Kampagne lief unter dem Titel "Traunstein ißt anders".

Das andere Hauptziel war, durch Bereitstellung eines entsprechenden Angebotes die Bevölkerung zu motivieren, sich aktiv mit gesunder Ernährungsweise zu befassen.

17.2.2 Angebote und Aktivitäten

Für Gaststätten wurde die "Grüne Speisekarte" entwickelt. Auf ihr wurden eine Woche lang vollwertige Gerichte auf der Grundlage von Rezepten von MODELL BERGEN angeboten. Hier kam es besonders darauf an, an Fett zu sparen und genügend Ballaststoffe zu servieren. Salz sollte durch andere Gewürze ersetzt werden. Zum Gaststättenprogramm gehörten auch Tischaufsteller mit der Bitte um eine Rauchpause zu Essenszeiten ('Weniger Rauch - mehr Geschmack').

Es werden zwar viele Mahlzeiten in Gaststätten eingenommen, aber die Mehrzahl der Speisen wird nach wie vor am heimischen Herd vorbereitet. Die Entscheidung darüber, wie das geschieht und was auf den Tisch kommt, läßt sich beeinflussen. Eine Ansatzstelle ist der Einkauf. Aus diesem Grunde wurden in die Aktion Bäckereien und Metzgereien einbezogen. Themenschwerpunkt bei den Bäckern waren Vollkornprodukte, bei den Metzgern salz- und fettreduzierte Wurstwaren sowie Qualität und Verwendungszweck von Fleisch.

Ergänzend dazu brachte die Tageszeitung eine zehnteilige Rezeptserie.

Gemeinsam mit der AOK wurde während der gesamten Aktionsdauer ein Informationsstand an zentraler Stelle in Traunstein aufgebaut. Neben einem vielfältigen Angebot von Faltblättern und Broschüren bestand hier für interessierte Bürger die Möglichkeit, sich zu Ernährungsthemen beraten zu lassen. Der Stand war als Mini-Ausstellung mit wechselnden Themen im Laufe der Woche konzipiert. Schwerpunkte waren Ballaststoffe, Zuckergehalt von Lebensmitteln und Fleischqualität.

In der AOK-Geschäftsstelle konnte man sich eine Woche lang vormittags den Blutdruck messen lasen.

Um auf die Aktion aufmerksam zu machen und zur Nutzung anzuregen, wurden neben vier 1/4-seitigen Anzeigen in der Tageszeitung 300 Plakate aufgehängt und 3.000 Handzettel verteilt. Abbildung 17.1 gibt einen Überblick über alle Maßnahmen.

Die Beteiligung bei Gastwirten, Bäckern und Metzgern war gut.

Von 30 Gaststätten, die überhaupt für eine solche Aktion in Frage kommen, beteiligten sich 19. Bei den Bäckern waren es 11 von 14 und bei den Metzgern 9 von 10.

17.2.3 Aufwand

Insgesamt wurden 740 Arbeitsstunden für die Aktion aufgewendet. Davon entfallen 340 Stunden auf die Vorbereitung, 160 auf die Kooperation, 200 auf die Beratung und schließlich 40 auf das Blutdruckmessen.

Aufwand für die Aktion "Transtein ißt anders"

4	Anzeigen à 1/4 Seite in der Tageszeitung
300	Plakate DIN A 3
10	Folgen einer Rezeptserie in der Tageszeitung
5	Zeitungsartikel mit informierendem Charakter
3000	Handzettel
1350	Faltblätter bei Metzgern
450	Faltblätter bei Bäckern
11120	Faltblätter und Broschüren
1600	Karten für Teilnehmerlotterie
60	Stunden Öffnungszeit des Informationsstandes
5	Vormittage Blutdruckmessen
19	Gaststätten mit "grüner Speisekarte"

Abb. 17.1: Alle Elemente der Aktion im Überblick

Unter die Vorbereitung fallen Tätigkeiten wie das Erstellen der Rezeptserie für die Tageszeitung und der Rezeptsammlungen für die Gastwirte, Planung der Ausstellungen am Informationsstand mit Vorbereitung des Demonstrationsmaterials und alle organisatorischen Arbeiten, wie die Acquisition der Anzeigen, Einholen von Genehmigungen, Schreiben von Zeitungsartikeln und dergleichen mehr.

Die Kooperationsgespräche waren intensive Verhandlungen mit den einzelnen Gastwirten, den Bäckern und Metzgern sowie deren Innungen. Breiten Raum nahmen auch die Verhandlungen mit der AOK als Mitveranstalter ein.

Für die Ernährungsberatung am Informationsstand waren während der 60-stündigen Öffnungszeit durchgehend drei Fachkräfte abgestellt, und die Blutdruck-Meßaktion in den Geschäftsräumen der AOK fand an fünf Vormittagen statt.

450 der 740 geleisteten Arbeitsstunden wurden von MODELL BERGEN-Mitarbeitern erbracht, 80 vom Kooperationspartner AOK und schließlich 210 Stunden von Praktikanten bei MODELL BERGEN.

Die Sachmittel-Kosten für die Frühjahrsaktion belaufen sich auf insgesamt DM 5.300,-. Davon entfallen DM 3.350,- auf Werbemaßnahmen, DM 800,- auf den Informationsstand und DM 1.150,- auf Materialien.

17.3 Evaluation

17.3.1 Stichprobe

Aus dem Telefonbuch, Ortsnetz Traunstein, wurden nach Zufall 499 Adressen gezogen. Zielperson war jeweils dasjenige Familienmitglied, welches als letztes Geburtstag hatte und über 18 Jahre alt war. Insgesamt wurden 326 vollständige Interviews durchgeführt. Das entspricht einer Ausschöpfung von 71,6 % der um die qualitäts-neutralen Ausfälle bereinigten Stichprobe (z.B. nie erreicht, Ausländer, Firmenan-schluß).

Tabelle 17.1 zeigt, wie sich die Stichprobe auf die einzelnen Altersgrupen verteilt. Zum Vergleich dazu die Altersverteilung ans der Traunsteiner Einwohnerstatistik vom 2. Halbjahr 1988. In der Stichprobe sind Männer unterrepräsentiert, und Abwei-chungen ergeben sich auch in der Altersgruppe "über 70 Jahre" bei den Männern und Frauen.

Tab. 17.1: Vergleich der Stichprobenzusammensetzung mit der Bevölkerung der Stadt Traun-stein. Die fünf mittleren Altersgruppen entsprechen der Evaluationspopulation der DHP, die hier nach oben und unten erweitert wurde.

Alter in Jahren	Männer				Frauen			
	Einwohner				Einwohner			
	Stichprobe		Stadt Traunstein		Stichprobe		Stadt Traunstein	
	N	%	N	%	N	%	N	%
18-24	16	13	1009	15	24	12	1026	12
25-29	7	6	728	11	17	8	716	8
30-39	20	16	1069	16	30	15	1152	14
40-49	21	17	1205	18	30	15	1269	15
50-59	18	14	981	15	32	16	1047	12
60-69	16	13	793	12	31	16	1405	17
>=70	28	22	876	13	36	18	1860	22
	126	101	6661	100	200	100	8475	100

Bei der Gegenüberstellung der Stichprobe und der Traunsteiner Bevölkerung ist zu berücksichtigen, daß das telefonische Ortsnetz Traunstein, aus dem die Adressen gezogen wurden, nicht mit dem Stadtgebiet übereinstimmt. Im Ortsnetz Traunstein sind auch umliegende Gemeinden enthalten. Von einer Gewichtung der Daten wurde daher abgesehen.

17.3.2 Methoden

Die Befragung wurde unmittelbar nach Abschluß der Aktion über Telefon durchge-führt. Sie dauerte 14 Tage. In einem ersten Gespräch wurde die Zielperson ausfindig gemacht und ein Gesprächstermin vereinbart. Das zweite Gespräch war das Interview und dauerte im Durchschnitt 20 Minuten.

Die Befragung war standardisiert. Die Interviewer hatten sich genau an den Fragebogen zu halten. Eine zweitägige Einweisung der Interviewer ging der Befragung voraus, und die Durchführung selbst fand unter stichprobenartiger Supervision statt.

Für die meisten Fragen waren Antwortkategorien vorgegeben. Die Datenerfassung erfolgte auf Personalcomputern über das Datenbanksystem dBase III. Von dort wurde ein Rechteckfile zur weiteren Auswertung mit dem Statistikprogramm SPSS/PC erstellt.

17.3 Ergebnisse

Die sechs wichtigsten Elemente der Aktion sind Frauen und Männern jeweils gleich häufig aufgefallen (Tab. 17.2). Von allen Befragten konnten sich 60,4 % an den Informationsstand erinnern. Ähnlich große Aufmerksamkeit erzielten auch die beiden medialen Maßnahmen Plakat (58,3 %) und Rezeptserie (54,6 %). Die Gaststätten-Aktion bemerkten 43,9 %. Am wenigsten fielen die Tischaufsteller (16,8 %) und die Blutdruck-Messung (10,1 %) auf. 73,3 % der Befragten nahmen irgendeinen Bestandteil der Aktion wahr.

Informationsstand und Rezeptserie sprechen unterschiedliche Altersgruppen an. Der Informationsstand ist vor allem den unter 30-jährigen aufgefallen und auch noch den 60-70-jährigen. Die Rezeptserie findet die höchste Aufmerksamkeit in der Altersgruppe 40-70 Jahre.

Der Schulabschluß steht in keinem Zusammenhang damit, wie sehr der Informationsstand und die Rezeptserie auffallen. Bedeutsam ist er hingegen bei der Gaststätten-Aktion. Sie fällt Personen mit zunehmendem Bildungsgrad deutlich mehr auf (χ=10,28; df=1; p<0,01).

In engem positiven Zusammenhang steht die Schulbildung auch mit der Anzahl der wahrgenommenen Aktionsteile.

Bei den Programmteilen Gaststätten-Aktion, Informationsstand und Rezeptserie wurde nachgefragt, inwieweit das Angebot auch genutzt wurde. Dabei geben 9,8 % derjenigen, denen die Gaststätten-Aktion aufgefallen ist, an, auch ein Gericht von der Grünen Speisekarte probiert zu haben. Am Informationsstand haben sich 22,3 % derjenigen, denen er aufgefallen ist, auch Informationen geholt, und die Rezeptserie wurde von 74,2 % derjenigen, denen sie aufgefallen ist, auch gelesen. Von den Lesern probierten dann noch 9,1 % die Rezepte aus, was auf die Stichprobe bezogen 3,7 % ausmacht. Inwieweit von den Angeboten auch Gebrauch gemacht wird, ist allerdings geschlechtsspezifisch. So sind unter den 14 Befragten, die in Gaststätten ein Gericht von der "Grünen Speisekarte" gewählt haben, 13 Frauen. Ebenso wird die Rezeptserie häufiger von Frauen gelesen (χ=4,36; df=1; p<0,05) und ausprobiert. In der Spalte "Anzahl der Bürger" der Tabelle 17.2 ist hochgerechnet, wieviele Personen der Zielgruppe (Traunsteiner Bürger über 18 Jahre) mit der jeweiligen Maßnahme erreicht wurden.

Tab. 17.2: Grade der Aufmerksamkeit, die einzelne Bestandteile bei der Bevölkerung erzielen konnten. Die Prozentwerte beziehen sich jeweils auf das oben in den Spalten angegebene N.
(* = p<0,05; ** = p<0,01; n.s.= nicht signifikant)

	Frauen	Männer	Gesamt		Anzahl Bürger
	N = 200	N = 126	N = 326		
	%	%	%		
Gaststättenangebot	43,5	44,4	43,9	n.s.	6650
Gericht ausprobiert	6,5	0,8	4,3	-	650
Plakat	56,5	61,1	58,3	n.s.	8820
Informationsstand	59,5	61,9	60,4	n.s.	9140
sich informiert	15,5	10,3	13,5	n.s.	2040
Rezeptserie	55,0	54,0	54,6	n.s.	8260
gelesen	45,0	33,3	40,5	*	6130
probiert	5,0	1,6	3,7	-	560
Blutdruckmessen	12,5	6,4	10,1	n.s.	1530
Tischaufsteller	14,5	20,6	16,9	n.s.	2560

	Haupt-schule	mittlere Reife	Hochschul-reife	
	N = 171	N = 94	N = 53	
	%	%	%	
Gaststättenangebot	36,3	51,1	58,5	**
Plakat	52,6	69,2	62,3	*
Informationsstand	57,3	67,0	60,4	n.s.
sich informiert	10,5	18,1	18,9	n.s.
Rezeptserie	56,1	56,4	45,3	n.s.
gelesen	42,1	41,5	32,1	n.s.
probiert	3,5	5,3	1,9	-
Blutdruckmessen	11,1	12,7	3,8	n.s.
Tischaufsteller	13,5	18,1	26,4	n.s.
Aktionsbestand-teile wahrgenommen				**
keins	32,4	16,8	20,8	
eines	38,2	37,9	26,4	
mehrere	29,4	45,3	52,8	

17.4 Diskussion

Gemäß den Zielsetzungen der Aktion sollte festgestellt werden, inwieweit es gelingt, die Aufmerksamkeit der Bevölkerung zu wecken und inwieweit konkrete Angebote auch genutzt werden.

Die Ergebnisse zeigen, daß Einzelmaßnahmen wie Informationsstand oder Rezeptserie bereits weite Teile der Bevölkerung erreichen. Durch Kombination mehrerer Maßnahmen werden noch einmal 25 % mehr in irgendeiner Weise auf die Aktion aufmerksam. Wenn langfristige Verhaltensänderungen das Ziel sind, dann ist das Aufmerksamwerden allerdings nur eine der frühen Stufen in einem Prozess, der nach McGuire (1982) folgende Elemente enthält:

1. In Kontakt kommen
2. Aufmerksam werden
3. Interesse zeigen
4. Wissenszuwachs
5. Motivation zur Verhaltensänderung
6. Verhalten ausprobieren
7. Bestätigung suchen

Innerhalb dieses Verhaltensänderungsprozesses erfolgt der Übergang von einer Stufe zur anderen jeweils mit einer gewissen Wahrscheinlichkeit. Am Beispiel der Rezeptserie lassen sich einige Übergangswahrscheinlichkeiten empirisch bestimmen. Die Wahrscheinlichkeit, daß eine Frau auf die Serie aufmerksam wird, beträgt 0,55 (Männer 0,54). Ist die Aufmerksamkeit erst gegeben, ist die Wahrscheinlichkeit, daß auch Interesse gezeigt (d.h. gelesen) wird, 0,81 (Männer 0,65). Das Nachkochen wäre etwa auf Stufe 5 anzusetzen, da es sich nicht um grundsätzlich neues Verhalten handelt. Die Übergangswahrscheinlichkeit von Stufe 3 auf 5 beträgt bei Frauen 0,11 und bei Männern 0,05. Insgesamt ist die Wahrscheinlichkeit, daß die Rezeptserie nachgekocht wird, 0,05 bei den Frauen und 0,02 bei Männern.

Wenn man also durch Aktionen und Kampagnen die Bevölkerung zu langfristiger Verhaltensänderung bewegen will, dann muß man nach Wegen suchen, wie sich die Übergangswahrscheinlichkeiten zwischen den einzelnen Stufen erhöhen lassen. Auch im Bereich der Prävention muß man sich daran gewöhnen, Marktforschung zu betreiben.

Die Befragung macht deutlich, daß Ernährungsthemen bei Männern und Frauen gleich starke Aufmerksamkeit finden. Das ist auf ein allgemein gestiegenes Gesundheitsbewußtsein zurückzuführen. Tradiertes Rollenverhalten dürfte jedoch eine Erklärung dafür abgeben, daß Angebote stärker von Frauen genutzt wurden.

Die Mehrzahl der Maßnahmen sprechen sowohl Männer wie Frauen an als auch unterschiedliche Bildungsschichten gleichmäßig an. Das ist im Sinne der Zielsetzung.

Bei den Fällen, wo Unterschiede sichtbar werden (Gaststättenaktion, Plakat und Anzahl der insgesamt wahrgenommenen Aktionsbestandteile) ist die Schulbildung ausschlaggebender Faktor. Diese Beobachtung steht im Einklang mit anderen Ergebnissen, die darauf hinweisen, daß gesundheitsförderliche Angebote eher den besser Ausgebildeten zugutekommen (Gutzwiller, 1989). Die Qualität einer Aktion wird sicher auch immer daran gemessen, inwieweit es ihr gelingt, möglichst viele Schichten der Bevölkerung anzusprechen. In unserem Beispiel tragen dazu vor allem Rezeptserie und Informationsstand bei.

17.5 Ausblick

Rechnet man die geleisteten Arbeitsstunden in Honorare um und zählt die Kosten für Materialien hinzu, so entstanden für diese Aktionswoche für jeden über 18-jährigen Traunsteiner Bürger Kosten in Höhe von rund DM 1,50. Für jeden auf die Aktion aufmerksam gewordenen Bürger sind rund DM 2,- zu veranschlagen. Bei dieser Kalkulation ist zu berücksichtigen, daß Entwicklungskosten in voller Höhe mit eingehen. Eine im Folgejahr geplante Aktion wird weit weniger kosten, da die Vorarbeiten wie Ausstellungsplanung, Entwurf und Layout (Gestaltung) von Informationsmaterialien und die Erstellung von Rezeptsammlungen für Wirte bzw. für die Tageszeitung nicht mehr anfallen. Ebenso läßt sich der Personaleinsatz am Informationsstand an bestimmten Wochentagen verringern. Von Screening-Angeboten in eher abseits gelegenen Geschäftsstellen wird Abstand genommen. Dafür soll die Aktion schon weiter im Vorfeld beworben werden. Andererseits ist anzustreben, noch mehr Kooperationspartner einzubinden. Zu denken wäre etwa an Lebensmittelgeschäfte. Generell gilt nämlich, daß eine Botschaft umso eher an die Zielgruppe gelangt, aus je mehr Kanälen sie übermittelt wird.

17.6 Literatur:

Gutzwiller, Felix, C. Lavecchia, F. Levi, E. Negri, V. Wietlisbach (1989): Education, Disease Prevalence and Health Service Utiliziation in the Swiss National Health Survey "SOMIPOPS". Preventive Medicine, 18, S. 452-459.
Hoffmeister, Hans, Hansheinz Kreuter, Jürgen von Troschke (1983): Deutsche Herz-Kreislauf-Präventionsstudie: Studienhandbuch. Unveröffentlichtes Manuskript, Bonn.
McGuire, William J. (1982): Theoretical foundations of campaigns. In: Rice, Ronald E., Willian J. Paisley (eds.): Public communication campaigns. Sage, Beverly Hills London.
Milio, Nancy (1986): Promoting health through public policy. Canadian public health association, Ottawa.

18 Vergleich der Instrumente zur maßnahmenübergreifenden Dokumentation der Studienaktivitäten im Rahmen der Deutschen Herz-Kreislauf-Präventionsstudie (DHP)

A. Mager, I. Klöckner, M. Vogt, K. Hetzel, K.-D. Hüllemann
Modell Bergen, Traunstein

Als einmal ein Begleitforscher die Datenlage eines Modellprojekts überprüfen wollte, da wurden vor ihm die Aktenschränke aufgetan, in denen meterweise Ordner, Dokumente, Einzelerhebungen und Berichte angesammelt waren. Diese Schreckensvision der Evaluation mag in der DHP dazu beigetragen haben, daß der umfassenden und systematisch auf die Zielvariabeln der Studie gerichteten Dokumentation ein hoher Stellenwert eingeräumt wurde. Die maßnahmenübergreifende Dokumentation der Studienaktivitäten ist eine Teilaufgabe der formativen Prozeßevaluation in den Studienzentren der DHP. Im Rahmen des quasi-experimentellen Evaluationskonzeptes der DHP hat die Prozeßevaluation die "interventive Dosis" in den Studiengemeinden und die regional unterschiedlichen Einflußgrößen zu bestimmen, damit ein plausibler Zusammenhang zwischen den Ergebnissen der Endpunktevaluation und den Studienaktivitäten in der Region hergestellt werden kann (Studienhandbuch 1985, S. 58).

18.1 Ausgangsfragestellungen und Erhebungsverfahren der Dokumentation

Erfahrungen aus den epidemiologischen Feldstudien in den USA (Farquhar, 1978; Assaf et al, 1987) führten in der DHP zunächst zur Entwicklung der Kontaktdokumentation. Sie wird seit Beginn der Hauptstudienphase der DHP (1984/85) in der Studienregion Traunstein von den Projektmitarbeitern und -mitarbeiterinnen des Modell Bergen geführt und erfaßt die Arbeiten zur Umsetzung des Studienprogramms in der Region unabhängig von der Durchführung einzelner Maßnahmen. In der Phase der Zwischenbewertung der DHP durch den Gesundheitssurvey wurde 1988/89 das Education Tracking System (ETS) aus amerikanischen Feldstudien (Pawtucket, Minnesota und Stanford), zur Maßnahmendokumentation adaptiert. Das ETS faßt die unterschiedlichen Maßnahmen des Projekts nach einem einheitlichen Codeplan zusammen. Im folgenden werden die Ausgangsfragestellungen, zentralen Kategorien, Erhebungs- und Bearbeitungsverfahren der Kontakt- und der Maßnahmendokumentation vergleichend dargestellt.

18.1.1 Kontaktdokumentation

Für das Handlungsfeld der Studie in der ländlichen Region Traunstein (Hüllemann et al, 1987) ist die gering ausdifferenzierte präventive Infrastruktur kennzeichnend. Hier erhalten die gemeindebezogenen Zielsetzungen der Studie wie die Verbesserung des Angebots an präventionsrelevanten Gütern und Dienstleistungen hohe Priorität. Zentrale Fragestellungen der Prozeßevaluation richten sich deshalb auf die Prozesse der Diffusion (Rogers, 1983), Unterstützung, Verstetigung und Implementation des Studienprogramms.

Die Kontaktkarte protokolliert die Präventionsarbeit aus der Sicht der Akteure als einen Kommunikationsprozeß, einen Prozeß der Auseinandersetzung mit den regionalen Bedingungen, des Aushandelns von Zielvorstellungen, Interessen und Ressourcen zwischen den Projektmitarbeitern und -mitarbeiterinnen und den Kontaktpersonen aus der Studienregion. Die Erhebungseinheit der Kontaktkarte ist die kleinste Einheit dieser Kommunikationsprozesse: die Interaktion. Das Protokoll erhebt in einem standardisierten Teil Zeit und Ort des Kontakts, Angaben zu den Kontaktpersonen, Art (telephonisch, brieflich, persönlich) und Initiative (des Projekts, der Kontaktperson) des Kontakts. Informationen zum Kontaktinhalt (Maßnahmenbezug, Anlaß, Inhalt, Ergebnis) und zahlreiche Zusatzinformationen (Gesprächsverlauf, Bewertung des Kontakts, Verweise) werden offen erhoben und nach einem differenzierten Codeplan analysiert.

Um die Implementation des Instruments im Projekt zu erleichtern und die Vollständigkeit der Protokolle sicherzustellen, mußte das Instrument zunächst von innerbetrieblichen Kontrollfunktionen abgekoppelt werden. Es bleibt den Protokollanden überlassen, das Instrument in der eigenen Arbeit als ausführliches Interventionstagebuch, als Tätigkeitsbeschreibung oder nur als Notizzettel einzusetzen. Qualität und Ausführlichkeit der Protokolle differieren daher erheblich.

Bei der Einführung der Kontaktkarte wurde der Bearbeitungsaufwand für die jährlich etwa 1000 Dokumente des Projekts unterschätzt, auch weil sich die Annahme, das Studienzentrum würde nach einer Einführungsphase in der Region einen relativ stabiles Spektrum an Kooperationsbeziehungen für die weiteren Jahre aufgebaut haben, als unzutreffend erwies.

Der Kreis der Personen, die in einzelnen Arbeitskontakten vom Projekt angesprochen wurden oder sich an das Projekt wandten, erweiterte sich seit 1985 bis 1988 jährlich um etwa 300 bis 400 Personen. Aufgrund ihres Umfangs und aufgrund der notwendigen Verschlüsselungsprozeduren, Vollständigkeitskontrollen und Nachfassaktionen ist die Kontaktdokumentation ein schwerfälliges Instrument. Sie hat sich aber als ein sensibles Informationssystem für die formative Prozeßevaluation des Studienzentrums bewährt. Das Protokoll enthält Informationen über die Vor- und Nachbereitung einzelner Maßnahmen, über Maßnahmen im Planungsstadium und auch über Maßnahmen, die im Planungsstadium stehengeblieben oder modifiziert worden sind; sie bietet damit zu den Einzelerhebungen der maßnahmenbegleitenden Prozeßevaluation umfangreiches Material für qualifizierende Analysen.

18.1.2 Maßnahmendokumentation (ETS)

Die Fragestellungen, die zur Einführung des ETS führten, richten sich auf den "interventiven input" in den Studienregionen der DHP und auf den multizentrischen Vergleich der unterschiedlichen Aktivitätsprofile der Studie in den Studienregionen. Das ETS unterscheidet sich von der Kontaktdokumentation v.a. in der pragmatischen Ausrichtung auf das Handlungsergebnis: die Maßnahme, sie bildet die Erhebungseinheit des ETS.

Das ETS erfaßt Prävention in der Durchführung der Maßnahmenkataloge, nicht der Verhandlungen darüber. Die Maßnahmeeinheiten werden nach Inhalt, Ort und Zeit der Durchführung gegeneinander abgegrenzt. Das Präventionsmodell des ETS ist das der Erziehung, eine Form der direktiven Einwegkommunikation. Die Maßnahmen werden in den Kategorien des strategischen Interventionsbegriffs epidemiologischer Studien beschrieben: nach Datum, Kommunikationskanal, Lernziel, Inhalt, Reichweite, Zielerreichung und Einsatz von Ressourcen.

Die Maßnahmen der gemeindebezogenen Prävention bestehen häufig aus einer Vielzahl einzelner Aktionsteile und sind, was die Zielsetzungen, Inhalte und Formen der Durchführung betrifft, meist Kombinationsaktionen. Diesen Aspekten wird der auf Einzelmaßnahmen und -zielsetzungen ausgerichtete Codeplan des ETS nicht in vollem Umfang gerecht. Demgegenüber sind jedoch die pragmatischen Vorteile des ETS hervorzuheben: es ist unabhängig von den Akteuren im Präventionsprozess einsetzbar und es erfaßt die Maßnahmen unabhängig von deren Gewichtungen und interpretierenden Reflexionen, es kann rückwirkend eingesetzt werden und es fügt sich in die input-output Rationalität des quasi-experimentellen Studiendesigns.

18.2 Auswertungsbeispiele: Zur Abbildung gemeindebezogener Präventionsarbeit

Das Evaluationskonzept der DHP unterscheidet die Zielebenen (1) der präventiv tätigen Organisationen und Multiplikatoren auf Gemeindebene, (2) der präventiven Kenntnisse, Einstellungen und Verhaltensweisen der Zielpopulation und (3) der epidemiologischen Befunde in der Zielpopulation (Programmreport der DHP, 1989). In Hinblick auf die im Zeitraum zwischen 1984 und 1991 zu erzielenden Senkungen von Risikofaktorprävalenzen und -mittelwerten gelten solche Maßnahmen als zielgenau, die spezifisch an den Herz-Kreislauf-Risikofaktoren ansetzen, möglichst genau die Studienpopulation und hier v.a. die riskierten Gruppen erreichen und möglichst unmittelbar Verhaltensänderungen und Senkung des Risikos bewirken. Entsprechend müßten alle unspezifischen, nicht unmittelbar risikofaktorenorientierten Prozesse der allgemeinen Gesundheitsförderung in den Studienregionen als Streuverluste der gemeindeorientierten Präventionsarbeit gewertet werden. Demgegenüber sind die Zielhierarchien der gemeindebezogenen Präventionsarbeit in einer Analyse der Prozeßdaten näher zu bestimmen.

Die folgenden Auswertungsbeispiele zu den zentralen Kategorien der Dokumentationsysteme richten sich auf die Frage nach dem Stellenwert der spezifisch risikofaktorenorientierten Maßnahmen in der gemeindebezogenen Umsetzung des Studienprogramms.

18.2.1 Datenlage

Die Auswertungen zur Kontaktdokumentation für den Zeitraum 1985 bis 1988 beziehen sich auf 4519 Datensätze, mit denen 5048 Einzelkontakte des Studienzentrums dokumentiert sind (Abb. 18.1). Als Einzelkontakte gelten Kontakte mit bis zu 5 Kontaktpersonen, also auch Besprechungen, telephonische Rundrufe und Briefe mit kleinem Verteiler. Veranstaltungskontakte und Versendungsaktionen wurden für die Auswertungen ausgeschlossen, um eine Überschneidung mit der Maßnahmendokumentation zu vermeiden. Die Kontaktdatei enthält die Einzelkontakte des Studienzentrums umfassend, d.h. unabhängig von der Bedeutung und Dauer des Kontakts und annähernd, d.h. soweit im Rahmen der Vollständigkeitskontrollen festellbar, vollständig. Die Kontaktprotokolle erfassen die Kontakte zu insgesamt rd. 1500 unterschiedlichen Organisationseinheiten und rd. 1800 Kontaktpersonen.

Kennzeichnend für die Präventionsarbeit im ländlichen Raum ist der hohe Anteil der medial vermittelten Kontakte. Aufgrund der großen Entfernungen im Landkreis sind die DHP-Geschäftsstellen für den Großteil der Bevölkerung nicht erreichbar. Das Studienzentrum verfolgt deshalb u.a. das Konzept der mobilen Geschäftsstelle: Die Maßnahmen werden vor Ort, in den Gemeinden des Landkreises durchgeführt. Die Kontaktdatei beschreibt den Aufwand zur Vor- und Nachbereitung dieser Maßnahmen.

Als ein Kriterium für die Durchdringung und Verstetigung der Präventionsarbeit wurde die Verlagerung der Initiative dafür auf die Kontaktpartner im Feld angenommen. Der Anteil der von den Kontaktpersonen initiierten Kontakte nimmt im Studienverlauf beständig zu. Im vierten Studienjahr werden mehr als die Hälfte der Einzelkontakte von "außen" initiiert. Diese Verlagerung ist jedoch maßnahmenübergreifend nur im Bereich der telephonischen Kontakte (Gesamt: 4246 Einzelkontakte mit Angabe des Hauptanlasses) zu beobachten.

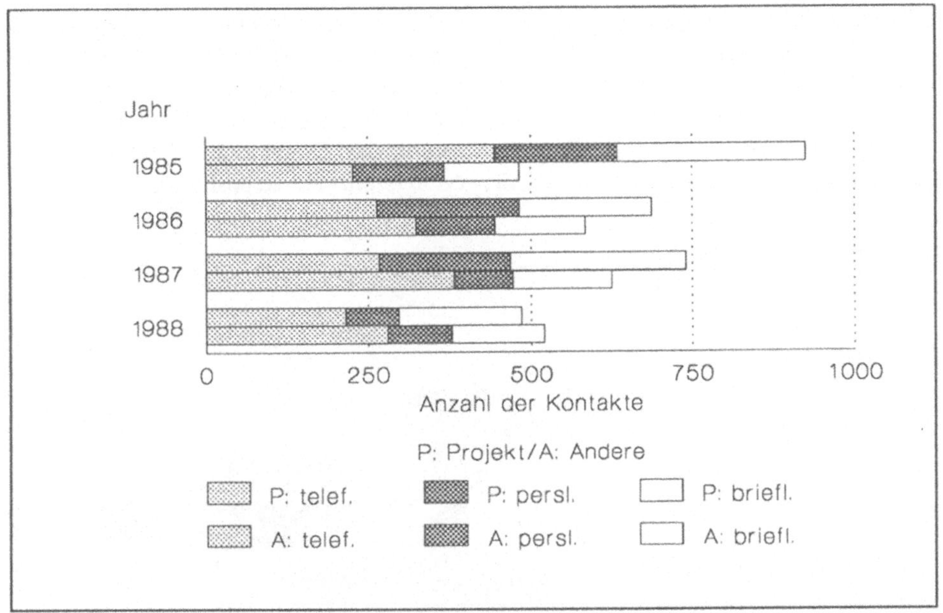

Abb. 18.1: Kontaktdokumentation 1985-1988: Art und Initiative der Einzelkontakte

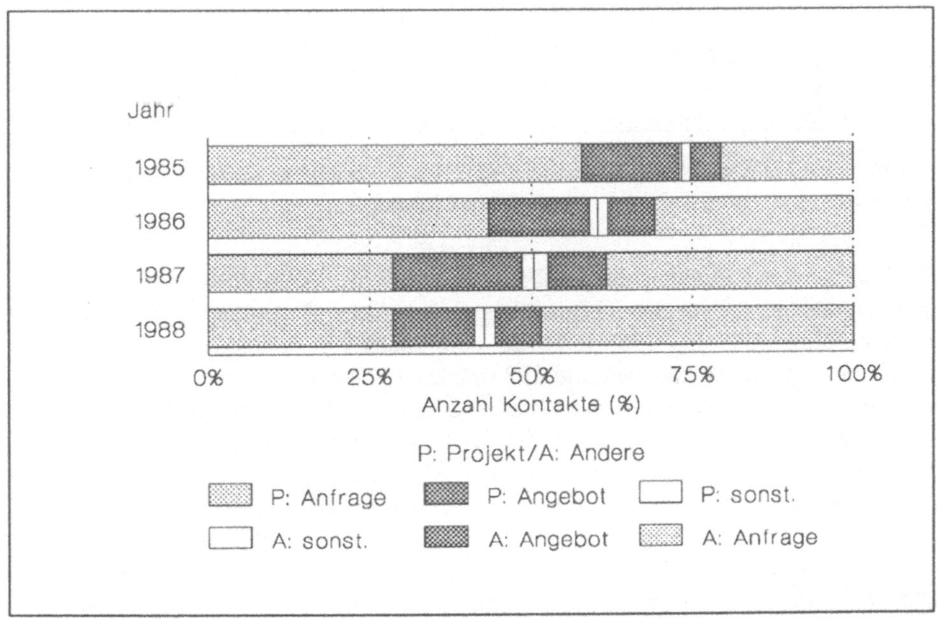

Abb. 18.2: Kontaktdokumentation 1985-1988: Anlaß der Kontakte (1. Nennung)

Werden die inhaltlichen Impulse (Abb. 18.2) für die Kontakte berücksichtigt, so ergibt sich im Studienverlauf eine deutliche Verlagerung auch der inhaltlichen Vorgaben für die Prävention von der Studie auf die Kontaktpersonen. Die Studienaktivitäten werden zunehmend von Anfragen und Angeboten der Kontaktpersonen bestimmt. Inwiefern dies auch eine Verlagerung der Themenschwerpunkte für die Prävention bedeutet, wird in weiteren Auswertungsschritten zu bestimmen sein.

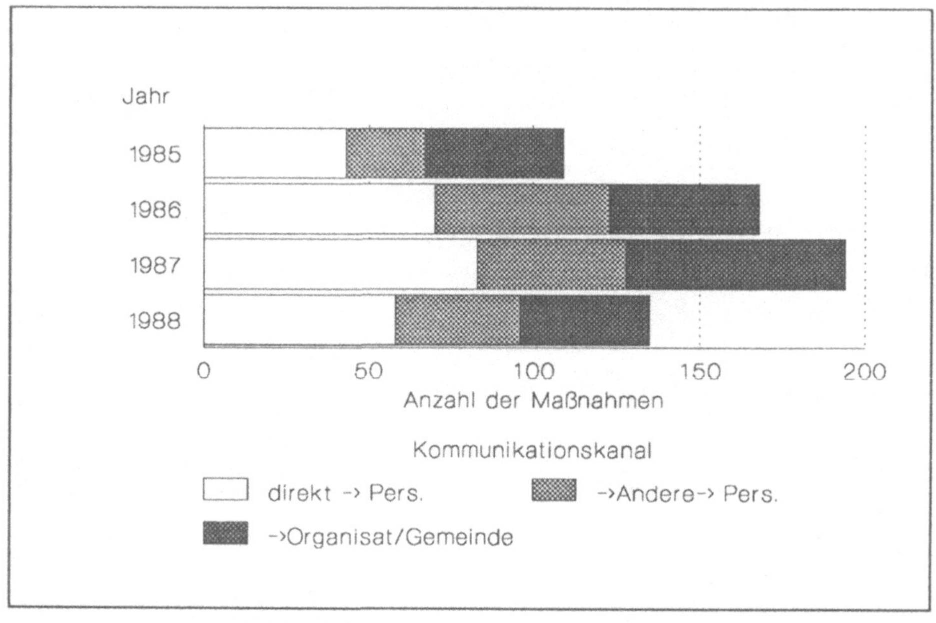

Abb. 18.3: Maßnahmendokumentation 1985-1988: Zugangswege der Maßnahmen (ohne mediale Aktivitäten)

Die Maßnahmendokumentation (Abb. 18.3) erfaßt die DHP-Maßnahmen im Landkreis Traunstein vollständig und unabhängig von ihrer Bedeutung und Reichweite. Für die Jahre 1985 bis 1988 sind für den Landkreis Traunstein insgesamt 254 personenbezogene Maßnahmen und 192 organisationenen- bzw. gemeindebezogenen Maßnahmen des Studienzentrums dokumentiert, weitere 160 Maßnahmen von Kooperationspartnern waren durch die DHP unmittelbar angeregt, begleitet oder unterstützt. Diese Maßnahmen wurden durch Medienkampagnen, ein breites Angebot an Informationsmaterialien sowie durch die kontinuierliche Berichterstattung über DHP-Aktivitäten in den lokalen Tageszeitungen und Gemeindeblättern ergänzt.

Die Reichweiten der Maßnahmen werden je nach "Kommunikationskanal" unter-schiedlich erfasst. Die Anzahl der verteilten Medien (Gesamt rd. 200 Tsd.) oder der erreichten Personen bei den verschiedenen Maßnahmen (Gesamt rd. 85 Tsd.) gibt jedoch nur einen Anhaltspunkt zur Einschätzung der Größenordnung des interventiven Inputs, der in Zielgruppen- und Wirkungsanalysen für die einzelnen Maßnahmetypen zu präzisieren ist.

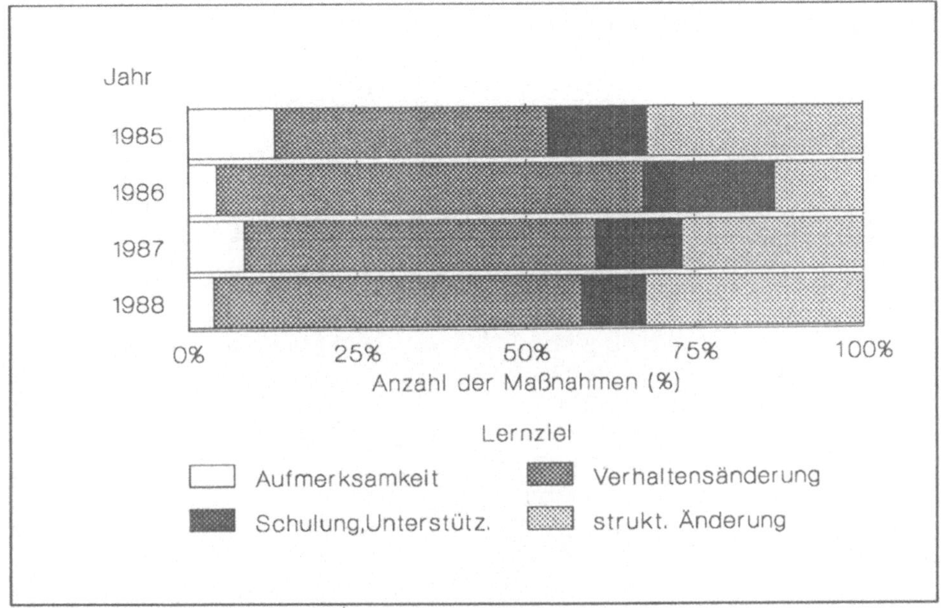

Abb. 18.4: Maßnahmendokumentation 1985-1988: Lernziel der Maßnahmen (ohne mediale Aktivitäten)

Im Maßnahmenkatalog (n=606) des Studienzentrums überwiegen die verhaltenspräventiven Maßnahmen mit einem durchschnittlichen Anteil von rd. 53% (Abb. 18.4). Die auf strukturelle Veränderung und Unterstützung in der Region gerichteten Maßnahmen kennzeichnen die Einführung der Studie zu Beginn und seit dem dritten Studienjahr die Aktivitäten zur Verstetigung und Implementation von Programmen.

18.3 Themenschwerpunkte im Aktivitätsprofil der Prävention

Kontakt- und Maßnahmendokumentation erfassen die für die DHP relevanten Themenschwerpunkte der Präventionsaktivitäten nur den risikofaktorenorientierten Bereichen vergleichbar. Die Auswertungen ergeben in Bezug auf die risikofaktorenorientierten Inhalte ein weitgehend übereinstimmendes Bild von den inhaltlichen Schwerpunkten der Präventionsarbeit. Dabei bilden die Daten der Kontaktdokumentation den Kontakt-"aufwand" ab (Abb. 18.5), der für die Maßnahmen in den unterschiedlichen Bereichen (Abb. 18.6), eingesetzt wurde.

Nach dem Wellenkonzept der Studie wurden in jedem Jahr neue Themenschwerpunkte von der Studie eingeführt. Die Themenschwerpunkte konnten aber, einmal eingeführt, nicht mehr abgebremst werden, die Schwerpunkte bauen in Stufen aufeinander auf. So wurde die Ernährungs"welle" auch nach der Einführung neuer Inhalte in den folgenden Jahren auf beinahe gleichem Niveau fortgesetzt.

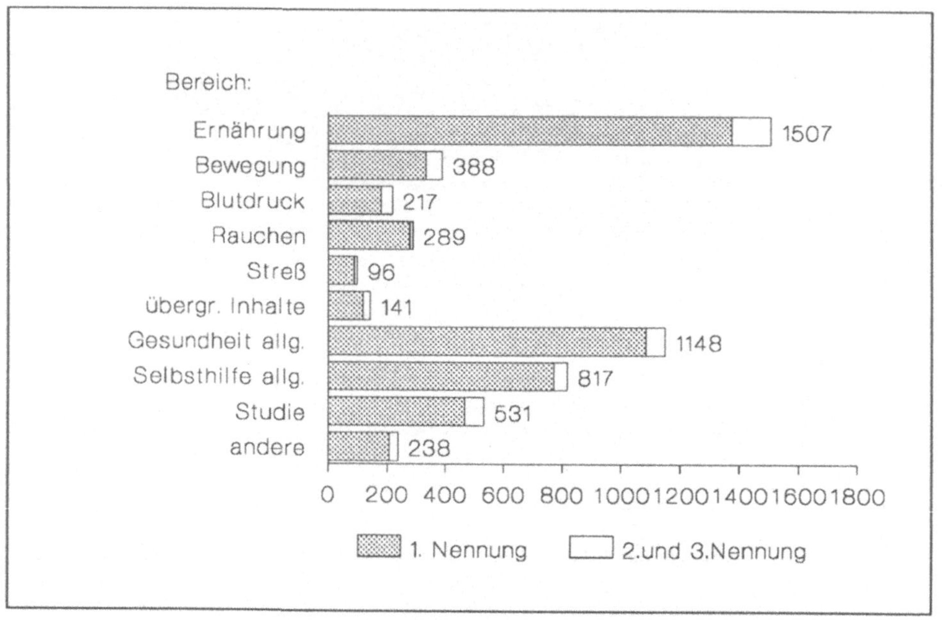

Abb. 18.5: Kontaktdokumentation 1985-1988: Themenschwerpunkte der Kontakte

Werden nur die Nennungen für den Hauptinhalt der Maßnahmen (Abb. 18.6) berücksichtigt, so entsteht der Eindruck einer überwiegend an den Risikofaktoren orientierten Prävention. Werden, was der Anlage der Maßnahmen in der Praxis eher entspricht, die Mehrfachnennungen in die Auswertungen einbezogen, wird der hohe Stellenwert der unspezifischen Themenbereiche abgebildet.

Trotz der unterschiedlichen Zuordnungskriterien für die unspezifischen und übergreifenden Themenschwerpunkte in den Dokumentationsinstrumenten ist übereinstimmend festzuhalten: Mehr als die Hälfte der Aktivitäten zur gemeindebezogenen Umsetzung des Präventionsprogramms sind inhaltlich nicht eindeutig und unmittelbar risikofaktorenorientiert.

Gemeindebezogene Prävention heißt, die Studienziele mit den Bedarfs- und Interessenlagen in der Region abzustimmen. Dies führte im Landkreis Traunstein z.B. zur Einrichtung der Kontaktstelle für Selbsthilfegruppen. Daß mit dieser Maßnahme unmittelbar auf Versorgungslücken in der Region reagiert wurde, wird auch in der Kontaktdokumentation deutlich: rd. 72% aller Kontakte zum Thema Selbsthilfe (1. Nennung, n=770) beruhen auf Anfragen der Kontaktpartner, aber nur rd. 24% der Kontakte zum Thema Blutdruck (1. Nennung, n=178), um einen anderen Extremwert zu nennen.

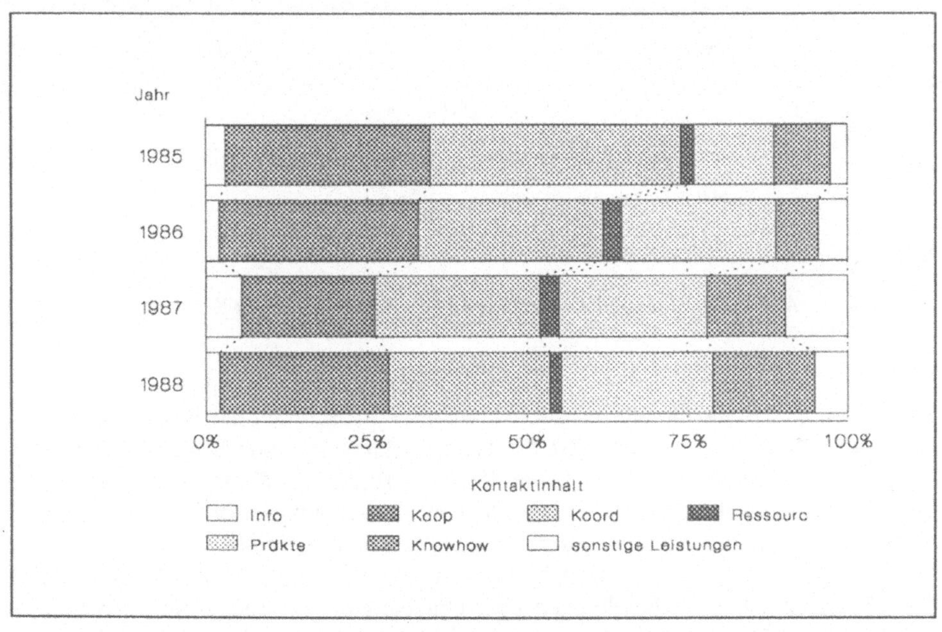

Abb. 18.6: Maßnahmendokumentation 1985-1988: Themenschwerpunkte der Maßnahmen
(ohne mediale Aktivitäten)

Abb. 18.7: Maßnahmendokumentation 1985-1988: Einsatz von Ressourcen (ohne mediale
Aktivitäten)

18.4 Inanspruchnahme und Unterstützung der Präventionsarbeit

Der Anteil der Maßnahmen, für die überwiegend Ressourcen von den Kooperationspartnern eingesetzt wurden, steigt von 35% für 1985 (n=107) auf 52% für 1987 (n=194) und für das folgende Jahr (Abb. 18.7). Einzelerfolge, zunehmende Akzeptanz und Reichweite der Studie mögen zu den Erfolgen auf der strukturellen Zielebene (Spiegel, 1989) geführt haben, erabeitet und ausgehandelt wurde die Unterstützungsbereitschaft der Kooperationspartner jedoch in den zahlreichen Einzelkontakten des Studienzentrums.

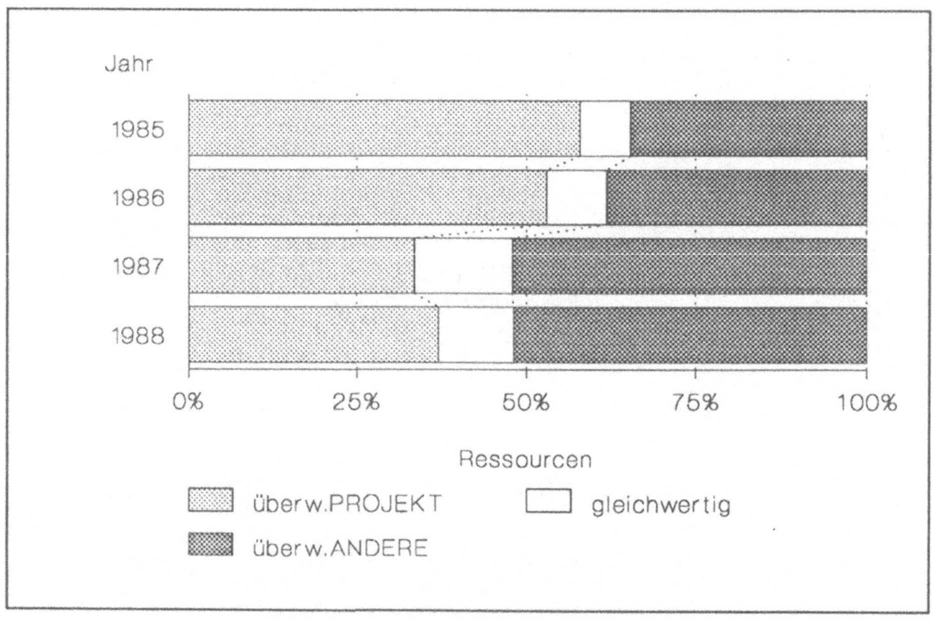

Abb. 18.8: Kontaktdokumentation 1985-1988: Inhalte der Kontakte

Hinter den 272 Maßnahmen, für die überwiegend Ressourcen der Kooperationspartner eingesetzt wurden, stehen 1961 Kontakte, in denen in erster Linie über den Austausch von Ressourcen verhandelt wurde (Abb. 18.8). Als Ressourcen werden hier alle Unterstützungsleistungen des Projekts oder der Kontaktpersonen/-organisationen bezeichnet, auch die Bereitstellung von Programmen, Produkten oder know how; finanzielle, personelle oder räumliche Leistungen stehen bis 1988 nur in Einzelfällen zur Disposition. Die Verhandlungen über Unterstützungsleistungen und Ressourcen beruhen in 49% der Fälle (Kontaktinhalt: Ressourcen, 1. Nennung, n=1961) auf Anfragen, in nur 7% der Fälle auf Angeboten der Kontaktpersonen an das Studienzentrum. Demgegenüber nehmen sich Anfragen (11%) und Angebote (29%) des Studienzentrums an die Kontaktpersonen vergleichsweise bescheiden aus. Festzustellen bleibt ein "Anfrageüberhang", der auf die geringe präventive Infrastruktur in der Studienregion zurückzuführen ist und auf die inzwischen zentrale Position, die sich das Studienzentrums im regionalen Netzwerk errungen hat.

18.5 Zusammenfassung

Die Auswertungen zum Vergleich der Dokumentationssysteme ergeben, trotz der unterschiedlichen Grundannahmen, Fragestellungen und Erhebungsverfahren für Kontakt- und Maßnahmendokumentation, übereinstimmende Aussagen über die inhaltlichen Merkmale der Präventionsarbeit. Gemeindebezogene Prävention ist inhaltlich nicht auf spezifische Risikofaktorenbereiche beschränkt. Die Zielvorgaben der Studie müssen in einer Auseinandersetzung mit den regionalen Bedarfs- und Interessenlagen abgestimmt werden. Diese Aushandlunsprozesse können in der Kontaktdokumentation nachvollzogen werden. In der Gegenüberstellung der Daten aus Kontakt- und Maßnahmendokumentation wird der Aufwand bestimmbar, der zur Durchführung der Maßnahmekataloge und für die Mobilisierung regionaler Ressourcen erforderlich ist. Die stabile Implementation der Programme wird davon abhängen, inwieweit dafür vermehrt auch materielle Ressourcen erschlossen werden können.

In den Gemeinden des Landkreises selbst muß von knappen Ressourcen und von geringen Entscheidungsspielräumen über deren Verteilung ausgegangen werden.

18.6 Literatur

Assaf, Annlouise R., Stephen W. Bauspach, Thomas M. Lasater, Sonja M. Mckinlay, Richard A. Carleton (1987): The Pawtucket Heart Health Program, II. Evaluation Strategies. In: Rhode Island Medical Journ. 70, S. 541-546.

Bundesminister für Forschung und Technologie (1989): Vorsorge gegen Herz-Kreislauf-Krankheiten. Beiträge der Forschung: Deutsche Herz- Kreislauf-Präventionsstudie Programmreport 1989, Design, Methoden, Ergebnisse, Bonn.

Farquhar, John W. (1978): The Community-Based Model of Life-Style Intervention Trials. In: American Journ. Epidemiol. 108, S. 103-111.

Hüllemann, Klaus-D., Karlheinz Hetzel, H. Strasser (1987): Prävention im ländlichen Raum. In: Laaser, U., G. Sassen, G. Murza, P. Sabo (Hrsg.): Prävention und Gesundheitserziehung, S. 140-10. Springer Verlag, Heidelberg.

Rogers, Everett M. (1983): Diffusion of Innovations, The Free Press, New York.

Spiegel Ingrid, Karin Lüsebrinck, Peter Lemke-Goliasch, Rainer Pitsch, Burkhard Tuchert (1989): Gesundheitsförderung durch Angebote der Erwachsenenbildung - Evaluation der Entwicklungstendenzen bei Volkshochschulen 1986 und 1988 in den Studienregionen der DHP. In: Prävention, S. 77-82.

Studienhandbuch der Deutschen Herz-Kreislauf-Präventionsstudie, Bonn 1985, unveröff.

19 Das Risikofaktorenmodell als Grundlage einer Prävention im Gemeinderahmen - Erfahrungen der Deutschen Herz-Kreislauf-Präventionsstudie

G. Wendt, P. Lemke-Goliasch
IPG Institut für Prävention und Gesundheitsforschung GmbH, Heidelberg

19.1 Einführung

Zur Erklärung der unterschiedlichen Verteilung von Herz-Kreislauf-Erkrankungen in der Bevölkerung hat sich in der Epidemiologie das sog. Risikofaktorenkonzept, man kann durchaus sagen weltweit durchgesetzt. Wenn auch die dort ausgewiesenen Risikofaktoren "Hypercholesterinämie", "Hypertonie", "Zigarettenrauchen" und (flankierend) "Übergewicht" und "Bewegungsmangel" in ihrer Bedeutung im Verhältnis zu den jeweils anderen unterschiedlich eingeschätzt wurden, so haben doch alle Faktoren ihr "Killerimage" beibehalten. Zusammen werden sie für einen beträchtlichen Teil aller Todesfälle verantwortlich gemacht, die in industrialisierten Gesellschaften eintreten. Behauptet wird auch, die schon lange bekannte und beobachtete sozialgruppenspezifisch unterschiedliche Verteilung der Morbidität und der Mortalität sei durch Unterschiede in den Neigungen, risikoreich zu leben, begründet, also auch persönlich verantwortet (Stammler, 1979).

Forschungsergebnisse der letzten Jahre, die dem Streß (dem Dystreß) und den ihn begünstigenden Lebensbedingungen eine eigenständige Wertigkeit als Risikofaktor für Herz-Kreislauf-Erkrankungen zumessen, werden langsam und längst nicht von allen rezipiert.

Neuerdings wird die Bedeutung der individuellen genetischen Ausstattung bei der Ausbildung von Risikofaktoren für Herz-Kreislauf-Erkrankungen vermehrt diskutiert (Schaefer, 1987). An Herzinfarkt, Schlaganfall etc. zu sterben, würde damit als "biologisches Schicksal" anzuerkennen sein. Diese Diskussion ist aber noch längst nicht abgeschlossen.

Die allgemeine Anerkennung des Risikofaktorenmodells als Erklärungsmodell hatte zur Folge, daß in der Medizin plötzlich fast alle Anstrengungen zur Prävention der weit verbreiteten Herz-Kreislauf-Krankheiten auf die Vermeidung des Entstehens und auf den Abbau von schon ausgebildeten Risikofaktoren ausgerichtet wurden. Mit anderen Worten, aus einem Erklärungsmodell wurden Handlungsmaximen abgeleitet. In verschiedenen Interventionsprojekten ist dann versucht worden, unter Bezug auf das Risikofaktorenkonzept multifaktorielle Präventionsprogramme zu implementieren.

Zu nennen sind die Nord-Karelien-Studie (Puska et al, 1983), eine Schweizer Studie (Gutzwiller et al, 1985), die Eberbach-Wiesloch-Studie (Nüssel, 1985) in der Bundesrepublik Deutschland und die US-amerikanischen Studien in Pawtucket (Rhode Island) (Elder et al, 1986), in Minnesota (Blackburn et al, 1984) und in Nordkalifornien (Farquhar et al, 1985).

Auf der Grundlage der dort gemachten Erfahrungen und in enger Abstimmung mit den dortigen Wissenschaftlergruppen ist die Deutsche Herz-Kreislauf-Präventionsstudie (DHP) angetreten, um den Nachweis zu erbringen, daß multifaktorielle, gemeindeorientierte und auf die Senkung von Risikofaktoren gerichtete Präventionsprogramme machbar und wirksam sind (GCP Study Group, 1988). Der Erfolg der DHP wird letztlich an Differenzen der spezifischen Morbidität und Mortalität und der Gesamtmortalität in den Studienregionen, verglichen mit den bundesrepublikanischen Durchschnittswerten, gemessen.

Neben dieser sog. Endpunktevaluation gehört zum Forschungsdesign der DHP auch eine elaborierte Prozeßevaluation. "Durch regelmäßige Messungen prozeßrelevanter Parameter werden aktuelle Informationen über die Akzeptanz der Intervention bzw. Störungen und Konflikte erhoben und zu Korrekturen der kurz- und mittelfristigen Interventionsschritte benutzt. Hierzu gehört die systematische Dokumentation der Teilnehmerquoten und -zusammensetzungen bei den angebotenen Veranstaltungen." (Geschäftsführung der Deutschen Herz-Kreislauf-Präventionsstudie, 1983, Seite 43).

19.2 Einige Ergebnisse der Prozeßevaluation

Im größten Teilprojekt der DHP, der Gemeindestudie Stuttgart, wurden dem Design der Studie folgend risikofaktorenbezogene Interventionsaktivitäten in den Vordergrund gerückt (Wendt, 1986).

Darunter sind Maßnahmen zu verstehen, die ausschließlich oder zum überwiegenden Teil Hypertonie, Ernährung, Rauchen und Bewegungsmangel thematisierten. Sie machten einen Anteil von fast zwei Drittel (= 64 %) aus.

Zum Interventionsprogramm gehörten auch auf den Bereich Gesundheit ganz allgemein bezogene Maßnahmen und Aktionen zur Gesundheitsförderung, die von der WHO mit dem Begriff "health promotion" belegt worden sind (Mahler, 1986). Diese erreichten aber nur gut ein Drittel (= 36 %) im Gesamtumfang. In dieser Zahlenübersicht und in den folgenden Berechnungen sind einfache Meß- und Screening-Programme nicht mitberücksichtigt worden. Unter den risikofaktorbezogenen Aktionen war nachfragebedingt der Bereich Ernährung mit 47 % am stärksten vertreten.

Viele der Maßnahmen zu den Risikofaktoren Ernährung und Bewegungsmangel waren vom Typus her in manchen Programmteilen den allgemeinen gesundheitsfördernden Aktivitäten nahe (z.B. Kantinenaktionen und Fitnessaktionen), so daß hier der Risikofaktorenbezug, obwohl im Studiendesign dominant, in der Interventionspraxis nicht immer herausgestellt werden konnte. In vielen Fällen war eine exakte Zuordnung von Einzelmaßnahmen des gesamten Interventionsangebots nicht möglich. Deutlich erkennbar war aber, daß in der Intervention zur Veränderung von Risikofaktoren allgemein gesundheitsfördernde Maßnahmen eine nicht unerhebliche Rolle spielen.

Das Panorama der Intervention, das eben mehr von der Perspektive des Angebots betrachtet wurde, soll jetzt in seiner Wirkung von der Nachfrageseite beleuchtet werden. Als wichtigste Kategorie ist dazu die Reichweite der Maßnahmen, operationalisiert über die Teilnahmebereitschaft, herausgegriffen worden.

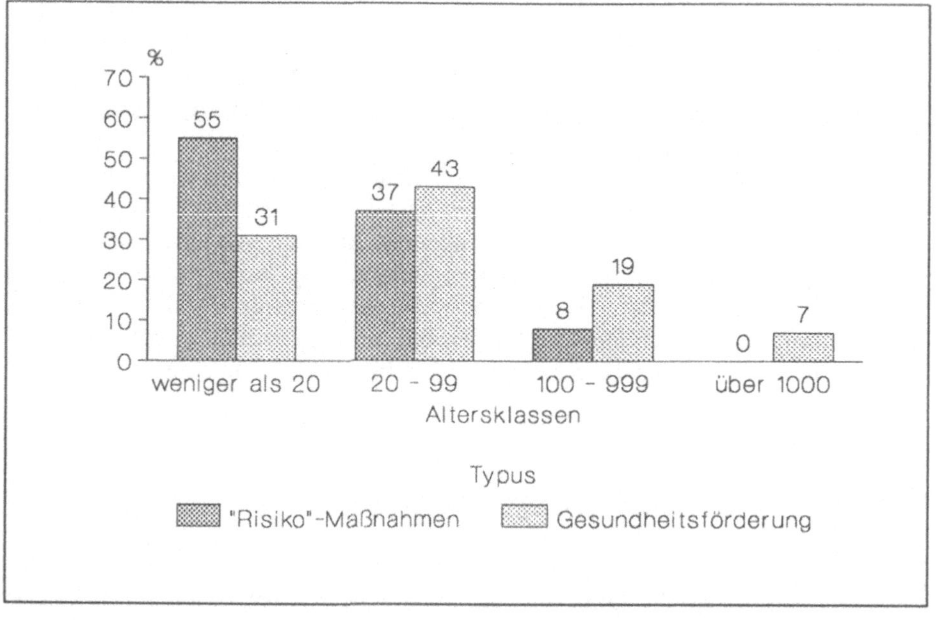

Abb. 19.1: Interventionsmaßnahmen nach Reichweite und Typus 1987 - 1988

Erhebliche Unterschiede zeigten sich in der tatsächlichen Teilnahme der Bevölkerung. Mit allgemein gesundheitsfördernden Maßnahmen war es eher gelungen, grössere Personenzahlen anzusprechen. Solche Aktionen, die mehr als hundert Personen erreichten, machten mehr als ein Viertel aller Maßnahmen dieses Typs aus (19 % + 7 % = 26 %), während solche Programme, bei denen risikofaktorenbezogene Maßnahmen dominierten, nur einen Umfang von 8 % erreichten. Weit über die Hälfte (= 55 %) aller Maßnahmen, hierunter sind viele Kurse, Seminare und Gruppentreffen gezählt worden, hatten weniger als 20 Teilnehmer.

Schätzungen der durchschnittlichen Teilnehmerzahlen, die auf der Beobachtung und der Dokumentation des interventiven Geschehens über mehrere Jahre beruhen, lassen typenspezifische Unterschiede in der Reichweite der Veranstaltungen erkennen: Mit nicht auf Risikofaktoren bezogenen Aktivitäten ließen sich jeweils - im Durchschnitt - ca. 500 Teilnehmer mobilisieren, während bei risikofaktorenspezifischen Veranstaltungen durchschnittlich nur etwa 50 Personen anzutreffen waren.

19.3 Teilnehmerzusammensetzung

Von besonderem Interesse ist hier noch die Altersverteilung und die Verteilung der Teilnehmer nach Statusmerkmalen, für die der Schulabschluß als Indikator ausgewählt wurde.

Jedes Projekt zur Primärprävention wünscht sich ja einen eher jüngeren Teilnehmerkreis. Inwieweit es gelungen war, Jüngere zur Teilnahme an den Aktionen zu bewegen, läßt sich exemplarisch für im Typus unterschiedliche Interventionsmaßnahmen zeigen.

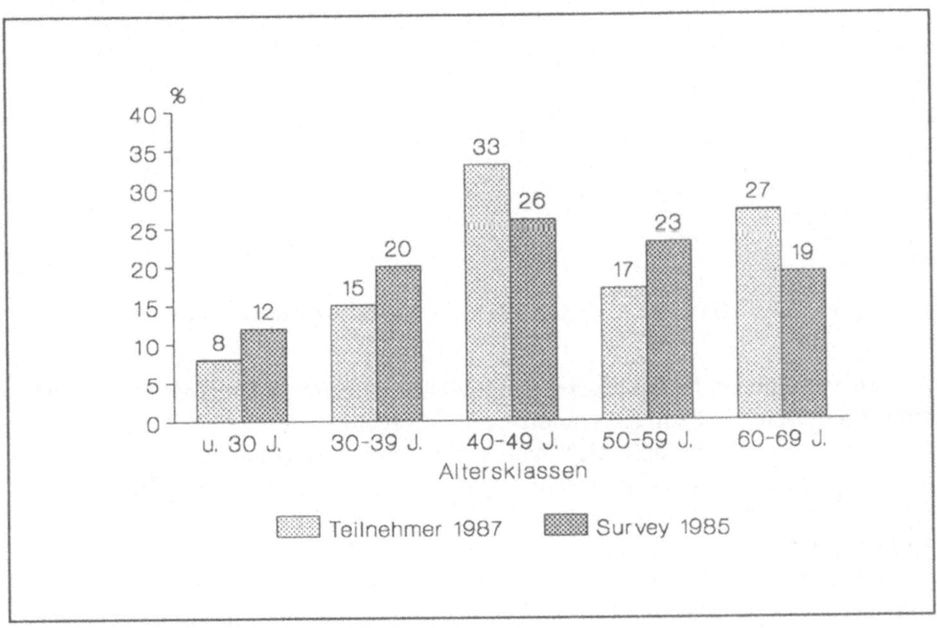

Abb. 19.2: Teilnehmer an risikofaktorbezogenen Maßnahmen nach Altersgruppen

Unter dem Begriff risikofaktorenbezogene Aktionen, sind verschiedene Einzelaktionen, wie schon oben erwähnt, Seminare, Kurse, Vorträge und Gruppenveranstaltungen zu den Themen Hypertonie, Hypercholesterinämie und Rauchen zusammengefaßt worden.

Diese Veranstaltungen mit einem deutlichen Krankheitsbezug wurden eher von älteren Personen besucht. Die höheren Altersgruppen waren auch überproportional im Vergleich zur Gesamtpopulation der Stadt Stuttgart vertreten.

Ganz anders stellte sich die Situation bei allgemein gesundheitsfördernden Maßnahmen dar, für die je eine Sportaktion ("Lauf um die Welt") und eine Ernährungsaktion ("Vegetarische Woche") ausgewählt wurde.

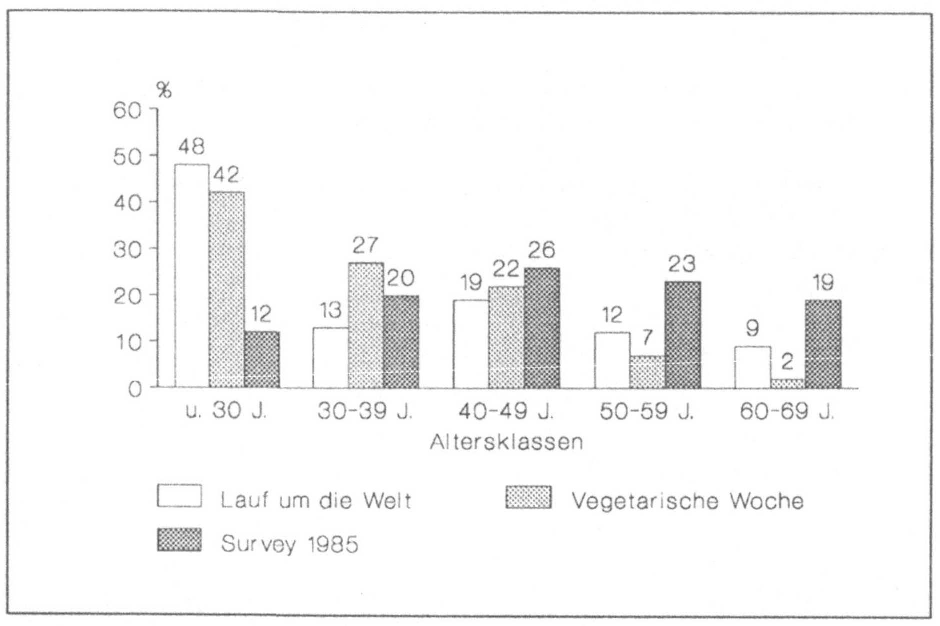

Abb. 19.3: Teilnehmer an "Health Promotion" - Maßnahmen nach Altersgruppen

An beiden Aktionen hatten überproportional die jüngeren Altersgruppen teilgenommen, aus präventiver Sicht ein sehr erfreuliches Ergebnis.

Sicher ist die Bereitschaft, sich auch unter einem gesundheitlichen Aspekt neuen Erfahrungen auszusetzen und andere Lebensstilelemente kennenzulernen, bei jüngeren Personen stärker ausgeprägt. Vermutlich sind in den Altersklassen von ca. 25 - ca. 45 Jahren die Potentiale noch längst nicht ausgeschöpft.

Für den Bereich der Krankheitsvorsorge ist eine soziale Selektivität der Inanspruchnahme von Vorsorgeprogrammen zugunsten höherer Sozialschichten häufig beschrieben worden (Wendt, 1983). Vor dem Hintergrund sozialstaatlicher Postulate ist dieser Sachverhalt als höchst problematisch einzuschätzen: gerade in den unteren Sozialschichten sind Risikosituationen gewöhnlich häufiger anzutreffen (Helmert, Greiser, 1988).

Anhand des Indikators "Schulabschluß" bestand die Möglichkeit, für die von der Gemeindestudie Stuttgart durchgeführten Präventionsaktivitäten wenigstens grob sozioökonomische Differenzen zu quantifizieren. Für die risikofaktorenbezogenen Maßnahmen gab es die folgenden Verteilungen.

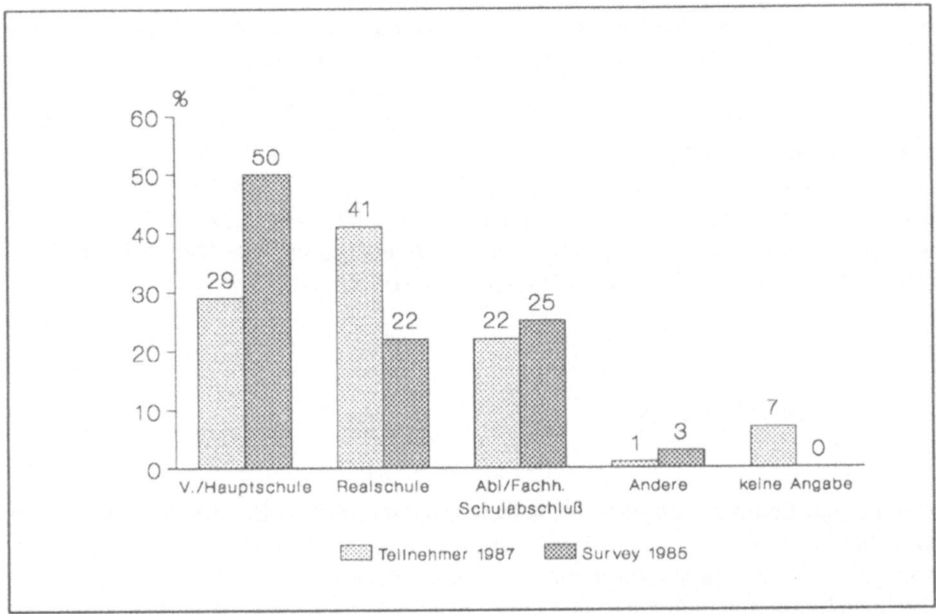

Abb. 19.4: Teilnehmer an risikofaktorbezogenen Maßnahmen nach Schulabschluß

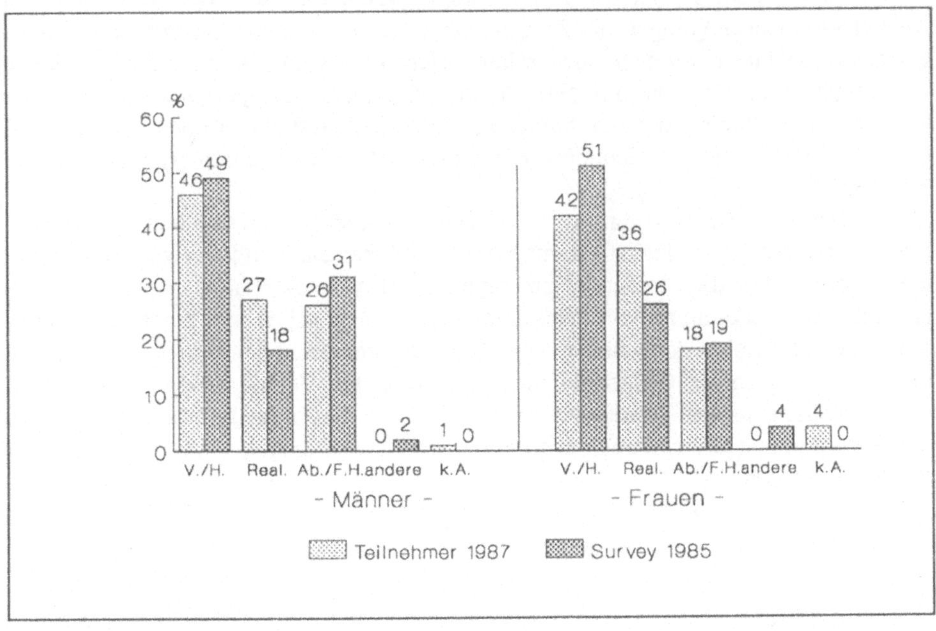

Abb. 19.5: Teilnehmer an einer "Health Promotion" - Maßnahme nach Geschlecht und Schulabschluß

Eine geringere Beteiligungsquote der Stuttgarterinnen und Stuttgarter mit Volks-schule/Hauptschule als höchstem Schulabschluß (= 29 %) verglichen mit dem Stuttgarter Durchschnitt der Wohnbevölkerung (ca. 50 %) ist offenkundig.

Ein gänzlich anderes Bild zeigt sich, wenn man eine "Health Promotion"-Maßnahme wie den "Lauf um die Welt" betrachtet.

Die Teilnehmerstruktur nach Schulabschluß ist fast kongruent mit der Verteilung der Stuttgarter Bewohner. Und relativ zu den risikofaktorenbezogenen Maßnahmen, wo der Anteil mit Volks- oder Hauptschule als höchstem Schulabschluß mit 29 % sehr niedrig ausgefallen war, ist er hier ca. 15 % höher.

19.4 Schlußfolgerungen

Die meisten Bemühungen, die Gesundheit einer städtischen Bevölkerung zu verbessern, bewegen sich - nolens volens - im Spannungsfeld zwischen dem Risikofaktorenmodell und der "Health Promotion" im Sinne der WHO.

Die vielfältigen Erfahrungen der Deutschen Herz-Kreislauf-Präventionsstudie zeigen nun, daß gerade Präventionsmaßnahmen, die im sozialen Handlungsfeld Gemeinde verankert werden sollen, und diese Orientierung ist ein ganz wichtiges Wesensmerkmal der DHP, die modernen Ansätze der Gesundheitsförderung aufgreifen müssen. Überzeugende Erfolgsnachweise, verstanden als Veränderungen von Risikofaktorenausprägungen als Zielparameter, lassen sich bei klinisch-epidemiologisch ausgerichteten Studien noch relativ leicht erbringen. Dieser Nachweis ist in Interventionsprojekten, die auf eine Region oder Stadt bezogen sind, wie z.B. der Nord-Karelien-Studie oder der Schweizer Interventionsstudie, bisher nur teilweise geglückt. Für die DHP werden diese Ergebnisse erst nach Abschluß der Studie, ca. im Jahr 1992 vorliegen.

Mit der faktischen Verlagerung der Akzente der Intervention von den Risikofaktoren weg hin zur Gesundheitsförderung wird man aber auch andere Erfolgsparameter entwickeln und in die Studiendesigns einbauen müssen. Zu hoffen ist, daß die ausschließliche Anerkennung von Senkungen der biochemischen und biophysikalischen Parameter als Erfolgsnachweise in naher Zukunft altmodisch erscheinen wird und daß durch eine allgemeine Gesundheitsförderung bewirkte Veränderungen der Gesundheitseinstellungen, des Gesundheitswissens und des Gesundheitsverhaltens und eine Verbesserung und Erweiterung der primärpräventiven Angebote als Erfolgsparameter akzeptiert werden.

19.5 Literatur

Blackburn, H., R.V. Luepker, F.G. Kline et al (1984): The Minnesota Heart Health Program: A research and demonstration project in cardiovascular disease prevention. In: Matarazzo, J.D., N.E. Miller, S.M. Weiss, et al (Hg.): Behavioural health: A handbook of health enhancement and disease prevention, S. 1171-1178. Silver Spring, MD.

Elder, J.P. et al (1986): Organizational and community approaches to community-wide prevention of heart disease; the first two years of the Pawtucket Heart Health Program. In: Prev Med, 15, S. 107-117.

Farquhar, J.W., S.P. Fortman, N. Maccoby et al (1985): The Stanford Five-City-Project: Design and methods. In: Am J Epidemiol, 122, S. 323-334.

GCP Study Group (1988): The German Cardiovascular Prevention Study (GCP): Design and methods. In: European Heart Journal, 9, S. 1056-1066.

Geschäftsführung der Deutschen Herz-Kreislauf-Präventionsstudie (1983): Studienhandbuch, o. Ort (Bonn), Manuskript.

Gutzwiller, F., B. Junod, W. Schweizer (1985): Wirksamkeit der gemeindeorientierten Prävention kardiovaskulärer Krankheiten: Ergebnisse des Nationalen Forschungsprogramms 1 A. Prävention von Herz-Kreislauf-Krankheiten in der Schweiz. Bern.

Helmert, U., E. Greiser (1988): Soziale Schicht und Risikofaktoren für koronare Herzkrankheiten - Resultate des regionalen Gesundheitssurveys. In: Sozial- und Präventivmedizin, 33, S. 233-240.

Mahler, H. (1986): Towards a New Public Health. In: Health Promotion, 1, S. 1.

Nüssel, E. (1985): Community-based prevention: The Eberbach Wiesloch Study. In: Hofmann, H. (Hg.): Primary and secondary prevention of coronary heart disease, S. 50-59. Springer Verlag, Berlin.

Puska, P., J. Tuomilehto, J.T. Salonen et al (1983): Ten years of the North Karelia Project: Results with community-based prevention of coronary heart disease in Finland. In: Scand J Soc Med, 11, S. 65-68.

Schaefer, H. (1987): Zur Problematik der Prävention. In: Schaefer, H., H. Schipperges, G. Wagner (Hg.): Präventive Medizin, S. 11-23. Springer Verlag, Berlin.

Stamler, J. (1979): Lifestyles, major risk factors, proof and public policy. In: Circulation, 58, S. 3-19.

Wendt, G. (1983): Disparitäten der ärztlichen Versorgung in Großstädten der BRD. Diss. Univ. Göttingen.

Wendt, G. (1986): The Community Study Stuttgart. In: Health Promotion, 1, S. 107-122.

20 Der Stellenwert der Prozeßevaluation für die Bewertung präventiver Angebote - Ergebnisse aus der Gemeindestudie Stuttgart

P. Lemke-Goliasch[1], A. Füller[1], V. Schumann[1], U. Laaser[2]
[1]Institut für Prävention und Gesundheitsforschung gGmbH, Heidelberg
[2]IDIS, Bielefeld

20.1 Vorbemerkung

Dem Bereich der Primärprävention im Gesundheitssicherungssystem kommt eine zunehmende Bedeutung zu. Eine Vielzahl von Einrichtungen, Organisationen, kommerziellen Institutionen bieten eine Fülle von Maßnahmen zur Gesundheitsförderung an. Diesen Angeboten liegen teilweise jedoch kaum fundierte Analysen gesundheitlicher Problemsituationen der anzusprechenden Zielgruppe zugrunde, vielmehr wird häufig nach dem Motto verfahren: wir müssen auch einmal etwas tun. Der generellen Zielsetzung von Prävention, die Gesundheitsqualität der Bevölkerung zu verbessern, bzw. Bevölkerungsgruppen, die besonderen gesundheitlichen Belastungen ausgesetzt sind, wie beispielsweise untere Sozialgruppen, problemadäquate Handlungsalternativen zu vermitteln, wird dadurch häufig eine eher nachgeordnete Priorität zugunsten organisationsspezifischer Zielsetzung zugewiesen.

Dementsprechend kann von Ausnahmen abgesehen (Abt, 1986; Kammerer, 1986; Lemke, 1985) von einer schon fast "systematischen" Vernachlässigung der Programmbewertung gesprochen werden. Dieses evaluative Defizit ist sozialepidemiologisch besonders gravierend, da präventives Eingriffshandeln nicht nur in den Verhaltensbereich einzelner eingreift, sondern zumindest implizit immer auch in soziale Zusammenhänge. Gerade diese Verzahnung von Individuellem und Sozialem, die für das Gesundheitsverhalten konstitutiv ist, erfordert eine möglichst genaue Festlegung von Bewertungskriterien für präventives Handeln, wie auch eine Evaluation der Programmimplementation sowie der intendierten und nicht intendierten Effekte (Hellstern, Wollmann, 1983).

Bewertungen von Erfolgen oder Mißerfolgen, die auf eher vagen Einschätzungen beruhen bzw. denen auf der Wirkungsebene Kriterien zugrundeliegen, die durch eine mehr oder weniger große Distanz zu der Zielsetzung von Prävention gekennzeichnet sind, dürften dem sozial- und gesundheitspolitischen Stellenwert dieses Handlungsfeldes kaum gerecht werden.

20.2 Das Evaluationsdesign der Gemeindestudie Stuttgart

Stuttgart ist eine von fünf Interventionsregionen der Deutschen Herz-Kreislauf-Präventionsstudie (DHP), in denen ein gemeindeorientiertes Interventionsprogramm durchgeführt wird (GCP Study Group, 1989).
Entsprechend dem Studiendesign der DHP können zwei Evaluationsebenen unterschieden werden: Die Prozeßevaluation, durch die die Zusammenhänge zwischen dem Programm, dessen Implementation in der Gemeinde sowie Wirkung auf der Einstellungs- und Wissensebene in der Interventionspopulation (deutsche Wohnbevölkerung in der Altersklasse der 25- bis 69-jährigen) wie auch der Inanspruchnahme einzelner Programmelemente analysiert werden können. Die zweite Ebene, die Produkt- oder Endpunktevaluation dient dazu, die somatische Dimension (Risikofaktorenstatus und dessen Veränderung) wie auch als primäre Zielvariable der Studie die Senkung der kardiovaskulären Mortalität und der Gesamtmortalität im Vergleich zum Rest der Bundesrepublik zu erfassen.

20.2.1 Die Implementation des Interventionsprogramms in Stuttgart

Mit der Übernahme des Interventionsprogramms der Gemeindestudie Stuttgart durch die "Stuttgarter Arbeitsgemeinschaft für Gesundheitserziehung und Gesundheitsbildung" zu Beginn des Jahres 1985 konnte ein breites Unterstützungspotential durch gemeindliche Organisationen und Institutionen sichergestellt werden. In dieser Arbeitsgemeinschaft sind unter Leitung des kommunalen Gesundheitsamtes der Stadt ca. 40 relevante Anbieter von Gesundheitsleistungen vereinigt.

Die Gemeindestudie Stuttgart hat seit Beginn der Hauptstudienphase Anfang 1985 ein umfangreiches Maßnahmenbündel eingesetzt bzw. lokalen Anbietern zur Verfügung gestellt, um in der Bevölkerung Wissen, Einstellung und Verhalten gesundheitsfördernd zu verändern.

Schon ab 1986 ist es gelungen, verstärkt die Durchführungsorganisation an lokale Träger zu übertragen, ein Effekt, der im Sinne einer organisatorischen Verankerung des Programms auch über das Studienende hinaus positiv zu bewerten ist. Korrespondierend hierzu konnten für von der Gemeindestudie aufgebaute strukturelle Zusammenschlüsse wie beispielsweise die "Arbeitsgemeinschaft für vollwertige Ernährung in der Gemeinschaftsverpflegung", in der etwa 120 Köche und Kantinenleiter zusammenarbeiten, das Gesundheitsamt der Stadt Stuttgart als Träger gewonnen werden. Auch die "Kontakt- und Informationsstelle für Selbsthilfegruppen" konnte verselbständigt und die finanzielle Unterstützung durch die Stadt sichergestellt werden.

20.3 Zielgenauigkeit der Intervention

Der Erfolg bzw. Mißerfolg jeder Intervention wird sich in einem ersten Schritt daran messen lassen müssen, ob und in welchem Umfang die ausgewiesene Zielgruppe durch das Interventionsprogramm erreicht wird, d.h. welchen Grad an Zielgenauigkeit die Intervention besitzt.

Zur Erfassung dieser Dimension ist im Rahmen der maßnahmenbegleitenden Prozeßevaluation ein differenziertes Instrumentenset entwickelt worden, das zentrenübergreifend eingesetzt wird. Bei personalen Interventionsmaßnahmen, wie Vorträgen, Informationsveranstaltungen, Kursprogrammen wird eine Teilnehmerkarte eingesetzt, die Rückschlüsse über die soziodemographische wie auch soziale Zusammensetzung der Teilnehmer erlaubt.

Tab. 20.1: Altersstruktur

	Teilnehmer		Bevölkerung des IV-Gebietes (1986)	
	%	abs.	%	abs.
25 bis 60 Jahre	79	(346)	31,2	171.728
Andere	18	(78)	68,8	379.046
K.A.	3	(12)	-	-
	100	436	100	550.774

Knapp vier Fünftel aller Befragten gehören zu der unter interventiven Gesichtspunkten relevanten Altersgruppe der 25- bis 60-jährigen (Tabelle 20.1). Verglichen mit der Grundgesamtheit des Interventionsgebietes sind damit überproportional die DHP-Altersjahrgänge erreicht worden. Das heißt, dieser Angebotstypus ist altersmäßig günstig auf die Zielpopulation eingestellt, wobei jedoch Frauen mit 76% (Frauenanteil in der Wohnbevölkerung 52%) überproportional häufiger diese Angebote in Anspruch genommen haben. Hierbei ist zu berücksichtigen, daß von den 20 in die Evaluation einbezogenen Veranstaltungen nahezu 50% dem Themengebiet "Ernährung" zuzuordnen sind, was sich durch die interventive Schwerpunktsetzung der DHP wie auch die Nachfrage in der Stuttgarter Bevölkerung erklärt. Für diesen Komplex sind besonders Frauen sensibilisiert, da einerseits traditionelle Funktionszuschreibungen gesellschaftlich noch weiterhin vorherrschen, das heißt, daß Frauen ausschließlich - oder zum größten Teil - für die Ernährung der Familie zuständig sind. Eine Rolle dürften für diese erhöhte Aufmerksamkeit aber auch gesellschaftlich produzierte und durch die Medien transportierte "Leitbilder" spielen, die Frauen teilweise rigiden Anforderungen bezüglich ihrer eigenen "Körperlichkeit" unterwerfen.

Bestätigt werden darüber hinaus Ergebnisse, wie sie aus anderen Untersuchungen bekannt sind (BMAuS, 1981, 1987), daß solche präventiven Angebote auf geringere Resonanz bei Bevölkerungsgruppen mit niederen Bildungsabschlüssen stoßen.

Ähnlich wie bei diesen, auf bestimmte Zielgruppen hin orientierten Angeboten zeigt sich auch für breiter angelegte Aktionsprogramme eine überdurchschnittliche Beteiligung der unter interventiven Vorgaben relevanten Altersgruppen.

So beteiligten sich bei zwei in etwa 20 Betrieben durchgeführten Kantinenaktionen zu über 80% die 20- bis 60-jährigen, wobei zu berücksichtigen ist, daß bei den betrieblichen Interventionsprogrammen die Altersstruktur der potentiellen Teilnehmer notwendigerweise mit der Altersgruppe der DHP stark korrespondiert.

Eine Veranstaltung, die dieser Altersselektion nicht in demselben Maße unterlag, wie die Bewegungsaktion "Lauf um die Welt", zeigt zwar immer noch eine hohe Beteiligung der entsprechenden Altersgruppe (58%), die stärkste Teilnehmergruppe stellen jedoch die unter 20-jährigen mit 34%.

Gerade durch die Aktionen im Bereich der Gemeinschaftsverpflegung sind jedoch zwei weitere Ergebnisse, die eher der strukturellen Ebene zuzuordnen sind, hervorzuheben. Vier beteiligte Kantinen übernahmen die Menues in ihr Regelangebot und der beteiligte Großküchenbetreiber, der 120 Klein- und Mittelbetriebe beliefert, bietet das vegetarische Essen als zusätzliche Wahlmöglichkeit an. Die an diesen Aktionen beteiligten Kantinenköche bildeten darüber hinaus die oben erwähnte "Arbeitsgemeinschaft für vollwertige Ernährung in der Gemeinschaftsverpflegung". Sie gilt mittlerweile als erfolgreiches Modell, das auch landesweit in Baden-Württemberg zur Nachahmung empfohlen wird.

20.4 Veränderung der Gesundheitseinstellung - Wirkung der Intervention

Um zu überprüfen, ob durch die Interventionsmaßnahmen auf der Wissens- und Einstellungsebene Veränderungen stattgefunden haben, sind Teilnehmer von ausgewählten Angeboten gut ein Jahr nach Beendigung der Aktionen telefonisch nachbefragt worden. Dieses Verfahren wurde gewählt, weil es gegenüber persönlichen Interviews gerade im Gesundheitsbereich Vorteile bietet (Brambilla, McKinlay, 1987).

In die Auswahl sind unterschiedliche Aktionsformen wie auch verschiedene Themenkomplexe einbezogen worden.

Während das Angebot der "Vegetarischen Woche" in Betriebskantinen und die im Medienverbund durchgeführte Aktion "Runter vom Rauchen" verstärkt von weniger bzw. nur mittelmäßig gesundheitsinteressierten Personen nachgefragt wurde, stellten demgegenüber beim "Lauf um die Welt" wie auch bei dem dreiwöchigen, umfassenden betrieblichen Präventionsangebot in der Landesversicherungsanstalt (LVA) die stark und sehr stark an Gesundheitsfragen Interessierten die Hälfte der Teilnehmer (Abb. 20.1). Teilweise wird durch diese Ergebnisse die bekannte Tatsache bestätigt, daß präventive Angebote gerade von gesundheitsbewußteren Personengruppen in

Anspruch genommen werden, für die solche Maßnahmen häufig eine zusätzliche Gratifikation bedeuten. Allerdings dürften sowohl Angebotsform wie auch -inhalte als zusätzliche erklärende Variable für unterschiedlies Nachfrageverhalten von Bedeutung sein.

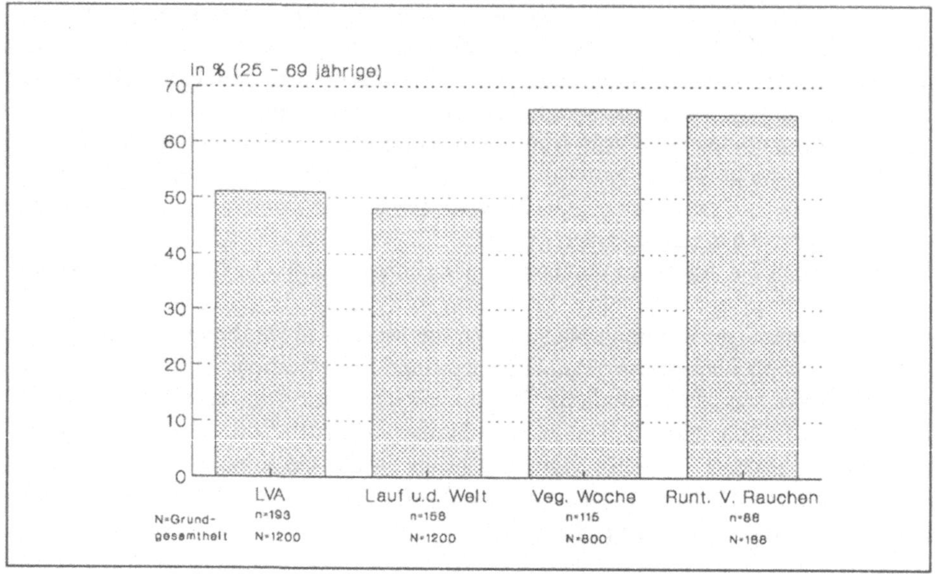

Abb. 20.1: Aktionsspezifische Inanspruchnahme

Wesentlicher im Sinne der Erfolgsbewertung der Interventionsmaßnahmen ist jedoch die Frage, ob durch die jeweilige Aktion Veränderungen in der Gesundheitseinstellung bewirkt werden konnten (Abb. 20.2).

Auffallend ist, daß durch die "Vegetarische Woche" nur relativ geringe Einstellungsänderungen bewirkt wurden (ca. 30% achten jetzt mehr auf ihre Gesundheit). Eine mögliche Erklärung könnte darin bestehen, daß in der Prävention extreme bzw. ausgefallene Angebotsinhalte, wie es zweifellos das vegetarische Essen darstellt, zwar einen hohen Aufforderungscharakter besitzen, der aber mittelfristig offenbar nur begrenzt zusätzliche Motivation schafft, sich gesundheitsgerechter zu verhalten. Dies bedeutet aber auch, daß Prävention, je näher sie an der Lebenswirklichkeit der Zielgruppe ansetzt und in die alltäglichen Lebensvollzüge integrierbar ist, verbesserte Chancen besitzt, zu Einstellungsänderungen beizutragen.

Ein verändertes Bild ergibt sich bei den von der Gemeindestudie seit 1988 vermehrt durchgeführten zwei- bis dreiwöchigen betrieblichen Interventionsprogrammen. Diese Angebote umfassen einzelne Programmodule, die in unterschiedlicher Kombination den Betrieben zur Verfügung gestellt werden. Hierzu gehören: Vorträge und Kurse zu den KHK-relevanten Themenbereichen; Blutdruck- und Cholesterinscreenings (Gesundheitschecks); Gewichtsmessungen; individuelle Gesundheitsberatung und die Kantinenaktionen.

Um die Interessen der Beschäftigten schon bei der Planung zu berücksichtigen, wird im Regelfall eine sogenannte Eingangsbefragung in den Betrieben durchgeführt. Solche Erhebungen bieten die Möglichkeit, genaue Kenntnisse über die Einstellung zur Prävention zu erhalten, wie auch darüber, inwieweit Interesse und Teilnahmebereitschaft koinzidieren - eine Chance, die für Programme, die größere sozial-räumliche Strukturen abdecken, sonst kaum gegeben ist.

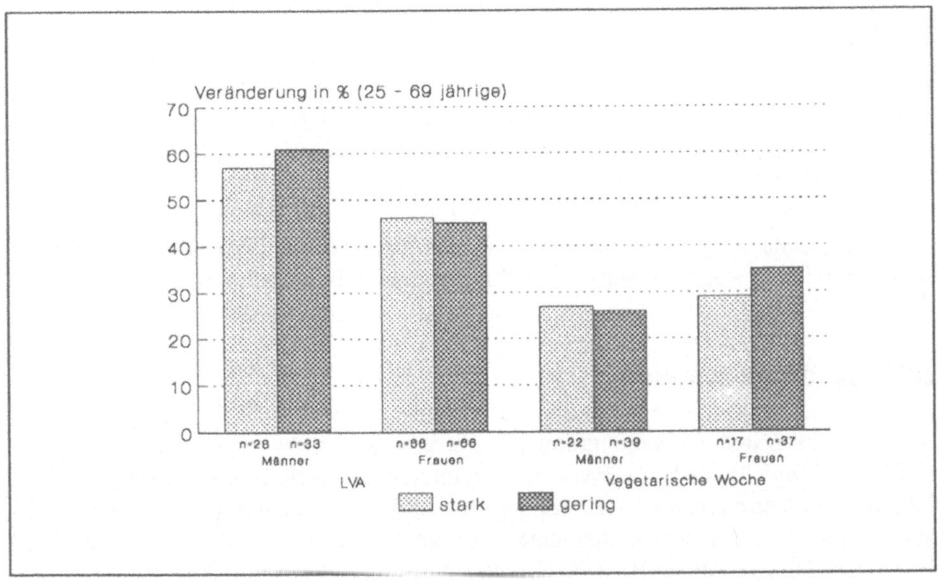

Abb. 20.2: Veränderung der Gesundheitseinstellung bei Betriebsaktionen

Tab. 20.2: Eingangsbefragung in Betrieben. Bevorzugte Angebotsarten (zwei Nennungen möglich)

Art des Angebotes	Nennungen in %			
	Männer		Frauen	
	LVA	Kodak	LVA	Kodak
	N = 100	N = 429	N = 141	N = 277
Meßangebote	59	60	58	54
Kantinenaktionen	37	40	39	51
Vortrag	39	35	20	23
Kurs	31	22	19	27
Pers. Beratung	16	27	34	34

LVA = Landesversicherungsanstalt Baden-Württemberg
Kodak = Fa. Kodak AG, Stuttgart

Die Befragungsergebnisse der Tabelle 20.2 zeigen, daß mit weitem Abstand "Gesundheitschecks" vor Kantinenaktionen genannt werden. Bei den übrigen Veranstaltungsformen fällt auf, daß Männer weitaus häufiger Vorträge und Kurse, Frauen hingegen persönliche Beratung bevorzugen - eine Verteilung, die ähnlich auch durch die Auswertung der personalen Angebote bestätigt wird.

Bei den gewünschten Themen mit Bezug zur Herz-Kreislaufgesundheit steht die "gesunde Ernährung" (ca. 90% der Nennungen) an der Spitze, gefolgt vom Thema Streß mit rund 83%. Am Ende der Skala rangiert der Themenkomplex "Rauchen" mit ungefähr 27%.

Wie aus Abb. 20.2 hervorgeht, ist bei den Teilnehmern solcher multifaktoriellen betrieblichen Gesundheitsförderungsmaßnahmen auch im Zeitverlauf (die telefonische Befragung wurde im Jahr nach der Aktion durchgeführt) eine gestiegene Bereitschaft erkennbar, mehr auf die eigene Gesundheit zu achten. So bejahen dies immerhin gut die Hälfte der befragten Männer und knapp 50% der Frauen. Dies sollte Anlaß sein, den betrieblichen Sektor in Zukunft stärker als Ort präventiver Handlungsansätze zu berücksichtigen. Insbesondere gilt dies für Klein- und Mittelbetriebe, für die im Verhältnis zu Großbetrieben ein erheblicher präventiver Nachholbedarf besteht.

20.4 Zusammenfassung

Die Bewertung und Dokumentation der vierjährigen Interventionsphase durch die maßnahmenbegleitende Prozeßevaluation zeigt, daß die definierte Altersgruppe durch das Programm erreicht wird - allerdings werden die Personengruppen, die ein geringeres Interesse an Gesundheitsthemen bekunden, nicht in entsprechendem Maß gewonnen. Fast gleich stark ist die Teilnehmergruppe der schon stark Gesundheitsbewußten vertreten, die im Regelfalle gehobeneren Sozialschichten angehören dürften.

Um diese feststellbaren Nutzungsdisparitäten abzubauen, sind die betrieblichen Interventionsprogramme von der Gemeindestudie Stuttgart weiterentwickelt worden, da im Vergleich zu anderen durchgeführten Aktionen verstärkt jüngere und teilweise auch weniger gesundheitsbewußtere Personen zur Teilnahme motiviert werden können.

Die durch die Wirkungsanalyse dokumentierten Effekte hinsichtlich der Veränderung der Gesundheitseinstellung kausal dem Interventionsprogramm zuzuordnen, wäre sicherlich überinterpretiert. Hier wirken eine Reihe soziokultureller, struktureller und kommunalpolitischer Einflußgrößen in der Gemeinde zusammen, die derartige Entwicklungen mitbedingen. Als generelles Ergebnis ist jedoch festzuhalten, daß durch die Aktivitäten der Studie in Stuttgart Prozesse bei relevanten Organisationen initiiert, neue handlungsorientierte Zusammenschlüsse aufgebaut und verselbständigt werden konnten. Dies hat jenseits des krankheitsspezifischen Ansatzes des DHP-Programms dazu beigetragen, daß Prävention als umfassenderes Handlungskonzept von gemeindlichen und freien Trägern und Einrichtungen, kommunalpolitischen Gremien und Betrieben begriffen und gefördert wird.

20.5 Literatur

Abt, H.G. (1989): Gesundheitsförderung durch Krankenkassen: Eine gesundheitspolitische Hoffnung für die Zukunft? In: Medizinsoziologie, 1/1989, S. 31-52.

Brambilla, D.J., S.M. McKinlay (1987): A Comparison of Responses to mailed Questionnaires and Telephone Interviews in a Mixed Mode Health Survey. In: Amer. J. Epid, 5/1987, S. 962-971.

Bundesminister für Arbeit und Sozialordnung (Hg.) (1981): Schichtenspezifische Versorgungsprobleme im Gesundheitswesen. Bonn.

Bundesminister für Arbeit und Sozialordnung (Hg.) (1987): Lebenslage und gesundheitliche Versorgung. Bonn.

GCP Study Group (1988): The German Cardiovascular Prevention Study (GCP): Design and methods. In: European Heart Journal, 9/1988, S. 1058-1066.

Hellstern, G.M., H. Wollmann (1983): Evaluierungsforschung. Ansätze und Methoden dargestellt am Beispiel des Städtebaus. Birkhäuser Verlag, Basel.

Kammerer, W. (1986): Gesundheitssicherung und Vorsorge als Aufgabe der Betriebskrankenkassen am Beispiel eines Modellprojektes zur Prävention von Herz-Kreislauf-Erkrankungen. In: Die Betriebskrankenkasse 9/10.

Lemke, P. (1985): Möglichkeiten präventiver Gesundheitssicherung für Bevölkerungsgruppen in benachteiligten Lebenslagen durch die gesetzlichen Krankenkassen. In: Rosenbrock, R., F. Hauß, (Hg.): Krankenkassen und Prävention, S. 211-228. Edition Sigma, Bonn Berlin.

IV Psychiatrische Versorgung

21 Modellverbund "Psychiatrie" des Bundesministers für Jugend, Familie, Frauen und Gesundheit - Ambulante, psychiatrische und psychotherapeutisch psychosomatische Versorgung - Ansatzpunkte der Evaluation

G. Holler
Institut für Entwicklungsplanung und Strukturforschung, Hannover

21.1 Vorbemerkung

Die folgenden Ausführungen beziehen sich auf den Modellverbund "Psychiatrie - Ambulante psychiatrische und psychotherapeutisch/psychosomatische Versorgung" des Bundesministers für Jugend, Familie, Frauen und Gesundheit (BMJFFG).

Das Förderungskonzept für diese Modelle sieht die Praxiserprobung neuer Arbeitsformen und Organisationsstrukturen vor, die geeignet sind, zur Reform der Versorgung Kranker und Behinderter beizutragen. Die Modellförderung ist somit stets mit einem Erprobungsauftrag verbunden, der in Form von Erprobungsfragestellungen präzisiert ist. Der Erprobungsauftrag richtet sich sowohl an den Projektträger wie auch an die von diesem in der Regel unabhängige wissenschaftliche Begleitung. Die Modellerprobung wird somit sowohl von den Mitarbeitern und der Projektleitung wie auch von der wissenschaftlichen Begleitung ausgewertet. Der Abschlußbericht besteht aus den Erfahrungen der Mitarbeiter und den Erkenntnissen der wissenschaftlichen Begleitung. In der Regel wird beides in einem Berichtband zusammengefügt, so daß der Bericht in der Lage sein sollte, auch unterschiedlichen Erkenntnisinteressen entgegen zu kommen. Mitarbeiter in Einrichtungen der psychiatrischen und psychosozialen Versorgung werden sich vorrangig für die Erfahrungsberichte der Projektmitarbeiter interessieren; Kostenträger und Repräsentanten der Einrichtungsträger gewinnen erfahrungsgemäß ihre Erkenntnisse vor allem aus den Zahlenangaben und deren Interpretation durch die wissenschaftliche Begleitung. Die Rolle der wissenschaftlichen Begleitung ist somit durch die Pflicht zur Kooperation mit den Projektnehmern und zur unabhängigen Dokumentation und Erkenntnisdarstellung gekennzeichnet. Das dadurch gesetzte Spannungsverhältnis ist bestimmend für den nachfolgend näher konkretisierten Evaluationsansatz.

21.2 Die aktuellen inhaltlichen Aufgaben des Modellverbunds

Die wissenschaftliche Begleitung ist als Auftragsforschung nicht nur mit dem Erprobungsprozeß der Einzelprojekte verknüpft. Sie ist auch zur modellübergreifenden Mitwirkung im Modellverbund und damit den Reforminteressen der Bundesregierung verpflichtet. Die nachfolgenden Übersichten verdeutlichen, welche Aspekte gegenwärtig das Erprobungsgeschehen bestimmten.

Seit 1976 sind bislang 34 Modellprojekte abgeschlossen worden[1] (vgl. Übersicht 21.1) Dies sichert dem Modellverbund einen Erfahrungsbestand von mittlerweile 14 Jahren, der all die Schwerpunkte umfaßt, die die Entwicklung der außerstationären Psychiatriereform kennzeichnen.

Für den Modellverbund läßt sich diese Entwicklung in drei Phasen unterteilen:

- Im ersten Vierjahresabschnitt (1976-1980) lag der Erprobungsschwerpunkt bei Diensten mit ambulanten Aufgaben. Es wurde ein breites Spektrum unterschiedlich ausgeprägter Beratungsdienste - Sozialpsychiatrische Dienste, psychosoziale Kontakt- und Beratungsstellen, psychosoziale Beratungsgruppen - erprobt. Während dieses Zeitabschnitts ging es vor allem darum zu erkunden, ob Beratungs- und Betreuungsaufgaben gemeinsam mit Ordnungsaufgaben (Zwangseinweisungen) von einer Einrichtung wahrgenommen werden können und wie die Gesetze der Länder über psychisch Kranke diese Aufgaben im einzelnen präzisieren sollten. Außerdem veranlaßten einschneidende Mängelrügen der Psychiatrie-Enquete zur Suche nach praxistauglichen Konzepten sozialpsychiatrischer Beratung, wobei der öffentliche Gesundheitsdienst und die freie Wohlfahrtspflege als Träger solcher Einrichtungen in Frage kamen.

- In dem Zeitraum von 1980 bis 1984 stand die Erprobung komplementärer Einrichtungen im Bereich beschützten Wohnens und tagesstrukturierender Maßnahmen im Mittelpunkt des Erprobungsinteresses. Da die Psychiatrie-Enquete die Forderung erhoben hatte, möglichst viel an Versorgungsmöglichkeiten vom stationären Bereich in den ambulanten Bereich zu verlagern, wurde sehr schnell deutlich, daß mit Beratung und aufsuchender Hilfe allein den daraus resultierenden Versorgungsanforderungen nicht entsprochen werden konnte. Durch Möglichkeiten des beschützten Wohnens und aktivierender Betreuungsangebote in Tagesstätten und Tageszentren sollte die ambulante Versorgung ergänzt und komplettiert werden. In der Regel waren es wiederum freie Träger - Arbeitsgemeinschaften und Vereine -, die hier Innovationsmut bewiesen. Die so gewonnenen Erfahrungen und

---

[1] Eine Übersicht über die bislang erprobten Projekte verbunden mit Publikationsnachweisen über die Erprobungsergebnisse sind beim Autor erhältlich.

Erkenntnisse haben viel dazu beigetragen, daß mittlerweile Finanzierungsgrundlagen für beschütztes Wohnen in einer Reihe von Bundesländern bestehen, wobei sich nach einem bestimmten Anteilsschlüssel der überörtliche Sozialhilfeträger und der örtliche Sozialhilfeträger die Kosten teilen. Die Finanzierung von Tagesstätten und Tageszentren macht allerdings noch immer Schwierigkeiten, auch wenn die im Rahmen des Modellverbunds geförderten Einrichtungen über den Förderungszeitraum hinaus fortbestehen. Allerdings gelang es bei der Fortführung der Tagesstätten nicht immer, das erprobte Organisations- und Personalkonzept zur Grundlage der Anschlußfinanzierung zu machen. Die im Rahmen der Modellerprobung besonders betonte offene Teilnahme mußte in einzelnen Fällen zugunsten einer Pflegesatzfinanzierung für Behandlungsfälle aufgegeben werden.

- Die Zeit nach 1984 bis jetzt ist dadurch gekennzeichnet, daß Hilfsangebote erprobt werden, die spezifische Bedürfnisse bestimmter Patientengruppen besonders thematisieren: Arbeit und Beschäftigung für chronisch psychisch Kranke, gerontopsychiatrische Hilfen und ambulante kinder- und jugendpsychiatrische Versorgung. Hierzu wurden im Bereich beruflicher Rehabilitation Selbsthilfefirmen erprobt. Im Bereich Gerontopsychiatrie konnte die Erprobung eines ambulanten gerontopsychiatrischen Dienstes, einer gerontopsychiatrischen Tagesstätte und eines gerontopsychiatrischen Heimes, das aktivierende Pflege praktizierte, realisiert werden. Im Bereich der Kinder- und Jugendpsychiatrie wurde der Einsatz von Sozial- und Heilpädagogik zur Kompetenzergänzung der Praxen niedergelassener Kinder- und Jugendpsychiater erprobt. Auch in diesen Fällen ging es neben der Aufarbeitung von konzeptionellen Defiziten um die Erkundung adäquater Finanzierungsmodelle. Besondere Schwierigkeiten bereitete dabei die Finanzierung zusätzlichen Fachpersonals in den Arztpraxen für Kinder- und Jugendpsychiatrie. Den Finanzierungsperspektiven für Selbsthilfefirmen kamen die Novellierungen des Schwerbehindertengesetzes zugute. Im Bereich der Gerontopsychiatrie waren die Versorgungsverbesserungen vor allem durch Verhandlungen auf regionaler Ebene in die regionale Versorgung einzubringen.

Wie die Übersicht 21.2 über laufende Modellprojekte zeigt (Anlage), werden eine Reihe von Aspekten durch gegenwärtige Erprobungsaufträge weiterverfolgt. Von besonderem Belang ist dabei die weitere Erprobung tagesstrukturierender Beschäftigungsangebote, wobei nun Arbeitsmöglichkeiten außerhalb beschützender Einrichtungen akquiriert und genutzt werden sollen. Sowohl die Kommune als auch Betriebe der freien Wirtschaft sind Ansprech- und Kooperationspartner.

21.3 Die Organisationsform der wissenschaftlichen Begleitung im Modellverbund

Die Laufzeit der einzelnen Modelle beträgt in der Regel 3 Jahre. Für diese Zeit wird eine organisatorisch vom Projekt unabhängige wissenschaftliche Begleitung eingerichtet, die dem BMJFFG als Auftraggeber gegenüber verantwortlich ist. Dabei werden alternativ zwei Organisationsformen praktiziert:

- Eine Personalstelle wird unmittelbar für den wissenschaftlichen Begleiter bzw. die Begleiterin geschaffen. Der wissenschaftliche Begleiter ist vor Ort während seiner gesamten Arbeitszeit anwesend. Die Dienst- und Fachaufsicht nimmt ein externer Experte als wissenschaftlicher Leiter wahr.
- Eine Institution (in der Regel ein Hochschulinstitut) übernimmt auf der Basis einer Drittmittelfinanzierung den Auftrag und fungiert als externe wissenschaftliche Begleitung. Aber auch von dieser Einrichtung wird jeweils ein bestimmter Mitarbeiter bzw. eine Mitarbeiterin mit der wissenschaftlichen Begleitung beauftragt, so daß ein besonderes Kooperationsverhältnis zu den Mitarbeitern des jeweiligen Projektes entsteht.

Das Institut für Entwicklungsplanung und Strukturforschung (IES) an der Universität Hannover hat seit 1979 die Aufgabe, den Modellverbund zu koordinieren und einzelne Modelle extern zu begleiten. Die modellübergreifende Koordinierung erfolgt in enger Verbindung mit den an Schwerpunktthemen orientierten Arbeitsgruppen des Modellverbunds.

Gemeinsam ist beiden Organisationsformen der wissenschaftlichen Begleitung, daß das Vorgehen an den regionalen Gegebenheiten und Möglichkeiten des Erprobungsprozesses vor Ort und damit an den Besonderheiten des jeweiligen Modells orientiert ist. Durch die Benennung eines wissenschaftlichen Leiters, der die Fachaufsicht wahrnimmt, oder auch durch die Beauftragung eines Forschungsinstituts wird die institutionelle Unabhängigkeit der wissenschaftlichen Begleitung gegenüber der Projektleitung gewährleistet. Es gibt keine schematischen Vorgaben in bezug auf den Einsatz von Instrumenten oder die Aufarbeitung von Ergebnissen. Lediglich durch die Benennung übereinstimmender Aspekte im Rahmen der Erprobungsfragestellungen durch die Bundesregierung, wie Analyse z.B. der Klienten- bzw. Patientendaten, der Aktivitäten der Mitarbeiter sowie der Kooperation und der Koordination in der Region werden Orientierungspunkte für die Dokumentation und ein darauf aufbauender modellübergreifender Vergleich von Erprobungserfahrungen und -ergebnissen vorgegeben.

Nach den bisherigen Erfahrungen im Modellverbund hat jede der beiden Organisationsformen - sowohl die wissenschaftliche Begleitung vor Ort als auch die externe wissenschaftliche Begleitung - Vor- und Nachteile, so daß keiner von vornherein der Vorzug gegeben werden kann. Der wissenschaftliche Begleiter vor Ort muß darauf achten, daß er nicht über eine teilnehmende Beobachtung hinaus derart intensiv in das Geschehen einbezogen wird, daß er quasi den Status eines Projektmitarbeiters erhält. Dann bestünde die Gefahr, daß die kritische Distanz verloren geht. Die externe wissenschaftliche Begleitung kann darunter leiden, daß ihr wichtige Informationen über den Projektalltag und die Interaktion zwischen den Teammitgliedern sowie den Mitarbeitern und den Klienten fehlen. Sie kann daher Schwierigkeiten haben, ihre eigenen Ergebnisse authentisch zu interpretieren und die Erfahrungen der Mitarbeiter nachzuvollziehen.

Bei der überwiegenden Mehrzahl der Projekte ist es bislang gelungen, diese Gefahren zu vermeiden. Vielmehr hat sich im praktischen Vollzug erwiesen, daß in beiden

Organisationsformen die wissenschaftliche Begleitung den an sie gestellten Anforderungen gerecht werden kann. Unabhängig von der Organisationsform der wissenschaftlichen Begleitung wurden übereinstimmende Erhebungen und Befragungen durchgeführt.

21.4 Die übergreifende Kommunikation und Kooperation

Für die wissenschaftliche Begleitung ist es besonders wichtig, dem mit der Auftragsthematik verbundenen Abklärungsbedarf auch gemeinsam mit anderen wissenschaftlichen Begleitungen und den Mitarbeitern anderer Projekte nachzukommen. Solcher Abklärungsbedarf ergibt sich bei Aussagen zu den Unterschieden bei der Versorgungsgestaltung in ländlichen und kleinstädtischen Regionen im Vergleich zum städtischen Bereich und bei der Verallgemeinerung von Aussagen zum beschützten Wohnen und zu geeigneten tagesstrukturierenden Maßnahmen. Auch Fragen der gerontopsychiatrischen Versorgung und der Hilfen für psychisch kranke Kinder und Jugendliche stellen sich je nach den Gegebenheiten des unmittelbaren Umfelds unterschiedlich. Daher ist es notwendig, die besonderen Erfahrungen der Einzelprojekte wechselseitig abzugleichen. Auf diese Weise wurden neben den Modellverbundstagungen und dem als internes Steuerungs- und Kontrollorgan eingerichteten Arbeitskreis "Reformabsichten und Strukturfragen" themenbezogene Arbeitsgruppen, z.B. zum beschützten Wohnen, zur Gerontopsychiatrie und zu "Tagesstrukturierende Beschäftigungsmöglickeiten" gebildet. Die Gruppenzusammenkünfte werden vorrangig zum Erfahrungsaustausch und zur gemeinsamen Aussprache über die Erprobungskonzepte und deren Umsetzung genutzt.

Für die modellübergreifenden Erörterungen erweist es sich als besonders fruchtbar, daß in den jeweiligen Schwerpunkten unterschiedliche Hilfesysteme repräsentiert sind. Der Schwerpunkt "Tagesstrukturierende Beschäftigungsmöglichkeiten" wird schon seit längerem gebildet von Selbsthilfefirmen, von Ausbildungsinitiativen und von Betreuungs- sowie Förderungsprogrammen, die Arbeitsmöglichkeiten in der freien Wirtschaft und im kommunalen Bereich schaffen wollen. Im Schwerpunkt "Gerontopsychiatrie" waren ein sozialpsychiatrischer Dienst für alte Menschen, ein als gerontopsychiatrische Förderungseinrichtung strukturiertes und organisiertes Heim sowie eine Tagesstätte für gerontopsychiatrische Patienten vertreten.

Das Institut für Entwicklungsplanung und Strukturforschung (IES) hat die Federführung für diese modellübergreifende Kooperation. Es dokumentiert nicht nur die Ergebnisse, sondern erarbeitet auch gemeinsam mit den Vertretern der Projekte Synopsen für die einzelnen Schwerpunkte. Neben Informationen über die einzelnen Projekte enthalten sie auch Stellungnahmen zu den gemeinsamen Zielsetzungen der jeweiligen Schwerpunkte. Dabei werden die Versorgungsdefizite benannt, denen die Projekte begegnen wollen und konkrete Angaben darüber gemacht, wie die Projekterfahrungen und -ergebnisse auch über das Modell hinaus zur Verbesserung der Versorgung genutzt werden können. Breiten Raum nimmt dabei die Entwicklung praxistauglicher Finanzierungsmodelle ein. Nach bisherigen Erfahrungen haben die Gruppenberatungen einen dreifachen Nutzen: sie versorgen die "Einzelkämpfer" in den Projekten mit Informationen, sie fördern den kollegialen Erfahrungsaustausch - z.B. im Sinne einer Vorgehenskontrolle - und sie ermöglichen projektübergreifende Ergebnisaussagen.

21.5 Die Praxisbedingungen der wissenschaftlichen Begleitung

Das Spannungsverhältnis zwischen Reformerwartungen des Auftraggebers und den Akzeptanzvoraussetzungen für das Modell in der Region hat besonderes Gewicht für die wissenschaftliche Begleitung.

Der Auftraggeber will innovatorische Versorgungsverbesserungen erproben und die dabei gemachten Erfahrungen dafür nutzen, Verbesserungen der Versorgungsstruktur herbeizuführen. Damit einher geht der Erwerb neuer Kompetenzen bei der Verwirklichung eines in die Gemeinde integrierten Versorgungsangebots. Dies kann durchaus zu Ergänzungen und Erweiterungen der Zuständigkeitskataloge der Kostenträger sowie zur Modifizierung der Finanzierungsgrundsätze führen.

Die Bewährung in der Region und damit die Bereitschaft, das Vorhaben auch über den Erprobungszeitraum hinaus als Teil der Versorgung beizubehalten, hängt wesentlich von anderen Kriterien ab: Es muß mit regionalen gesundheitspolitischen Planungsvorstellungen übereinstimmen und eine nachvollziehbare Versorgungslücke in der Region schließen. Die Mitarbeiter müssen sich als professionell kompetent erweisen und es müssen sich Kostenträger finden lassen, deren rechtliche Zuständigkeit für die Finanzierung des Versorgungsangebots außer Frage steht. Die Bevölkerung und insbesondere die Betroffenen müssen das Angebot bereitwillig annehmen und Befürchtungen in bezug auf Konkurrenz und Zuständigkeitsüberschneidungen in der Region dürfen nicht provoziert werden.

Die wissenschaftliche Begleitung muß sich gleichermaßen dafür verantwortlich fühlen, daß aus den Erfahrungen der Modellerprobung überregionale allgemeingültige und reformorientierte Erkenntnisse zur Beseitigung von Mißständen im Bereich der Psychiatrie abgeleitet werden können und daß sich ein Modell als integrierbar in das regionale Versorgungsnetz erweist. Beides ist ohne wechselseitige Kompromisse, die die wissenschaftliche Begleitung mittragen muß, nicht möglich.

Für die überregionale Auswertung der Erfahrungen und Erkenntnisse der wissenschaftlichen Begleitung ist es wichtig, daß über herkömmliche Versorgungspraktiken Hinausweisendes zur Sprache kommt und daß Anstöße und Orientierungshilfen für die Fortentwicklung der derzeitigen Versorgungsstrukturen auch innerhalb der jeweiligen Versorgungsregion gegeben werden. Dem eher konservativen Element regionaler Akzeptanz steht somit das progressive Bedürfnis überregionaler Nutzung der Erkenntnisse und Erfahrungen gegenüber.

Die wissenschaftliche Begleitung muß ihr Vorgehen nach der Methodik der Prozeßevaluation ausrichten. Sie muß eine ganzheitliche Betrachtungsweise der Handlungsprozesse vornehmen. Sie kann sich nicht auf isolierte Einzelaspekte, z.B. die Merkmale der Klienten, die Anzahl der Hausbesuche, die Teilnahme an Gruppen beschränken. Aufgrund ihrer engen Bindung an die konzeptionelle Entwicklung des jeweils begleiteten Modells werden vielfältige Handlungsaspekte der Mitarbeiter und der regionalen Kooperationspartner relevant für die Formulierung der Erprobungserfahrungen. Da die Umsetzung der Erprobungsfragestellungen die Aktivitäten des Modells steuern, bedeuten die Rückmeldungen der wissenschaftlichen Begleitung immer auch Einflußnahme auf das Vorgehen. Um ihren Aufgaben und ihrem Gewicht gerecht werden zu können, müssen sich die wissenschaftlichen Begleiter vor Ort als Mithandelnde verstehen. Dies heißt aber nicht, daß die wissenschaftliche Begleitung einen Mitarbeiterstatus einnimmt. Bei aller erforderlichen Nähe zum Projektgeschehen muß sie soweit Distanz halten, daß sie entsprechend den Anforderungen an die empirische Forschung verläßliche und gültige Ergebnisse erarbeiten kann. Sämtliche wissenschaftlichen Begleiter setzen die herkömmlichen Instrumente der Sozialforschung ein: schriftlicher Fragebogen, Interview, teilnehmende Beobachtung und Auswertung von Unterlagen.

Die Prozeßevaluation mündet in die Ergebnisevaluation. Die hierfür maßgeblichen Kriterien müssen bereits bei der Prozeßevaluation Berücksichtigung finden. Nach der bisherigen Praxis thematisieren die Erprobungsfragestellungen Aspekte der Akzeptanz, der Effektivität und der Effizienz. Daraus lassen sich folgende Überprüfungsgesichtspunkte ableiten:

Aspekte der Akzeptanz:

- Erreichen die Projektmitarbeiter die Klienten, um deren Versorgungsverbesserung es im Projektauftrag geht? Falls nicht, welche Konsequenzen wurden daraus für den Projektverlauf gezogen?
- Können die übernommenen Aufgaben bewältigt werden, indem praktikable Kooperationsbeziehungen eingegangen und vorhandene Kompetenzen und Qualifikationen der Mitarbeiter genutzt werden? Falls hierbei Probleme auftreten, welche Konsequenzen werden gezogen?
- Läßt sich der Projektauftrag in das regionale Versorgungskonzept integrieren? Dient die Realisierung des Projekts dem Aufbau bzw. der Weiterführung der wechselseitigen Vernetzung innerhalb der Vorsorgung?

Aspekte der Effektivität:

- Lassen sich durch die Versorgungsaktivitäten Rehabilitationserfolge erzielen, die medizinische und soziale Rehabilitationsaspekte miteinander verknüpfen? Gelingt es, die Krankheit zu lindern sowie ihre Verschlimmerung zu verhindern und kann dies mit einer Wiedereingliederung in die Gesellschaft verbunden werden? Läßt sich mehr Eigenständigkeit in Bezug auf Wohnsituation, Alltagsbewältigung, Freizeit und Sozialverhalten erreichen? Kann berufliche Rehabilitation angebahnt und weitgehend erreicht werden? Können die dabei gewonnenen Erfahrungen zu einer gemeindepsychiatrischen Konzeption bei der Versorgungsplanung und Durchführung beitragen? Haben diese Impulse Auswirkungen, die über die Modellerprobung im engeren Sinne hinausreichen?
- Lassen sich die so erzielten Fortschritte in das regionale Versorgungssystem im Wege eines dynamischen Prozesses implementieren?
- Sind die Ergebnisse bzw. Zwischenergebnisse der Projektdurchführung so gestaltet, daß sie sich in andere Regionen übertragen lassen und somit Erfahrungen und

Erkenntnisse übermitteln, wie z.B. die ambulante und komplementäre Versorgung chronisch psychisch Kranker funktionsgerechter gestaltet werden kann?
- Vermittelt die Projektdurchführung praxistaugliche Impulse?

Aspekte der Effizienz:

- Zeigen die Erkenntnisse und Erfahrungen praxistaugliche Wege auf, bei denen durch einen vertretbaren Ressourceneinsatz ein hohes Maß an Wirksamkeit erreichbar scheint? Tragen die Modellergebnisse zur Präzisierung der Zuständigkeiten einzelner Kostenträger im Rahmen des gegliederten Finanzierungssystems bei und zeigen sich darüber Möglichkeiten, derzeitige Finanzierungsunsicherheiten zu bewältigen?
- Eröffnen die Modellergebnisse Vorgehensstrategien, bei denen die Nutzungen von Resourcen in präventiver, in kurativer und in rehabilitativer Hinsicht über die bisherigen Erfahrungen hinausgehen?

Auf diese Weise konnte die wissenschaftliche Begleitung wesentlich dazu beitragen, daß sich der Modellverbund "Psychiatrie" als ein stabiles Programm der Bundesregierung zur Umsetzung der Psychiatriereform etabliert hat und daß den Belangen verbesserter psychiatrischer und psychosozialer Versorgung durch Publikationen in der Schriftenreihe des BMJFFG das Wort geredet wird. Für die gelungene Rücksichtnahme auf die regionalen Belange spricht die Tatsache, daß bislang fast sämtliche Modellansätze in die regionale Versorgung übernommen und damit fortgeführt werden.

Übersicht 1: Abgeschlossene Modellprojekte des Modellverbunds "Ambulante psychiatrische und psychotherapeutisch-psychosomatische Versorgung" des Bundesministeriums für Jugend, Familie, Frauen und Gesundheit

REGION	EINRICHTUNG/THEMATISCHE SCHWERPUNKTE	ORT	TRÄGER	LAUFZEIT	VERÖFFENT-LICHUNGEN
Ambulante Dienste					
	Dezentrale psychiatrische Gesamtversorgung	Bad Driburg	Katholische Kirchengemeinde Bad Driburg	1976-1981	Bd. 169[1]
	Verbund einer psychiatrischen Abteilung in einem Allgemeinkrankenhaus mit ambulanten Beratungsdiensten in einer dünn besiedelten ländlichen Region. Einbezug von Laienhilfe in Zusammenarbeit mit einem psychosozialen Beratungszentrum				
	Sozialpsychiatrischer Dienst	Bad Driburg/ Brakel	Katholische Kirchengemeinde Bad Driburg, Caritasverband für den Kreis Höxter	1982-1985	Bd. 169[1]
	Ärztlich geleitetes Kriseninterventionsteam. Sozialpsychiatrischer Dienst in Zusammenarbeit mit einer Psychiatrie-Abteilung eines Allgemeinkrankenhauses integriert in ein Beratungszentrum mit vier weiteren psychosozialen Diensten. Aufgaben gemäß PsychKG von NRW in kommunalem Auftrag. Evaluation der dezentralisierten psychiatrischen				

REGION	EINRICHTUNG/THEMATISCHE SCHWERPUNKTE	ORT	TRÄGER	LAUFZEIT	VERÖFFENT-LICHUNGEN
	Gesamtversorgung in einer dünn besiedelten ländlichen Region.				
	Psychosoziale Kontakt- und Beratungsstelle	Berlin	Technische Universität	1979-1983	Eigenveröffentlichung
	Psychosoziale Beratung und Betreuung in einem Großstadtteil unter Nutzung der Kooperationsmöglichkeiten mit anderen psychosozialen Diensten	Berlin	Institut für Psychologie		
	Sexualberatungsstelle Hamburg, Sexualberatung als integrierter Bestandteil sozialpsychiatrischer Versorgung. Entwicklung eines Versorgungs- und Fortbildungsmodells	Hamburg	Universität Abt. für Sexualforschung der psychiatrischen Universitätsklinik	1979-1984	Eigenveröffentlichung
	Psychosoziale Kontaktstelle "Lotse" Beratung und Betreuung in einem unterversorgten großstädtischen Randgebiet	Hamburg	Hamburgische Wilhemsb. Gesellschaft für Soziale Psychiatrie	1977-1981	Eigenveröffentlichung des Trägers (z.T. in Bd.1611/[2]) (HGSP)
	Dezentrales Angebot ambulanter Dienste Integrierte Kinder/Jugend- und Erwachsenenpsychiatrische Beratungsstelle in einem Sektor. Analyse der Effizienz dezentraler Beratungsstellen	Hannover	Medizinische Hochschule Hannover, Psychiatrische Klinik	1976-1981	Bd. 163[1]

REGION	EINRICHTUNG/THEMATISCHE SCHWERPUNKTE	ORT	TRÄGER	LAUFZEIT	VERÖFFENT-LICHUNGEN
	Sozialpsychiatrischer Dienst	Itzehoe	Gesundheits-amt des Kreises Steinburg	1979-1984	Bd. 169[1]
	Ambulante Beratung und Betreuung in Trägerschaft des öffentlichen Gesund-heitswesens				
	Mobiler psychiatrischer Sozialdienst	Köln	Landschafts-verband Rheinland	1976-1979	Bd. 165[1]
	Versorgung eines Großstadtsektors durch einen an eine Landesklinik angeglieder-ten Sozialpsychiatrischen Dienst				
	Psychosoziale Kontakt- und Beratungs-stelle	Laubach	Verein psycho-soziale Therapie e.V., Gießen	1982-1985	Bd. 220[1]
	Psychosoziale Beratung und Betreuung, Initiierung und Aufbau von Selbst-hilfegruppen, Unterstützung sozialer Initiativgruppen				
	Gemeindenahe Gesamtversorgung	Mönchen-gladbach	Landschafts-verband Rheinland	1976-1980	Bd. 162[1]
	Aufbau eines gemeindenahen Versor-gungsnetzes aus stationären, teil-stationären, komplementären und ambulanten Diensten in Verbindung mit einer kleineren Landesklinik in einer Stadt mittlerer Größe				
	Sozialpsychiatrischer Dienst	München	Evangelische Kirchen-gemeinde	1976-1977	
	Organisation von Beratungsarbeit für				(Modellförderung abgebrochen)

REGION	EINRICHTUNG/THEMATISCHE SCHWERPUNKTE	ORT	TRÄGER	LAUFZEIT	VERÖFFENT-LICHUNGEN
	soziale Randgruppen in deren Lebens- und Wohnbereichen		München		
	Sozialpsychiatrischer Dienst	Uelzen	Die Brücke e.V., Verein zur Wiedereingliederung psychisch Kranker,	1976-1980	Bd. 165[1]
	Ambulante und mobile Beratung in organisatorischer Anbindung an eine psychiatrische Klinik in ländlicher Region				
	Versorgungsverpflichtung (Hilfen gemäß § 1 Nds. PsychKG einschl. Durchführung von Schutzmaßnahmen)		Lüneburg	1981-1983	Eigenveröffentlichung
	Psychosoziale Beratungsgruppe	Varel	Diakonisches Werk, Oldenburg	1976-1981	Bd. 164[1]
	Realisierung eines gemeindepsychologischen Versorgungskonzeptes in einer unterversorgten ländlichen Region in enger Kooperation mit Kirchengemeinden				
	Kriseninterventionsdienst	Berlin	Brennpunkt e.V., Berlin	1987-1988	in Vorbereitung
	Kriseninterventionsdienst außerhalb der üblichen Dienstzeiten von Beratungseinrichtungen in Verbindung mit der regional zuständigen Nervenklinik und einem fachärztlichen Hintergrunddienst.				

Komplementäre Einrichtungen

REGION	EINRICHTUNG/THEMATISCHE SCHWERPUNKTE	ORT	TRÄGER	LAUFZEIT	VERÖFFENT-LICHUNGEN
	Tageszentrum	Bonn	Freiwillige Helfer für	1981-1984	Bd.165[1]

REGION	EINRICHTUNG/THEMATISCHE SCHWERPUNKTE	ORT	TRÄGER	LAUFZEIT	VERÖFFENT-LICHUNGEN
	Kommunikationsmöglichkeiten zwischen psychisch Kranken und freiwilligen Helfern unter Beteiligung von Sozial-pädagogen		psychisch Kranke e.V., Bonn		
	Frankfurter Werkgemeinschaft Von einem privaten Träger praktizier-tes Verbundsystem von komplementären und rehabilitativen Einrichtungen (beschützte Wohnform, etc.) und ambu-lanten Diensten	Frankfurt	Frankfurter Werkgemein-schaft e.V., Frankfurt	1981-1985	Eigenver-öffent-lichung
	Tagestätte Ambulante Betreuung chronisch Kranker in Kooperation mit den niedergelas-senen Nervenärzten	Hagen	Arbeitsgemein-schaft für sozialpsychia-trische Betreuung e.V., Hagen	1979-1984	Bd. 168[1]
	Psychosoziales Zentrum Tagesstätte für chronisch Kranke, mit Beratungsstelle, Wohngemein-schaft, Club und Tagesklinik	Lübeck	Die Brücke, Gemeinnützige therapeutische Einrichtungen für psychisch Behinderte GmbH, Lübeck	1982-1985	Bd. 222[1]
	Übergangswohnheim Übergangswohnheim komplementär zur psychiatrischen Klinik des Stadt-krankenhauses und zum Sozialpsychia-	Offenbach	Offenbacher Verein zur Hilfe seelisch Behinderter e.V., Offenbach	1981-1985	in Vorbereitung

REGION	EINRICHTUNG/THEMATISCHE SCHWERPUNKTE	ORT	TRÄGER	LAUFZEIT	VERÖFFENT-LICHUNGEN
	trischen Dienst des Stadtgesundheitsamtes				
	Übergangswohnheim Übergangswohnheim als Glied des Versorgungsnetzes in der gemeindepsychiatrischen Versorgung einer Großstadt	Mannheim	Evangelische Kirchengemeinde Mannheim	1976-1981	Bd. 160[1)
	Wohngruppen Wohnheim, beschützte Wohngruppen und -gemeinschaften ambulant betreut durch eine kleinere Landesklinik	Mönchen-gladbach	Landschafts-verband Rheinland/ Verein für die Rehabilitation psychisch Kranker e.V.	1981-1985	Bd. 167[1)
	Tageszentrum Tageszentrum für psychisch Kranke unter besonderer Berücksichtigung gerontopsychiatrischer Patienten in Verbindung mit Möglichkeiten des beschützten Wohnens	Bremerhaven	Städtisches Gesundheitsamt, Bremerhaven	1982-1987	Eigenveröffent-lichung
Kooperationsmodelle					
	Ambulante Psychiatrie in einer Großstadt Sozialpsychiatrische Beratungsstelle in einem Stadtteil - Analyse der Mög-	Frankfurt	Magistrat der Stadt Frankfurt	1976-1980	Magistratvorlage der Stadt Frankfurt (z.T. in Bd. 1611)[2)

REGION	EINRICHTUNG/THEMATISCHE SCHWERPUNKTE	ORT	TRÄGER	LAUFZEIT	VERÖFFENT-LICHUNGEN
	lichkeiten von Gesundheits- und Sozialverwaltung zur Entwicklung einer gemeindepsychiatrischen Versorgung				
	Psychosoziale Arbeitsgemeinschaft	Gießen	Universität Gießen, Zentrum für Psychosomatische Medizin	1976-1981	Bd.166[1]
	Entwicklungsmöglichkeiten einer psychosozialen Arbeitsgemeinschaft. Psychosoziale Kontaktstellen in Randsiedlungen und ländlichen Gebieten				
Forensische Psychiatrie					
	Kontakt- und Beratungsstelle für forensische Psychiatrie	Lippstadt	Förderkreis Sozialpsychiatrie Lippstadt e.V.	1984-1987	Eigenveröffentlichung
	Gewinnung von Kontaktfamilien für psychisch kranke Rechtsbrecher, die in der forensischen Abteilung des Landeskrankenhauses Benninghausen und im Zentrum für forensische Psychiatrie Lippstadt behandelt wurden.				
Versorgungsmöglichkeiten in Arztpraxen					
	Konsiliarische Sexualtherapeutische Beratung von Ärzten	Hannover	Medizinische Hochschule	1984-1986	Eigenveröffentlichung
	Kooperation von Mitarbeitern des Zentrums für psychologische Medizin an der MHH mit niedergelassenen Ärzten eines städtischen Sektors in Hannover zur				

REGION	EINRICHTUNG/THEMATISCHE SCHWERPUNKTE	ORT	TRÄGER	LAUFZEIT	VERÖFFENT-LICHUNGEN
	besseren Behandlung von Patienten mit sexuellen Problemen von Krankheitswert				
	Sozialarbeiter/Beschäftigungstherapeuten in Nervenarztpraxen	Erftkreis	Praxis Dr. Schreckling, Hürth	1984-1987	Bd. 223[1)
	Sozialarbeit und Beschäftigungstherapie als Ergänzung der fachärztlichen Behandlung und damit als integraler Bestandteil des Tätigkeitsspektrums der ärztlichen Praxis		Praxis Dr. Ghaemi, Bergheim		
Tagesstrukturierende Beschäftigungsangebote					
	Arbeitsmöglichkeiten für psychisch Kranke in einer eigenständigen Firma	Freiburg	Freiburger Hilfsgemeinschaft e.V., Freiburg	1983-1988	in Vorbereitung
	Arbeitsmöglichkeiten für psychisch Kranke innerhalb eines Verbundsystems von Club, Wohnmöglichkeiten und pädagogisch betreuten Arbeiten in der Trägerschaft eines freien Vereins				
	Arbeits- und Begegnungsstätte für chronisch psychisch Kranke	Gütersloh	Förderkreis Wohnen-Arbeit-Freizeit e.V., Gütersloh	1985 - 1989	
	Neue Möglichkeiten der Beschäftigung und Tagesstrukturierung für psychiatrische Langzeitpatienten außerhalb stationärer Einrichtungen				

REGION	EINRICHTUNG/THEMATISCHE SCHWERPUNKTE	ORT	TRÄGER	LAUFZEIT	VERÖFFENT-LICHUNGEN
	Arbeitsmöglichkeiten für psychisch Kranke auf nicht institutionalisierten Arbeits-plätzen	Homburg/ Saar	Verein zur Hilfe für psychisch Kranke e.V. Homburg/Saar	1986	
	Arbeitschancen für psychisch Kranke/ Behinderte in Betrieben des freien Arbeits-marktes, unterstützt durch besondere psycho-soziale Betreuungsmaßnahmen				
Gerontopsychiatrie					
	Gerontopsychiatrische Facheinrichtung	Düsseldorf	Kreisverband der Arbeiterwohl-fahrt, Düsseldorf	1985-1988	in Vorbereitung
	Gerontopsychiatrisches Heim zur Förderung und Pflege in Verbindung mit weniger beschützenden Wohnange-boten für psychisch kranke alte Menschen				
	Sozialpsychiatrischer Dienst für alte Menschen	Nürtingen	Landratsamt Esslingen	1985 - 1989	
	Ambulante Beratung und Betreuung zunächst im Altkreis Nürtingen, in der Schlußphase ausgedehnt auf den Landkreis Esslingen				
	Gerontopsychiatrische Tagesstätte	Bielefeld	von Bodelschwingh-sche Anstalten, Bielefeld/Bethel	1986-1989	in Vorbereitung
	Aktivierende und tagesstrukturierende Betreuung für psychisch kranke alte Menschen				

REGION	EINRICHTUNG/THEMATISCHE SCHWERPUNKTE	ORT	TRÄGER	LAUFZEIT	VERÖFFENT-LICHUNGEN
Kinder- und Jugendpsychiatrie					
	Kinder- und Jugendpsychiatrische Gemeinschaftspraxis Konzipierung eines umfassenden Behandlungsangebotes, wie es der Sicherstellung der Kassenärzt-lichen Versorgung unter Einbezug von Sozial- und Heilpädagogik ent-sprechen sollte	Düsseldorf	Gemeinschafts-praxis Dr. med. Schydlo, Dr. med. Heubach, Düsseldorf	1986-1989	in Vorbereitung

---

1) Schriftenreihe des Bundesministeriums

2) Erster gemeinsamer Erfahrungsbericht der Beteiligten am Modellverbund (1976-1979)

Übersicht 2: Laufende Modellprojekte des Modellverbunds "Ambulante psychiatrische und psychotherapeutisch-psychosomatische Versorgung" des Bundesministeriums für Jugend, Familie, Frauen und Gesundheit

REGION	EINRICHTUNG/THEMATISCHE SCHWERPUNKTE	ORT	TRÄGER DES PROJEKTES	WISSEN-SCHAFTLICH BEGLEITUNG	BEGINN
Ambulante Dienste					
	Ambulante Betreuungsform von Familien mit einem schizophrenen Patienten Ambulantes Nachbetreuungsangebot für schizophrene und ihre Angehörigen, das geeignet ist, den Verlauf der Erkrankung günstig zu beeinflussen, die Rückfallquote zu senken, den sozialen Status zu verbessern und die Belastung der Familie zu verringern.	Bonn	Rheinische Landesklinik Bonn	Institut für Entwicklungs-planung und Strukturforschung (IES), Hannover	1988
Verbund ambulanter und komplementärer Versorgung					
	Integration von Patienten einer psychiatrischen Langzeitklinik in dezentrale gemeindenahe Versorgungs-einrichtungen Langzeithospitalisierte geistig- und mehrfachbehinderte bzw. chronisch-seelisch behinderte Erwachsene sollen in Wohn- und Übergangseinrichtungen, die Teil des regionalen Versorgungs-	Bremen	Universität Bremen	1989	

REGION	EINRICHTUNG/THEMATISCHE SCHWERPUNKTE	ORT	TRÄGER DES PROJEKTES	WISSEN- SCHAFTLICH BEGLEITUNG	BEGINN
	systems Bremens sind, weiterbetreut und unter Mitbeteiligung anderer örtlicher Hilfsangebote stabilisiert und aktiviert werden. Der Erfolg dieses Integrations- und Rehabilitationsprozesses soll durch Längsschnittuntersuchung und System- analyse dokumentiert werden				

Tagesstrukturierende Beschäftigungsangebote

REGION	EINRICHTUNG/THEMATISCHE SCHWERPUNKTE	ORT	TRÄGER DES PROJEKTES	WISSEN- SCHAFTLICH BEGLEITUNG	BEGINN
	Arbeit und Ausbildung für psychisch kranke Jugendliche und junge Erwachsene Vorbereitung auf eine Ausbildung in regulären Betrieben, verbunden mit psychosozialer Betreuung während dieser Ausbildung und Training für psychisch Kranke aus Büroberufen in eigens hierfür geschaffener Einrichtung	Wiesbaden	Werkgemein- schaft Rehabilitation Wiesbaden e.V., Wiesbaden	Institut für kommunale Psychiatrie, Solingen	1986
	Arbeitsmöglichkeiten für psychisch Kranke in der Gemeinde Eröffnung des Zugangs für psychisch Kranke/ Behinderte zu regulären Arbeitsangeboten in der Gemeinde mit Hilfe flankierender Trainings-, Stützungs- und Freizeitangebote	Wunstorf	Verein zur Förderung beschützender Wohngemein- schaften und beschützender Arbeitsmöglich- keiten e.V., Wunstorf	Institut für Entwicklungs- planung und Strukturforschung (IES), Hannover	1987
	Arbeitsangebote für psychisch Kranke und Behinderte als Hilfe zur Integration in die Gesellschaft	Detmold	Interessen- gemeinschaft von Angehörigen psychisch	Institut für Entwicklungs- planung und Strukturforschung	1989

REGION	EINRICHTUNG/THEMATISCHE SCHWERPUNKTE	ORT	TRÄGER DES PROJEKTES	WISSEN-SCHAFTLICH BEGLEITUNG	BEGINN
	Ausgehend von Arbeitsangeboten des Lippischen Kombi-Service (Mikrofilm, Büroservice und Reinigungsservice) sowie der Arbeitsgemeinschaft Arbeit e.V. (Industriemontage und Teilzeitarbeitsplätze) sollen weitere Vermittlungsinitiativen arbeitsfähiger Klienten in die freie Wirtschaft und in kommunale Betriebe stattfinden.		Kranker in Lippe e.V.	(IES), Hannover	
	Tagesstrukturierende Beschäftigungsmöglichkeiten in kleinstädtisch-ländlichen Regionen Erschließung und Nutzung von Beschäftigungsangeboten in zwei Modellregionen Schleswig-Holsteins für Klienten und Patienten regionaler Behandlungs- und Betreuungseinrichtungen	Kreis Dittmarschen und Steinburg	Arbeitsgemeinschaft Brücke Schleswig-Holstein GmbH	Lübecker Institut für Angewandte Psychologie, Lübeck	1989
	Nachsorgendes Wohnen für psychisch kranke Jugendliche und junge Erwachsene in Verbindung mit tagesstrukturienden Hilfen Betreuung von psychisch Erkrankten der Altersstufe 18 - 24 Jahre in Wohngruppen in Verbindung mit beruflichen, sozialen und medizinischen Rehabilitationshilfen	Rheine	Caritasverband für Stadt und Dekanat Rheine	Klinik für Kinder- und Jugendpsychiatrie, Psychotherapie, Bochum-Linden	1989

REGION	EINRICHTUNG/THEMATISCHE SCHWERPUNKTE	ORT	TRÄGER DES PROJEKTES	WISSEN-SCHAFTLICH BEGLEITUNG	BEGINN
	Gestaltete Interaktion bei psychisch kranken Müttern und ihren Kindern	Lengerich	Deutsches Institut für soziale Kreativität e.V. Haus Vortlage	Institut für Entwicklungs-planung und Strukturforschung (IES), Hannover	1990
	Verbesserung der Hilfen zur aktiven Lebensgestaltung für klinikentlassene psychisch kranke Frauen und ihre Kinder im Rahmen der psychosozialen Betreuung				
Kinder- und Jugendpsychiatrie					
	Psychologe und Heilpädagoge als Mitarbeiter in einer Kinder- und Jugend-psychiatrischen Praxis	Weilerswist	Praxis Dr. Bertling, Weilerswist	Institut für Entwicklungs-planung und Strukturforschung (IES), Hannover	1987
	Behandlung im häuslichen Umfeld von Kindern mit hyperkinetischen und aggressiven Syndromen sowie Kindern mit Lese- und Rechtschreibschwierigkeiten				
Forensische Psychiatrie					
	Ambulante Beteuung forensisch-psychiatrischer Patienten	Lippstadt	Westfälisches Zentrum für Forensische Psychiatrie	Institut für Entwicklungs-planung und Strukturforschung (IES), Hannover	1989
	Für aus dem Maßregelvollzug beurlaubte bzw. entlassene Patienten sollen ambulante und komplementäre Versorgungs- und Betreuungsmöglichkeiten durch die in einer gut ausgestatteten Region vorhandenen Versorgungseinrichtungen eröffnet und implementiert werden.				

22 Objektivierende Bewertung gemeindepsychiatrischer Versorgung - Beispiele aus einer Basisdokumentation

I. Steinhart
Abteilung für Sozialpsychiatrie, Klinikum Rudolf Virchow, Standort Charlottenburg, Freie Universität Berlin

22.1 Einleitung

Die Versorgungsforschung der deutschen Psychiatrie, "wo einem notwendigen Reformbedarf ein Mangel an fundierten Kenntnissen über optimale Behandlung und Versorgung gegenübersteht" (Cooper et al, 1985), ist bereits vor Jahren kritisiert worden (s. z. B. Katschnig, 1983). Vor kurzem wiesen an der Heiden et al (1989, S. 116) erneut darauf hin, "daß Bewertungen der derzeitigen Versorgungssituation häufig impressionistischer Art sind und mehr durch die persönlichen Eindrücke und Erfahrungen der beurteilenden Personen geprägt werden, denn durch Ergebnisse allgemein akzeptierter Forschungsstrategien". Zu solchen Strategien sind vor allem quantitative Daten aus Basisdokumentationen zu zählen, die auch über das untersuchte Setting hinaus vergleichbare und objektivierende Bewertungsmaßstäbe bereitstellen können. Bezüglich der Evaluationsebenen[1] gemeindepsychiatrischer Versorgung liegen lediglich für die Evaluation einzelner Institutionen, wie z. B. Tageskliniken oder Wohngemeinschaften, Ergebnisse vor. Bereits auf der zweiten Ebene - Evaluation eines sektorbezogen arbeitenden gegliederten Versorgungssystems - müssen die Forschungsresultate als "dünn" bezeichnet werden. Neben den Arbeiten von Ciompi (1977, 1979) sowie Häfner und an der Heiden (1987) wurden wenige Versuche unternommen, gemeindepsychiatrische Strukturen als Gesamtsystem zu evaluieren. Als weitere Defizite der Versorgungsforschung sind zu nennen, daß Projektzeiträume im

---

[1] Evaluation nach Häfner und an der Heiden (1989):
  1. die psychiatrische Versorgung als Teil des nationalen Gesundheitssystems
  2. das gemeindepsychiatrische Versorgungssystem in einem definierten Sektor
  3. Institutionen und Einrichtungen der gemeindepsychiatrischen Versorgung.

allgemeinen relativ kurz gewählt und daß mittel- bis längerfristige Entwicklungen von Versorgungssystemen und Patientenkarrieren in diesen Systemen bisher kaum umfassend begleitet und untersucht wurden.

In der Evaluationsforschung[2] über gemeindepsychiatrische Strukturen sollten daher die folgenden Aspekte verstärkt berücksichtigt werden:

- Evaluation von Versorgungsstrukturen auf der Ebene eines gegliederten Systems,
- Berücksichtigung der Entwicklungsdynamik eines Versorgungssystems,
- längerfristige Beobachtungs- und Erfassungszeiträume,
- objektivierende Evaluation durch eine differenzierte Basisdokumentation.

Unter Berücksichtigung der oben genannten Forderungen beschäftigt sich die vorliegende Arbeit anhand von 7 exemplarischen Fragestellungen aus der Begleitforschung einer sozialpsychiatrischen Modellinstitution (Phase I der Projektevaluation: Aufnahmepopulation 1974 - 1981) mit den Möglichkeiten objektivierender Bewertung, die im Rahmen einer Basisdokumentation mit quantitativen Daten realisiert werden können.

22.2 Das Versorgungssystem der Abteilung für Sozialpsychiatrie

In Anlehnung an die Empfehlungen der Psychiatrie-Enquete ist seit 1974 im Berliner Bezirk Charlottenburg ein gegliedertes und sektorbezogenes psychiatrisches Versorgungssystem mit teilstationären und ambulanten Einrichtungen entstanden, das ab 1981 durch komplementäre Dienste (Therapeutische Wohngemeinschaften, Betreutes Einzelwohnen, Psychosoziale Kontaktstelle, Tagesstätte) ergänzt wurde. Im Hinblick auf die institutionelle Entwicklung der Teilbereiche haben wir die Phase I der Projektevaluation (s. o.) untergliedert: Aufbauphase von 1974 bis 1976 (Eröffnung von Ambulanz, Patientenclub und Tagesklinik), Konsolidierungsphase von 1977 bis 1978 (Ergänzung durch Nachtklinik und Werkstatt), erste Erprobungsphase des ausgebauten gemeindepsychiatrischen Systems von 1979 bis 1981. Lediglich die vollstationäre Versorgung erfolgt derzeit noch in kooperierenden Kliniken. Als Besonderheit ist das Bezugstherapeutensystem (vgl. "Case-Management-Konzeptionen": Harris, Bachrach, 1988; Schwartz et al, 1982) hervorzuheben: Zur Sicherung der Behandlungskontinuität werden jedem Patienten zwei Bezugstherapeuten zugeordnet, die ihn unabhängig von seiner jeweiligen Plazierung in einer Teilinstitution und auch bei zwischenzeitlichen Rückverlegungen in den stationären Bereich während der gesamten, sich oftmals über Jahre erstreckenden Behandlungszeit therapeutisch und helfend begleiten.

Mit Ausnahme weniger Ausschlußindikationen, wie z. B. Suchtkrankheiten, können alle psychisch kranken Charlottenburger Bürger zwischen 18 und 65 Jahren im Versorgungssystem der Abteilung behandelt werden.

---

[2] Zur Begriffsbestimmung s. Suchman, 1967; Wittmann, 1985; Rossi et al, 1988.

22.3 Die Basisdokumentation

Das für alle Teileinrichtungen des Versorgungsverbundes zentralisierte Dokumentationssystem umfaßt heute für jeden Patienten folgende drei wesentlichen Bausteine:

1. den EDV-gestützten Aufnahmebogen mit soziodemographischen sowie klinisch-anamnestischen Merkmalen entsprechend der Basisdokumentation der Deutschen Gesellschaft für Psychiatrie und Neurologie (DGPN) und der Bundesarbeitsgemeinschaft der Träger psychiatrischer Krankenhäuser (Dilling et al, 1982),
2. eine ebenfalls EDV-gestützte lückenlose Dokumentation des gesamten institutionellen Behandlungsverlaufes einschließlich aller Einzelverlegungen,
3. das System zur Dokumentation patientenbezogener Kontakte, in welchem alle therapeutischen und sozialen Bemühungen in den Teilbereichen der Abteilung umfassend erfaßt werden (Bosch, Lübcke-Westermann, 1981). Zusätzlich können für spezielle Forschungsfragestellungen die ebenfalls zentral geführten Krankengeschichten herangezogen werden, die über den langfristigen, zahlreiche institutionelle Wechsel einschließenden Behandlungsverlauf umfassend informieren.

22.4 Ergebnisse

22.4.1 Bewertung des "Vollversorgungsanspruches": Wo sucht sich ein Versorgungssystem seine "Nische"?

Über die Aufnahmestatistik können die Patienten des Abteilungssystems bei einem Durchschnittsalter von 33.5 Jahren wie folgt charakterisiert werden: überwiegend alleinstehend, mit mehreren stationären Voraufenthalten, mit zahlreichen früheren Zwangsunterbringungen. Diagnostisch sind 90 % der Aufnahmen als Psychosen einzustufen, wobei die schizophrenen Erkrankungen mit insgesamt 70 % deutlich überwiegen. Die Bewertung solcher deskriptiver Daten im Hinblick auf den von unserer Modellinstitution vertretenen "Vollversorgungsanspruch" - zumindest im Sinne einer repräsentativen Klientel für die Sektorpopulation - ist ohne zusätzliche Informationen problematisch. In Ermangelung eines zentralen Fallregisters mußten wir andere Anhaltspunkte für die psychiatrisch zu versorgende und versorgte Sektorpopulation suchen. Wir haben uns an einer von Lehmkuhl et al (1980) zusammengestellten stationären Aufnahmestatistik (Tab. 22.1, linke Spalte) orientiert, in der alle Patienten unseres Sektors erfaßt wurden, die während eines Jahres in stationäre Behandlung aufgenommen wurden.

Bei einem Vergleich dieser Daten mit unserer Aufnahmestatistik (Tab. 22.1, rechte Spalte) zeigte sich, daß die Abteilungspatienten keineswegs repräsentativ für die (stationäre) Sektorpopulation sind. Stattdessen kann die Abteilung eher als eine "Spezialeinrichtung" zur Rehabilitation und Versorgung jüngerer, von einer Chronifizierung bedrohter schizophrener Patienten charakterisiert werden. Offensichtlich hat die Abteilung im ohnehin sehr dicht versorgten Bezirk Charlottenburg eine "Nische" für diesen spezialisierten Bereich gefunden.

Tab. 22.1: Vergleich der stationären Sektorpopulation, des "Angebotes" der überweisenden Instanzen an die Abteilung und der tatsächlichen Aufnahmen in die Abteilung aus diesem "Angebot" einer Aufnahme in die Abteilung[2] anhand ausgewählter Merkmale

	Charlotten-burger Patienten[1,2]	"Angebot" an die Abteilung[2]	Aufnahmen aus dem "Angebot"
Familienstand			
ledig	41.0 %	59.8 %	58.0 %
verheiratet	32.3 %	19.2 %	20.5 %
getrennt, gesch., verwitw.	26.7 %	21.0 %	21.5 %
Unterbringung beim stationären (Vor)Aufenthalt			
freiwillig	81.0 %	54.2 %	56.1 %
nicht freiwillig	19.0 %	45.8 %	43.9 %
Diagnose			
Schizophrenie (ohne ICD 295.6)	18.8 %	56.8 %	60.5 %
schizophrener Restzustand	6.1 %	10.6 %	9.1 %
affektive Psychosen	13.2 %	7.4 %	9.1 %
sonstige Psychosen	8.7 %	10.6 %	10.0 %
Neurosen	53.2 %	14.7 %	11.4 %

[1] Aufnahmen in stationäre Behandlung (s. Lehmkuhl et al, 1980)
[2] ohne Patienten mit Ausschlußkriterien der Abteilung

Die Frage, ob dies eher durch eine eigene hohe Selektion oder durch eine Vorauswahl durch die überweisenden Instanzen erklärt werden kann, ist aus dem Vergleich aller drei Spalten in Tab. 22.1 zu beantworten. Da wir über einen Zeitraum von 8 Jahren alle Patienten, denen in irgendeiner Form die Behandlung in der Abteilung angeboten wurde, dokumentiert haben (Tab. 22.1, mittl. Spalte), konnten wir zeigen, daß die Selektion überwiegend durch die Vorbehandler erfolgte (s. a. Dieckmann, Plönes, 1986). Ob dies durch Vorurteile unserer Kooperationspartner über unsere Behandlungsmöglichkeiten oder durch eine Selbstdarstellung als "Reha-Einrichtung" oder aufgrund der bereits dicht besetzten regionalen Versorgungslandschaft zu erklären ist, kann allerdings mit unseren Daten nicht beantwortet werden. Hierzu wären vor allem zusätzliche Informationen aus anderen Versorgungseinrichtungen des Sektors notwendig.

22.4.2 Bewertung therapeutischen Handelns

Neben der Einbeziehung sozialer Faktoren (Finzen, 1987) in die Behandlung (z. B. durch Angehörigenkontakte, direkte Beratung in Fragen von Wohnen, Arbeit, Finanzen, Kontakte mit Behörden, Arbeitgeber) sollte ein wesentlicher Veränderungsaspekt der Psychiatriereform - insbesondere im Hinblick auf die Versorgung chronisch Kranker - die Umstellung von einer reinen Komm-Struktur der Institutionen auf eine gemischte Komm- und Geh-Struktur (Hausbesuche, extramurale Aktivitäten) sein. Ob unsere sozialpsychiatrische Modelleinrichtung ihr therapeutisches Handeln tatsächlich auf diese veränderten Blickrichtungen umstellte, wurde anhand des Systems zur Dokumentation patientenbezogener Kontakte überprüft.

Tab. 22.2: Arbeitsweise des Versorgungssystems bei 139 Erstaufnahmen bezogen auf das erste Behandlungsjahr in der Abteilung

	Summe pro Jahr	Mittelwert
Kontakte mit Patienten insgesamt	6544	47.1
Kontakte mit Angehörigen/Bezugspersonen	506	3.6
Kontakte mit therapeutischen Institutionen	354	2.6
Kontakte mit Arbeitgebern, Behörden	197	1.4
Therapeutische Kontakte mit Patienten:		
Intramurale eingehende Gespräche	3797	27.3
Extramurale Aktivitäten (Hausbesuche etc.)	445	3.2
Lebenspraktische Hilfen	788	5.7

Die in Tab. 22.2 ausgewählten Behandlungsdaten von 139 Erstaufnahmen über einen Behandlungszeitraum von einem Jahr zeigen eindeutig, daß auch in einer Reformpsychiatrie die unmittelbaren Patientenkontakte gegenüber anderen Kontaktfeldern deutlich überwiegen. Immerhin entfällt auf 13 Patientenkontakte einer mit einem Angehörigen. Kontakte mit Arbeitgebern, Behörden etc. sind mit einem Mittel von 1.4 pro Jahr und Patient unter sozialpsychiatrisch-rehabilitativen Gesichtspunkten insbesondere im Hinblick auf die von uns versorgte Population chronisch Schizophrener als viel zu gering zu bewerten. Bezüglich der Kontakte mit Dritten ist festzustellen, daß Informationen von anderen therapeutischen Institutionen offenbar "leichter" einzuholen sind, als Kontakte mit Arbeitgebern aufzunehmen. Während Haselbeck (1987) den Hausbesuch zum "selbstverständlichen diagnostischen Instrumentarium einer der sektorisierten Versorgung verpflichteten Psychiatrie zählt", spiegelt das von uns erreichte Verhältnis intramuraler Gespräche zu den extramuralen Aktivitäten von 9 : 1 (s. Tab. 22.2) eher ein Überwiegen traditioneller psychiatrischer Behandlungsschemata in "Komm-Strukturen" wider.

22.4.3 Bewertung der Entwicklungsdynamik des Versorgungssystems

Obwohl zur umfassenden Bewertung der Entwicklungsdynamik eines Versorgungssystems komplexere Untersuchungsansätze gewählt werden müßten, können auch aus unserer Basisdokumentation einige Entwicklungsaspekte abgelesen werden.

Tab. 22.3: Veränderung von Aufnahmepopulation und Behandlungsdauer während der Abteilungsentwicklung

	Phasen der Abteilungsentwicklung		
	I	II	I
	Aufbauphase	Konsolidierung	Erprobung
	1974 - 1976	1977, 1978	1979 - 1981
	n=175 (100 %)	n=110 (100 %)	n=169 (100 %)
Diagnose nach ICD 9			
Schizophrenien	57 %	71 %	76 %
Affekt. u.a. Psychosen	16 %	12 %	11 %
Neurosen/Persönlichkeitsst.	27 %	17 %	13 %
Stationäre Vorbehandlungen			
0 bis 1	39 %	22 %	30 %
2 bis 5	45 %	57 %	56 %
mehr als 5	16 %	21 %	14 %
Dauer des letzten stationären Aufenthaltes über 3 Monate	25 %	26 %	35
Soziale Vorbetreuung	26 %	34 %	39 %
Überweisung durch psychiatrische Klinik	60 %	76 %	74 %
Behandlungsabbruch innerhalb von 182 Tagen	40 %	41 %	27 %

Wie ein Vergleich der im CHI^2-Test signifikanten (P < .05) Veränderungen in den Entwicklungsphasen I bis III (s. Tab. 22.3) zeigt, hat sich der Trend der Abteilung zu einer Spezialeinrichtung für die Behandlung von (schizophrenen) Psychosen über die Jahre verstärkt. Mit dieser diagnostischen Verschiebung nimmt gleichzeitig der Anteil von Patienten zu, die bereits eine soziale Vorbetreuung und einen längeren Klinikaufenthalt (d. h. mehr als 3 Monate) unmittelbar vor Aufnahme hatten. Die Entwicklungsdaten für die Gesamtzahl stationärer Vorbehandlungen lassen ergänzend den Schluß zu, daß sich die Abteilung im Laufe der Jahre überwiegend als Einrichtung zur Behandlung einer "Mittelgruppe" chronisch kranker oder von einer Chronifizierung bedrohter Patienten (2 - 5 stationäre Voraufenthalte) verändert hat, während sich gleichzeitig der Anteil von "Neuerkrankungen" um 10 % verringerte und der Anteil von "Langzeitpatienten" mit mehr als 5 Voraufenthalten bei etwa 15 % einpendelte. Klientel, Zuweisung durch die überweisenden Institutionen und die Entwicklung der Einrichtungen scheinen ein interdependentes System zu sein: So haben sich mit der Abteilungsentwicklung sowohl die Patientenmerkmale als auch die Relationen der überweisenden Institutionen verschoben: Der Anteil psychiatrischer Kliniken steigt hier von 60 % auf deutlich über 70 %. Die sich verringernde Zahl der bereits innerhalb des ersten Halbjahres entlassenen Patienten - eine unter dem Aspekt der Langzeitbehandlung positiv zu bewertende Entwicklung - könnte auch im Sinne der breiter werdenden institutionellen Möglichkeiten im Rahmen des Gesamtsystems interpretiert werden. Zusätzliche Analysen konnten zeigen, daß hiermit ein veränderter therapeutischer Stil einhergeht: Während die pro Patient aufgewendete Zeit konstant bleibt, nehmen extramurale Aktivitäten, Angehörigenkontakte und lebenspraktische Hilfen im Zuge der institutionellen Abteilungserweiterung signifikant zu. Unsere Daten belegen auch, daß zur Bewertung gemeindepsychiatrischer Versorgungsstrukturen keine statischen, sondern dynamische Evaluationsmodelle eingesetzt werden sollten.

22.4.4 Bewertung des Behandlungs- und Rehabilitationserfolges

Unsere Bewertung des Behandlungserfolges orientierte sich zunächst an den primären Zielen der gemeindepsychiatrischen Reformbewegung: der Verringerung von vollstationären Behandlungszeiten und Zwangseinweisungen. Tatsächlich gelingt es, nach Aufnahme in das gegliederte Versorgungssystem, die vollstationären Zeiten deutlich zu reduzieren (Bolm et al, 1989), andererseits kann der Anteil von 39 % Zwangsunterbringungen bei den verbleibenden, auch in unserem System notwendigen stationären Einweisungen nicht befriedigen (Bolm, Bosch, 1986). Solche traditionellen Erfolgskriterien müssen unseres Erachtens für die Evaluation sozialpsychiatrischer Bemühungen erweitert werden. Wie Abb. 22.1 zeigt, ist die teilstationäre Protektion im ersten Jahr nach Aufnahme in unser Versorgungssystem trotz einer kontinuierlichen Verringerung für eine große Zahl von Patienten nicht unerheblich. Auch im weiteren Verlauf werden die "eingesparten" Kliniktage nicht selten durch einen z. T. höheren Prozentsatz von teilstationären Behandlungstagen ersetzt.

In Anlehnung an Lavik (1983) und Tansella et al (1986) haben wir daher ein Evaluationskriterium, den Hospitalisierungs-Index (HI), entwickelt, der bezogen auf einen bestimmten Behandlungszeitraum den Anteil voll- und teilstationärer Zeiten gewichtet erfaßt (Steinhart, Priebe, in Vorb.). Neben diesem klinischen Parameter wurden Behandlungs- und Rehabilitationserfolg mit den Kriterien Wohnen, Arbeit und Ausmaß institutioneller Protektion gemessen (s. a. Steinhart, Bosch, in Vorb.1). Dabei wurden in den Bereichen Wohnen und institutionelle Protektion innerhalb des ersten Behandlungsjahres Fortschritte für drei Viertel aller Patienten erreicht, während im Arbeitsbereich die Erfolgsquote bei knapp 50 % lag. Die Bewertung dieses Ergebnisses wird durch das Fehlen von Vergleichsdaten und angesichts der ange-

spannten Arbeitsmarktsituation erschwert. Ähnlich wie bei den Untersuchungen von
Ciompi (1979) waren die Korrelationen zwischen den Erfolgskriterien im Arbeits-
und Wohnbereich gering, so daß wir weiterhin von unabhängigen "Dimensionen" der
Rehabilitation ausgehen, in denen - wie auch die Erfahrungen unserer Praxis belegen - getrennte Fortschritte möglich sind.

22.4.5 Bewertung von "Input" und "Outcome"

Da alle patientenbezogenen Aktivitäten in unserer Dokumentation erfaßt werden,
konnten wir den therapeutischen "Input" mit den oben beschriebenen "Outcome-Kri-
terien" in Beziehung setzen. Ein hoher therapeutischer Aufwand (u.a. hoher Zeitaufwand, zahlreiche Kontakte, viele extramurale Aktivitäten) korrelierte nicht bzw.
negativ mit dem Rehabilitationserfolg innerhalb des ersten Behandlungsjahres und
dem Hospitalisierungs-Index in den nachfolgenden Jahren. Es ließ sich eine Gruppe
überwiegend jüngerer chronifizierter schizophrener Patienten identifizieren, für die
auch ein hoher therapeutischer Aufwand nicht zum gewünschten (Reha)Erfolg führte.
Eine Interpretation dieses Ergebnisses scheint ohne weitergehende Analysen schwierig, trotzdem legt es die Frage nach Wirksamkeit und Qualität heutiger sozialpsychiatrischer Konzepte und ihrer Weiterentwicklung nahe. Im Hinblick auf die Prä-
diktion des Hospitalisierungs-Index (HI) über einen Fünf-Jahres-Zeitraum erwies sich
vor allem das Alter und der HI im ersten Behandlungsjahr geeignet. Zur Vorhersage
längerfristiger Verläufe erscheint es somit weniger sinnvoll, auf die bisherige
Psychiatriekarriere zu achten als darauf, wie ein Patient anfangs mit dem entsprechenden Versorgungssystem "zurechtkommt" und dieses mit ihm. Das Versorgungssystem wird somit selbst zum diagnostischen Instrumentarium für langfristige Ver-
laufstendenzen in eben diesem System. Als weitere Konsequenz dieses Ergebnisses
sollten unseres Erachtens in einer Basisdokumentation zukünftig weniger die Daten
aus der Vorgeschichte bzw. statische Parameter bei Aufnahme berücksichtigt werden,
sondern vielmehr Variablen aus dem Behandlungsprozeß. Im Rahmen einer solchen
Prozeßevaluation könnte die Analyse der Interaktion zwischen Versorgungsangebot
und Patient in den Vordergrund treten.

22.4.6 Bewertung institutioneller Karrieren

Zur Analyse institutioneller Karrieren wurde über einen Untersuchungszeitraum von
zwei Jahren ein Raster von 24 Zeiteinheiten (Monaten) gelegt und am Ende einer
jeden Monatsperiode die institutionelle Protektionsstufe (vollstationär - teilstationär -
ambulant) ermittelt. Abb. 22.1 zeigt die in Monatsabständen kumulierten Zuordnungen aller 136 Patienten zu den drei Protektionsstufen. In der Anfangsphase befindet
sich die überwiegende Zahl auf der mittleren, also der teilstationären Stufe.
Im weiteren Verlauf sinkt der Anteil teilstationärer Patienten zunächst sehr rasch,
dann etwas verlangsamt, aber stetig ab, beträgt bereits nach einem Dreivierteljahr
weniger als 25 % und erniedrigt sich bis zum Ende des Untersuchungszeitraums auf

etwa 10 %. Dagegen bleibt die Zahl vollhospitalisierter Patienten mit einer Größenordnung von ca. zehn über den gesamten Zweijahreszeitraum annähernd stabil.

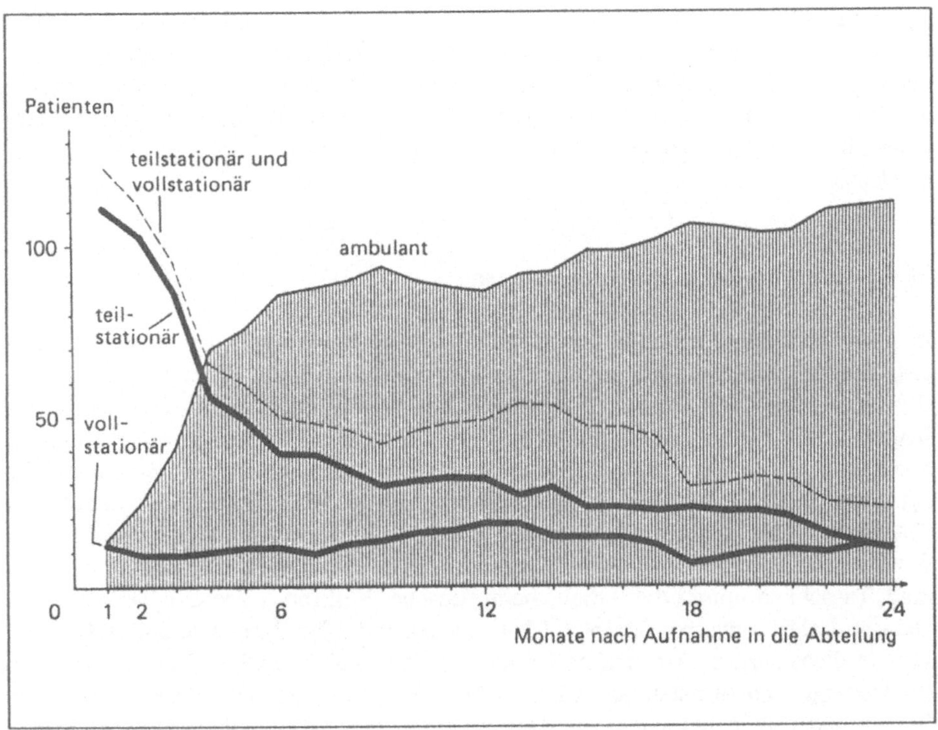

Abb. 22.1: Zweijahresverlauf der institutionellen Protektion bei 136 Erstaufnahmen

Besonders bemerkenswert ist der zu den teilstationären Plazierungen weitgehend spiegelbildliche schnelle Anstieg der ambulanten Behandlungen (Steinhart, Bosch, 1987). Bei einer solchen kumulativen Betrachtungsweise bleibt offen, inwieweit die Summenkurven eine Dichotomisierung der Population in eine "Erfolgsgruppe" mit konstanter bzw. zunehmender ambulanter Nachsorge und in eine "rehabilitationsresistente" Mißerfolgsgruppe mit durchgehend höherem Protektionsbedarf widerspiegeln oder inwieweit die fortbestehenden Anteile teil- und vollstationärer Protektion Indikatoren häufigen Rückfallmanagements im Sinne intendierter und befristeter Rückverlegungen darstellen. Differenzierte und einzelfallbezogene Analysen auf der Basis clusteranalytischer Methoden legten offen, daß fast alle Patienten zu zwei Verlaufsmustern, die als "Stufenrehabilitation" (Nutzung des Systems als Übergangsstufe zur rein ambulanten Nachbetreuung) und "Alternative Versorgung" (Nutzung des Systems im Sinne zeitlich begrenzter und flexibler Rücknahmen in teilstationäre, ggf. vollstationäre Behandlung) umschrieben werden können (Steinhart, Bosch, in Vorb.2). Im Hinblick auf die Bewertung unseres Systems und seiner Übertragbarkeit als "Modell" stellte sich auf Basis dieser Analysen vor allem die Frage, ob für die zuerst genannte Gruppe ("Stufenrehabilitation") unser sehr enges Versorgungsnetz mit dem aufwendigen, auf langfristige kontinuierliche Behandlung ausgerichteten Bezugstherapeutensystem einer Behandlung durch niedergelassene Nervenärzte tatsächlich überlegen ist. Für die zweite Gruppe muß in umgekehrter Weise überlegt werden, wer bei einer flexiblen Nutzung der Teilbausteine eines gegliederten Versorgungssystems die Koordination der Behandlung auf Patientenebene übernehmen kann und ob eine solche Nutzung nicht ausschließlich in einem Bezugstherapeutensystem innerhalb eines Versorgungsverbundes - wie bei uns realisiert - adäquat geleistet werden kann.

22.4.7 Bewertung von Patientenströmen

In unsere Evaluation haben wir auch den institutionellen Blickwinkel einbezogen und das Zusammenwirken der Einzelbausteine sowohl auf der Ebene des Systems (Linden, Bosch, 1986) als auch auf der Ebene der Institutionen (s. z. B. Steinhart, Bosch, 1983a für unsere Tagesklinik; Terhorst et al, 1989 für unsere Ambulanz) durch die Analyse von Patientenströmen untersucht. Wir konnten nachweisen, daß die einzelnen Teilbereiche nicht im Sinne einer gestuften "Reha-Kette" verwendet werden, in der beispielsweise der Übergang von der Klinik an den Arbeitsplatz über ein gestuftes Angebot, d. h. zunächst Tagesklinik und anschließend Werkstatt, erfolgen muß. Tasächlich nimmt die Arbeitstherapeutische Werkstatt - wie alle Teilinstitutionen - im Rahmen unseres flexiblen Managements aus allen Bereichen auf und verlegt auch in diese zurück. Als zweites Resultat ist festzuhalten, daß zahlreiche stationäre Rückverlegungen offenbar an teilstationären Behandlungsmöglichkeiten vorbei erfolgten und daß insbesondere die Möglichkeiten der Tagesklinik in solchen Fällen nicht im geplanten Umfang genutzt wurden. Aufgrund dieser Ergebnisse muß über den Stellenwert teilstationärer Institutionen innerhalb der psychiatrischen Versorgung erneut diskutiert werden (zum Selbstverständnis von Tageskliniken s. Steinhart, Bosch, 1983b). Neben diesen Ergebnissen erwies sich im Rahmen unserer Projektevaluation die strukturelle Betrachtungsweise als äußerst hilfreich für eine Reflexion der Funktion einzelner Institutionen im Gesamtgefüge des Versorgungssystems. Voraussetzung ist allerdings die lückenlose Erfassung aller institutionellen Verlegungen und Bewegungen.

22.5 Diskussion

Aus den vorgelegten empirischen Ergebnissen zu exemplarischen Fragestellungen können die Vorteile einer differenzierten Basisdokumentation auf der Ebene eines Versorgungssystems unmittelbar abgelesen werden. Es stehen eine Fülle von quantitativen und objektiven Daten zur Evaluation eines gegliederten gemeindepsychiatrischen Versorgungsangebotes zur Verfügung. Dabei bietet dieser Datenpool die Möglichkeit einer objektivierenden Einordnung des Systems in die gesamte Sektorversorgung, er gibt Auskunft über die Arbeitsweise des Systems, über das Zusammenspiel einzelner Institutionen und über längerfristige institutionelle Patientenkarrieren einschließlich möglicher Verlaufsprädiktoren. Da alle Aktivitäten innerhalb des Versorgungsangebotes umfassend dokumentiert werden, besitzt unsere Basisdokumentation alle Voraussetzungen für weiterführende Kosten-Nutzen-Analysen, wie sie Bolm et al (1989) für die teil- und vollstationären Hospitalisierungszeiten berechnet haben. Dabei können alle Ergebnisse sowohl unmittelbar als "Feedback" für die Institution selbst dienen als auch weitergehende, die wissenschaftliche Fachwelt interessierende Informationen bereitstellen. Einen wesentlichen Vorteil in der Verwendung objektiver Evaluationsparameter sehen wir auch in der Chance, daß Vergleichsdaten überall erhoben werden könnten und damit eine vergleichende Evaluation möglich würde.

Allerdings dürfen bei dieser positiven Einschätzung die Probleme und Grenzen unseres Dokumentationssystems nicht ausgeklammert werden:

1. Eine solche Basisdokumentation, die eine lückenlose Erfassung aller institutionellen Verläufe sowie therapeutischen Zuwendungen garantiert, erfordert einen hohen Dokumentationsaufwand und ein großes Engagement aller Beteiligten. Es soll keineswegs verschwiegen werden, daß durch die Erfordernisse unserer Dokumentation die "Reibungsflächen" innerhalb der Abteilung erhöht wurden. Wenn sich also eine Institution auf eine solch umfangreiche Basisdokumentation und damit auf eine umfassende, nicht immer "bequeme" Evaluation ihrer Arbeit einläßt, muß dies im Stellenschlüssel - wie in unserem universitären Setting - in jedem Fall berücksichtigt werden.

2. Es muß beim gegenwärtigen Stand unserer Dokumentation darüber nachgedacht werden, ob die in Zukunft zu erwartenden Erkenntnisse den hohen Aufwand weiterhin rechtfertigen. Die quantitativen Parameter erwiesen sich oft als zu unspezifisch, den "objektiven Daten" fehlten differenziertere Bewertungskriterien. Beispielsweise erlaubt das Merkmal "alleine wohnen" ohne zusätzliche Angaben über die Wohnung und das Management der Wohnsituation durch den Betroffenen geringe Evaluationsmöglichkeiten bezüglich des Behandlungs- und Rehabilitationserfolges.

3. Ein objektiv bewertender Ansatz vernachlässigt die Sicht des Subjekts und kann den Eindruck vermitteln, daß psychiatrisches Handeln quasi-objektiv erfaßt und evaluiert werden könnte. Eine sich allein auf objektive Daten einer Basisdokumentation stützende Bewertung eines Versorgungssystems erscheint uns im Hinblick auf die Evaluation einer Reformpsychiatrie, deren wesentliches Ziel eine vermehrte Ausrichtung an Betroffeneninteressen und -bedürfnissen ist, als zu eng. Daher streben wir im Rahmen einer "Triangulation verschiedener Methoden" (Flick, 1987) die Ergänzung unserer Basisdokumentation durch einen qualitativen und subjektorientierten Ansatz an, der zusätzliche Aspekte und Bewertungsmaßstäbe beisteuern kann und hoffentlich zur dringend fälligen Erneuerung sozialpsychiatrischer Konzepte beitragen wird.

22.6 Literatur

An der Heiden, W. et al (1989): Die Wirksamkeit ambulanter psychiatrischer Versorgung. Ein Modell zur Evaluation extramuraler Dienste. Springer Verlag, Berlin.

Bolm, W., G. Bosch (1986): Zwangseinweisungen von Patienten einer nichtstationären sozialpsychiatrischen Einrichtung. In: Spektrum der Psychiatrie und Nervenheilkunde 4/1986, S. 156-161.

Bolm, W. et al (1989): Zur Reduktion vollstationärer Behandlung durch ein System teilstationärer, ambulanter und komplementärer Dienste. In: Psychiatrische Praxis 16, S. 199-206.

Bosch, G., D. Lübcke-Westermann (1981): Ein System zur Dokumentation patientenbezogener Kontakte. In: Nervenarzt 32, S. 283-287.

Ciompi, L. et al (1977): Ein Forschungsprogramm über die Rehabilitation psychisch kranker. I. Konzepte und methodologische Überlegungen. In: Nervenarzt 48, S. 12-18.

Ciompi, L. et al (1979): Ein Forschungsprogramm zur Rehabilitation psychisch Kranker. III. Längsschnittuntersuchungen zum Rehabilitationserfolg und zur Prognostik. In: Nervenarzt 50, S. 366-378.

Cooper, B. et al (1985): Die wissenschaftliche Evaluation psychiatrischer Versorgungssysteme: Prinzipien und Forschungsstrategien. In: Nervenarzt 56, S. 348-358.

Dieckmann, A., G. Plönes (1986): Zur Frage der Patientenselektion in einem sektorisierten Versorgungsangebot. Dissertation, FU Berlin.

Dilling, H. et al (1982): Die psychiatrische Basisdokumentation. Bericht über die Tätigkeit der Arbeitsgruppe und Vorschlag der DGPN sowie der Bundesarbeitsgemeinschaft der Träger psychiatrischer Krankenhäuser zur Vereinheitlichung der Merkmalskataloge. In: Spektrum der Psychiatrie und Nervenheilkunde 11, S. 147-160.

Finzen, A. (1987): Sozialpsychiatrie in Theorie und Praxis. In: Fundamenta Psychiatrica 1, S. 162-169.

Flick, U. (1987): Methodenangemessene Gütekriterien in der qualitativ-interpretativen Sozialforschung. In: Bergold, J. B., U. Flick (Hg.): Ein-Sichten. Zugänge zur Sicht des Subjekts mittels qualitativer Forschung, S. 247-262. DGVT, Tübingen.

Häfner, H., W. an der Heiden (1987): Psychiatrische Versorgungsforschung: Ein Beitrag zur Evaluation extramuraler Versorgung bei Schizophrenen. In: Psychiatrische Praxis 14, S. 41-46.

Häfner, H., W. an der Heiden (1989): Evaluation of Care for the Disabled Mentally Ill: Theoretical Issues. In: European Archives of Psychiatry and Neurological Sciences 238, S. 179-184.

Harris M., L. L. Bachrach (Eds.) (1988): Clinical Case Management. In: New Directions for Mental Health Services 40.

Haselbeck, H. (1987): Ambulante Dienste als Alternative zum psychiatrischen Krankenhaus. Ferdinand Enke Verlag, Stuttgart.

Katschnig, H. (1983): Forschungen im Bereich der Versorgung psychisch Kranker. In: Häfner, H. (Hg.): Forschung für die seelische Gesundheit, S. 37-52. Springer Verlag, Berlin.

Lavik, N. J. (1983): Utilization of mental health services over a given period. In: Acta psychiatrica scandinavica 67, S. 404-413.

Lehmkuhl, D. et al (1980): Planungsgrundlagen für eine gemeindenahe psychiatrische Versorgung Charlottenburgs - Daten, Analysen, Untersuchungen zur Frage der sektorisierten Psychiatrie in einem Berliner Bezirk. Psychiatrie-Verlag, Rehburg-Loccum.

Linden, E. B., G. Bosch (1986): Patientenströme in einem sozialpsychiatrischen Behandlungsmodell. In: Psychiatrische Praxis 13, S. 159-165.

Rossi, P. H., et al (1988): Programm-Evaluation. Einführung in die Methoden angewandter Sozialforschung. Ferdinand Enke Verlag, Stuttgart.

Schwartz, St. R. et al (1982): Case Management for the chronically mentally ill. In: Hospital and Community Psychiatry 33, S. 1006-1009.

Suchman, E. (1967): Evaluative Research. Russel Sage, New York.

Steinhart, I., G. Bosch (1983a): Die Tagesklinik als wesentlicher Bestandteil eines Versorgungssystems aus teilstationären und komplementären Diensten. In: Bosch, G., A. Veltin, Aktion Psychisch Kranke (Hg.): Die Tagesklinik als Teil der psychiatrischen Versorgung, S. 167-183. Rheinland-Verlag, Köln.

Steinhart, I., G. Bosch (1983): Development and Current Status of Partial Hospitalization in the Federal Republic of Germany and West Berlin. In: International Journal of Partial Hospitalization 2, S. 71-81.

Steinhart, I., G. Bosch (1987): Dichte, Entwicklung und Verlauf institutioneller Protektion in einem gegliederten regionalen Versorgungssystem. In: Spektrum der Psychiatrie und Nervenheilkunde 4/1987, S. 147-154.

Steinhart, I., G. Bosch (in Vorb.1): Rehabilitation in einer gemeindepsychiatrischen Versorgungsstruktur - Erfolg und Mißerfolg während eines Jahres.

Steinhart, I., G. Bosch (in Vorb.2): Verlaufmodalitäten institutioneller Protektion - "Patientenkarrieren" in einem gegliederten Versorgungssystem.

Steinhart, I., S. Priebe (in Vorb.): Prediction of Hospitalization within Longterm Community Care.

Tansella, M. et al (1986): High and long-term users of the mental health services. In: Social Psychiatry 21, S. 96-103.

Terhorst, B. et al (1989): Zur Frage psychiatrischer Ambulanzen. Deskription und empirische Analyse einer sozialpsychiatrischen Poliklinik. In: Spektrum der Psychiatrie und Nervenheilkunde 5/1989, S. 198-206.

Wittmann, W. W. (1985): Evaluationsforschung. Aufgaben, Probleme und Anwendungen. Springer Verlag, Berlin.

23 Subjektive Bewertung psychiatrischer Behandlungen durch die Betroffenen

S. Priebe, U. Polzer
Abteilung für Sozialpsychiatrie, Klinikum Rudolf Virchow, Standort Charlottenburg, Freie Universität Berlin

23.1 Einleitung

Traditionellerweise werden in der psychiatrischen Forschung Behandlungen entweder danach beurteilt, welche Veränderungen im psychopathologischen Befund der Patienten erzielt werden, oder es werden sogenannte objektive Parameter herangezogen. So können Suizid- und Rückfallraten oder Verbesserungen von Wohn- und Arbeitssituation der Patienten unter verschiedenen Behandlungen objektiv erfaßt werden. Ein ganz anderer Ansatz zur Evaluation ist die subjektive Bewertung einer Behandlung durch die Patienten selbst. Ausgangspunkt hierfür war die in den letzten zwei Jahrzehnten zunehmende Tendenz, psychiatrische Patienten nicht nur als Objekte einer Behandlungsmethode zu betrachten, sondern als aktive Nutzer oder Konsumenten eines Versorgungsangebotes. Die Zufriedenheit der Patienten mit der jeweiligen Behandlung ist dann nicht mehr eine vermeintlich wenig relevante Meinung von psychisch Kranken, sondern ein durchaus angemessenes Evaluationskriterium. Unter subjektiver Bewertung wird dabei verstanden, inwieweit Patienten eine Behandlung für richtig oder falsch, für hilfreich oder schädlich, für angenehm oder belastend halten.

Subjektive Bewertungen von Patienten sind für sehr verschiedene, stationäre und auch ambulante psychiatrische Behandlungen untersucht worden, wobei in Abhängigkeit von Fragestellung und Untersuchungsansatz die verwendeten Methoden sehr variieren. Übersichtsarbeiten finden in den einzelnen Studien einen zwischen 51 und 100 % schwankenden Anteil von jeweils zufriedenen Patienten (Weinstein, 1979; Lebow, 1982). Psychiatrische Patienten bewerten ihre Behandlungen demnach überwiegend positiv, teilweise sogar positiver als ihre Ärzte (McIntyre et al, 1989). Hingewiesen wird aber auch auf die methodologischen Probleme, die eine Interpretation dieser Ergebnisse erschweren (Lebow, 1982; Conte et al, 1989). Insbesondere bleibt offen, inwiefern die Aussagen der Patienten durch eine Tendenz zu Antworten im

Sinne einer sozialen Erwünschtheit beeinflußt sind und ob ein Selektionsfaktor mit einer geringeren Erfassung der tatsächlich unzufriedenen Patienten die Repräsentativität der Resultate beeinträchtigt.

Nur wenige Erkenntnisse liegen darüber vor, in welcher Weise die subjektive Bewertung mit anderen Merkmalen des Patienten oder der Behandlung korreliert. Vermutete Zusammenhänge mit soziodemographischen Variablen oder mit während der Therapie erreichten Fortschritten, wie sie in der Fremdbeurteilung eingeschätzt werden, konnten bisher nicht eindeutig bestätigt werden (Kalman, 1983).

23.2 Eigene Untersuchung

In der vorliegenden Untersuchung versuchten wir, die subjektive Bewertung von psychiatrischen Patienten, die in verschiedenen Institutionen in Berlin behandelt wurden, auch mit quantitativen Methoden zu erfassen und zu differenzieren, welche Patienten ihre Behandlungen eher positiv und welche sie negativ bewerten. Darüber hinaus sollte überprüft werden, inwieweit die Bewertungen der Patienten, ihrer Angehörigen und Therapeuten übereinstimmen.

Hierfür wurden 146 Patienten (72 Frauen und 74 Männer) zwischen 18 und 65 Jahren (im Durchschnitt 40.2 Jahre) befragt. Die Patienten wurden entweder in einer Landesnervenklinik oder in einer gemeindepsychiatrischen Modellinstitution (teilstationäre und ambulante Behandlungen) oder von niedergelassenen Nervenärzten behandelt. Zum Zeitpunkt der Untersuchung befanden sich alle stationären bzw. teilstationären Patienten zumindest drei Wochen und alle ambulanten Patienten zumindest drei Monate in der derzeitigen Behandlungssituation. Die psychiatrischen Erstdiagnosen waren bei 77 (53 %) Patienten eine organische oder schizophrene Psychose, bei 40 (27 %) Patienten eine schizoaffektive oder affektive Psychose und bei 29 (20 %) Patienten eine Neurose oder Persönlichkeitsstörung. Die Krankheitsdauer betrug nach Angaben der Patienten im Durchschnitt 11.1 Jahre.

Von Untersuchern, die in die jeweilige Behandlung nicht involviert waren, wurden die Patienten über ihre subjektive Bewertung befragt. Neben einfachen qualitativen Fragen wurden hierfür zur quantitativen Abstufung der Bewertungen visuelle Analogskalen verwendet (Bond, Lader, 1974). Bei der Formulierung der Fragen wurde vor allem darauf geachtet, daß diese nicht den Vorstellungen eines medizinischen Rationals folgten, sondern die Sprachgewohnheiten und die häufig holistischen Sichtweisen der Patienten widerspiegelten. Der aktuelle psychopathologische Befund der Patienten wurde mit Hilfe der Brief Psychiatric Rating Scale (BPRS; Overall, Gorham, 1962) und der Hamilton-Depressions-Skala (Hamilton, 1960) eingeschätzt, die in der psychiatrischen Forschung als etablierte Instrumente zur Fremdbeurteilung allgemeiner psychopathologischer Auffälligkeiten bzw. speziell depressiver Symptome gelten.

23.3 Generelle Bewertung der Behandlung

In Übereinstimmung mit der Literatur fanden auch wir eine durchgehend positive Bewertung der Behandlungen. So wurde auf einer visuellen Analogskala, die erfragte, inwieweit die Patienten glaubten, die richtige Behandlung zu erhalten (mit den Extrempunkten 0 = gar nicht und 100 = vollständig), ein durchschnittlicher Wert von 72.2 angegeben. Nur 14 % der Patienten zeigten mit einem Wert von weniger als 50, daß bei ihrem Urteil die Zweifel an der Richtigkeit der derzeitigen Behandlung überwogen. Signifikante Unterschiede zwischen stationär, teilstationär oder ambulant behandelten Patienten fanden sich nicht.

Zur Differenzierung zwischen eher zufriedenen und eher unzufriedenen Patienten haben wir die Gesamtgruppe entsprechend der Antworten auf der oben genannten visuellen Analogskala über die vermutete Richtigkeit der Behandlung in drei Gruppen geteilt. Das Drittel mit den niedrigsten Werten (negative Bewertung) und das mit den höchsten Werten (positive Bewertung) wurden dann hinsichtlich anderer Merkmale miteinander verglichen, die Mittelgruppe wurde zur Erzielung einer klareren Unterscheidung unberücksichtigt gelassen. Tabelle 23.1 zeigt Alter, Geschlecht, Krankheitsdauer und aktuelle psychopathologische Symptomatik für beide Gruppen.

Tab. 23.1: Alter, Geschlecht, Krankheitsdauer, Hamilton DS- und BPRS Werte von Patienten mit einer eher positiven und eher negativen Bewertung der Behandlung

	Bewertung der Behandlung		
	positiv (n = 47)	negativ (n = 43)	p (t-Test)
Alter (in Jahren)	42.1	37.7	NS[1]
Geschlecht (w/m)	29/18	18/25	NS[1]
Krankheitsdauer (in Jahren)	11.2	10.3	NS[1]
Hamilton DS	6.2	10.1	< .01
BPRS	7.5	12.5	< .001

[1]$(CHI^2$-Test)

Patienten mit eher negativer und eher positiver subjektiver Bewertung der Behandlung unterscheiden sich nicht signifikant in soziodemographischen oder den sonstigen geprüften Merkmalen. Lediglich die Symptomatik der Patienten ist in signifikanter Weise unterschiedlich. Einleuchtend erscheint dabei, daß eine größere Depressivität mit einer eher negativen Bewertung einhergeht, ist doch eine generell negativ pessimistische Sichtweise gerade das Wesen depressiver Kognitionen. Dies reicht jedoch zur Erklärung der gefundenen Ergebnisse nicht aus, da auch der BPRS-Wert bei den Patienten mit negativer Bewertung deutlich höher ist. In der BPRS wird aber nicht eine spezifisch depressive, sondern die allgemeine psychopathologische Symptomatik erfaßt. Aktuell "kränkere" Patienten zweifeln demnach mehr an der Richtigkeit der derzeitigen Behandlung, was insofern verständlich scheint, da die Behandlung ja gerade zu einer Verminderung der Symptome führen sollte und somit als weniger erfolgreich beurteilt werden kann.

23.4 Bewertung einzelner Aspekte der Behandlung

Sprechen psychiatrische Patienten im klinischen Alltag über ihre Behandlung, so werden besonders häufig die Menge der erhaltenen Medikamente und die Häufigkeit bzw. Intensität der Gespräche mit den Therapeuten thematisiert. Da diese beiden Aspekte - Medikation und Gespräche - auch in allen von uns untersuchten Behandlungssettings eine wesentliche Rolle spielen, wurden die Patienten gefragt, ob sie glaubten, bei der derzeitigen Behandlung eher zu wenig oder zu viel Medikamente und eher zu wenig oder zu viel Gespräche zu bekommen. Die Antworten sind in Tabelle 23.2 aufgeführt.

Tab. 23.2: Subjektive Bewertung der Menge an Medikamenten und Gesprächen durch die Patienten

		Gespräche		
		zu wenig n = 51 (38 %)	richtig n = 66 (50 %)	zu viel n = 16 (12 %)
M e d i	zu wenig n = 17 (13 %)	12	1	4
k a m e	richtig n = 82 (62 %)	22	57	3
n t e	zu viel n = 34 (26 %)	17	8	9

Zufrieden äußerten sich 62 % der Patienten über die Menge der erhaltenen Medikamente und nur 50 % über die Häufigkeit der Gespräche. Hinsichtlich beider Aspekte waren kritische Haltungen sowohl in Richtung eines "Zuwenig" als auch eines "Zuviel" zu verzeichnen. Auffallend ist, daß die möglicherweise einem antipsychiatrischen Vorurteil entsprechende Vermutung, daß sehr viele Patienten überzeugt seien, zu wenig Gespräche, aber zuviel Medikamente zu erhalten, sich in unserer Untersuchung nicht bestätigen ließ. Nur 17 (13 %) Patienten fallen in diese Kategorie.

Auch bezüglich dieser Teilaspekte einer Behandlung wurde untersucht, welche Zusammenhänge die subjektive Bewertung mit anderen Merkmalen der Patienten aufweist. Tabellen 23.3 und 23.4 zeigen die durchschnittliche Erkrankungsdauer und das Ausmaß der psychopathologischen Symptomatik für Patienten mit unterschiedlicher Bewertung der Menge von erhaltenen Medikamenten und Gesprächen.

Tab. 23.3: Erkrankungsdauer, Hamilton DS- und BPRS-Werte bei Patienten mit unterschiedlicher Bewertung der Menge an erhaltenen Gesprächen

| | Bewertung der Gespräche | | | |
	zu wenig (38 %)	richtig (50 %)	zu viel (12 %)	p (Varianzanalyse)
Erkrankungsdauer (in Jahren)	12.2	8.0	15.2	$< .05$
Hamilton DS	10.8	6.7	12.2	$< .01$
BPRS	14.7	10.3	13.7	$< .05$

Tab. 23.4: Erkrankungsdauer, Hamilton DS- und BPRS-Werte bei Patienten mit unterschiedlicher Bewertung der Menge an erhaltenen Medikamenten

| | Bewertung der Medikamente | | | |
	zu wenig (13 %)	richtig (62 %)	zu viel (26 %)	p (Varianzanalyse)
Erkrankungsdauer (in Jahren)	14.6	10.3	9.2	NS
Hamilton DS	15.6	8.3	8.9	$< .01$
BPRS	15.4	11.8	15.0	NS

Patienten mit einer längeren Erkrankungsdauer sind eher unzufrieden mit der Menge der erhaltenen Gespräche. Dies führt jedoch offensichtlich nicht unbedingt zu einer generell negativeren Bewertung der gesamten Behandlung; denn Patienten mit einer solchen generell negativen Sicht der Behandlung weisen ja keine längere Erkrankungsdauer auf (s. Tab. 23.1). Anderes gilt für die Bedeutung der aktuellen Symptomatik: Eine höhere Ausprägung ist sowohl mit einer kritischen Beurteilung der Menge an Gesprächen - und zwar in beiden Richtungen - als auch mit einer negativen Bewertung der Gesamtbehandlung verbunden.

Ein etwas anderes Bild ergibt sich hinsichtlich der Bewertung der erhaltenen Medikamente. Obwohl sich auch hier Unterschiede bei Patienten mit verschiedenen Bewertungen in der Erkrankungsdauer und im BPRS-Wert zeigen, erreicht nur die Differenz im Wert der Hamilton-Depressions-Skala das statistische Signifikanzniveau. Nur spekulieren ließe sich, ob dieses Ergebnis, daß depressivere Patienten eher glauben, zu wenig Medikamente zu erhalten, eine empirische Bestätigung des psychodynamischen Konzeptes von sogenannten oralen Tendenzen bei depressiven Störungen andeutet.

In Tabelle 23.5 ist aufgeführt, wie Patienten in den unterschiedlichen Behandlungssituationen (stationär/teilstationär/ambulant) die Menge der erhaltenen Gespräche bewerten.

Tab. 23.5: Subjektive Bewertung der Menge an erhaltenen Gesprächen bei stationären, teilstationären und ambulanten Patienten

Bewertung der Gespräche	stationäre Patienten (n = 22)	teilstationäre Patienten (n = 36)	ambulante Patienten (n = 87)
zu wenig	12 (55 %)	20 (56 %)	23 (26 %)
richtig	8 (36 %)	14 (39 %)	51 (59 %)
zu viel	2 (9 %)	2 (6 %)	13 (15 %)

$p < .05$ (CHI^2-Test)

Mehr als die Hälfte der teilstationären und stationären Patienten sind der Überzeugung, bei der derzeitigen Behandlung zu wenig Gespräche zu erhalten, während dies nur auf ein Viertel der ambulanten Patienten zutrifft. Dieser statistisch signifikante Unterschied steht im Gegensatz zur objektiven Gesprächsfrequenz, die in teilstationären und stationären Settings wesentlich höher ist als bei ambulanten Behandlungen. Möglicherweise wird durch eine teilstationäre oder stationäre Aufnahme bei den Patienten eine so hohe Erwartung an die Dichte und Intensität der dortigen Betreuung ausgelöst, daß die meisten dieser Patienten unzufrieden bleiben. Bei ambulanten Behandlungen sind Gesprächstermine fest vereinbart, und kaum ein Patient weilt von morgens bis abends in der Behandlungsinstitution und wartet auf das nächste Gespräch mit seinem Therapeuten, wie es dem Erleben vieler teilstationärer oder stationärer Patienten entspricht.

23.5 Bewertung durch unterschiedliche Beteiligte

Nicht nur der Patient selbst, sondern auch andere Personen sind notwendigerweise am therapeutischen Prozeß beteiligt. In jedem Fall trifft dies auf den Therapeuten zu, oft sind auch Angehörige des Patienten in irgendeiner Weise von der Behandlung betroffen. So wurden den Therapeuten und Angehörigen die identischen visuellen Analogskalen zur Bewertung verschiedener Aspekte der Behandlung vorgelegt wie den Patienten selbst. Insgesamt bewerten alle drei Gruppen die Behandlungen in ähnlichem Ausmaß als positiv. Lediglich bei der Frage, inwieweit die derzeitige Behandlung bei der Bewältigung sozialer Schwierigkeiten des Patienten helfe, äußerten sich die Therapeuten deutlich optimistischer als die Patienten. Im übrigen wurden weder signifikante Unterschiede noch wesentliche Korrelationen zwischen den Einstellungen der einzelnen Patienten, ihrer Therapeuten und ihrer Angehörigen gefunden. Die Urteile der unterschiedlichen Beteiligten an der Behandlung scheinen also weitgehend unabhängig voneinander, was durch jeweils ganz andere Bewertungsmaßstäbe bedingt, aber natürlich auch durch eine mangelnde Validität der in unserer Untersuchung verwendeten Methoden vorgetäuscht sein kann.

23.6 Schlußfolgerungen

Die grundsätzlich positive Bewertung psychiatrischer Behandlungen durch die Patienten selbst steht im Einklang mit bisherigen Untersuchungsergebnissen. Neu ist jedoch, daß über die globale Feststellung einer auffallend hohen generellen Zufriedenheit psychiatrischer Patienten mit ihren Behandlungen hinaus durchaus Differenzierungen möglich sind. Zum einen ist die psychopathologische Symptomatik bei Patienten mit einer eher positiven und solchen mit einer eher negativen Bewertung unterschiedlich, wobei jedoch die genaue Bedeutung dieser Befunde weiterer Klärung bedarf. Zum anderen zeigen sich bei der in einfachen Fragen erfaßten Bewertung von Teilaspekten Differenzen z. B. zwischen Patienten in verschiedenen Behandlungssettings, wie sie in einer generellen Bewertung nicht zum Ausdruck kommen. Solche Unterschiede in der Bewertung können für das konkrete therapeutische Umgehen mit Patienten und für die Konzeption von Behandlungen durchaus relevant sein. Bei einer Weiterentwicklung dieses Untersuchungsansatzes subjektiver Bewertungen scheinen uns eine Ausrichtung der erfragten Inhalte an den Konzepten der Patienten, die Exaktheit der Methoden und die Sorgfalt der Untersuchungsdurchführung wichtiger als die Erfassung möglichst großer Stichproben. Wünschenswert wären dabei vor allem Längsschnittuntersuchungen, in denen Veränderungen der subjektiven Bewertung erfaßt und neben dem Patienten andere an der Behandlung beteiligte Personen einbezogen werden können.

23.7 Literatur

Bond, A., M. Lader (1974): The use of analogue scales in rating subjective feelings. In: British Journal of Medical Psychology, 47, S. 211-218.

Conte, H. R., R. Plutchik, P. Buckley, D. W. Spence, T. B. Karasu (1989): Outpatients view their psychiatric treatment. In: Hospital and Community Psychiatry, 40, S. 641-643.

Hamilton, M. (1960): A rating scale for depression. In: Journal of Neurology, Neurosurgery and Psychiatry, 23, S. 56-62.

Kalman, T. P. (1983): An overview of patient satisfaction with psychiatric treatment. In: Hospital and Community Psychiatry, 34, S. 48-54.

Lebow, J. (1982): Consumer satisfaction with mental health treatment. In: Psychological Bulletin, 91, S. 244-259.

McIntyre, K., M. Farrell, A. David (1989): In-patient psychiatric care: The patient's view. In: British Journal of Medical Psychology, 62, S. 249-255.

Overall, J. E., D. R. Gorham (1962): The Brief Psychiatric Rating Scale. In: Psychological Reports, 10, S. 799-812.

Weinstein, R. M. (1979): Patient attitudes toward mental hospitalization: a review of quantitative research. In: Journal of Health and Social Behavior, 20, S. 237-258.

24 Rehabilitation psychischer Störungen und Erkrankungen bei Hörbehinderten - Erste Ergebnisse der Begleitforschung

S. Friese, W. Spikofski
Institut für Sozialmedizinische Forschung, BOSOFO, Herne

24.1 Einleitung

Daß die Probleme im Zusammenhang mit den Kommunikationsbehinderungen in Diagnose, Therapie und Rehabilitation Hörbehinderter mit psychischen Störungen und Erkrankungen in der Bundesrepublik Deutschland lange nicht aufgegriffen wurden, macht zweierlei deutlich: zum einen sind Jahrzehnte falsch-positiv und falsch-negativ diagnostizierte hörbehinderte Patienten wegen psychischer Erkrankungen behandelt und eben auch nicht behandelt worden und zum zweiten sind kaum Ansätze zu einer patientengerechten Rehabilitation entwickelt worden.

Das Auftreten psychischer Störungen und Erkrankungen neben einer Hörbehinderung wirft Fragen nach der Bewältigung der Behinderung des Rehabilitationsprozesses auf. In dem Forschungsprojekt "Medizinische Rehabilitation psychischer Störungen von Hörbehinderten", das 1987 vom Bundesministerium für Arbeit und Sozialordnung in Auftrag gegeben wurde, sind drei Einrichtungen beteiligt, die diesen Fragen nachgehen. Hierzu gehören die Abteilung für psychiatrische Akutversorgung psychisch kranker Hörbehinderter im Landeskrankenhaus Lengerich, die Kurmaßnahmen für psychisch kranke Hörbehinderte in Bad Berleburg und die ambulante Behandlung von spätererkrankten Hörbehinderten in einer Praxis in Düsseldorf. Im Rahmen dieses Forschungsprojektes wird die koordinierende Begleitforschung vom Institut für Sozialmedizinische Forschung, BOSOFO, durchgeführt.

Ziel des Gesamtprojektes ist die Bedarfsermittlung für ein spezialisiertes Behandlungsangebot für psychisch belastete und psychisch kranke Hörbehinderte, parallel dazu die Entwicklung bzw. Weiterentwicklung eines solchen Angebotes sowie die Evaluierung der jeweiligen Behandlungskonzepte, um sowohl in qualitativer als auch in quantitativer Hinsicht zu einer bedarfsgerechten Versorgung für psychisch kranke Hörbehinderte zu gelangen. Weiterhin ist zu prüfen, inwieweit die hier bewerteten

Versorgungskonzepte in die Regelversorgung übernommen werden sollten. Dabei richten sich die Aufgaben der beteiligten Rehabilitationseinrichtungen in erster Linie auf die Entwicklung und Durchführung der besonderen medizinischen Rehabilitationsmaßnahmen für Hörbehinderte mit psychischen Störungen. Insbesondere sollen für diese Klientel adäquate diagnostische und therapeutische Verfahren bzw. Maßnahmen entwickelt werden, an denen es bislang mangelt.

Ziele und Aufgaben der Begleitforschung sind:

- die Dokumentation und Bewertung der diagnostischen und therapeutischen Verfahren für psychisch kranke Hörbehinderte in den jeweiligen Einrichtungen,
- die Analyse der Klientel nach sozialwissenschaftlichen und sozialmedizinischen Kriterien,
- die Evaluation der Versorgungssituation psychisch kranker Hörbehinderter in der Bundesrepublik Deutschland sowie die Ableitung des Bedarfs an speziellen Rehabilitations-, Präventions- und Nachsorgemaßnahmen für diese Klientel und
- die Entwicklung von Vorschlägen für eine qualifizierte Aus- und Weiterbildung der am Rehabilitationsprozeß beteiligten Personen (Friese, 1989).

Der folgende Artikel hat neben einer allgemeinen Problembeschreibung die Analyse der Untersuchungsgruppen zum Inhalt. Dazu werden die Erhebungskonzeption und methodischen Vorgehensweisen sowie Ergebnisse der ersten Zwischenauswertung präsentiert.

24.2 Zur Relevanz des Forschungsfeldes

Forschungsarbeiten zur Rehabilitation von Hörbehinderten mit psychischen Störungen machen die vorbereitende Auseinandersetzung mit den Auswirkungen der Hörstörung auf die psychische Befindlichkeit und Entwicklung eines Menschen notwendig. Hierbei müssen sowohl der Zeitpunkt des Auftretens als auch der Schweregrad der Hörschädigung besonders berücksichtigt werden. Ob die Gehörlosigkeit seit Geburt oder frühester Kindheit vorliegt oder erst im Erwachsenenalter auftritt, ob es sich um eine vollständige Ertaubung handelt oder ob ein Resthörvermögen vorhanden ist, dies alles wirkt sich auf die psychische Befindlichkeit unterschiedlich aus. Zu berücksichtigen sind im Blick auf die Möglichkeiten der Rehabilitation die psychosozialen Folgezustände des Hörschadens und die damit zusammenhängende Spracharmut (Jussen, 1981).

Studien zu den Auswirkungen von Hörstörungen boten und bieten Grundlagen zur Realisierung zweckmäßiger Hilfen. Abgesehen von den heute zur Verfügung stehenden besseren technischen Hilfen, z.B. verbesserte Hörgeräte oder die Entwicklung des Schreibtelefons, haben sich vor allem die schulischen und beruflichen Ausbildungsmöglichkeiten für Hörbehinderte verbessert (Feuchte, 1982). Alle diese Bemühungen richteten sich zunächst auf den Hörgeschädigten. Der Sonderfall 'psychisch kranker Hörgeschädigter' wird erst mit dem hier beschriebenen Forschungsprojekt aufgegriffen.

Die Prävalenz psychischer Erkrankungen bei Gehörlosen scheint zwar nicht von der Prävalenz bei Hörenden abzuweichen (Spikofski, Viefhues, 1989), jedoch sind die diagnostischen, therapeutischen und rehabilitativen Schwierigkeiten, die sich bei Hörbehinderten aufgrund der Kommunikationsprobleme ergeben, erheblich gravierender als bei Hörenden. Hörbehinderte können aus den bestehenden psychiatrischen Diensten infolge dieser Kommunikationsschwierigkeiten weniger Nutzen ziehen (Monteiro, 1989), so daß für diese Klientel geeignete Behandlungsangebote zu prüfen sind. Um beispielsweise eine sachgerechte Anamnese und eine genaue Beschreibung der Symptomatik zu erstellen, ist die Verständigung zwischen Arzt und Patient erforderlich. Schon die Diagnostik somatischer Krankheiten ist ohne Verständigung zwischen Arzt und Patient äußerst schwierig. In der Psychiatrie jedoch ist die Kommunikation zwischen Patient und Therapeut ein absolutes Erfordernis.

So versuchen Psychiater und Therapeuten in der Regel ergänzende Methoden, um mit gehörlosen Patienten "ins Gespräch zu kommen", beispielsweise über das geschriebene Wort. Solche Methoden müssen aber zwangsläufig fehlschlagen, da das Sprachverständnis und der Wortschatz bei hörbehinderten Patienten eingeschränkt ist. Die Fragen werden entweder nicht verstanden oder auch falsch beantwortet.

Eine psychiatrische Unterbringung ist unter solchen Umständen in besonderem Maße anti-therapeutisch und gleicht eher der Isolationsverwahrung als einer medizinisch-therapeutischen Intervention. Die Folge einer solchen Unterbringung ist, dies wird durch Untersuchungen von Rainer (1969) und Timmermanns (1987) bestätigt, daß psychisch kranke Hörbehinderte eine wesentlich längere stationäre Verweildauer aufweisen als Hörende.

Erst 1955 entstand in den USA die weltweit erste psychiatrische Abteilung für Hörbehinderte. Der Bedarf spezieller psychiatrischer Abteilungen wurde auch in anderen Ländern erkannt. So in England, Schweden, Norwegen, Dänemark und seit 1985 auch in der Bundesrepublik. Doch Möglichkeiten einer stationären wie auch ambulanten Rehabilitation psychischer Störungen von Hörbehinderten sind zumindest in der Bundesrepublik Deutschland noch sehr begrenzt (Feuchte, 1986).

Aber auch in speziellen Einrichtungen für psychisch kranke Hörbehinderte mit geschultem Personal, das die Gebärdensprache beherrscht und die psychischen und sozialen Aspekte der Gehörlosigkeit kennt, vollzieht sich die Diagnostik psychischer Störungen nicht immer reibungslos und erfordert einen wesentlich längeren Beobachtungszeitraum (Gotthardt, 1987; Friese, Viefhues, 1990).

Heute anerkannte und bewährte diagnostische und therapeutische Verfahren sind im wesentlichen auf Hörende ausgerichtet, so daß diese nicht ohne weiteres auf die Arbeit mit Hörgeschädigten anzuwenden bzw. unbrauchbar sind. Die bislang fehlende Grundlagenforschung in diesem Bereich stellt uns heute vor die Situation, daß das psychiatrische Personal nicht auf geeignete und erprobte diagnostische und therapeutische Verfahren zurückgreifen kann. Das Defizit an diagnostischen Instrumentarien, wie z.B. sprachfreie Tests, und therapeutischen Interventionsmöglichkeiten verlangsamt nicht nur die rehabilitative Arbeit mit psychisch kranken Hörbehinderten enorm, sondern beinhaltet auch die Gefahr von Fehldiagnosen. Zum einen können psychiatrische Erkrankungen übersehen werden, zum anderen können Erkrankungen diagnostiziert werden, ohne zu bestehen (Monteiro, 1988).

Um der Beantwortung der Frage nach der Gestaltung der medizinischen Rehabilitation psychischer Störungen bei Hörbehinderten näher zu kommen und die Versorgungslage psychisch kranker Hörbehinderter zu verbessern, hat das Bundesministerium für Arbeit und Sozialordnung 1987 das genannte Forschungsprojekt in Auftrag gegeben.

24.3 Sozialepidemiologische Analyse der Untersuchungsgruppen

Wie eingangs beschrieben, ist die sozialepidemiologische Analyse der Patientengruppen ein zentraler Bestandteil der Begleitforschung. Ziel dieser Analyse ist es, typische Patientenkarrieren (Gerhardt, 1984) zu filtern, um zu einer empirisch begründeten Typologie zu gelangen sowie Veränderungen nach Abschluß der Maßnahme beschreiben zu können. Das heißt, es soll später beschrieben werden, wie der Verlauf der Krankheitsgeschichte mit den sozialen und beruflichen Biographien der Patienten in Beziehung steht. Weiterhin sollen die anamnestischen und katamnestischen Befragungen Aufschluß über das möglicherweise veränderte Inanspruchnahmeverhalten der Patienten geben und damit bei der Bewertung der Versorgungssituation in der Bundesrepublik Deutschland Verwendung finden.

Die Analyse erfolgt auf der Grundlage der sozialen Anamnese und Katamnese. Die dafür entwickelten Erhebungsinstrumente sind so konzipiert, daß die einzelnen Fragen entsprechend dem Sprachverständnis und Sprachvermögen der Patienten gestaltet bzw. in eine hörbehindertenspezifischen Kommunikationsweise wie z. B. lautsprachlich-begleitende Gebärde umgesetzt werden können. Die flexible Handhabung des Erhebungsinstrumentes ist bei dieser Klientel eine unbedingte Voraussetzung, selbst wenn dadurch methodische Regeln strapaziert werden.

Die anamnestische Datengewinnung sieht zwei Datenquellen vor: Einmal werden die Daten durch Befragung der Patienten selbst (=Eigenanamnese), zum anderen durch Befragung der Angehörigen oder anderer Begleitpersonen während des Aufnahmegespräches (=Fremdanamnese) erhoben. Diese Vorgehensweise ist insofern zwingend, als nur ein geringer Anteil der Patienten aufgrund der Verständigungsprobleme in der Lage ist, alle benötigten Angaben aus eigener Kenntnis zu machen.

Um möglichst viele der benötigten Informationen über die Eigenanamnese zu gewinnen, wurde der anamnestische Erhebungsbogen so konzipiert, daß er nach einem einführenden Interview im Verlauf des Klinikaufenthaltes vervollständigt werden kann. Damit trägt die Datengewinnung der außerordentlich unterschiedlichen individuellen Belastbarkeit der Patienten Rechnung. Darüber hinaus läßt sich die Befragung durch diese Vorgehensweise ohne größere Probleme in das therapeutische Geschehen integrieren.

Auf Erhebungsdifferenzierungen zwischen den einzelnen Einrichtungen soll hier nicht näher eingegangen werden.

In der sozialen Anamnese wird der Patient zu folgenden Lebensbereichen befragt:

- Krankheitsgeschichte
    - bisherige stationäre Behandlungen
    - bisherige ambulante Behandlungen
    - bisherige Kontakte zu Beratungsstellen

Dauer der Behandlung
Häufigkeit der Kontakte
- Art der Hörbehinderung
- Grad der Hörbehinderung
- Frühfördermaßnahmen
- Berufsbiographie
  - Berufstätigkeit
  - Berufsausbildung
  - Renten/Arbeitslosenzeiten
  - Berufliche Reha-Maßnahmen
- Lebenssituation
  - Familienstand
  - Wohnsituation
  - sozialer Status
  - Sozialkontakthäufigkeit
- Konfliktbereiche
- Soziale Kompetenz
- Gründe für Inanspruchnahme der Behandlung
- Zuweisungsprozesse

Die so erfaßten Lebensbereiche ermöglichen eine für die Ziele des Vorhabens hinreichende Beschreibung des Patientengutes. Darüber hinaus läßt sich mit den erhobenen Daten prüfen, inwieweit die Erkrankung des Patienten mit diesen Bereichen in Beziehung steht.

Die katamnestischen Erhebungen erfolgen in der Regel ein Jahr nach Abschluß der Behandlung.

Neben den beschriebenen sozialanamnestischen und -katamnestischen Befragungen, die an das therapeutische Geschehen in den beforschten Einrichtungen gebunden sind, wird gegenwärtig eine Gesamtbefragung der Versorgungsinstitutionen durchgeführt. Ergebnisse entsprechend der eingangs skizzierten Fragestellungen sind also zu erwarten von der zusammengeführten Auswertung der sozialanamnestischen Erhebung, der katamnestischen Erhebung, der Erhebung der Versorgungseinrichtungen sowie der 20 ausführlichen Expertengespräche im Verlauf des Gesamtprojektes.

24.4 Zwischenergebnisse der anamnestischen Erhebung

Es stehen zunächst Daten von insgesamt 103 Patienten aus den Teilvorhaben Lengerich und Bad Berleburg zur Verfügung. Hierbei handelt es sich um die Hälfte der für diese Einrichtungen noch zu erwartenden Fälle. Zwischenergebnisse aus dem Teilvorhaben Düsseldorf - der ambulanten Behandlung von Hörbehinderten - liegen zum jetzigen Zeitpunkt noch nicht vor. Diese Maßnahme wurde erst im Dezember 1988 in das Gesamtprojekt aufgenommen.

Die Untersuchungsgruppe wird in Bezug auf einzelne Ausprägungen beschrieben. Zunächst einige Daten zur Beschreibung des Krankheitsbildes des Patientengutes.

Fast die Hälfte der gesamten Stichprobe (52 %) ist gehörlos. Die restlichen 48 % verteilen sich auf die Kategorien hochgradig schwerhörig (23,5 %), ertaubt und mittel- bzw. geringgradig schwerhörig (jeweils 12,2 %). Dementsprechend hoch ist Anteil derjenigen, bei denen die Hörbehinderung seit Geburt besteht oder vor Spracherwerb eingetreten ist. Bei 63,7 % der Stichprobe existiert die Hörbehinderung, bevor Sprache erworben wurde. Diese Zahlen lassen vermuten, und dies wird in den Befragungen bestätigt, daß die kommunikative Kompetenz der untersuchten Patienten stark eingeschränkt ist. 24 % der Befragten können nur mit unterstützenden Gebärden und 23 % ausschließlich mit Gebärden kommunizieren. Betrachtet man lediglich die Kommunikationsfähigkeit der gehörlosen Patienten, so wird deutlich, daß diese Patientengruppe am stärksten kommunikativ behindert ist. 45,5 % können sich nur mittels Gebärden verständlich machen. Diese Daten unterstreichen die Eingangs erwähnten Erhebungsprobleme.

Weiteren Aufschluß über das Patientengut geben die Krankheitsbiografien. Fast 40 % (38,9 %) der Patienten in der Stichprobe wurden schon ein- oder mehrmals wegen einer psychischen Erkrankung stationär behandelt. Bezieht man die Häufigkeit früherer Klinikaufenthalte auf den Hörstatus der Patienten, so weisen die gehörlosen Patienten die häufigsten Behandlungsepisoden wegen einer psychischen Erkrankung auf. 56 % der gehörlosen Patienten wurden schon ein- oder mehrmals stationär behandelt. Im Gegensatz dazu wurden 25 % der Ertaubten, 21,7 % der hochgradig Schwerhörigen und 18,2 % der mittel bzw. gering gradig Schwerhörigen schon einmal stationär behandelt. Von den bisher schon stationär behandelten Patienten sind 71,4 % gehörlos.

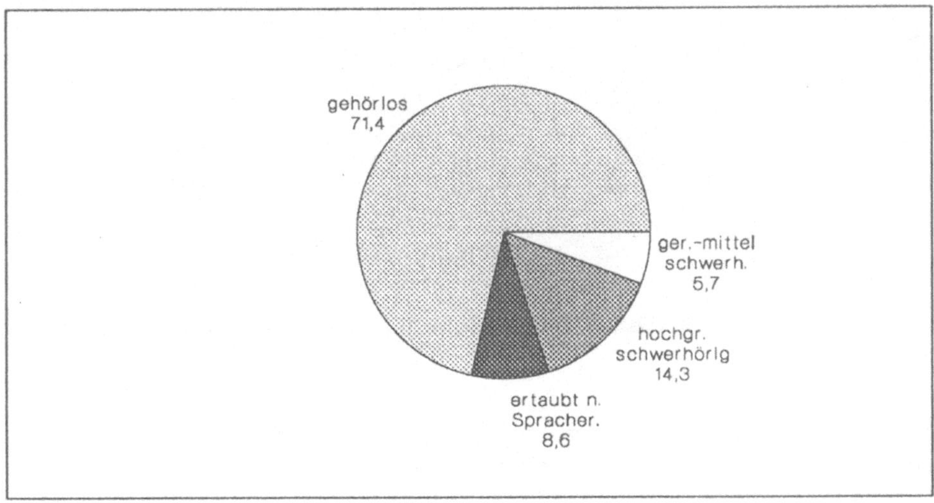

Abb. 24.1: Verteilung der verschiedenen Hörbehinderungen bei Patienten mit mindestens einem stationären Aufenthalt

Auf den ersten Blick lassen solche Zahlen vermuten, daß gehörlose Patienten das stärker belastete Klientel mit chronischen Krankheitsverläufen sind. Zu bedenken bleibt jedoch, daß der größte Teil dieser Patienten in einer Zeit stationär behandelt wurde, in der es noch keine spezielle psychiatrische Abteilung für Hörbehinderte gab und damit die diagnostischen, therapeutischen und rehabilitativen Einschränkungen in Richtung auf eine stationäre Aufenthaltsverlängerung wirksam geworden sein könnten. So betrachtet weisen diese Zahlen eher auf das damalige gravierende Versorgungsdefizit hin, von dem in erster Linie Gehörlose wegen der erwähnten massiven Kommunikationsbehinderungen betroffen waren.

Abschließend sollen die Sozialisationsverläufe der Untersuchungsgruppe betrachtet werden. Wir haben diese in "übliche" und "unübliche" Verläufe unterteilt. Ein 'üblicher Sozialisationsverlauf' wurde definiert als das Aufwachsen in der Familie oder bei einem Elternteil. Hat irgend wann einmal ein Aufenthalt bei einer anderen Sozialisationsinstanz stattgefunden, wie z.B. in einem Internat, Heim oder bei Pflegeeltern usw., wurde dieser als 'unüblicher Sozialisationsverlauf' bezeichnet.

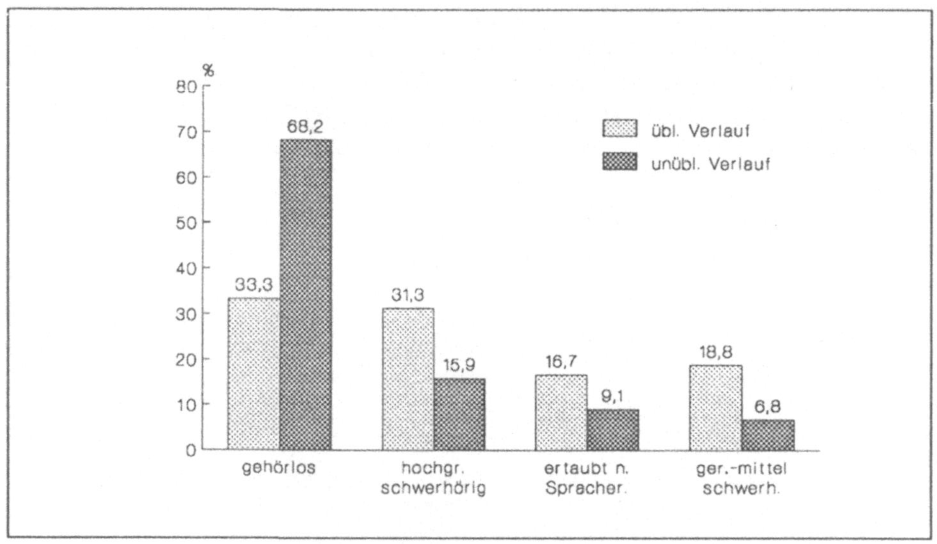

Abb. 24.2: Vergleich 'üblicher' und 'unüblicher' Sozialisationsverläufe nach Hörstatus

Für die gesamte Stichprobe ist der Anteil üblicher und unüblicher Verläufe annähernd gleich groß. 52 % der Patienten weisen übliche und 48 % unübliche Verläufe auf. Werden jedoch die Sozialisationsverläufe bezogen auf den Hörstatus betrachtet, so ist festzustellen, daß 68,2 % der Patienten mit einem 'unüblichen Sozialisationsverlauf' gehörlos sind.

Ob die Einbrüche in den Sozialisationsverläufen in Beziehung stehen mit den jeweiligen Krankheitsgeschichten, kann hier nicht geklärt werden und muß durch nachfolgende Auswertungen geprüft werden. Sicherlich verweisen diese Zahlen auf die schlechte Versorgungslage Gehörloser hin. Bei der Bewertung dieser Daten muß in Rechnung gestellt werden, daß gehörlose Kinder zur Erreichung adäquater Schulabschlüsse weitaus häufiger Internatsausbildungen besuchen müssen als Normalhörende.

Zusammenfassend soll auf zu erwartende weitere Auswertungsergebnisse hingewiesen werden. Nach Abschluß der anamnestischen und katamnestischen Datenerhebung wird ein Vergleich dieser Daten Aufschluß über Veränderungen in Bezug auf die sozialen, beruflichen und allgemeinen Belastungsaspekte möglich. Darüber hinaus erwarten wir aufschlußreiche Hinweise auf krankheitsartenspezifische angemessene Versorgungserfordernisse.

24.5 Literatur

Feuchte, H. (1982): Zur Rehabilitation Gehörloser und Schwerhöriger in der Gegenwart. In: Jussen, H., O. Kröhnert (Hrsg.): Pädagogik der Gehörlosen und Schwerhörigen. Handbuch der Sonderpädagogik, Bd. 3, Berlin, S. 663-684.

Feuchte, H. (1986): Ein Beitag zur psychiatrischen Versorgung Gehörloser in der Bundesrepublik Deutschland. Hörgeschädigtenpädagogik 3, S. 129-149.

Friese, S., (1989): Medizinische Rehabilitation psychischer Störungen von Hörbehinderten in der Bundesrepublik Deutschland - Stand und erste Ergebnisse der Begleitforschung. In: Friese, S., W. Spikofski, H. Viefhues (Hrsg): Rehabilitation von Hörgeschädigten mit psychischen Störungen oder Erkrankungen. Edition Bosofo, Herne.

Friese, S., H. Viefhues (Hrsg.) (1990): Psychiatrische Differentialdiagnostik bei Hörbehinderten. Edition Bosofo, Herne.

Gerhardt, U. (1984): Typenkonstruktion bei Patientenkarrieren. In; Kohli, M., G. Robert (Hrsg.): Biographie und soziale Wirklichkeit, Stuttgart.

Gotthardt, U. (1987): Probleme und Stand der Versorgung psychisch Kanker unter besonderer Berücksichtigung der Hörgeschädigten, unveröffentlichtes Referat.

Jussen, H. (1981): Kommunikative Beziehungsstörungen bei Gehörlosen und Wege ihrer Überwindung. In: Peuser, G., S. Winter (Hrsg.): Angewandte Sprachwissenschaft. Bonn, 307-332.

Monteiro, B.T. (1989): Pitfalls in diagnosis. European Congress on Mental Health and Deafness, Rotterdam, 09.-11. Nov. 1988, Proceedings. Utrecht, 51-56.

Rainer, J.D. et al (1969): Family and Mental Health Problems in a Deaf Population, Springfield.

Spikofski, W., H. Viefhues (1989): Sozialpolitische Bemerkungen zur Versorgung Hörbehinderter mit psychischen Störungen und Erkrankungen in der Bundesrepublik Deutschland. In: Friese, S., W. Spikofski, W., H. Viefhues (Hrsg): Rehabilitation von Hörgeschädigten mit psychischen Störungen oder Erkrankungen. Edition Bosofo, Herne.

Timmermans, L. (1987): Onderzoek naar de Situatie von Doven ernstige psychische Problematiek, en een Verkenning von de Mogelijkheden voor een betere Begeleiding, bekeken vanuit een Multi-Unit Organisatie. Unveröffentlichte Examensarbeit, Leven.

V Stationäre Versorgung

25 Zur Bedeutung der Prähospitalzeiten beim akuten Myokardinfarkt für die Anwendung der Thrombolysetherapie im Krankenhaus. Ergebnisse des Augsburger Herzinfarktregisters 1985-87

H. Löwel[1,2], A. Hörmann[1], M. Lewis[1,2]
[1] GSF-München, Medis-Institut, Neuherberg
[2] Zentralklinikum, Augsburg

25.1 Einleitung

In etwa 85% ist der akute Myokardinfarkt (AMI) durch einen thrombotischen Verschluß einer Herzkranzarterie verursacht, wodurch Herzmuskelgewebe durch längerdauernde Mangeldurchblutung zugrunde geht und im Verlauf von Wochen durch Narbengewebe ersetzt wird. Ein wesentliches Ziel der Behandlung des AMI ist es, die Infarktnarbe möglichst klein zu halten. Das ist am sichersten durch eine frühzeitige Wiedereröffnung der thrombotisch verschlossenen Koronararterie zu erreichen. Dabei ist das Zeitintervall zwischen Schmerzbeginn und Koronargefäßrekanalisation der kritische Faktor (Schröder, 1988). Die rechtzeitige Wiederdurchblutung des Herzmuskelgewebes unterbricht die Herzmuskelnekrotisierung und ermöglicht eine oft weitgehende Wiederherstellung der Herzfunktion. Neben operativen Möglichkeiten kann eine pharmakologische Revaskularisation versucht werden, indem thrombolysierende Medikamente intravenös oder direkt in die Koronararterie verabreicht werden. Eine Thrombolysetherapie (im Folgenden "LYSE" genannt) ist indiziert, wenn nach Ausschluß medizinischer Kontraindikationen bei einer typischen Symptomatik eindeutige Infarktzeichen im EKG vorliegen, der Patient nicht älter als 75 Jahre ist, und seit dem Infarktereignis nicht mehr als 6 Stunden vergangen sind (GISSI group, 1987).

Ziel dieser Arbeit ist die Analyse der Prähospitalzeiten und den damit verbundenen Lysehäufigkeiten bei AMI-Patienten, die im Rahmen des populationsbezogenen

Augsburger Herzinfarktregisters im Zeitraum 1985 bis 1987 befragt werden konnten.
Gründe für limitierende Faktoren beim Einsatz der Lyse werden diskutiert.

25.2 Material und Methodik

Im Augsburger Herzinfarktregister werden alle AMI-Erkrankungs- und -Sterbefälle
der 25-74 jährigen Wohnbevölkerung (160.000 Männer und 170.000 Frauen) der
Stadt Augsburg und der angrenzenden Landkreise Augsburg und Aichach-Frieberg
registriert (Löwel et al, 1988). Datenquellen für hospitalisierte Patienten sind 26
Krankenhäuser der Region mit dem Zentralklinikum in Augsburg, das seit 1985 über
ein kardiologisches Behandlungszentrum verfügt. Detaillierte Angaben zum Verlauf
der Prähospitalphase werden im Rahmen eines standardisierten Interviews ca. 14
Tage nach der Krankenhausaufnahme erfragt. Daten zur medizinischen Versorgung
einschließlich der Anwendung der Lyse (im Untersuchungszeitraum 1,5 Mio. IE
Streptokinase i.v. über 60 Minuten) werden den Krankenakten entnommen. In die
Auswertungen werden nur die 953 Patienten der Jahre 1985-87 einbezogen, bei denen
Interviewdaten mit genauen Angaben zum Zeitpunkt des Schmerzbeginns
(=Infarktzeitpunkt) als Grundlage für die Berechnung der Prähospitalzeitintervalle
(<6 Std., 6-12 Std., >12 Std.) vorliegen.

Tab. 25.1: Übersicht über die hospitalisierten Herzinfarktpatienten.
Augsburger Herzinfarktregister 1985-87

Patienten-gruppen		Herzinfarktpatienten Anzahl	in %
Hospitalisierte Patienten		1695	100
Gruppe A	>24 Stunden Überlebende	1333	78
Gruppe A1	Schmerzbeginn bekannt	953	56
Gruppe A2	Schmerzbeginn nicht bekannt	380	22
	- trotz Interview	121	7
	- kein Interview	161	9
	- Verstorbene >1.-28. Tag	98	6
Gruppe B	verstorbene Patienten	362	22
	<1 Stunde	82	5
	1.-24. Stunde	280	17

25.3 Ergebnisse

Im Untersuchungszeitraum konnte im Interview der genaue Infarktzeitpunkt bei 759 männlichen und 194 weiblichen Herzinfaktpatienten erfragt werden. In Tab. 25.2 ist ausgewiesen, daß bei 19% (n=146) der männlichen und 8% (n=16) der weiblichen AMI-Patienten eine Lyse durchgeführt wurde. In jeder Alters- und Geschlechtsgruppe erreichten zwei Drittel der Befragten das Krankenhaus innerhalb von 6 Stunden. Bei dieser Patientengruppe beträgt die Lysehäufigkeit 27% für männliche und 12% für weibliche AMI-Patienten. Die Lyse wird mit zunehmendem Alter seltener durchgeführt. Frauen werden auch bei gegebener zeitlicher Indikation in jeder Altersgruppe seltener lysiert als Männer. Am höchsten war die Lysehäufigkeit bei Männern mit Erstinfarkt mit 29%, wenn die Klinik innerhalb von 6 Stunden erreicht wurde. Frauen mit Erstinfarkt wurden bei vorliegender zeitlicher Indikation nur zu 15% lysiert. Das ist seltener als die 20% Lysen bei Männern mit Reinfarkt, die innerhalb des Zeitlimits die Klinik erreichten.

Tab. 25.2: Thrombolysetherapie (LYSE) in % bei 25-74 jährigen Herzinfarktpatienten mit bekanntem Schmerzzeitpunkt (n= 953) nach Alter und Geschlecht und Prähospitalzeit (<6 Stunden). Augsburger Herzinfarktregister 1985-87

Alter	alle Patienten		prähospital <6 Std	
	n	%LYSE	n	%LYSE
Männer				
25-54	221	27	147	37
55-64	286	22	191	32
65-74	252	9	171	13
Gesamt	759	19	509	27
Frauen				
25-54	18	16	13	23
55-64	51	12	32	19
65-74	125	6	85	8
Gesamt	194	8	130	12

Da 34% der befragten AMI-Patienten das Krankenhaus erst nach mehr als 6 Stunden erreichten, ergibt sich die Frage, welche Faktoren für die Dauer der prähospitalen Verzögerungen infrage kommen. Die Tab. 25.3 zeigt, daß insgesamt nach dem Einsetzen des Infarktschmerzes 41% der Patienten ihren Hausarzt angerufen haben, 26% den Arzt in der Praxis aufsuchten und 28% sich zuerst an den Rettungsdienst wendeten oder sich direkt ins Krankenhaus begaben. Diese Anteile unterscheiden sich deutlich innerhalb der Prähospitalzeitintervalle. Der Anteil der Patienten, bei denen mehr als 12 Stunden bis zur Hospitalisierung vergingen, hatte zu 54% den Arzt in der Praxis aufgesucht. Patienten, die für die Lyse zeitgerecht in ein Krankenhaus kamen, haben das Krankenhaus zu 35% unter Umgehung des Hausarztes erreicht. Für Patienten, die als erstes einen niedergelassenen Arzt anrufen, wird der genaue Zeitpunkt dieses Telefonates erfragt, so daß die Zeit ausgewiesen werden kann, die der Patient bis zum Arztanruf vergehen ließ (Tab. 25.4). Insgesamt haben sich 86% dieser Patienten in den ersten 6 Stunden für den Arztanruf entschieden. Eine Lyse wurde jedoch nur bei den Patienten durchgeführt, die sich innerhalb der ersten 3 Stunden nach dem Infarktereignis für einen Arztanruf entschieden haben. Innerhalb von 6 Stunden waren 66% der Patienten hospitalisiert, die als erstes einen niedergelassenen Arzt angerufen haben und 78% der Patienten, die mit dem Arzt innerhalb der ersten 6 Stunden telefonierten. Patienten, die sich nicht telefonisch an einen niedergelassenen Arzt gewendet haben, wurden nur zu 61% zeitgerecht für eine Lyse hospitalisiert.

Tab. 25.3: Patientenentscheidung (in %) bei 25-74 jährigen Herzinfarktpatienten mit bekanntem Schmerzzeitpunkt (n= 953) nach Prähospitalzeitintervall (in Stunden) Augsburger Herzinfarktregister 1985-87

Patienten- entscheidung	Gesamt %	% je Prähospitalzeitintervall		
		0- <6	6-<12	>12
	n=953	n=640	n=134	n=179
Hausbesuch	41	44	41	33
Arztpraxis	26	15	37	54
Notarzt	12	15	9	5
ins Krankenhaus	9	11	8	5
Krankenwagen	7	9	3	2
war in Klinik	5	6	2	1
Gesamt	100	100	100	100

Die Dauer der Prähospitalzeit wird über die Entscheidungszeit des Patienten hinaus von der Entscheidung des Arztes beeinflußt, was dieser unternimmt bzw. was er dem Patienten rät. Die Tab. 25.5 stellt die Prähospitalzeitintervalle für die 333 Patienten dar, die innerhalb der ersten 6 Stunden nach dem AMI einen niedergelassenen Arzt anriefen. Innerhalb der ersten 6 Stunden wurden 94% der Patienten, die sich auf Anraten des Arztes direkt in ein Krankenhaus begeben haben oder 91% der Patienten hospitalisiert, bei denen der Arzt einen Notarzt verständigte. Bei 240 Patienten (72%) führte der Arzt einen Hausbesuch durch, der für 82% der Patienten mit einer Krankenhausaufnahme innerhalb von 6 Stunden verbunden war. Sollte der Patient den

Arzt in seiner Praxis aufsuchen (7%), verzögerte sich die Krankenhausaufnahme am meisten.

Tab. 25.4: Entscheidungszeit (in Stunden) bei 25w-74 jährigen Herzinfarktpatienten mit bekanntem Schmerzzeitpunkt (n= 953) nach Prähospitalintervallen (in Stunden). Augsburger Herzinfarktregister 1985-87

Patientenent-scheidungszeit	Gesamt (100%)	% je Prähospitalzeitintervall		
		0- <6	6-<12	>12
0-< 6	333	82	11	7
6-<12	30	-	60	40
>12	22	-	-	100
nicht erfaßt	568	64	14	22
Gesamt	953	67	14	19

Tab. 25.5: Arztentscheidung bei 25-74 jährigen hospitalisierten Herzinfarktpatienten mit bekanntem Schmerzzeitpunkt und <6 Stunden Entscheidungszeit (n=333). Augsburger Herzinfarktregister 1985-87

Entscheidung des Arztes	Gesamt 100%	% je Prähospitalzeitintervall		
		0- <6	6-<12	>12
ins Krankenhaus	17	94	0	6
Notarztbesuch	54	91	6	3
Hausbesuch	240	82	11	7
Praxisbesuch	22	68	23	9
Gesamt	333	83	10	7

Während bisher die Verzögerungen bis zur Krankenhausaufnahme gezeigt wurden, liegen ähnliche Daten über zeitliche Verzögerungen von der Krankenhausaufnahme bis zum Einsetzen der spezifisch kardiologischen Therapie im Augsburger Register nicht vor. Betrachtet man jedoch die Lysehäufigkeit nach der Uhrzeit der Krankenhausaufnahme und für Patienten mit <6 Stunden Prähospitaldauer in Tab. 25.6, so wird deutlich, daß in den Abend- und Nachtstunden seltener lysiert wird als in den Vormittagsstunden (p= 0.02).

Tab. 25.6: Thrombolysetherapie (%) insgesamt und bei <6 Stunden Prähospitalzeit der 25-74 jährigen Herzinfarktpatienten nach der Uhrzeit der Hospitalisierung (n= 1333). Augsburger Herzinfarktregister 1985-87

Uhrzeit der Hospitalisierung	Patienten insgesamt		Prähospitalzeit <6h	
	n	% LYSE	n	% LYSE
0 - <4	109	17	63	25
4 - <8	135	17	104	22
8 - <12	345	16	160	31
12 - <16	303	10	133	23
16 - <20	258	12	111	25
20 - <24	168	12	100	18
unbekannt			15	27
Gesamt	1333	13	671	24

25.4 Diskussion

Eine systemische Lyse wurde im Untersuchungszeitraum insgesamt bei 19% der männlichen und 8% der weiblichen AMI-Patienten der Region Augsburg durchgeführt. Bei gegebener zeitlicher Indikation wurden in der Registerregion Augsburg durchschnittlich 27% der männlichen und 12% der weiblichen AMI-Patienten lysiert. Bei Frauen wurde eine Lyse in jeder Altersgruppe seltener als bei Männern versucht. Am häufigsten wurde die Lyse mit 29% bei Männern mit Erstinfarkt durchgeführt, wenn diese Patienten das Krankenhaus im Zeitlimit erreichten. Insgesamt erscheint die Lysehäufigkeit in der Region Augsburg noch niedrig im Vergleich zu den Mitteilungen aus dem Zentrum Innere Medizin der Universität Göttingen, die über einen Anstieg der Lysehäufigkeit ohne Berücksichtigung der zeitlichen Indikation bei den AMI-Patienten insgesamt von 10% im Jahre 1979 auf 41% im Jahre 1987 berichten (Scholz et al, 1988).

Die Ergebnisse zeigen, daß 68% der befragten AMI-Patienten das Krankenhaus innerhalb von 6 Stunden erreichte und damit die zeitlichen Voraussetzungen für eine Lyse erfüllten. Prähospitale Verzögerungen sind hauptsächlich von den Patienten selbst verursacht worden. Patienten, die mehr als 12 Stunden bis zur Krankenhausaufnahme benötigten, hatten zu 54% den Arzt in der Praxis aufgesucht. Wurde ein Arzt angerufen, so hat dieser offensichtlich in Abhängigkeit von der Symptomatik die Maßnahme veranlaßt, die Patienten mit besonders akuten Verläufen schnellstmöglich ins Krankenhaus bringt.

Leider ist nicht bekannt, aus welchen Gründen bei Patienten, die das Krankenhaus zeitgerecht erreichten, auf eine Lyse verzichtet wurde. Da bei den AMI-Patienten in den Abend- und Nachtstunden mit ca. 20% seltener als am Vormittag mit 30% eine

Lyse veranlaßt wurde, ist anzunehmen, daß auch organisatorische Gegebenheiten im Krankenhaus auf die Anwendung der Lyse einwirken.

25.5 Literatur

Gruppo italiano per lo Studio della Streptocchinasi nell'Infarto Miocardico (GISSI) (1987): Long term effects of intravenous thrombolysis in acute myocardial infarction: Final report of the GISSI study. In: Lancet, ii: S. 871-874.

Löwel, H., M. Lewis, U. Keil, W. Koenig, A. Hörmann, HD. Bolte, J. Gostomzyk, (1988): Zur Herzinfarktsituation in einer süddeutschen Bevölkerung: Ergebnisse des Augsburger Herzinfarktregisters 1985. In: Z Kardiol, 77, S. 481-489.

Scholz, KH., Ch. Herrmann, U. Tebbe, N. Reiß, Kl. Neuhaus, H. Kreuzer, (1988): Rückgang der Krankenhaussterblichkeit am akuten Myokardinfarkt während der letzten 10 Jahre. In: DMW, 34, S. 1305-1311.

Schröder, R. (1989): Thrombolyse bei akutem Myokardinfarkt: Eine Standortbestimmung 1988. In: Z Kardiol, 78, S. 41-62.

26 Unsicherheiten in der Diagnosestellung psychogener Erkrankungen am Beispiel der Herzneurose

K.-H. Ladwig, S. Dunst
Technische Universität München

26.1 Einleitung

Der psychogenen Verursachung einer Erkrankung haftet erfahrungsgemäß nach wie vor der Geruch des Simulierten und Unernsthaften an. Entsprechend wird der Erkennung psychoneurotischer Auffälligkeiten in der diagnostischen Prozedur ein eher geringer Schwierigkeitsgrad zugeordnet (Thompson et al, 1983). Die Unterstellung einer psychischen Bedingtheit umgibt den Patienten wie eine Aura - er wird verstehend und mitleidig von Arzt und Pflegepersonal belächelt. Der Patient spürt aus der Reaktion des ihn behandelnden Arztes, daß er ihm die Krankheit nicht glaubt, seine Symptome nicht für wirklich, sondern für eingebildet hält (vergl. Zimmermann, 1988, S. 117). Die Antizipation eines solchen konflikthaften Zustandes führt in vielen Fällen zu einem unbewußten Einigungsprozeß zwischen Patient und Arzt (Paar, 1988), der zu einer somatischen Ersatzdiagnose führt. Der psychisch kranke Patient ist im somatisch ausgerichteten Routinebetreib der medizinischen Versorgung ein schwieriger Patient - insofern wird der Umgang mit ihm zu einem Prüfstein für das Gesundheitswesen.

Wir haben versucht, in dem akutklinisch diagnostisch-therapeutischen Vorgehen bei Patienten mit unklaren Herzbeschwerden einen Ansatzpunkt zur Evaluation des Problems des Umgangs mit dem psychisch kranken Patienten im somatisch dominierten Hospitalsetting zu finden. Epidemiologisch bedeutsam ist dieser Bereich deswegen, weil Brustschmerzsymptome zu den häufigsten Beschwerden in der Bevölkerung zählen. So konnte z.B. mit Hilfe des an einer repräsentativen US-Stichprobe erhobene Gesundheitssurvey (Health and Nutrition Examination Survey) bei 17,35 % der Untersuchten im Alter von 25 - 74 Jahren Unbehagen im Brustbereich festgestellt worden; 13,75 % der Befragten berichteten über Druckgefühle und 7,6% über heftige Schmerzen, die eine halbe Stunde oder länger andauerten (Costa et al, 1982). Bei einer epidemiologischen Untersuchung im Schweizer Kanton Zürich konnten bei rund 1/3 der Befragten Thoraxschmerzen gesichert werden (Schüler et al, 1980). In einer Untersuchung über Häufigkeit und Art von Beschwerden bei ambulanten Patienten zeigte sich, daß 45 % der Patienten über Brustschmerzen klagten, die in 14 % der Fälle zum Arztbesuch führten (Hoffmann, 1981).

Nur bei einem geringen Teil dieser Patienten liegt eine stenosierende koronare Herzerkrankung als Ursache der Schmerzsymptomatik vor. Die diagnostische Abgrenzung von Patienten mit pektanginösen Beschwerden aus psychogenen oder anderen etxrakardialen Ursachen von solchen mit begründetem Verdacht auf eine koronare Herzerkrankung erscheint auf den ersten Blick als unproblematisch. Die Feststellung von Risikofaktoren, die Schmerzsymptomatik, Alter und Geschlecht des Patienten gelten in der Anamnese als stabile Indikatoren, die ausreichen, um dem Verdacht auf einen Koronarbefund weiter nachzugehen oder nicht (Theisen et al 1986). Die Analyse der Behandlungsverläufe von Patienten mit gesicherten funktionellen Beschwerdebildern zeigt allerdings im Nachhinein häufig genug, daß eine eindeutige Zuordnung in der Praxis scheitert. Ein exemplarischer Fall aus unserem poliklinischen Patientengut kann dies beleuchten:

Die Patientin H.W. (geboren 1925) kommt im Herbst 1984 in die Notaufnahme der Klinik mit der vorläufigen Diagnosestellung einer Angina Pectoris. Für die weitere stationäre Behandlung wird eine kardiologische Abklärung empfohlen. Im Rö-Thorax werden hier diskrete Atmungszeichen und eine Vergrößerung des Herzschattens über die Norm gesehen. Labordiagnostisch zeigt sich eine Hypercholesterinämie mit 287 mg/dl. Weitere Untersuchungen (einschließlich des EKGs) bleiben ohne Befund. In dem Abschlußbericht wird die Verdachtsdianose aufrechterhalten. Nach der Krankenakte sieht sich die Hausärztin der P. zwei Jahre später nochmals veranlaßt, die P. zu einer kardiologisch-fachärztlichen Untersuchung zu überweisen. Neben einer ausführlichen Anamnese wurden hier ein Ruhe-EKG, ein Belastungs-EKG, ein 24-h-LZ-EKG, eine Echokardiographie und eine Röntgenherzfernaufnahme erhoben. Der Kardiologe kann mit Sicherheit eine Herzerkrankung ausschließen und warnt vor einer weiteren kardialen Medikation. Er glaubt allerdings nicht, daß die P., die unter einem starken Leidensdruck steht, sich ohne weiteres von ihren Medikamenten trennen lassen wird. Eine psychische Überlagerung erscheint ihm evident. Tatsächlich bleibt die P. als Herzkranke in ambulanter Behandlung. Sie nimmt regelmäßig ein Digitalis-Präparat und nur ein Jahr später führt der Kardiologe nochmals eine ausführliche Untersuchung durch. Wieder kommt er zu dem Ergebnis des Ausschlusses einer stenosierenden KHK; sein Befund ist jedoch deutlich resignativ. Er schreibt: "Insgesamt glaube ich nach wie vor durchaus nicht an das Vorliegen einer stenosierenden KHK, auch wenn die Pat. pektanginöse Beschwerden während der Belastung angibt. (...) Da die Pat. aber einen enormen Leidensdruck aufweist, sollte man im vorliegenden Fall vielleicht doch eine Herzbinnenraumszintigraphie unter Belastungsbedingungen anschließen." Eine im Dezember 1987 durchgeführte Thallium-201-Myokardszintigraphie unter Ruhe- und Belastungsbedingungen zeigt eine unauffällige Myokardperfusion ohne Hinweis auf eine Narbe oder reversible Ischämie. Die Pat., die nach wie vor auf eine Behandlung mit

Herzglykosiden besteht, kommt auf Veranlassung der Hausärztin Anfang 1988 zur Vorstellung in die psychosomatische Poliklinik. Auf Grund des Ausschlusses von Organkrankheiten und der psychodiagnostischen Befunde kann die Diagnose einer Herzneurose gestellt werden. Es handelt sich um eine Pat. vom herzphobischen Abhängigkeitstyp. Hinweise aus der Familienanamnese für die Symptomwahl sind ebenso wie der für Herzneurotiker typische Trennungs-Aggressions-Konflikt gegeben.

Die Analyse der Patientenkarriere der H.W. zeigt, daß die initiale Etikettierung als Koronarpatient den weiteren Behandlungsverlauf in einer für die Patientin "idealen", ihr jedoch nicht bewußten Weise ebnet. Im weiteren Behandlungsverlauf resignieren die Ärzte zusehends und versuchen, mit den ihnen gemäßen Mitteln der somatischen Medizin auf das neurotische Patientenverhalten zu reagieren. Der diagnostische Aufwand, der im Behandlungsverlauf zur Abklärung des Beschwerdebildes der Patientin betrieben wird, führt weder zu einer sicheren Abschlußdiagnose noch zur Beruhigung der Patientin. Die Evaluation solcher Behandlungsverläufe ist eine ebenso relevante wie schwierige Aufgabenstellung - insbesondere, wenn man bedenkt, daß sicher ein Großteil der betroffenen Patienten keine "positive" Ausschlußdiagnose erhalten. Wir haben versucht, einen Sektor dieses Problems dadurch zu erfassen, daß wir mit Hilfe eines repräsentativen Datenkörpers, der noch näher beschrieben wird, die Frage untersucht haben, ob zwischen Istzahlen der Akuthospitalbehandlung von Patienten mit funktionellen Herzbeschwerden und aus der Literatur bekannten Erwartungswerten ein interpretierfähiger Unterschied besteht.

Als klinische Datenbank stand für die Auswertung der Diagnose- und Therapieindex (DTI) von Infratest Gesundheitsforschung zur Verfügung. Die mehrstufig geschichtete Zufallsstichprobe repräsentiert alle Patienten in Krankenhäusern für Akutkranke in der BRD und Westberlin mit einer Bettenzahl von mindestens 50 Betten. Für diese Grundgesamtheit wurde eine vollrepräsentative Auswahlgrundlage von 300 nach Zufallskriterien ausgewählten Krankenhäusern für Akutkranke gezogen (s. S. Dunst, 1984). Die Auswertungen beziehen sich auf eine Grundgesamtheit von 48.114 Akutklinikpatienten, die in einem zehnjährigen Zeitraum von 1978 bis 1987 erfaßt worden sind. Einige gesondert ausgewiesene Nachuntersuchungen beziehen sich auf den Zeitraum von 1979 bis 1988.

26.2 Patientengruppe und Hypothesen der Untersuchung

Zielpopulation dieser Untersuchung sind Patienten mit funktionellen Herzbeschwerden. Leitsymptom dieses Krankheitsbildes sind Herzschmerzen, für die es keinen organischen Befund gibt. Die Erkrankung kann auch intermittierend als sympathikovasaler Anfall mit Blutdruck- und Herzfrequenzsteigerung sowie als Herzstillstandsangst in Erscheinung treten. Das klinische Bild wird häufig durch multiple psychovegetative Begleitsymptome (Ermann, 1983) komplettiert. Synonyme Begriffe sind die Herzneurose und die neurozirkulatorische Asthenie.

Die Herzneurose gilt als eine verbreitete Erkrankung (Schönecke, 1985; Studt, 1979), die in erster Linie ambulanten Handlungsbedarf erzeugt. Dennoch sollen nach häufig zitierten Angaben 40% der "Herzkranken" klinischer Abteilungen und 20% der Patienten in internen Krankenhausabteilungen eine funktionelle Ätiologie aufweisen (Delius, 1968; Richter, Beckmann, 1969, 1986). Cremerius (1963) ermittelte unter weit über 2000 konsekutiv aufgenommenen Fällen einer medizinischen Poliklinik 8% der Patienten mit funktionellen Herz-Kreislaufbeschwerden. Als Manifestationsalter dieses Krankheitsbildes wird übereinstimmend das jüngere Erwachsenenalter angegeben (z.B. Maaß, 1975; Bräutigam, 1973). Damit lassen sich die Erwartungswerte dieser Untersuchung formulieren: Wir erwarten eine Häufigkeit von 8% der Akutkrankenhauspatienten mit einer herzneurotischen Erkrankungen. Dies sind überwiegend männliche Patienten im jüngeren Erwachsenenalter.

In der Literatur wird darüber hinaus über einen möglicherweise verbreiteten Paradigmawandel in der Diagnosestellung funktioneller Herzerkrankungen berichtet: So konnte Wooley (1976) zeigen, daß ein Wandel im diagnostischen Verhalten eingetreten ist, der zu einer zunehmenden Substitution von herzneurotischen Krankheitsbildern durch die Diagnosestellung eines Mitralklappenprolaps geführt hat. Wir haben daher geprüft, ob sich ein solcher Wandel auch in den Häufigkeitsangaben in der Diagnosestellung beider Krankheitsgruppen über den zehnjährigen Erfassungszeitraum widerspiegelt. Schließlich sollte die durchschnittliche Verweildauer der Patienten in der Akutklinik und das Spektrum der therapeutischen Maßnahmen erfaßt werden.

26.3 Ergebnisse der Untersuchung

In einer Grundgesamtheit von 48.114 Akutkrankenhaus-Patienten wurden für den Zeitraum 1978 bis 1987 43 Patienten mit der Diagnose "Herzneurose" (ICD 306.1) erfaßt. Die Zehnjahresprävalenz für die Diagnosestellung funktioneller Herzerkrankungen (außer psychogener paroxysmaler Tachykardien) beträgt damit in Akutkliniken der Bundesrepublik Deutschland 0.89 Promille. Erwartungsgemäß liegt die Prävalenz in internistischen Abteilungen mit 2.0 Promille geringfügig höher (28 Patienten aus einer Grundgesamtheit von 13.991 Patienten). Im Vergleich dazu beträgt die gleiche Periodenprävalenz für den Bereich innerer Abteilungen für Angina Pectoris 4.6% und für das Mitralklappenvitium (ICD 334.9) 5,4 Promille. Die mit 8% erwartete Häufigkeit funktioneller Herzbeschwerden wurde also sehr deutlich nicht erreicht - diese Hypothese der Untersuchung muß damit also zurückgewiesen werden.

Die Tab. 26.1 gibt eine Übersicht über die Häufigkeit der Diagnosestellung einer Herzneurose absolut und bezogen auf je 1000 Behandlungsfälle, differenziert nach Geschlecht, Alter und Fachabteilungen. Der Tabelle ist zu entnehmen, daß in Akutkliniken vernachlässigbar mehr Männer als Frauen mit Herzneurose diagnostiziert werden. Ein möglicherweise häufigeres Vorkommen spiegelt sich jedenfalls nicht im diagnostischen Verhalten in Akutkliniken wider. Damit muß die Hypothese über ein häufigeres Vorkommen bei Männern für diesen Datensatz zurückgewiesen werden.

Tab. 26.1: Häufigkeit der Diagnose "Herzneurose" (ICD 360.2) je 1000 der Behandlungsfälle aus 300 repräsentativ ausgewählten Akutkrankenhäusern der BRD nach Alter, Geschlecht und Fachabteilungen, 1978-1987

| Alter | alle Fachabteilungen | | | Innere Medizin | | |
| | Fälle insgesamt | Herzneu- rotiker | | Fälle insgesamt | Herzneu- rotiker | |
	n	n	%	n	n	%
Männer						
12-19	2299	2	0.87	215	-	-
20-39	5075	6	1.18	1043	6	5.79
40-54	4380	4	0.91	1470	4	2.72
55-64	2677	6	2.24	1169	4	3.42
65+	4908	2	0.41	2650	-	-
Gesamt	19339	20	1,03	6547	14	2.14
Frauen						
12-19	2618	-	-	261	-	-
20-39	10513	8	0.76	907	3	3.30
40-54	4858	5	1.02	1035	4	3.86
55-64	3003	5	1.66	1097	3	2.73
65+	7783	5	0.64	4144	4	0.96
Gesamt	28775	23	0.80	7444	14	1.88
alle	48114	43	0.89	13991	28	2.00

Tab. 26.2: Häufigkeit der Diagnose "Herzneurose" (ICD 360.2) je 1000 der Behandlungsfälle aus 300 repräsentativ ausgewählten Akutkrankenhäusern der Bundesrepublik Deutschland, getrennt nach Alter für Abteilungen der Inneren Medizin

| Alter | Fälle insgesamt | Herzneurotiker | |
	n	n	%
20-39	1950	9	4,61
40-54	2505	8	3,19
55-64	2266	7	3,09
65+	6794	4	0,59

Die Tab. 26.2 weist die Häufigkeit der Diagnosestellung "Herzneurose" getrennt nach Alter für die Abteilungen der Inneren Medizin aus. Trotz der geringen Fallzahlen zeigt sich ein gleichmäßig degressiver Altersverlauf. Um zu prüfen, ob die Diagnosehäufigkeit der Herzneurose gegenüber der des Mitralklappenvitiums im Zeitverlauf abnimmt, unterteilten wir die Zehnjahreshäufigkeit beider Diagnosegruppen in zwei Fünf-Jahresblöcke.

Tab. 26.3: Häufigkeit der Diagnosestellung einer Herzneurose und eines Mitralklappenvitiums in zwei 5-Jahres-Blöcken

Zeitraum	Herzneurose		Mitralklappenvitium
1978-82	n	23	39
	Col%	53	44
1983-87	n	20	49
	Col%	47	56
1978-87		· 43	88

chi Quadrat O,974, p<0,324

Die Tab. 26.3 gibt das Ergebnis wieder. Während die Diagnosestellung einer Herz-neu-rose geringfügig abnimmt, nimmt die des Mitralklappenvitiums zu. Die rechnerische Prüfung dieses Trends mit Hilfe des Chi-Quadrat-Tests ergab allerdings keinen Hinweis darauf, daß die entdeckten Unterschiede signifikant sind.

Tab. 26.4: Anteil der Verdachtsdiagnosen und der durchschnittlichen Verweildauer bei Patienten mit der Hauptdiagnose "Herzneurose" und "Angina Pectoris" (Datenbasis: 55845 Patienten; Zehnjahreszeitraum 1979 - 1988)

ILD	Diagnose	HD	VE	VD
306,2	Herzneurose	48		16
	davon		15	14
413,0	Angina pectoris	916		17
	davon		150	15

Die Tab. 26.4 gibt die durchschnittliche Verweildauer der Patienten mit Angina Pectoris und Herzneurose für den Untersuchungszeitraum der Jahre 1979 bis 1988 an. Dabei wurde getrennt zwischen Patienten mit gesicherter Diagnosestellung und solchen, bei denen am Ende des Krankenhausaufenthaltes die Diagnosestellung nach wie vor nicht feststand. Die Tabelle zeigt, daß für 31% der Herzneurose-Patienten und für 16% der Angina Pectoris Patienten keine definitive Abschlußdiagnose gestellt wurde. Auf die Verweildauer in der Klinik hatte aber weder der somatische bzw. psychogene Befund noch die Diagnose(un-)sicherheit einen Einfluß. Bei 19 % der ungesicherten

Angina Pectoris-Patienten wurden keinerlei therapeutische Maßnahmen ergriffen. Bei den ungesicherten Herzneurose-Patienten waren dies 27%.

26.4 Diskussion

In den Ergebnissen dieser Arbeit sehen wir ein hohes Ausmaß an Diagnose- und Therapieunsicherheit bei Brustschmerzpatienten psychogener Ursache bestätigt. Wir hatten als zentrales Evaluationskriterium dieser Arbeit den Grad der Übereinstimmung zwischen erwarteter und tatsächlicher Häufigkeit der Diagnosestellung funktioneller Herzerkrankungen in einem repräsentativen Akutkliniksampel der Bundesrepublik Deutschland gewählt und zeigen können, daß die Häufigkeit einer positiven Diagnosestellung von weniger als 1.0 Promille erheblich von den in der Literatur mitgeteilten Werten abweicht. Anstatt der erwarteten 80 Behandlungsfälle wird damit auf 1000 Patienten in der akutklinischen Behandlung nur ein Fall positiv diagnostiziert.

Es liegt nahe, ein solches Diagnoseverhalten als Ausdruck der Schwierigkeit somatisch orientierter Ärzte zu interpretieren, morphologisch nicht faßbare Krankheitsbilder als real anzuerkennen (Hövels, 1987). Die mit 30% extrem hohe Rate von am Ende des Krankenhausaufenthaltes "stehengelassenen" Verdachtsdiagnosen zu bestätigten Diagnosen bei den herzneurotischen Patienten kann als empirischer Beleg für diese Auffassung herangezogen werden. Der Umstand, daß es nach wie vor kein diagnostisches Verfahren gibt, das positiv eine funktionelle Herzerkrankung nachweisen könnte, kann wohl kaum der Grund sein, bei Patienten mit einer durchschnittlichen Verweildauer von 14 Tagen keine gesicherte Ausschlußdiagnose zu stellen. Eine solche Diagnoseunsicherheit kann - wie wir in dem exemplarischen Fall eingangs gezeigt haben - zu unnötigen und riskoreichen diagnostischen Folgeprozeduren führen (Costa et al, 1985) und schließt die iatrogene Gefahr der Überdiagnostik beim Herzneurotiker ein, bei dem der initiale Arztkontakt häufig die weitere Patientenkarriere entscheidend determiniert (Richter, Beckmann, 1969).

Die Überlegung, wo die Patienten bleiben, die in der Prävalenzabschätzung für Herzneurotiker nicht erfaßt werden, führt zu einem weiteren Evaluationskriterium: Wir vermuten, daß der Mehrzahl der Patienten mit funktionellen Herzbeschwerden somatische Ersatzdiagnosen gestellt werden. Im Anschluß an die von Wooley (1976) erstmals mitgeteilte Beobachtung einer zunehmenden Substitution von herzneurotischen Krankheitsbildern durch die Diagnosestellung eines Mitralklappenprolaps, hatten wir dieses Krankheitsbild als mögliche Ersatzdiagnose in die Untersuchung aufgenommen. Tatsächlich konnten wir durch Teilung der Gesamtprävalenz in zwei 5-Jahresblöcke in der Tendenz eine Abnahme der Diagnosestellung "Herzneurose" und eine Zunahme der Diagnosezuweisung "Mitralklappenvitium" bestätigen. Dieser Trend war jedoch auch wegen der geringen Fallzahlen nicht signifikant. Insgesamt ist die diagnostizierte Häufigkeit des Mitralklappenprolaps (eine Spezifizierung zugunsten des Mitralklappenprolaps läßt die ICD-Kodierung nicht zu) zwar höher als für die Herzneurose - jedoch insgesamt zu gering, um die "verschwundene" Prävalenz zu erklären. Die Angina Pectoris verum Patientengruppe weist eine Untermenge von ca.

16% der Fälle auf, deren Diagnose ebenfalls am Ende des Klinikaufenthaltes nicht bestätigt wurde. Die Vermutung, daß in dieser Gruppe der "stehengelassenen" somatischen Verdachtsdiagnosen ein bedeutender Prozentsatz der gesuchten Prävalenz zu suchen ist, wird unterstützt durch die Beobachtung, daß bei rund 20% dieser Patienten keinerlei Therapiemaßnahmen eingeleitet werden.

Das Syndrombild der funktionellen Herzerkrankung erzeugt im allgemeinen keinen akutklinischen Handlungsbedarf. Ausnahmen hiervon können Patienten mit subjektiv nicht beherrschbaren sympathikotonen Anfällen und Patienten mit Hyperventilationstetanien sein. Dennoch wird die mittlere Behandlungsdauer von Brustschmerzpatienten nicht durch die psychische oder somatische Genese beeinflußt. Möglicherweise führt die verbreitete Auffassung, daß der Erkennung psychoneurotischer Auffälligkeiten in der medizinischen Diagnostik ein geringer Schwierigkeitsgrad zukommt (Thompson et al, 1983), zu einer Unterschätzung des Behandlungsaufwandes bei diesen Patienten.

26.5 Literatur

Ballenger, J.C. (1987): Unrecognized prevalence of panic disorders in primary care, internal medicine and cardiology. In: Am. J. Cardiol, 60, S. 39J-47J.

Bass, C., C. Wade (1984): Chest pain in normal coronary arteries: A comparative study of psychiatric and social morbidity. In: Psychol. Med. 14, S. 51-61.

Bitmann, B. D., J. Basha, G. Flaker, L. DeRosear, V. Mukerji, L. Trombka, W. Katon (1987): Atypical or nonanginal chest pain. Panic disorder or coronary artery disease? In: Arch. Intern. Med., 147, S. 1548 - 1552.

Bräutigam, W. (1964): Typus, Psychodynamik und Psychotherapie herzphobischer Zustände. In: Z. psycho. som. Med., 10, S. 276-281.

Costa PT, JL Fleg, RR McCrae, EG Lakatta (1982): Neuroticism, coronary artery disease and chest pain complaints: cross sectional and longitudinal studies. In: Experimental Aging Research 8: S. 37-44.

Costa, P.T. (1987): Influence of the normal personality dimension of neuroticism on chest pain symptoms and coronary artery disease. In: Am. J. Cardiol, 60, S. 20J-26J.

Delius, L. (1964): Psychosomatische Aspekte bei Herz-Kreislauf-Störungen. In: Psychosom. Med, 10, 4, S. 242-254.

Dunst, S. (1984): Krankenhaus-Indizes. Patientengeschichten. In: Infratest. Selbstverlag, München.

Ermann, M. (1983): Herzneurose, Herzphobie. In: Krück, F. et al (Hrsg.). Therapie-Handbuch. Innere Medizin und Allgemeinmedizin, S. 1220-1222. Urban u. Schwarzenberg, München - Wien - Baltimore.

Hoffmann, A., F. Gutzwiller, V.C. Dubach (1981) Häufigkeit und Art von Brustschmerzen bei ambulanten Patienten. In: Münch Med. Wschr., 123, S. 1323-1326.

Hövels, H. J. (1987): Effekte einer verhaltenstherapeutischen Behandlung von Angstneurotikern in bezug auf Beschwerden und Einstellung zu Medikamenten. In: Inaugural-Dissertation, Universität Freiburg.

Katon, W. (1984): Panic disorder: epidemiology, diagnosis, and treatment in primary care. In: J. Clin. Psychiatry, 47, S. 21-27.

Ladwig, K. H. (1989): 10-Jahres-Häufigkeit positiver Diagnosestellung funktioneller Herzerkrankungen in der akutklinischen Behandlung. In: Psychother. med. Psychol., 39, S. 397-402.

Maas, G. (1975): Praktisches Vorgehen bei der Herzneurose. In: Med. Welt, 26. S. 592-595.

Paar, G., H. Schmidt, C. Schmidt (1988): Mitralklappenprolaps-Syndrom und Herzneurose - eine Pseudokorrelation? In: B. F. Klapp, B. Dahme (Hrsg.): Psychosoziale Kardiologie, S. 37 - 52. Springer Verlag, Berlin, Heidelberg, New York, Paris, Tokio.

Richter, H. E., D. Beckmann (1969, 1986): Herzneurose. G. Thieme, Stuttgart.

Scheppokat, K. D., H.L. Christl, E. Makler, M. Scheppokat (1981): Über kardiovaskuläre Funktionsbefunde, Anamnese- und Befunddaten von Patienten mit funktionell bedingten Beschwerden. In: Therapiewoche, 31, S. 913-925.

Schonecke, O. W. (1985): Funktionelle Herz-Kreislaufbeschwerden. In: Münch. Med. Wschr., 7, S. 128-130.

Schüler, G., F.H. Epstein, M. Stransky et al (1980): Brustschmerzen und kardiovaskuläre Morbidität in zwei Züricher Landgemeinden. In: Schweizer Rundschau Med. (Praxis), 69, S. 1042-1046.

Studt, H. H. (1979): Herzneurose. In: Med. Klin., 74, S. 1301-1305.

Theisen, K., Ch. Angermann, S. Silber, M. Weber, H. Jahrmärker (1986): Überflüssige kardiologische Diagnostik. In: Internist, S. 552-565.

Thompson, T.L., A. Stoudemerz, W.D. Mitchell, R.L. Grant, (1983): Underrecognition of patients' psychosozial distress in a university medical clinic. In: Am. J. Psychiatry, 140, S. 153-161.

Wooley, Ch. F. (1976): Where are the diseases of yesterday? DaCosta's Syndrome, Soldiers Heart, Effort Syndrome, Neuro - circulatory Asthenia and the Mitral Valve Prolapse Syndrome. In: Circulation, 53, 5, S. 749-751.

Zimmermann, M. (1988): Psychogener Herzschmerz. In: Editorial. Der Schmerz, Bd 2, 3, S. 117.

27 Evaluation der Zusatzdiagnostik unter klinischen Routinebedingungen

H.-C. Koennecke, H.-P. Vogel
Neurologische Klinik, Klinikum Steglitz, FU Berlin

27.1 Einleitung

Die labor- und vor allem die apparategestützte Diagnostik haben im klinischen Alltag der Neurologie in den letzten 15 Jahren, seit der Einführung moderner Schnittbildverfahren, zunehmend an Bedeutung gewonnen.

Dabei hängt das Ausmaß dieser Zusatzdiagnostik bekanntlich nicht nur von der Art eines Krankheitsbildes ab. Eine diagnostische Entscheidung, und als solche kann auch das Indizieren von Zusatzdiagnostik bezeichnet werden, ist nicht eine einfache Handlung in einem bestimmten Moment. Sie stellt vielmehr das Ergebnis eines komplexen Prozesses dar, der sich aus Informationen, individuellem Wissen und Wertvorstellungen zusammensetzt, also letztlich auch von der Erfahrung und Persönlichkeit des veranlassenden Arztes maßgeblich beeinflußt wird (Eisenberg, 1979; Renaud-Salis, 1980; Epstein, McNeil, 1985).

Dieser Prozeß birgt einerseits das jedem Arzt vertraute Risiko von zu wenig bzw. fälschlich unterlassener Diagnostik. Es stellt sich in diesem Zusammenhang andererseits aber auch die Frage, ob sich der oftmals extensive Gebrauch von Zusatzdiagnostik wirklich auszahlt, oder ob daraus nicht auch Risiken sowohl für den Patienten als auch für den diagnostischen Prozeß erwachsen. Mit jeder weiteren Untersuchung kann sich auch das Risiko für ein falsches oder nicht einzuordnendes Ergebnis erhöhen, welches möglicherweise seinerseits weitere risikoreiche Diagnostik oder Therapie nach sich zieht.

Die Wertigkeit von Zusatzdiagnostik wird häufig unter Bedingungen ermittelt, die mit denen des klinischen Alltags kaum vergleichbar sind. Meist handelt es sich um neu eingeführte bzw. einzuführende Tests, die an einem selektierten Patientenkollektiv mit einer speziellen Fragestellung durchgeführt werden (Sheps, Schechter, 1984). Folglich wird die Bedeutung eines solchen Tests von seiner Fähigkeit zur Lösung eines eng umschriebenen Problems bestimmt, ohne daß die eingangs erläuterten, in der klinischen Praxis ebenso bedeutsamen Faktoren berücksichtigt werden.

Bei unserer im folgenden zu beschreibenden Studie oblag daher die Evaluation der Zusatzdiagnostik in wesentlichen Teilen den veranlassenden Ärzten selbst; lediglich eine abschließende, globale Einschätzung der diagnostischen Maßnahmen erfolgte durch die Autoren.

27.2 Methodik

Bei 238 Patienten einer neurologischen Akutstation dokumentierte der Stationsarzt die Vermutungsdiagnose bei Aufnahme sowie die Beurteilung von Anamneseerhebung und körperlicher Untersuchung. Nach Diskussion des diagnostischen Problems mit dem zuständigen Oberarzt beantwortete er die Frage, ob er sich diagnostisch weitgehend sicher fühlte oder nicht. Von der Datenerhebung ausgenommen waren lediglich solche Patienten, bei denen vor Auf- oder Übernahme auf die Station die Diagnose bereits weitgehend feststand, bzw. wichtige Zusatzuntersuchungen schon vorlagen.

Im weiteren Verlauf waren, wiederum vom Stationsarzt, zu jeder durchgeführten Untersuchung die folgenden Fragen zu beantworten:

1. Worin bestand der Grund für die Untersuchung? Hierzu gab es die folgende Graduierung: Sicherung der vermuteten Diagnose, Ausschluß häufiger oder seltener Differentialdiagnosen sowie Verlaufs- oder Therapiekontrolle als mögliche Indikationen.
2. Wie war das Ergebnis der Untersuchung: Pathologisch, normal oder handelte es sich um einen Grenzbefund?
3. Entsprach dieses Ergebnis der Erwartung? War es von vornherein erwartet worden, war es nicht erwartet, jedoch für gut möglich gehalten worden oder war das Ergebnis völlig überraschend für den anfordernden Arzt?
4. Wurde die Untersuchung aufgrund der Ergebnisse anderer Tests (mit-) veranlaßt, bzw. führte das Resultat zu weiteren Untersuchungen?
5. Welche Bedeutung hatte die diagnostische Maßnahme für die Therapie? Die Graduierung hierzu (nach Wittenberg et al, 1978) ist Abschnitt 27.3 zu entnehmen.

Die Untersuchungen wurden später gezählt und solche Tests, die üblicherweise gemeinsam angeordnet werden, also Routine-Labor und bestimmte Röntgenaufnahmen, zu Einheiten zusammengefaßt.

Abschließend erfolgte durch die Autoren anhand von Entlassungsbericht und Krankenakte eine globale Einschätzung der letztlich erreichten diagnostischen Sicherheit, insbesondere in Relation zur initialen Einschätzung durch den behandelnden Arzt.

Die Daten wurden EDV-gerecht aufgearbeitet, wobei die statistische Analyse unter Verwendung des SPSS-Systems erfolgte.

27.3 Ergebnisse und Schlußfolgerungen

Insgesamt wurden 1562 Zusatzuntersuchungen von den an der Studie teilnehmenden Ärzten bewertet; dies entspricht 6,6 ± 2,0 Untersuchungen pro Patient.

647 Tests waren sog. Routine-Untersuchungen (also Röntgen-Thorax, Ruhe-EKG und Routine-Labor), 51 dienten der reinen Verlaufs- oder Therapiekontrolle und waren daher von den statistischen Berechnungen ausgenommen. 864 Untersuchungen schließlich wurden aufgrund spezieller neurologischer Indikationen und Fragestellungen angefordert. Dabei handelte es sich im wesentlichen um kranielle und spinale Computertomographien, Elektroencephalographien, invasive neuroradiologische Untersuchungen (cerebrale Angiographien, Myelographien) sowie bestimmte Labortests.

Bei 164 Patienten (68,9 Prozent) wurde die Diagnose bei der Aufnahme vom Stationsarzt als "weitgehend sicher" eingestuft, in 74 Fällen (31,1 Prozent) bestand diese Sicherheit nicht. Beide Gruppen unterschieden sich bezüglich der Zahl der im weiteren Verlauf pro Patient durchgeführten Untersuchungen: 6,1 ± 1,9 Tests bei initial sicherer Diagnose gegenüber 6,9 ± 2,0 bei anfänglicher Unsicherheit (p<0,001). Absolut war diese Differenz zwar nur gering, unter Berücksichtigung allein der neurologisch indizierten Untersuchungen (n=864; etwa 3,6 Tests/Pat.) betrug sie jedoch ca. 25 Prozent.

Die Tabellen 27.1 und 27.2 zeigen die Verteilung der Ergebnisse und Erwartungswerte. Fast 32 Prozent aller Untersuchungen wiesen ein sicher pathologisches, nahezu 10 Prozent ein nur fraglich (ab-) normales Ergebnis auf.

Tab.: 27.1: Bewertung der Untersuchungsergebnisse im Hinblick auf ihre Normabweichung

	n	%	
sicher pathologisch	480	31,8	
fraglich pathologisch	146	9,7	
belangloser Nebenbefund	177	11,7	
			>58,5
Normbefund	708	46,8	
alle	1511	100,0	

Das Resultat von etwa einem Drittel der diagnostischen Maßnahmen war von den anfordernden Ärzten gar nicht oder zumindest nicht in erster Linie erwartet worden.

112 der Zusatzuntersuchungen, d.h. 7,4 Prozent, wurden nicht allein aufgrund des klinischen Befundes und der Anamnese indiziert, sondern waren die Folge von Ergebnissen anderer Tests. Aus Abbildung 27.1 wird deutlich, daß der relative Anteil

der grenzwertigen Befunde (im Bild schraffiert) bei diesen Folgeuntersuchungen deutlich und überproportional zunimmt.

Tab.: 27.2: Beurteilung der Untersuchungsergebnisse im Hinblick darauf, ob das Resultat der Erwartung entsprach oder nicht

	n	%
Ergebnis war erwartet	1004	66,4
Ergebnis war nicht erwartet, aber für "gut möglich" gehalten worden	470	31,2
Ergebnis war völlig unerwartet	37	2,4
alle	1511	100,0

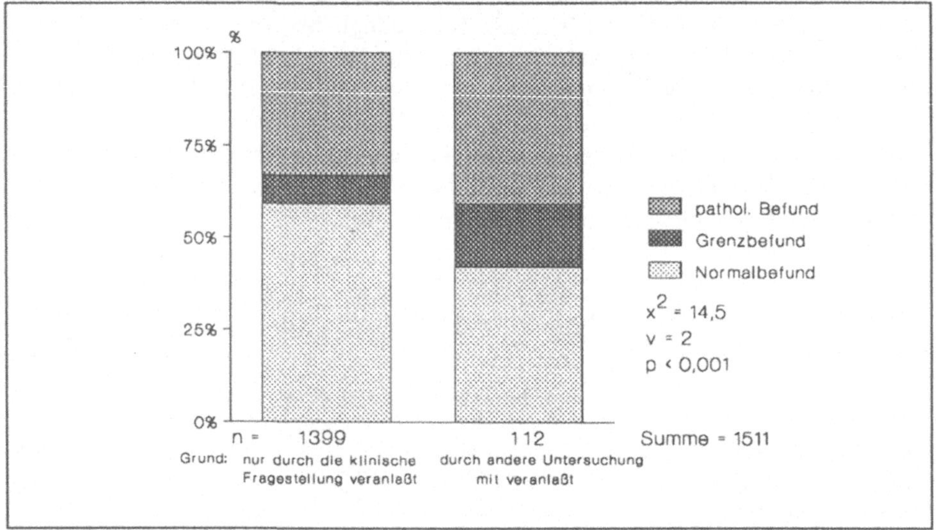

Abb.: 27.1: Untersuchungsergebnis in Abhängigkeit vom Grund für die Untersuchung

Berücksichtigt man, daß derartige Grenzbefunde wiederum häufiger der Anlaß zur Durchführung weiterer Tests sind, was sich ebenfalls zeigen ließ, so wird das Risiko eines diagnostischen Circulus vitiosus deutlich. Es kommt dabei zu einer Zunahme der wenig effizienten, bisweilen sogar verwirrenden Testergebnisse, häufig ohne wesentliche Zunahme der diagnostischen Sicherheit.

Dies leitet über zur Beurteilung der diagnostischen Wertigkeit von Zusatzuntersuchungen. Die diagnostische Bedeutung eines Befundes hängt wesentlich von der Kombination der Parameter "Ergebnis" und "Erwartungs- oder Überraschungswert" ab. Ein als "sicher normal" oder "sicher pathologisch" eingestuftes Resultat hat mehr

Gewicht als ein "fraglich pathologischer" Befund. In gleicher Weise ist ein Befund (ob normal oder pathologisch), der den klinischen Verdacht lediglich bestätigt, d.h. der Erwartung des Arztes entspricht, zwar bedeutsam, wichtiger jedoch ist ein Ergebnis, das Informationen beinhaltet, die bisher nicht oder zumindest nicht hinreichend berücksichtigt wurden, also der Erwartung nicht oder nur teilweise entsprachen.

Unter diesen Gesichtspunkten wurde anhand der vom Stationsarzt vorgenommenen Bewertung der diagnostischen Maßnahmen bezüglich Ergebnis und Erwartung ein "diagnostischer Index" ermittelt, dessen Graduierung, im folgenden angeführt, eine von -2 nach 6 zunehmende diagnostische Wertigkeit darstellt:

(-2)   völlig unerwarteter Grenzbefund
(-1)   für möglich gehaltener Grenzbefund
(0)   erwarteter Grenzbefund
(1)   erwarteter Normbefund
(2)   erwarteter pathologischer Befund
(3)   für möglich gehaltener Normbefund
(4)   für möglich gehaltener pathologischer Befund
(5)   völlig unerwarteter Normbefund
(6)   völlig unerwarteter pathologischer Befund

Es gilt in diesem Zusammenhang zu prüfen, ob sich die Verteilung von diagnostisch mehr oder weniger effizienten Untersuchungen ändert, wenn die Zahl der Untersuchungen pro Patient zunimmt. Es ließ sich zeigen, daß:

1.   mit einer Erhöhung der Zahl der Untersuchungen pro Patient der Anteil unerwarteter, fraglich pathologischer (und damit diagnostisch wenig effizienter) Befunde (Index -2 oder -1) überproportional ansteigt, und
2.   der Anteil unerwarteter normaler wie pathologischer, also diagnostisch sehr bedeutsamer Befunde (Index 5 oder 6), nicht signifikant linear mit der Zahl der Untersuchungen pro Patient zunimmt.

Aus diesen Ergebnissen erwächst die Frage nach der Wahl des diagnostischen Endpunktes. Schon Anschütz (1985, S.9) hat darauf hingewiesen, daß die Wahl dieses Endpunktes sich zum einen an der dem klinischen Zustandsbild des Patienten entsprechenden Gesamtprognose orientieren muß, zum anderen desto später erfolgen sollte, je intensiver, nebenwirkungsreicher und belastender eine mögliche Therapie für den Patienten ist. Dies berücksichtigend erscheint es den Autoren generell kaum sinnvoll, die Zusatzdiagnostik wesentlich auszuweiten, wenn die ersten, wenigen Tests kein richtungweisendes Ergebnis gezeigt haben.

Gerade diese subjektiven "Ermessensentscheidungen sind in der heutigen, mit naturwissenschaftlicher Denkweise arbeitenden Medizin nicht gerne gesehen" (Anschütz, 1985, S. 10). Mit zunehmendem Sicherheitsbedürfnis des Arztes, welches desto größer sein wird, je unerfahrener er ist, nimmt die Tendenz zu, sich mit Technik ein "Alibi für ausgeschlossene Krankheiten" (Anschütz, 1985, S.10) zu verschaffen.

Über die Wertigkeit von Zusatzuntersuchungen im klinischen Alltag entscheidet aber nicht nur die diagnostische Effizienz, sondern auch die Tatsache, inwieweit das therapeutische Vorgehen von einer diagnostischen Maßnahme beeinflußt wird (Bell, 1978).

Tabelle 27.3 zeigt die Einschätzung des therapeutischen Effektes der bewerteten Tests. Es wird deutlich, daß die Mehrzahl aller durchgeführten Zusatzuntersuchungen keinen oder nur einen geringen Einfluß auf die Therapie hatte, ein Ergebnis, welches sich auch mit Angaben in der Literatur deckt (Edwards et al, 1973; Dixon u. Laszlo, 1974; Robbins et al, 1980; Wittenberg et al, 1980; Fineberg et al, 1983; Sandler, 1984; Eggstein, 1985). Bei knapp der Hälfte der Patienten (48,3 %) fand sich allerdings mindestens eine für die Therapie wichtige oder sogar entscheidende Untersuchung.

Tab.: 27.3: Therapeutischer Effekt der Zusatzuntersuchungen

Einfluß auf die Therapie	n	%
führte zu einer nicht optimalen Therapie	4	0,3
beeinflußte die Wahl der Therapie nicht	1112	73,5
veränderte die Therapie nicht, erhöhte jedoch das Vertrauen in die gewählte Therapie	190	12,6
war von gewisser differentialtherapeutischer Bedeutung, aber nicht allein entscheidend	90	6,0
war von entscheidender Bedeutung für die Wahl der Therapie	115	7,6
alle	1511	100,0

Am Ende der Datenerhebung stand die globale Einschätzung der diagnostischen Sicherheit anhand der bewerteten Untersuchungen, der Krankenakte und des Entlassungsbriefes durch die Autoren. Dies erfolgte unter Berücksichtigung der initialen diagnostischen Sicherheit, wobei die Basis für eine Zu- oder Abnahme dieser Sicherheit in der zu Beginn des diagnostischen Prozesses festgelegten Bewertung durch den aufnehmenden Arzt bestand und nicht darin, ob die Autoren bei gleichem Informationsstand zu derselben Vermutungsdiagnose gekommen wären.

Tab.: 27.4: Initial sichere Diagnose (n = 164 Patienten)
$6,1 \pm 1,9$ Unt./Pat.

Diagnostischer Effekt der Zusatzuntersuchungen	%
kein Effekt (Diagnose gleich sicher)	17,7
Bestätigung oder Präzisierung	75,0
Falsifikation - mit sicherer Diagnose	0,6
- ohne sichere Diagnose	1,8
negativer Effekt (Diagnose zweifelhaft)	4,9

Tabelle 27.4 zeigt den Effekt der Diagnostik bei Patienten mit anfangs als weitgehend sicher bewerteter Diagnose. Auch in dieser Gruppe hatten die Zusatzuntersuchungen in 17,7 Prozent keinen wesentlichen Einfluß auf die abschließende diagnostische Sicherheit; bei knapp 5 Prozent nahm die Sicherheit durch den Effekt der Tests ab, obwohl gerade in diesen Fällen signifikant mehr Untersuchungen durchgeführt wurden. Bemerkenswert ist aber noch, daß die als sicher eingeschätzte Vermutungsdiagnose nur in sehr wenigen Fällen falsifiziert werden konnte.

Während die Sicherung oder Präzisierung stets zu einem Informationsgewinn führt, ist dies für die Diagnose, die unsicherer geworden ist, nicht eindeutig, denn die zunehmende Unsicherheit kann folgende Gründe haben:

1. Man ist sich initial fälschlicherweise zu sicher gewesen, d.h. es hat eine ungerechtfertigtermaßen spezifische Deutung des Krankheitsbildes bestanden.
2. Die diagnostischen Klassifikationsschemata werden der Wirklichkeit nicht gerecht.
3. Untersuchungen von geringer Reliabilität und Validität führen zu widersprüchlichen oder nicht plausiblen Ergebnissen. Die Wahrscheinlichkeit für das Vorliegen einer bestimmten Krankheit ändert sich deshalb nicht wesentlich, d.h. die Diagnostik war ineffizient.

Während Punkt 1 und 2 eine notwendige Korrektur darstellen, ist Punkt 3 ein nicht erstrebtes Ergebnis.

In der Gruppe mit initial unsicherer Diagnose (Tabelle 27.5) gelang eine Sicherung oder gar Präzisierung des Verdachtes bei Aufnahme mit 31,1 Prozent relativ selten. In der Mehrzahl der Fälle blieb die Diagnose unklar, auch wenn bei 33,8 Prozent wichtige Differentialdiagnosen ausgeschlossen werden konnten. Zwar wurde die Diagnose hierdurch nicht sicherer, der behandelnde Arzt konnte jedoch davon ausgehen, keine wesentliche oder gar therapierbare Erkrankung übersehen zu haben.

Tab.: 27.5: Initial unsichere Diagnose (n = 74 Patienten)
$6,9 \pm 2,0$ Unt./Pat.

Diagnostischer Effekt der Zusatzuntersuchungen	%
kein Effekt (Diagnose gleich unsicher)	25,6
keine sichere Diagnose, wichtige DD ausgeschlossen	33,8
Bestätigung oder Präzisierung des initialen Verdachtes	23,0
	>31,1
Falsifikation des initialen Verdachtes, sichere Diagnose	8,1
Diagnose noch unsicherer	9,5

Evaluation von Zusatzdiagnostik im klinischen Alltag unterliegt naturgemäß subjektiven Kriterien, die den Vergleich mit einem standardisierten Außenkriterium ('Gold-Standard') nicht zulassen. Dennoch ist aus den dargestellten Ergebnissen zu folgern, daß der beste Prädiktor für die Beantwortung der Frage, ob sich eine Diagnose mit Hilfe zusätzlicher Maßnahmen weiter erhärten läßt, offensichtlich die initiale Einschätzung der bereits bestehenden diagnostischen Sicherheit ist, welche wesentlich von der aktuellen wie früheren Anamnese und vom klinischen Befund abhängt.

Was ist nun der Grund dafür, daß Zusatzdiagnostik in bestimmten Situationen nichts oder nur wenig zur Diagnose-Sicherung beiträgt? In Anlehnung an Schreiber (1982) läßt sich dies am besten anhand einer Graphik (Abbildung 27.2) demonstrieren.

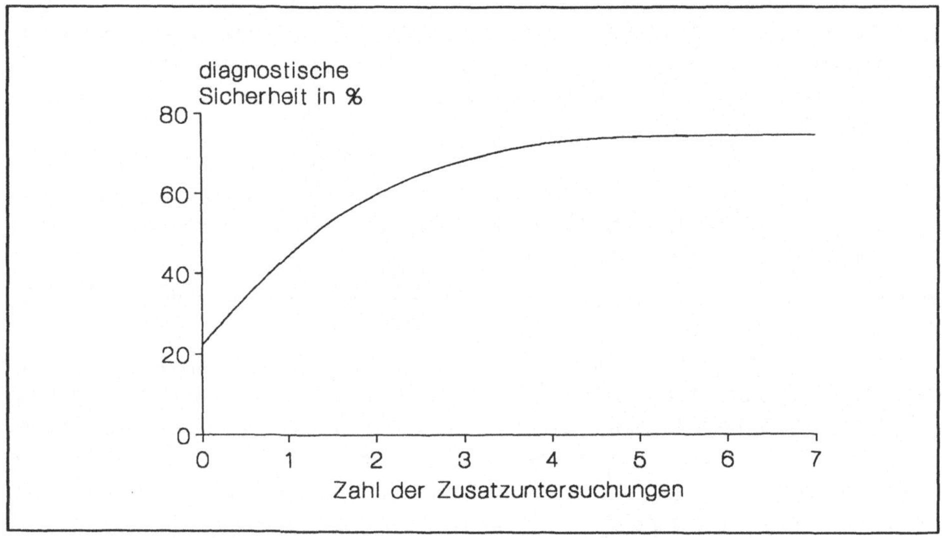

Abb.: 27.2: Beziehung zwischen diagnostischer Sicherheit und der Zahl der Zusatzuntersuchungen

Sie zeigt, daß die Beziehung zwischen dem Ausmaß an Zusatzdiagnostik und der diagnostischen Sicherheit nicht mit einer linearen Funktion erklärt werden kann, wonach nur die Anzahl der Tests gesteigert werden muß, um letztlich ein hohes Maß an Sicherheit zu erreichen. Es ist vielmehr davon auszugehen, daß sich die Kurve mit einer Zunahme der Untersuchungen asymptotisch einem Wert nähert, der mehr oder weniger nah an 100 Prozent heranreicht, je nach Schwierigkeit des diagnostischen Problems.

Der trotz der heute vorhandenen vielfältigen diagnostischen Möglichkeiten immer noch und gerade deshalb wichtige Beitrag von Anamneseerhebung und klinischem Befund besteht darin, den Anfangspunkt der Kurve möglichst weit nach oben zu verlegen, um so, wie gezeigt werden konnte, das Ausmaß an Zusatzdiagnostik zu vermindern.

27.4 Literatur

Anschütz, F. (1985): Probleme der Diagnostik aus klinischer Sicht. In: Vogel, H.R. (Hrsg.): Effizienz und Effektivität medizinischer Diagnostik, S. 3-13. Gustav Fischer Verlag Stuttgart.

Bell, R.S. (1987): Efficacy...What's that?? In: Sem Nucl Med, 4/1978, S. 316-323.

Dixon, R.H. u. J. Laszlo (1974): Utilization of clinical chemistry services by medical house staff. In: Arch Intern Med, 134/1974, S. 1064-1067.

Edwards, L.D. et al (1973): Ordering patterns and utilizations of bacteriologic culture reports. In: Arch Intern Med, 132/1973, S.678-682.

Eggstein, M. (1985): Relevanz von anamnestischen, klinischen, von Laboratoriums-, röntgenologischen und EKG-Befunden für Patienten einer internistischen Intensivstation. In: Vogel, H.R. (Hrsg.): Effizienz und Effektivität medizinischer Diagnostik, S. 55-65. Gustav Fischer Verlag Stuttgart.

Eisenberg, J.M. (1979): Sociologic influences on decision-making by clinicians. In: Ann Int Med, 90/1979, S. 957-964.

Epstein, A.M. u. B.J. McNeil (1985): Physician characteristics and organizational factors influencing use of ambulatory tests. In: Med Decis Making, 5/1985, S. 401-413.

Fineberg, H.V. et al (1983): The clinical value of body computed tomography over time and technologic change. In: Am J Radiol, 141/1983, S. 1067-1072.

Renaud-Salis, J.L. (1980): The decision-making system and process. In: Bull Cancer, 67(4)/1980, S. 365-368.

Robbins, H. et al (1980): Further observations on the medical efficacy of computed tomography of the chest and abdomen. In: Radiology, 137/1980, S. 719-725.

Sandler, G. (1984): Do emergency tests help in the management of acute medical admissions? In: Brit Med J, 289/1984, S. 973-977.

Schreiber, M.H. (1982): Wilson's law of diminishing returns. In: AJR, 138/1982, S. 786-788.

Sheps, S.B. u. M.T. Schechter (1985): The assessment of diagnostic tests - A survey of current medical research. In: JAMA, 252/1985, S. 2418-2422.

Wittenberg, J. et al (1978): Clinical efficacy of computed body tomography. In: Am J Radiol, 131/1978, S. 5-14.

Wittenberg, J. et al (1980): Clinical efficacy of computed body tomography, II. In: Am J Radiol, 134/1980, S. 1111-1120.

28 Sozialwissenschaftliche Evaluierung eines Krankenhaus-Kommunikationssystems

K. Köhler-Eifler[1], E. Bollschweiler[2], J. John[1], T. Arnhold[1]
[1] Gesellschaft für Strahlen- und Umweltforschung mbH, München
[2] Technische Universität München

28.1 Stand und Entwicklungstendenzen des EDV-Einsatzes in den Krankenhäusern der Bundesrepublik Deutschland

In vielen Bereichen von Wirtschaft und Gesellschaft setzt sich die Benutzung elektronischer Datenverarbeitungsanlagen immer mehr durch und ist aus unserem Leben kaum mehr wegzudenken. Auch in den Krankenhäusern hat die EDV längst Einzug gehalten. Hier haben vor allem die vom Gesetzgeber geforderte Einführung des kaufmännischen Rechnungswesens und die damit verbundene Kosten- und Leistungsrechnung der raschen Verbreitung des EDV-Einsatzes in den Krankenhausverwaltungen Vorschub geleistet. Inzwischen gibt es kaum mehr ein Krankenhaus in der Bundesrepublik, das nicht seine Verwaltung mit Hilfe der EDV erledigt oder dies zumindest für die nächste Zukunft geplant hat. Auch in Form medizintechnischer DV-Systeme, d.h. Systeme, die direkte Meßwerterfassung und -verarbeitung beinhalten, ist EDV im Krankenhaus keine Besonderheit mehr. Darunter sind Laborsysteme (z.B. klinisch-chemisches Labor), Systeme der Biosignalverarbeitung (z.B. EKG-Analyse) und bildverarbeitende Systeme (z.B. Computertomographie) zu fassen. Dagegen ist die Unterstützung anderer ärztlicher oder pflegerischer Tätigkeiten durch die EDV in den Krankenhäusern nur selten vorhanden, für viele Aufgaben erscheint sie zunächst auch kaum vorstellbar.

Angesichts wachsender Anforderungen an Ärzte und Pflegepersonal hinsichtlich Umfang und Komplexität der zu bearbeitenden Daten und Informationen wird jedoch zunehmend der EDV-Einsatz auch für diejenigen Krankenhausbereiche erwogen, die bisher weitgehend davon ausgenommen waren. Auf eine von der PROGNOS AG in Zusammenarbeit mit dem MEDIS-Institut der GSF im Mai 1989 durchgeführte bundesweite Umfrage zum EDV-Einsatz im Krankenhauswesen antworteten die Verwaltungsleitungen von 369 Krankenhäusern.

Die Abbildung 28.1 zeigt, daß zur Zeit der Schwerpunkt des EDV-Einsatzes im Bereich der Verwaltung liegt. 93% der Verwaltungsleitungen benutzen zur Erledigung ihrer Aufgaben die EDV. Nur in etwa 40% der befragten Häuser wird die EDV auch für medizinische Funktionen eingesetzt. Am häufigsten wird die EDV zur Zeit in den diagnostisch-therapeutischen Funktionsbereichen eingesetzt, nämlich in 36% der Krankenhäuser. Allgemeine Untersuchung, Behandlung und Pflege können dagegen nur zu 14% die EDV als Hilfsmittel in Anspruch nehmen.

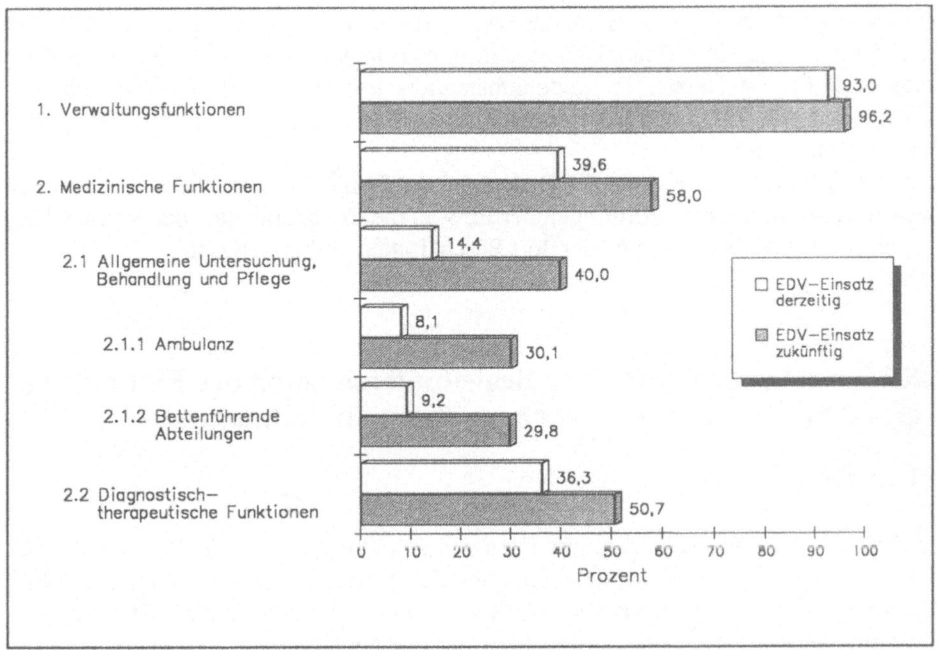

Abb. 28.1: Derzeitiger und zukünftiger EDV-Einsatz im Krankenhaus nach unterstützten Funktionen (in % der Krankenhäuser; n = 369)

Den Angaben der Verwaltungsleitungen zufolge läßt sich ein Trend zu vermehrter Unterstützung medizinischer Funktionsbereiche durch die EDV erkennen: in den nächsten Jahren sollen in fast 60% der Häuser - gegenüber heute knapp 40% - medizinische Funktionen mit Hilfe der EDV versehen werden. Dabei steht die Unterstützung von Diagnostik und Therapie nach wie vor im Vordergrund; jedes zweite Krankenhaus wird in diesen Funktionsbereichen mit EDV arbeiten. Allgemeine Untersuchung, Behandlung und Pflege werden dann aber immerhin zu 40% durch EDV-Systeme unterstützt werden.

Fragt man etwas differenzierter danach, welche Tätigkeiten welcher Berufsgruppen auf den bettenführenden Abteilungen der Krankenhäuser derzeit schon rechnergestützt durchgeführt werden und wie sich dort der EDV-Einsatz in den nächsten Jahren entwickeln wird, so ergibt die Umfrage das folgende Bild:

Ärztliche Tätigkeiten auf der Station werden derzeit in 15,2% der an der Befragung teilnehmenden Krankenhäuser unterstützt; dieser Anteil wird in den kommenden Jahren auf ein knappes Viertel anwachsen. Den Schwerpunkt des EDV-Einsatzes im ärztlichen Tätigkeitsbereich bildet gegenwärtig die Unterstützung dokumentierender Tätigkeiten; künftig kommen die Unterstützung bei Diagnostik und Therapie sowie DV-Stützung der Kommunikation mit den Funktionsstellen des Krankenhauses hinzu.

Tätigkeiten des Pflegepersonals werden derzeit in 7% der Krankenhäuser mit Hilfe der EDV erledigt. Den Einsatzschwerpunkt bilden administrative Aufgaben; als Arbeitsmittel bei unmittelbar pflegebezogenen Tätigkeiten spielt die EDV noch kaum eine Rolle. Jedoch gibt es in 6,2% der Häuser konkrete EDV-Planungen mit dem Ziel der Unterstützung der Pflegeplanung, und immerhin 7,9% beabsichtigen die Einführung einer EDV-gestützten Pflegedokumentation. Insgesamt wird die EDV schon in naher Zukunft in fast jedem fünften Krankenhaus von Angehörigen des Pflegepersonals eingesetzt werden.

Diese Zahlen unterstreichen die Bedeutung der Frage, welche Chancen, aber auch welche Risiken mit dem Vordringen der EDV in die Pflegeeinheiten der Krankenhäuser für die Arbeitsbedingungen der dort Beschäftigten verbunden sind.

28.2 Sozialwissenschaftliche Begleituntersuchung der Einführung eines DV-gestützten Krankenhaus-Kommunikationssystems

28.2.1 Krankenhaus

In 3 bettenführenden Stationen und 4 anderen Abteilungen bzw. Funktionsstellen der chirurgischen Klinik eines großen deutschen Krankenhauses wird seit Januar 1989 im Rahmen eines DV-Pilotprojekts schrittweise ein rechnergestütztes Krankenhaus-Kommunikationssystem (KKS) installiert und weiterentwickelt. Das Haus hat - wie andere auch - unter Personalmangel zu leiden. Die Kliniken sind in mehreren verschiedenen Gebäuden untergebracht. Man versucht, die herrschende Raumnot durch zahlreiche Umbaumaßnahmen in den Griff zu bekommen.

28.2.2 DV-System

Die Ziele der Implementation des KKS sind (1) einen schnellen, direkten Datenaustausch, beispielsweise von Laborwerten und Röntgenergebnissen, zwischen Ambulanzen, Stationen und Leistungsstellen zu ermöglichen sowie (2) den Zeitaufwand des Krankenhauspersonals für Verwaltungs- und Dokumentationsaufgaben zu reduzieren, um so die Voraussetzungen für eine Steigerung der Qualität der Patientenversorgung und eine Verbesserung von Betriebsabläufen zu schaffen.

Zur Erreichung dieser Ziele wurde ein auf dem Markt befindliches Softwarepaket eingekauft, das aufgrund seines modularen Aufbaus und durch den Einsatz von Generatoren, z.B. zur Erzeugung von Bildschirmmasken, und durch Softwaretools dem

Anwender eine bestmögliche Anpassung an die klinikspezifischen Erfordernisse ermöglichen soll. Für jede Station bzw. Abteilung, aber auch für jede Funktion, z. B. die Dokumentation von Befunddaten, sollen ohne großen programmiertechnischen Aufwand vom Benutzer spezifische, in das Gesamtsystem integrierbare Lösungen entwickelt werden können.

Hardwareseitig verfügt jede der sieben Stationen bzw. Abteilungen über mindestens einen Personalcomputer oder ein Datensichtgerät und einen Drucker, die an einen zentralen Rechner angeschlossen sind. Verbindungen von diesem Rechner zu demjenigen, auf dem die Patientenstammdaten erfaßt sind, sowie zu den Rechnern anderer Institute und Kliniken sind vorgesehen bzw. zum Teil bereits realisiert.

28.2.3 Ziele der Studie

Gegenstand der sozialwissenschaftlichen Begleituntersuchung sind die Auswirkungen und Folgen, die der Einsatz der EDV auf Stationen und Abteilungen für die Arbeitsbedingungen vor allem des Pflegepersonals und der Ärzte mit sich bringt. Hierzu sollen einerseits die vom Personal geäußerten Erwartungen bzgl. der Vor- und Nachteile des KKS mit den dann tatsächlich gemachten Erfahrungen verglichen werden, andererseits werden die Auswirkungen des DV-Systems während der Planungs- und Implementationsphase und, soweit dies möglich sein wird, auch im Routinebetrieb ausgewertet und miteinander verglichen. Zu denken ist hier etwa an Veränderungen im Zeitbudget zugunsten oder zuungunsten patientennaher Tätigkeiten der Pflegekräfte, Weiterbildungsbedarf in Hinblick auf die Schulung am DV-System oder auch an die Auswirkungen auf die Kooperationsbeziehungen zwischen den verschiedenen Berufsgruppen im Krankenhaus.

28.2.4 Untersuchungsdesign und Befragungsmethode

Die Begleitstudie ist als Längsschnittuntersuchung angelegt: Eine Befragung wird vor, eine weitere soll etwa 4 bis 6 Monate nach der Systemeinführung (mit denselben Personen) durchgeführt werden. Die Gespräche orientieren sich an einem Leitfaden.

Die Entwicklungen zwischen beiden Befragungszeitpunkten werden durch Expertengespräche verfolgt. Die Vorbereitungen zur Einführung sowie die Schulung der Mitarbeiter werden durch teilnehmende Beobachtung registriert.

28.2.5 Zielgruppe

Zielpersonen der Befragung sind Mitarbeiter, die in das Arbeiten mit dem KKS eingeführt werden sollen:

- Ärzte,
- Pflegepersonal, medizinisch-technische Assistentinnen (MTAs),
- Sekretärinnen, Schreibkräfte.

Außer den Anwendern werden Experten und Interessenvertreter interviewt, wie z.B.
System-Entwickler, Schulungspersonal, die Pflegedienstleitung, der Personalrat und
leitende Ärzte.

28.3 Ergebnisse

Aus den von uns im Rahmen der sozialwissenschaftlichen Begleitstudie geführten
Interviews lassen sich Informationen zu folgenden Punkten gewinnen:

- organisatorische Rahmenbedingungen für die Implementation des KKS,
- Veränderungen der Tätigkeiten des ärztlichen und pflegerischen Personals,
- Veränderungen der Belastungen und Beanspruchungen,
- Art und Inhalt benötigter Informationen sowie Modalitäten und Wege des Infor-
  mationsaustauschs,
- Einstellungen zur Arbeit und zu den Arbeitsbedingungen,
- personelle Voraussetzungen, Vorkenntnisse und Einstellungen zur EDV,
- Prozeß der Auswahl von Arbeitsplätzen, Tätigkeiten und Mitarbeitern für das DV-
  System,
- Probebetrieb und Erweiterungen,
- Änderungen in der Arbeitssituation,
- Stellungnahmen zur Effektivität.

Da mit den Zweitinterviews erst vor kurzem begonnen wurde, soll im folgenden nur
auf jene Punkte eingegangen werden, die in unmittelbarem Zusammenhang mit der
Einführung des Krankenhaus-Kommunikationssystems stehen:

- Kenntnisstand der Mitarbeiter im Krankenhaus über das KKS und ihre grundsätz-
  liche Einstellung zur EDV,
- Erwartungen hinsichtlich positiver wie auch negativer Veränderungen,
- Meinungen der EDV-Experten im Haus zum KKS.

28.3.1 Kenntnisstand und grundsätzliche Einstellung zur EDV

Je nach Zugehörigkeit zu verschiedenen Berufsgruppen waren die Krankenhaus-Mitarbeiter unterschiedlich gut über das KKS informiert (siehe Abb. 28.2).

Die Ärzte zeigten sich im Vergleich zu den anderen Berufsgruppen am besten über
das geplante KKS informiert. "Man wird nicht ständig involviert, nur hin und wieder,
wenn es etwas zum Zeigen gibt. Es wird nicht die ganze Klinik ständig auf dem Laufenden gehalten." Sie hatten als erste davon erfahren, wußten zum Teil auch genauer
über Art und Umfang des KKS Bescheid. Zudem entwickelten sie auch konkrete Vorstellungen über das Leistungspotential des KKS, insbesondere darüber, welche Aufgaben und Funktionen durch die EDV gestützt werden sollten.

Im Vergleich zu den Ärzten wiesen Sekretärinnen und Schreibkräfte einen geringeren Kenntnisstand auf. Je nach "Nähe" ihres Arbeitsplatzes zu den Entscheidungsträ-

gern und Multiplikatoren wußten einige viel, die meisten aber eher wenig über den geplanten DV-Einsatz. "Man wußte nur, daß da etwas kommen wird."

Die zahlenmäßig mit Abstand größte Berufsgruppe im Krankenhaus, die Krankenpflegekräfte, war deutlich am schlechtesten über das geplante KKS informiert. Sie erfuhren vom Einsatz der EDV oftmals erst kurz bevor oder - im Extremfall - auch erst nach der Installation eines Terminals auf ihrer Station. "Dann stand da plötzlich ein Computer im Stations-Sekretariat." "Auf einmal war der Computer da."

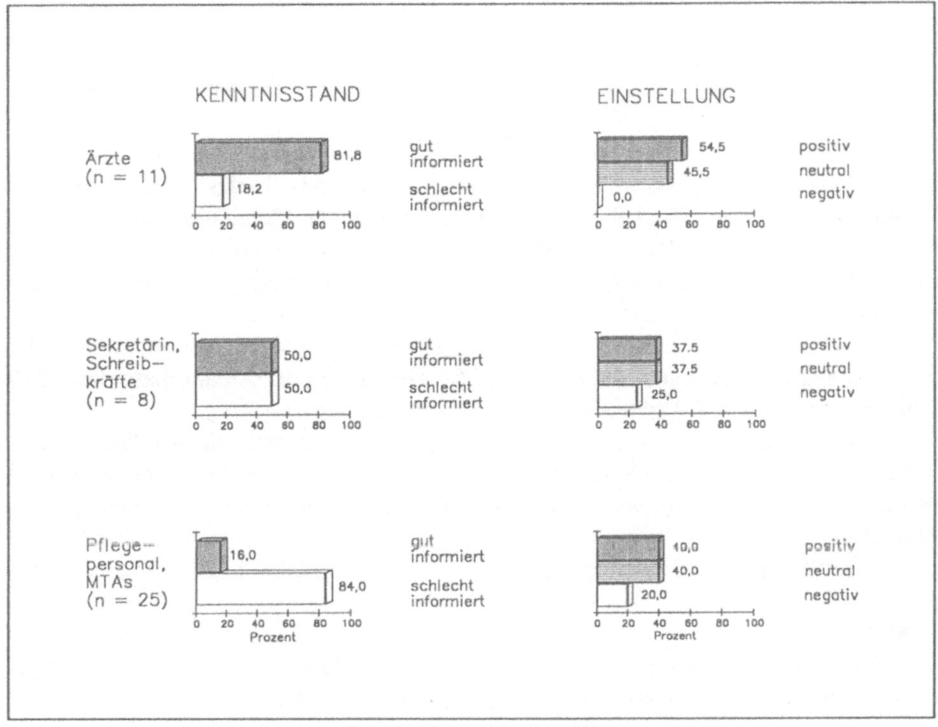

Abb. 28.2: Kenntnisstand und Einstellung der Befragten zur EDV

Dem oft postulierten, linearen Zusammenhang zwischen dem Grad der Informiertheit und der Güte der Einstellung von Mitarbeitern zu Innovationen im Krankenhaus wird, wie die Abbildung 28.2 zeigt, lediglich von den Ärzten bzw. Sekretärinnen entsprochen. Die Pflegekräfte weichen hiervon in auffälliger Weise ab: Obwohl sie vergleichsweise schlecht informiert waren, zeigten sie insgesamt eine positive Einstellung zur EDV.

Die Sekretärinnen und Schreibkräfte waren dagegen entsprechend ihrem Kenntnisstand jeweils etwa zu einem Drittel positiv, neutral bzw. negativ zur EDV eingestellt. Die Ärzte, die am besten informierte Berufsgruppe, hatten eine positive bis sehr positive Einstellung zur EDV. "Die gesamte Medizin ist eigentlich prädestiniert für die elektronische Datenverarbeitung, weil sehr viel Routine ist, weil sehr viel schematisiert werden kann, natürlich nur da, wo es gut ist zu schematisieren." Da die von uns befragten Ärzte zum Teil engagiert an der Einführung des KKS mitarbeiten, können ihre Aussagen nicht verallgemeinert werden. Unter diesem Vorbehalt müssen aber derzeit wohl die meisten Beobachtungen über Akzeptanz und Bewertung der EDV in der medizinischen Versorgung gesehen werden: Vor allem bei Ärzten scheint die Computernutzung gegenwärtig noch einer hochgradigen Selbstselektion in dem Sinne zu unterliegen, daß in aller Regel nur solche Ärzte diese Technologie einsetzen, die der EDV von vornherein aufgeschlossen gegenüberstehen.

28.3.2 Erwartungen an das Krankenhaus-Kommunikationssystem

Die Einführung des KKS im Rahmen eines DV-Pilotprojekts bedingt, daß immer nur Teilabschnitte des Projekts im voraus zu überblicken sind. Da das KKS schrittweise installiert und weiterentwickelt wird, ist es nur in wenigen Fällen möglich, vorauszuplanen, wann genau welche Funktionen von ihm unterstützt werden. Dadurch können die künftigen Benutzer, unabhängig von ihren Kenntnissen, zum Teil nur vage Vorstellungen von dem KKS und dessen Möglichkeiten entwickeln.

Alle Berufsgruppen erhoffen sich längerfristig Arbeitserleichterungen von der Verwendung des KKS, und sie befürchten fast alle, daß in der Anlaufphase des EDV-Einsatzes von ihnen zusätzliche Arbeit zu leisten sein wird.

Die Sekretärinnen und Schreibkräfte erwarten, mit 2 Ausnahmen, Arbeitserleichterung durch bessere Schreibmöglichkeiten. Als weitere mögliche Vorteile werden schnellere Verfügbarkeit von Daten und bessere Kommunikation innerhalb des Hauses genannt. Außer der befürchteten Mehrarbeit in der Anfangsphase können sich die Sekretärinnen und Schreibkräfte zumeist keine Nachteile durch den Einsatz der EDV vorstellen.

Ärzte erwarten vom geplanten KKS Unterstützung der Schreib- und Dokumentationsarbeiten sowie Entlastung bei administrativen Tätigkeiten. Darüber hinaus werden bessere und schnellere Verfügbarkeit von Informationen, Unterstützung von Terminplanung und von wissenschaftlichen Arbeiten genannt. Als denkbare Nachteile erscheinen ihnen Softwarefehler und Probleme bei einem möglichen Systemausfall.

Die befragten Krankenschwestern und -pfleger erhoffen in erster Linie Entlastung bei Schreib- und Verwaltungsaufgaben. Andere Erwartungen an das KKS, z.B. Unterstützung bei der Pflege, Pflegeplanung und -dokumentation oder Terminplanung, wurden nicht genannt. Das Pflegepersonal dachte bei möglichen Nachteilen durch die EDV wie die Ärzte ebenfalls an einen möglichen Systemausfall, aber auch an Datenschutzprobleme.

Ärzte und Pflegepersonal nannten als wichtigsten Punkt die erwartete Entlastung bei Schreibarbeit und administrativen Aufgaben, die bis zu 40% ihrer Arbeitszeit in Anspruch nehmen. Die eingesparte Zeit wollten sie für Arbeit mit und am Patienten einsetzen.

Insgesamt läßt sich festhalten, daß Hoffnungen und Befürchtungen mit davon abhängig sind, wie konkret die Befragten sich unter dem geplanten KKS etwas vorstellen können. Je differenzierter die Vorstellungen vom KKS, desto konkreter können Kritikpunkte und Forderungen an das Projektmanagement und an das System geäußert werden. Zudem fällt auf, daß innerhalb eines Teams, z.B. aller Pflegekräfte einer Station, die Einstellung zum KKS weitgehend ähnlich ist. Erwartungen oder Befürchtungen, die sich unmittelbar auf die Situation des/der Befragten beziehen, wie z.B. den neuen Anforderungen nicht gewachsen zu sein, wurden nicht geäußert.

28.3.3 Meinungen der EDV-Experten im Haus zum KKS

Diejenigen 8 Krankenhaus-Mitarbeiter, die auf Grund ihrer EDV-Vorkenntnisse oder ihrer Ausbildung besonders intensiv bei der Einführung und Gestaltung des KKS mitarbeiten bzw. mitgearbeitet haben, sollen hier als EDV-Experten bezeichnet werden. Diese Gruppe besteht zur Hälfte aus EDV-interessierten Ärzten. Die andere Hälfte sind Frauen, die nach unterschiedlichster Vorbildung jeweils 1 Jahr EDV-Fachausbildung erhielten und damit jetzt unter der Berufsbezeichnung 'Medizinische Dokumentationsassistentin' an der Einführung des KKS mitarbeiten.

Mit einer Ausnahme beschäftigten die Dokumentationsassistentinnen sich nicht mit übergeordneten Fragen, wie z.B. der Frage des System-Konzepts oder der Frage des Vorgehens bei der Einführung eines KKS. Da sie alle zum Zeitpunkt des Interviews erst wenige Monate Erfahrung in ihrem Beruf hatten, richtete sich ihre Aufmerksamkeit mehr auf technische Probleme und Details. Ihre Kritik galt der Software (zu lange Antwortzeiten, zu geringe Fehlertoleranz) und der Betreuung durch die Software-Firma.

Ähnlich kritisierten zwei Ärzte unter den EDV-Experten die gewählte Software wegen zu langer Response-Zeiten und zu umständlicher Handhabung als wenig benutzerfreundlich. Sie hielten diese Software für die Anwendung in einer großen Klinik grundsätzlich für ungeeignet. Die beiden anderen Ärzte hielten die Software zwar auch für verbesserungsbedürftig, jedoch auch für verbesserungsfähig. 3 der 4 EDV-erfahrenen Ärzte beklagten außerdem, daß zu wenig Personal mit EDV-Kenntnissen zur Verfügung stehe und somit die Schulung der Benutzer ungenügend sei und zudem die Implementation des Systems im Haus verlangsamt werde.

4 der 8 EDV-Experten beobachteten, daß der Zeitdruck, unter dem die Krankenhaus-Mitarbeiter stehen, keine ausreichende EDV-Schulung der Anwender zuläßt. 6 von 8 EDV-Experten bemerkten zunächst eine große Zurückhaltung der Kollegen im Krankenhaus gegenüber der EDV, die sich, wenn überhaupt, nur allmählich abbauen ließ.

Die EDV-Experten sehen die möglichen Vorteile des KKS in der Zeitersparnis durch Rationalisierung von Schreibarbeiten und in einer schnelleren fehlerresistenteren Verarbeitung der anfallenden Informationen. Als Nachteile werden von ihnen, abgesehen von den Mängeln des gewählten Systems, der zusätzliche Arbeitsaufwand in der Einführungsphase, sowie Datenschutzprobleme gesehen.

28.4 Empfehlungen an das Projektmanagement bei künftiger Einführung von KKS

Ein KKS im Rahmen eines Pilotprojekts einzuführen bedeutet, daß eine detaillierte Planung aufgrund des schrittweisen Vorgehens schwierig ist. Dadurch kann die Information der künftigen Benutzer erst spät erfolgen, ihre Einweisung in das System steht unter vermehrtem Zeitdruck. Durch diese ungünstigen Voraussetzungen wird die Einstellung der Krankenhausmitarbeiter zur EDV negativ beeinflußt. Sie werden von der neuen Technik überrascht und stehen ihr mehr oder weniger hilflos gegenüber. Müssen sie dann auch noch auf die Beratung durch EDV-kompetentes Personal verzichten, z.B. weil es nicht genügend dafür ausgebildete Mitarbeiter im Haus gibt, so leidet die Akzeptanz und damit das ganze Krankenhaus-Kommunikationssystem.

Um so mehr gilt es, und die Aussagen der Betroffenen weisen nachdrücklich daraufhin, den folgenden Empfehlungen für das Projektmanagement bei künftigen Einführungen von Krankenhaus-Kommunikationssystemen Beachtung zu schenken, soweit dies unter den zur Verfügung stehenden finanziellen und personellen Ressourcen überhaupt möglich ist:

1. Anforderungen an das System: Es soll
   - benutzerfreundlich zu bedienen sein,
   - fehlertolerant sein,
   - schnelle Antwortzeiten haben,
   - eine flexible, übersichtliche Aufbereitung von Daten ebenso ermöglichen wie
   - Berechnungen und Statistiken.
2. Einführung des Systems
   - Es sollen keine "Insellösungen" aufgebaut werden, sondern möglichst viele Stationen und Leistungsstellen im KKS vernetzt werden, um nicht häufig "zweigleisig" fahren zu müssen.
   - Für die Phase der Implementierung soll genügend EDV-kompetentes Personal zur Verfügung stehen.
   - Im Fall des Auftretens von Schwierigkeiten sollen permanent verfügbare Ansprechpartner für die Benutzer zur Verfügung stehen.
3. Partizipation
   - Die durch das KKS beabsichtigten Veränderungen sollen allen direkt und indirekt Betroffenen möglichst transparent gemacht werden.
   - Alle Beteiligten und Betroffenen sollen frühzeitig und umfassend informiert werden.
   - Durch Möglichkeiten der Einflußnahme und Mitsprache der potentiellen Benutzer beim Aufbau des Systems werden diese verstärkt motiviert.
   - Das Angebot von rechtzeitiger und umfassender Schulung ist wichtig.

Da vor allem Ärzte und Pflegepersonal im Krankenhaus bereits bis an die Grenzen von physischer und psychischer Belastbarkeit beansprucht werden, darf der Einsatz der EDV im Krankenhaus und insbesondere in der Pflegeeinheit nicht noch eine weitere Belastung darstellen, sondern er soll Ärzten und Krankenschwestern und -pflegern Routinearbeiten abnehmen bzw. erleichtern und so ermöglichen, daß sich die Mitglieder des therapeutischen Teams wieder mehr ihrer eigentlichen zentralen Aufgabe widmen können: der Pflege und Sorge um den kranken Menschen, ihren Patienten.

Die Einführung der EDV kann aber nicht bereits vorher bestehende Schwierigkeiten, z.B. Schwestern-Mangel, Probleme der Abgrenzung pflegerischer gegenüber ärztlichen Tätigkeiten oder auch Mängel in der Organisation eines Hauses beheben. Manche dieser Probleme werden bei der Einführung eines EDV-Systems erst deutlich bzw. werden dann erstmals wirklich bemerkt. Man sollte sie deshalb nicht allein der Einführung der neuen Technik zuschreiben, sondern versuchen, die Chance zu ihrer Lösung zu sehen und zu nutzen.

VI Öffentliches Gesundheitswesen

29 Ermittlung des Durchimpfungsgrades als Einstieg in die kommunale Gesundheitsberichterstattung. Teil I: Erhebung - Ergebnisse - Übertragbarkeit

H. Jeske[1], U. Otten[2], B. Retzgen[2], W. Hellmeier[1], U. Laaser[1]
[1] Institut für Dokumentation und Information, Sozialmedizin und öffentliches Gesundheitswesen, Bielefeld
[2] Kreisgesundheitsamt Unna

Das Kreisgesundheitsamt Unna (Nordrhein-Westfalen) hat als einen ersten Beitrag zur kommunalen Gesundheitsberichterstattung den Impfschutz der Bevölkerung als exemplarischen Gegenstand gewählt. Die Planung und Durchführung erfolgte in Kooperation mit dem Institut für Dokumentation und Information, Sozialmedizin und öffentliches Gesundheitswesen (IDIS). Einerseits ging es darum, erste Erfahrungen mit den Anforderungen einer verbesserten kommunalen Gesundheitsberichterstattung zu sammeln. Dabei sollten anhand des überschaubaren Problembereichs auch Erkenntnisse über notwendige Voraussetzungen und Bedingungen für den Aufbau eines umfassenden Gesundheitsinformationssystems gewonnen werden. Andererseits stellen die Ergebnisse über den Impfstatus zugleich ein Fundament für die Evaluation von Interventionsmaßnahmen zur Verbesserung des Impfstatus dar. In dieser Arbeit wird für ausgewählte Schutzimpfungen, differenziert nach Schultypen sowie nach Städten und Gemeinden, über den Durchimpfungsgrad von Schülern und Schülerinnen des 9. Schuljahres im Kreis Unna berichtet.

29.1 Impfschutz - Thema einer Gesundheitsberichterstattung

Die intensive Diskussion über eine neue Art der Gesundheitsberichterstattung hat zunehmend zu konkreten Umsetzungen geführt: Beispielsweise erstellt das Land

Nordrhein-Westfalen zur Zeit einen paradigmatischen Landesgesundheitsbericht, der die gesundheitliche Situation "mehrdimensional", vom Gesundheitszustand der Bevölkerung bis hin zur Finanzierung des Gesundheitswesens, im Überblick darstellt (Borgers, Schräder, Laaser, 1988). Einzelne Kommunen beschreiben die gesundheitliche Lage ausgewählter Bevölkerungsgruppen oder berichten über spezifische gesundheitsrelevante Themen bzw. Problembereiche (Jürgens, 1988; Stadt Essen, 1988; Anthes, 1989). Der Kreis Unna wählte für den Einstieg in die kommunale Gesundheitsberichterstattung das 87er Jahresmotto der Weltgesundheitsorganisation "Impfen nützt - Impfen schützt" als überschaubaren Orientierungsrahmen.

Das Kreisgesundheitsamt schloß sich zunächst der WHO-Kampagne an mit dem Ziel, die Bevölkerung über die Bedeutung von Schutzimpfungen aufzuklären. Dazu wurden verschiedene Interventionsmaßnahmen durchgeführt: Lehrerfortbildungen, Impfposterausstellungen mit Impfbuchservice, Impfberatungen, Pressekampagnen usw. Überlegungen hinsichtlich einer Projektevaluation machten deutlich, daß den Interventionszielen nur undifferenzierte Kenntnisse über den tatsächlichen Impfschutz der Bevölkerung gegenüberstanden. Da etwa zeitgleich mit dem Beginn des Impfprojektes im Kreis Unna auch eine intensive Diskussion über eine verbesserte kommunale Gesundheitsberichterstattung einsetzte, war es naheliegend, die Themenbereiche zu verknüpfen. Unabhängig von parallel verlaufenden konzeptionellen Entwicklungen zu einer Gesundheitsberichterstattung des Kreises Unna wurde das Impfprojekt zu einem konkreten Einstieg und im Sinne einer kommunalen Gesundheitsberichterstattung aufbereitet (Jeske, Retzgen, 1989; Jeske, Schmidt, 1989).

Retrospektiv läßt sich diese Entscheidung auch vom Berichtsthema her begründen. Der Kenntnisstand über den gegenwärtigen Impfstatus der Bevölkerung ist gering, so daß der Impfschutz in verschiedenen gesundheitspolitischen Zielkatalogen und Positionspapieren zur Gesundheitsberichterstattung als defizitärer Informationsbereich beschrieben wird. Epidemiologische Standards verdeutlichen demgegenüber, wie wichtig Informationen über die aktuelle Impfsituation sind. Erst bei einer Durchimpfungsrate über 70 % wird der epidemische Verlauf von Infektionskrankheiten verhindert; ein sicherer Schutz für die Gesamtbevölkerung wird erst bei einem Durchimpfungsgrad von mehr als 90 % erreicht. Obwohl die Ergebnisse einzelner epidemiologischer Studien teils erheblich voneinander differieren, zeigen sie dennoch, daß diese Standards nicht für alle Schutzimpfungen erreicht werden; dies gilt insbesondere für die Schutzimpfungen gegen Masern, Mumps und Röteln (Jeske, Schmidt, 1989).

29.2 Zielgruppen und Methodik

Um den Impfstatus zu ermitteln, entschied sich das Kreisgesundheitsamt Unna aus pragmatischen Überlegungen für die Kontrolle der Impfausweise im Rahmen der schulärztlichen Untersuchung. Der letztmögliche Zugriff auf einen beinahe kompletten Geburtsjahrgang war einer der Gründe, in einem ersten Schritt den Impfschutz von Schülern und Schülerinnen der 9. Klassen zu erheben. Inzwischen wurde die erweiterte Erhebung des Impfstatus analog bei den Schulanfängern durchgeführt; das Impfprojekt wird zukünftig für diese Zielgruppe fortgeschrieben.

Während der schulärztlichen Untersuchung 1987/88 wurden 3927 (86 %) von den insgesamt 4564 9t-Klässlern der Geburtsjahrgänge 1971-73 erreicht. Von diesen Schülern und Schülerinnen konnten 2874 (73 %; 2 737 Deutsche - 137 Ausländer; 1393 Mädchen - 1481 Jungen) ihren Impfschutz durch Impfdokumente nachweisen. Insgesamt wurden damit die Schutzimpfungen von etwa 63 % der Gesamtpopulation, 76 % der deutschen und 40 % der ausländischen Schüler und Schülerinnen, erfaßt und ausgewertet.

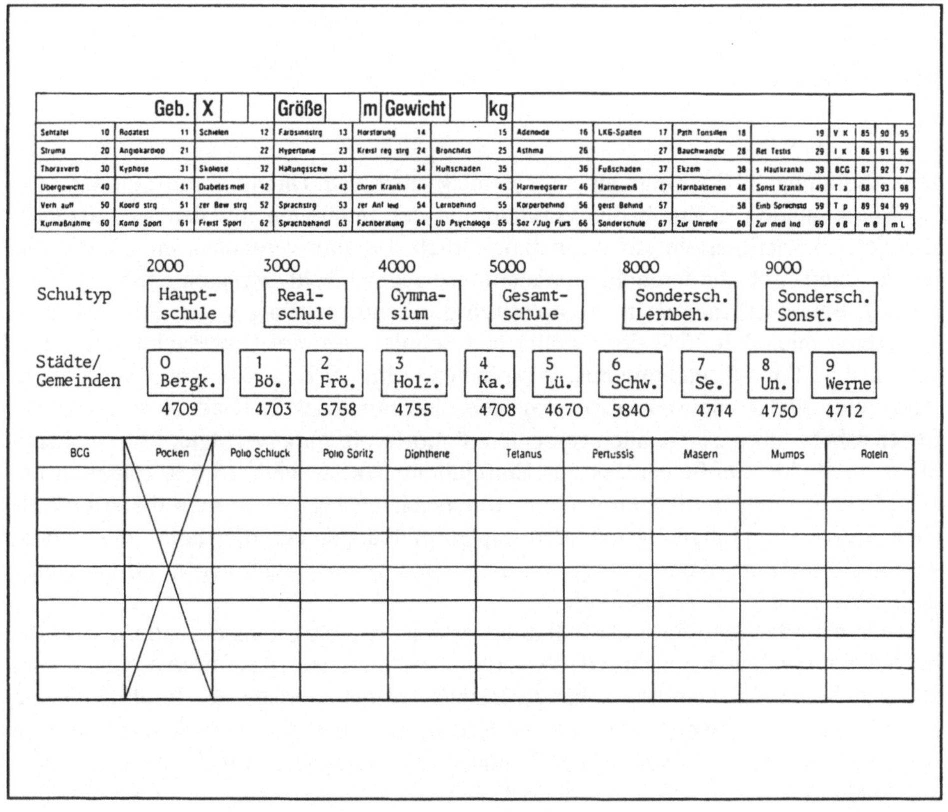

Abb. 29.1: Erhebungsbogen zur Ermittlung des Durchimpfungsgrades im Rahmen der schulärztlichen Untersuchung

Mit dem Impfprojekt führte das Kreisgesundheitsamt Unna in den 9. Klassen die standardisierte Befunderhebung nach dem Bielefelder Modell ein (AG Jugendärztliche Untersuchung, 1980). Für die detaillierte Erfassung des Impfschutzes wurde ein zusätzlicher Erhebungsbogen entwickelt (Abb. 29.1): Der obere Teil entspricht dem Datenstreifen der Schulkarteikarte, der dem Institut für Dokumentation und Information, Sozialmedizin und öffentliches Gesundheitswesen (IDIS) von den Gesundheitsämtern routinemäßig zur statistischen Auswertung zugeschickt wird. In den unteren Teil werden die Impftermine aller durchgeführten Schutzimpfungen übertragen. Um Aufschluß über den Durchimpfungsgrad bestimmter Bevölkerungsgruppen zu erhalten, werden weitere Variablen erfaßt: Schultyp, Gemeinde, Ausländer im Heimatland bzw. in Deutschland geboren, Spätaussiedler im Heimatland geboren, Einzelkinder, Ungeimpfte (z. B. aus weltanschaulichen Gründen), keine Dokumentation möglich. Die Kodierung erfolgt u.a. in den freien Feldern 85 - 99 auf dem Datenstreifen. Die Daten werden im IDIS EDV-mäßig erfaßt, statistisch ausgewertet und grafisch aufbereitet.

29.3 Ergebnisse

Die Abbildung 29.2.1 zeigt einen Überblick über den Durchimpfungsgrad in der Gesamtpopulation. - Durch die Verknüpfung der Impfdaten mit den Geburtsdaten sind jedoch detailliertere Analysen hinsichtlich des Impfverhaltens möglich; z. B. wurde geprüft, ob die Grundimmunisierungen regelgerecht erfolgten (Abb. 29.2.2 - 29.2.4). Betrachtet man dazu exemplarisch die Schutzimpfung gegen Poliomyelitis, so erkennt man, daß 86 % der Schüler und Schülerinnen am Untersuchungstag eine vollständige Polio-Grundimmunisierung hatten (Abb. 29.2.1). Das Kreisdiagramm in Abbildung 29.2.2 veranschaulicht dagegen, daß nur jedes 3. Kind in den ersten 2 Lebensjahren über einen altersgerechten Polio-Impfschutz verfügte. Bei weiteren 39 % lagen drei Impfungen bis zur Einschulung vor; weitere 13,6 % erhielten die erforderlichen drei Impfungen bis zum Untersuchungstag. Wenn man die erforderlichen Auffrischimpfungen, gemäß den Impfempfehlungen der 70er Jahre, in die Auswertung aufnimmt, dann ist nur jedes 5. Kind regelgerecht gegen Poliomyelitis geimpft worden (ohne Abbildung).

Wenn man die Schulform als Indikator für den sozialen Status akzeptiert, wird die in anderen Studien gemachte Beobachtung bestätigt, daß das Impfverhalten vom sozialen Status der Familien abhängt. Bereits bei der Vorlage der Impfdokumente zeigen sich Unterschiede, wenn man die Häufigkeiten den einzelnen Schultypen nach betrachtet. Während etwa 90 % der Gymnasiasten einen Impfausweis vorlegten, sank der Anteil in der Hauptschule auf 65,6 % und in der Sonderschule für Lernbehinderte auf 49,7 % (Abb. 29.3.1). Vergleichbare abnehmende Häufigkeiten zeigen sich auch bei den einzelnen Schutzimpfungen (Abb. 29.3.2 - 29.3.4). Die Kreisdiagramme zeigen das unterschiedliche Impfverhalten bei der Polio-Schutzimpfung von Schülern und Schülerinnen an Gymnasien und Hauptschulen besonders deutlich (Abb. 29.5).

Der Durchimpfungsgrad zeigt auch unter regionaler Zuordnung zu den 10 Städten und Gemeinden des Kreises Unna wesentliche Unterschiede. Exemplarisch sind die Ergebnisse für die Schutzimpfungen gegen Poliomyelitis, Röteln, Masern und Mumps angeführt (Abb. 29.4). Analog zu den Schultypen gibt es auch bei der Variablen Stadt/Gemeinde unterschiedliche Häufigkeiten bei der Vorlage der Impfausweise;

während in der Kreisstadt Unna etwa 82 % der Schüler und Schülerinnen ihren Impfausweis vorlegten, waren es beim Schlußlicht, der Gemeinde Bönen, nur 63,9 %.

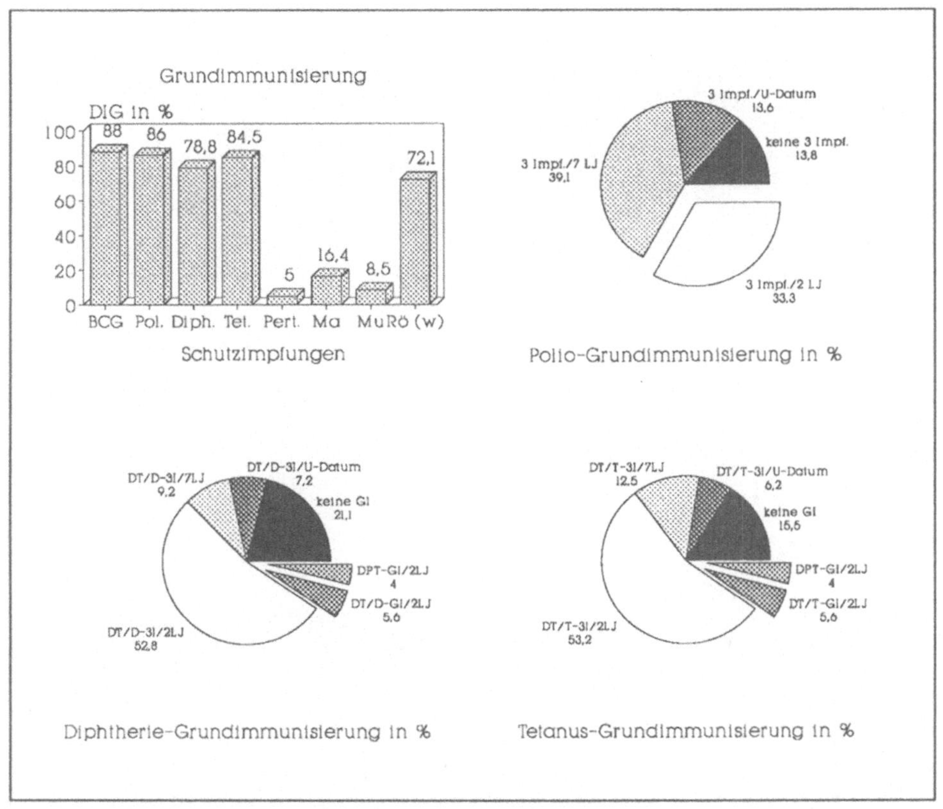

Abb. 29.2: Durchimpfungsgrad des 9. Schuljahres im Kreis Unna 1987/88; N (unt) = 3927; N
(dok) = 2874 (73,2 %). Die Kreisdiagramme veranschaulichen für ausgewählte Schutzimpfungen, bis zu welchem Lebensjahr (LJ) die Grundimmunisierung (GI) - ggf. mit welcher Impf-
stoffkombination- durchgeführt worden ist.

Die Differenzen, die sich bei regionalen Vergleichen zeigen, bedürfen noch einer
detaillierteren Analyse. Als mögliche Einflußfaktoren werden geprüft: die unterschiedliche Bevölkerungsstruktur, die unterschiedliche Versorgung durch niedergelassene Ärzte, insbesondere durch Kinderärzte, aber auch möglicherweise unterschiedlich effektive Impfstrategien des Gesundheitsamtes selbst. - Die großen
Impflücken bei den ausländischen Schülern und Schülerinnen zeigt die Abbildung
29.6.1; ergänzend sind die entsprechenden Ergebnisse aus der Schulanfängeruntersu-
chung 1989 dargestellt (Abb. 29.6.2).

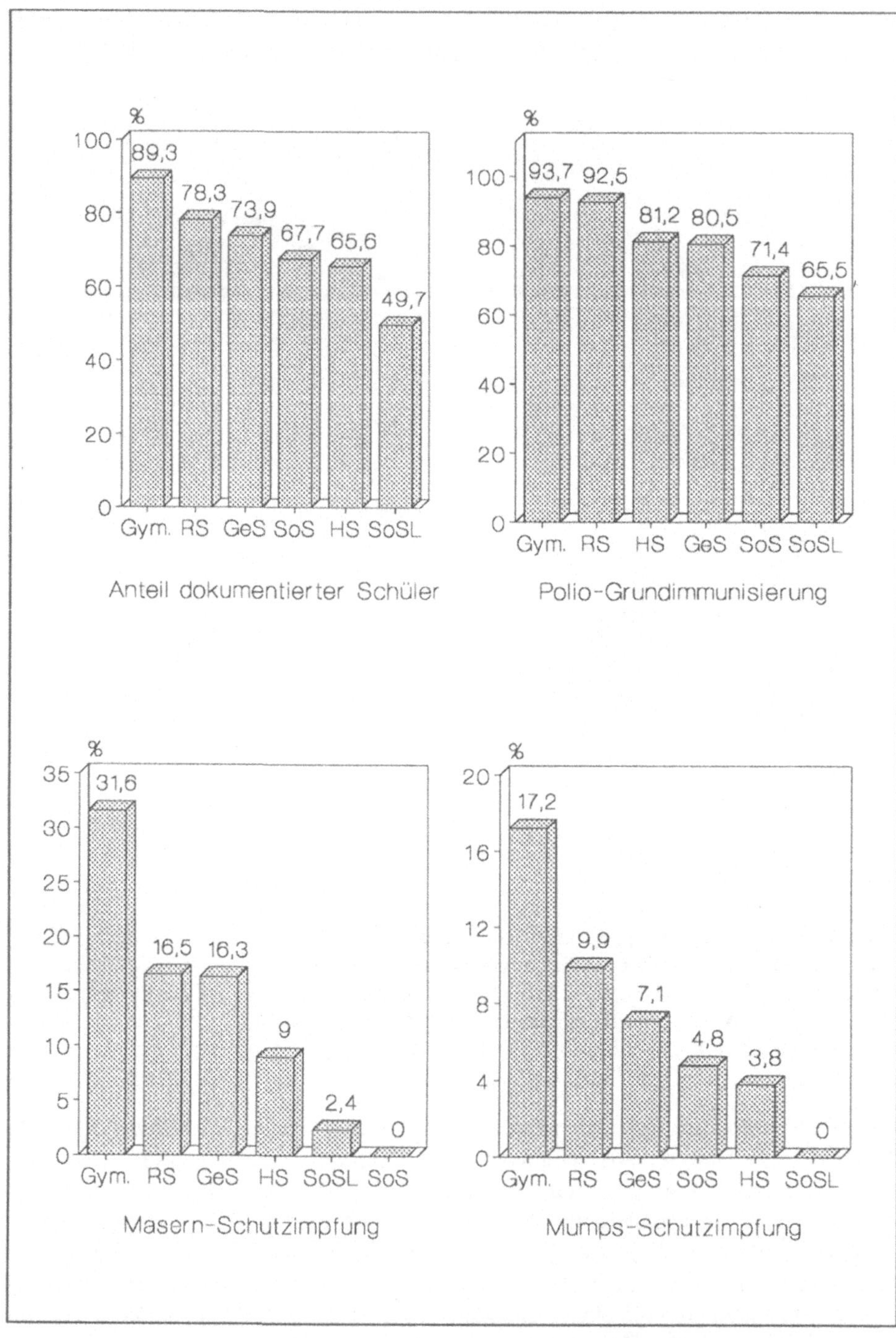

Abb. 29.3: Anteil der dokumentierten Schüler/innen und Durchimpfungsgrad des 9. Schuljahres im Kreis Unna 1987/88 bei ausgewählten Schutzimpfungen in Abhängigkeit von dem Schultyp; N (unt) = 3927; N (dok) = 2874 (73,2 %)

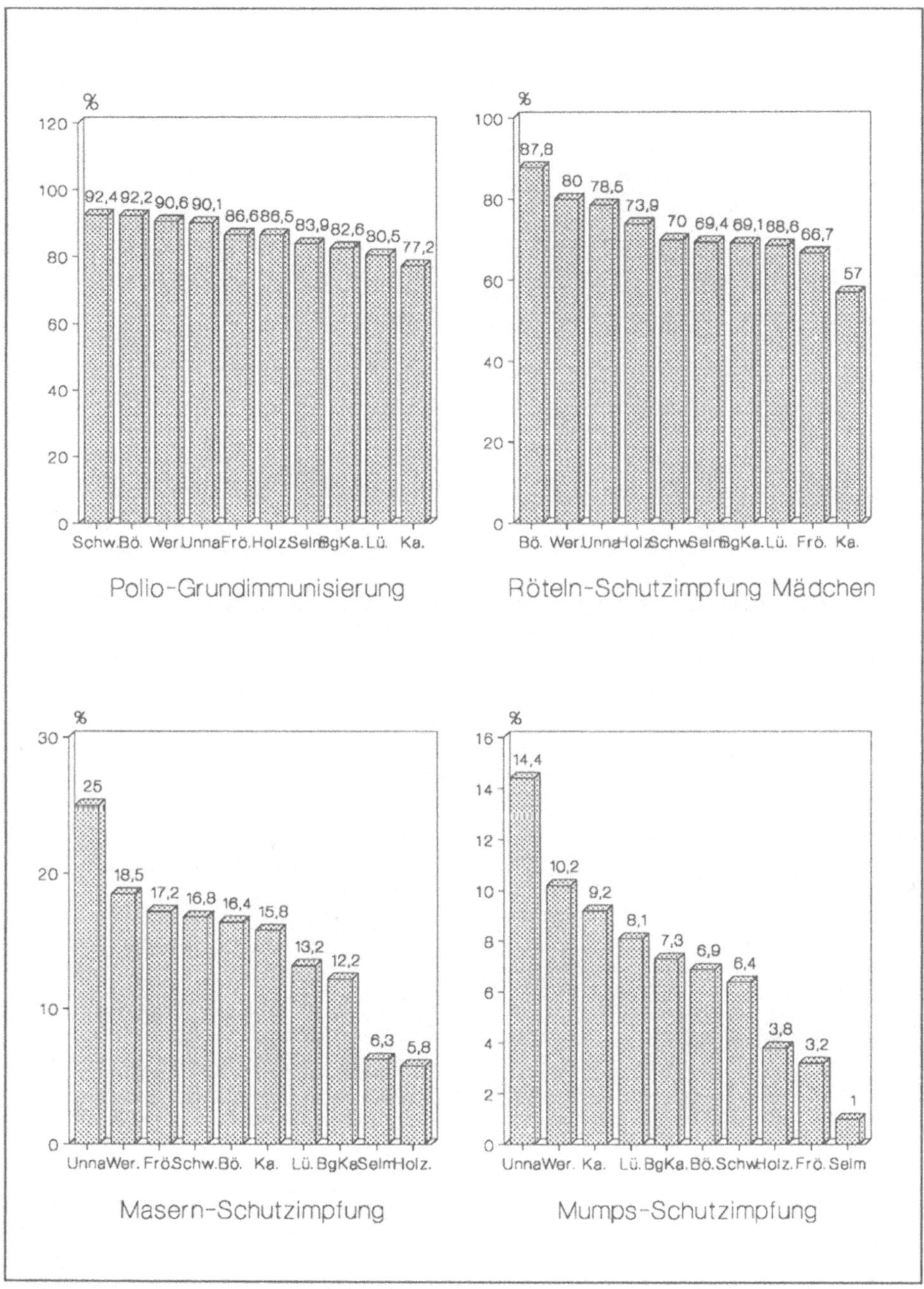

Abb. 29.4: Durchimpfungsgrad des 9. Schuljahres im Kreis Unna 1987/88 bei ausgewählten Schutzimpfungen in Abhängigkeit vom Schulort (Stadt/Gemeinde); N (unt) = 3927; N (dok) = 2874 (73,2 %); Röteln (Mädchen): N (unt) = 1867; N (dok) = 1393 (74,6 %)

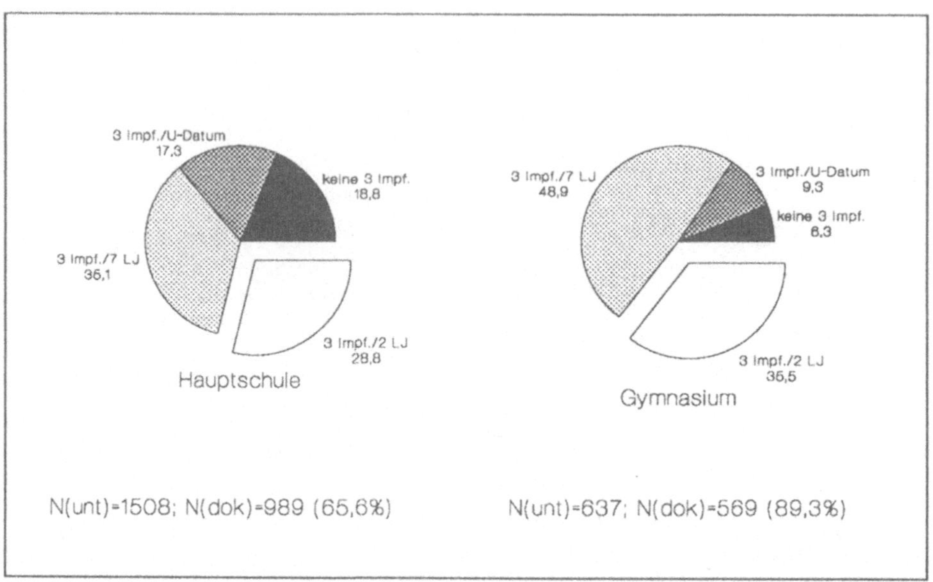

Abb. 29.5: Grundimmunisierung gegen Poliomyelitis in Prozenten bei Gymnasiasten und Hauptschüler/innen im Kreis Unna 1987/88; LJ := Lebensjahr

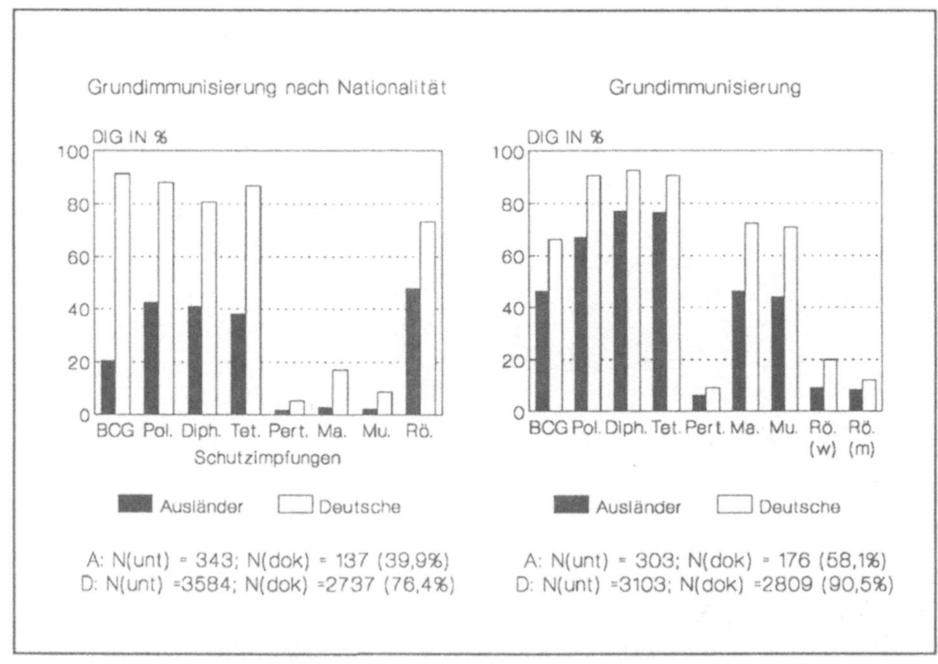

Abb. 29.6: Durchimpfungsgrad von deutschen und ausländischen Schüler/innen des Kreises Unna im Vergleich; 6.1: 9. Schuljahr 1987/88; 6.2: Schulanfänger 1989

29.4 Diskussion

Dies ist nicht der Ort, den Durchimpfungsgrad bei einzelnen Schutzimpfungen zu bewerten; vielmehr werden einige Aspekte skizziert, die bei der Implementation einer kommunalen Gesundheitsberichterstattung zu bedenken sind. Probleme der Erhebung, Methodik und Interpretation werden in diesem Buch von Hellmeier et al angesprochen. An dieser Stelle sei nur auf die große Anzahl der "missing values" hingewiesen. Abgesehen von den Schülern und Schülerinnen, die an den Untersuchungstagen fehlten, haben 27 % der untersuchten Population keine Impfdokumente vorgelegt. Verschiedene Untersuchungen lassen vermuten, daß dieses Problem bei älteren Schülern und Schülerinnen größer ist als bei jüngeren; beispielsweise betrug der Anteil vorgelegter Impfausweise bei den 9t-Klässlern 1988/89 im Kreis Unna 70 %, bei den Einschülern 1989 dagegen 88 %. Da erfahrungsgemäß der Anteil der nicht oder unvollständig Geimpften in der Population ohne Impfausweis höher ist, täuschen die dargestellten Ergebnisse wahrscheinlich eine bessere Durchimpfungsrate vor, als sie in der Realität gegeben ist (Scholz, 1989). Andererseits sind exakte Angaben über die Population nur mit Impfdokumentation möglich. Um diese Unsicherheit zu verringern und den Anteil vorgelegter Impfdokumentationen zur Gesamtzahl der untersuchten Schüler und Schülerinnen zu erhöhen, bedarf es besonderer Anstrengungen von Schulärzten und Lehrern.

Da es kaum praktikable Handlungsempfehlungen für den Aufbau einer kommunalen Gesundheitsberichterstattung gibt, fallen die Vorgehensweisen und die Auswahl prioritärer Berichtsthemen, u.a. wegen der unterschiedlichen Gegebenheiten in den Kommunen, recht heterogen aus. Um den Einstieg in eine kommunale Gesundheitsberichterstattung zu beschleunigen und ihre Verbreitung zu initiieren, sollten deshalb einzelne Ansätze auf Generalisierung angelegt und ein möglicher Transfer auf andere Kommunen, z. B. durch die Modellwahl und durch Erfahrungsberichte, vorbereitet werden. Die Übertragung des Impfprojektes im Kreis Unna wird ermöglicht, erstens durch die Integration der Datenerhebung in die schulärztliche Untersuchung und zweitens durch die Kooperation mit dem IDIS, einer Einrichtung des Landes Nordrhein-Westfalen, in dem u.a. die schulärztlichen Untersuchungsergebnisse zentral erfaßt und statistisch aufbereitet werden. Aus beiden Gegebenheiten leitet sich auch ab, daß das Impfprojekt routinemäßigen und fortschreibungsfähigen Charakter erhalten hat und zukünftig Trends des Durchimpfungsgrades verfolgt werden können (Jeske, Schmidt, 1989).

Gesundheitsberichterstattung erfordert, als Instrument der Gesundheitspolitik, daß die politischen Entscheidungsgremien von Anfang an eingebunden sind und die Ergebnisse nutzbar gemacht werden. Entsprechend wird über den Impfschutz im Kreis Unna ein Gesundheitsbericht erstellt, der neben einer Interpretation der Statistiken ein abgestimmtes Gesundheitsprogramm mit konkreten Vorschlägen für Interventionsmaßnahmen enthalten wird. Beispielsweise werden an den Schulen der Einsatz einer Unterrichtseinheit über Schutzimpfungen initiiert und der Einsatz eines "Impfmobils" vorbereitet, um in medizinisch weniger gut versorgten Gemeinden, Impflücken - insbesondere auch bei der ausländischen Bevölkerung- gezielt schliessen zu können (Jeske, 1989). Weitere Maßnahmen, wie z. B. die Aufhebung oder

Verschiebung von Altersgrenzen für den öffentlichen Gesundheitsdienst zur Vervollständigung des Impfschutzes oder die Einrichtung von EDV-unterstützten Erfassungssystemen für individuelle Impfberatungen, erfordern gesundheitspolitische Entscheidungen, die durch fundierte Gesundheitsberichte begründet werden könnten (Jeske, Schmidt, 1989).

Die erweiterte Impfdokumentation ermöglicht detaillierte Aussagen über den Impfschutz und das Impfverhalten bestimmter Gruppen, wie sie im Kreis Unna bisher nicht möglich waren. Damit erfüllt das Impfprojekt ein wesentliches Ziel der Gesundheitsberichterstattung, nämlich die Datenlage zu verbessern. Es sollte deshalb geprüft werden, ob nicht die erweiterte Impfdokumentation als fakultative Empfehlung in die Arbeitsrichtlinien für die jugendärztliche Untersuchung aufgenommen werden sollte. Darüber hinaus haben sich für das Kreisgesundheitsamt Unna selbst zahlreiche Anregungen ergeben, die Organisation und die Verwaltung der schulärztlichen Untersuchungsergebnisse zu verbessern. Allgemein läßt sich feststellen, daß die Erhebung des Durchimpfungsgrades im Rahmen der schulärztlichen Untersuchung qualitativ gute Daten vollständiger Bevölkerungsjahrgänge bietet. Allerdings ist zu beachten, daß die Sekundärerhebung anhand der Impfausweise retrospektiven Charakter hat und die Impfsituation hinsichtlich der empfohlenen Impftermine je nach Schülerpopulation mit einer Zeitverzögerung von mehreren Jahren erfaßt wird. Deshalb ist zu prüfen, ob langfristig vergleichbare Daten über die jährlich durchgeführten Impfungen verfügbar gemacht werden können. Die Impfdokumentation im Verbund mit der schulärztlichen Untersuchung hat unter individualmedizinischer Sicht jedoch den Vorteil, daß die Schüler und Schülerinnen unmittelbar auf persönliche Impfdefizite hingewiesen werden können (Jeske, Schmidt, 1989).

Die Ermittlung des Durchimpfungsgrades ist nicht mehr als ein Mosaikstein für eine kommunale Gesundheitsberichterstattung des Kreises Unna. Dennoch war der Einstieg über einen begrenzten Themenkomplex unter den gegebenen Bedingungen für alle Beteiligten angemessen. Einerseits wurden erste Erfahrungen mit den Ansprüchen, Methoden und Problemen einer Gesundheitsberichterstattung gesammelt, mit der Konsequenz, daß die Ressourcenlage im Kreisgesundheitsamt erheblich verbessert worden ist und u.a. ein "Gesundheitsberichterstatter" eingestellt werden konnte. Andererseits konnten konkrete Ergebnisse vorgelegt werden, die inzwischen zu weiteren abgestimmten Interventionsprogrammen geführt haben.

29.5 Literatur

Anthes, J. (1989): Gesundheitsberichterstattung für Köln. Notwendigkeit, Grundlagen und Umsetzungsmöglichkeiten (unveröffentlicher Zwischenbericht des Gesundheitsamtes, Köln).
Arbeitsgruppe Jugendärztliche Untersuchung und Dokumentation (Hg.) (1980): Arbeitsrichtlinien für die jugendärztliche Untersuchung und Dokumentation - Bielefelder Modell, IDIS, Bielefeld.
Borgers, D., W.F. Schräder, U. Laaser (Hg.) (1988): Pilotkapitel Landesgesundheitsbericht Nordrhein-Westfalen. Gesundheitsberichterstattung, Bd. 2, IDIS, Bielefeld.

Jeske, H. (1989): Schutzimpfung - Eine Unterrichtseinheit für das 7. und 8. Schuljahr über Infektionskrankheiten, Immunabwehr, Verhütung und Bekämpfung. Gesundheitserziehung - Materialien für die Schule, IDIS, Bielefeld.

Jeske, H., B. Retzgen (1989): Impfen nützt - Impfen schützt! Schulärztliche Untersuchung als Grundlage für eine verbesserte Impfdokumentation im Kreis Unna. In: Zeitschrift für Präventivmedizin und Gesundheitsförderung, 1/1989, S. 22 - 23.

Jeske, H., W. Schmidt (1989): Ein Einstieg in die kommunale Gesundheitsberichterstattung - Durchimpfungsgrad von Schülern und Schülerinnen im Kreis Unna. In: Schneider, H.R., K.P. Schön, L. Pleus (Hg.): Der Bürger im Datennetz? Datenbedarf und Datenschutz in Sozialforschung, Sozialplanung und Praxisberatung. S. 300 - 310. Schriftenreihe des BDS, Band 10, Bielefeld.

Jürgens, R. (1988): Gesundheitsberichterstattung. Ergebnisse der schulärztlichen Untersuchungen bei Bielefelder Schulanfänger/innen 1987 und 1988 im Kontext von Sozial- und Umweltdaten, Stadt Bielefeld - Gesundheitsamt, Bielefeld.

Scholz, D. (1989): Anmerkungen zur Arbeit von H.-M. Bader [Öff. Gesundh.-Wes. 51 (1989) S. 352]: "Durchimpfungsgrad der Kinder und Jugendlichen in Schleswig-Holstein". In: Öffentliches Gesundheitswesen 51/1989, S. 635.

Stadt Essen - Gesundheitsamt (Hg.) (1988): Gesundheitsbericht der Stadt Essen, Essen.

30 Ermittlung des Durchimpfungsgrades als Einstieg in die kommunale Gesundheitsberichterstattung. Teil II: Ein Modell des Impfverhaltens mit logistischer Regression

W. Hellmeier, H. Jeske, U. Laaser
Institut für Dokumentation und Information, Sozialmedizin und öffentliches Gesundheitswesen, Bielefeld

In vielen Gesundheitsämtern sind erste Schritte zum Aufbau einer kommunalen Gesundheitsberichterstattung (GBE) gegangen worden. Ziele sind formuliert und Themenfelder werden abgesteckt, die diesen Zielen entsprechen und die von der Datenlage und dem politischen Interesse als Einstieg geeignet sind. Es müssen auch Methoden der Datenpräsentation und Datenanalyse gefunden werden, die den formulierten Zielen entsprechen. In dieser Arbeit wird die These vertreten, daß die üblicherweise benutzten Methoden - im wesentlichen zweidimensionale Häufigkeitsauszählungen - nicht ausreichen, um die Aufgaben der kommunalen Gesundheitsberichterstattung zu erfüllen. Vielmehr muß auch der Versuch unternommen werden, komplexere mathematische Verfahren einzusetzen. Hier wird am Beispiel der Impfdaten des Kreises Unna die logistische Regression als Analyseinstrument vorgestellt.

30.1 Ziele und Methoden der kommunalen Gesundheitsberichterstattung klaffen auseinander

Für die kommunale Gesundheitsberichterstattung werden anspruchsvolle Ziele gesetzt. Sie soll u.a.

- kommunale und regionale Gesundheitsprobleme systematisch darstellen,
- Defizite aufzeigen,
- eine Basis für kommunalpolitische Lösungsstrategien bieten.

Um diese Ziele erreichen zu können, muß über die Beschreibung der Situation und über die Identifizierung defizitär versorgter Gruppen hinaus etwas zu den Ursachen der gefundenen Schwachstellen gesagt werden. Die Lösung von Gesundheitsproblemen darf nicht nur Symptome betreffen, sondern sie muß an den Ursachen ansetzen. An dieser Stelle klafft eine Lücke zwischen den Zielen der kommunalen GBE und den bisher normalerweise eingesetzten Methoden.

Die Beschränkung auf zweidimensionale Häufigkeitstabellen, also eine Darstellung der infrage stehenden Zielvariablen in Abhängigkeit jeweils einer einzigen Einflußvariablen, greift auf jeden Fall zu kurz. Damit kann in keiner Weise der Einfluß weiterer Erklärungsgrößen dargestellt oder gar abgeschätzt werden. Das folgende Beispiel soll diese These verdeutlichen. Es basiert auf einer Impfdatenerhebung im Kreis Unna und analysiert den Impfschutz gegen Diphtherie bei Jugendlichen im 9. Schuljahr. Eine eher inhaltlich orientierte Darstellung der Ergebnisse findet sich an anderer Stelle in diesem Buch (Jeske et al). Als Basis der hier vorgestellten Analysen dienen die Daten aller Jugendlichen, deren Impfstatus durch Vorlage eines Impfbuches zweifelsfrei dokumentiert war (N = 2769). Sonderschulen sind nicht berücksichtigt, weil die Schulform als Schichtindikator benutzt wird, dies aber für Sonderschulen nicht sinnvoll ist.

Abbildung 30.1 besteht aus drei Schaubildern, die den Anteil der ordnungsgemäß gegen Diphtherie geimpften Jugendlichen in verschiedenen Teilgruppen gegenüberstellt. Die Aufteilung erfolgt einmal nach der Nationalität, dann nach der Schulart und nach dem Schulort. Diese drei Gliederungen sind gewählt, weil die Gruppenvariablen als Indikator für Gründe unterschiedlichen Impfverhaltens vermutet werden. Ausländer sind aus vielen Gründen schlechter geimpft als Deutsche. Das Spektrum reicht von der schlechteren medizinischen Versorgung im Heimatland über Wissensdefizite bis hin zu Schwellenängsten gegenüber dem hiesigen Gesundheitswesen. Die Schulart dient als Schichtindikator, der Schulort als regionale Gliederung für die Untersuchung örtlicher Disparitäten in der Gesundheitsversorgung.

Vor der inhaltlichen Interpretation der drei Graphiken müßte eine Diskussion der beiden letzten Indikatoren erfolgen. Ist schon die Schulform als Schichtindikator nur mit Einschränkungen zu interpretieren, so ist der Schulort zur Analyse regionsspezifischer Versorgung nahezu ungeeignet. Zum einen gibt es für die betrachteten Schulformen keine festgelegten Einzugsbereiche, so daß vom Schulort nicht generell auf den Wohnort geschlossen werden kann. Zum anderen wird bei 15jährigen Schülern ein Impfschutz erfragt, der zehn oder mehr Jahre früher erzeugt werden mußte. Sowohl der Wohnort des Jugendlichen als auch die ärztliche Versorgung am Schulort kann sich heute völlig von der Situation vor zehn Jahren unterscheiden. In dieser Arbeit geht es jedoch nicht darum, inhaltliche Ergebnisse zu interpretieren. Vielmehr sollen Auswertungsmethoden verglichen und auf ihre Einsetzbarkeit in der kommunalen Gesundheitsberichterstattung analysiert werden. Daher sollen die Indikatoren für die Gruppenbildung wie gegeben übernommen werden.

Mit der Einschränkung, daß bessere Indikatoren denkbar sind, können die Graphiken der Abbildung 30.1 in die folgenden Aussagen umgeformt werden:

- Ausländer sind seltener gegen Diphtherie geimpft als Deutsche.

- Kinder höherer Sozialschichten sind häufiger geimpft, als die der niedrigeren Sozialschichten.
- Es sind regionsspezifische Disparitäten im Impfschutz gegen Diphtherie vorhanden.

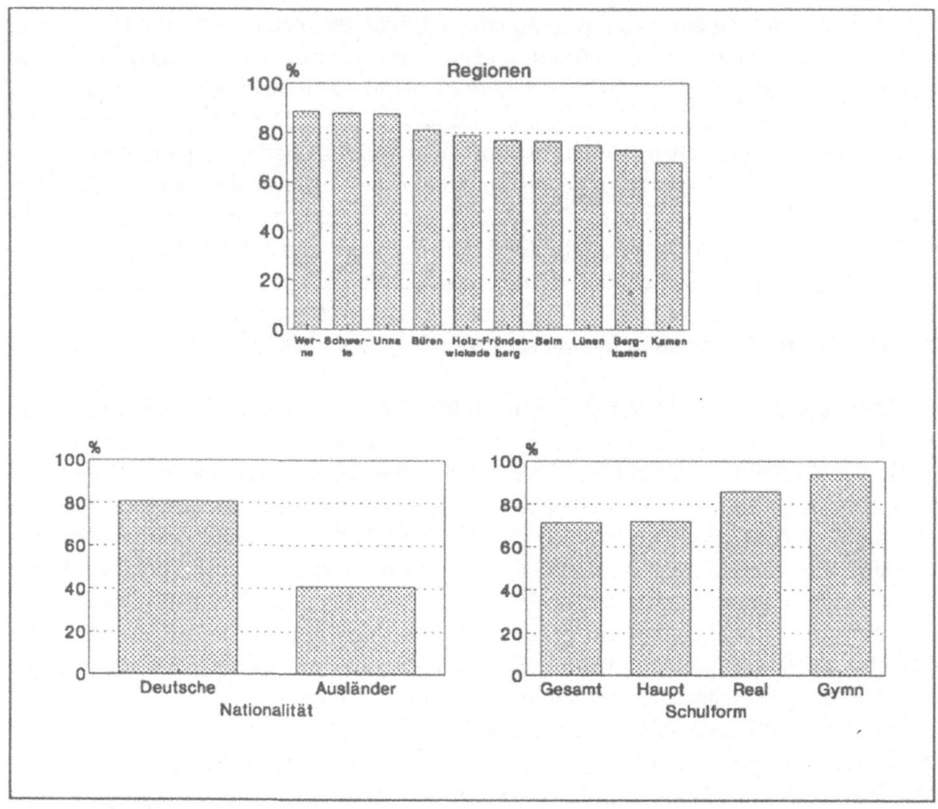

Abb. 30.1: Anteil Jugendlicher mit komplettem Impfschutz gegen Diphtherie in verschiedenen Gruppen (DIG)

Diese Schlüsse könnten die Basis für eine Lösungsstrategie bilden, die Angehörige unterer sozialer Schichten vermehrt auf das Impfproblem aufmerksam macht und dadurch den sozialen Gradienten des Impfverhaltens verringern soll. Im Beispiel des Impfverhaltens stehen die oben formulierten Zusammenhänge durchaus im Einklang mit den Ergebnissen anderer Untersuchungen, die sich mit der Gleichmäßigkeit ärztlicher Versorgung beschäftigen. Beim genauen Hinsehen sind sie allerdings aus den drei Graphiken nicht schlüssig abzuleiten. Die drei Gruppenkriterien Nationalität, Schulform und Schulort stehen nämlich in einem Zusammenhang, der in den isolierten Schaubildern völlig vernachlässigt wird.

So ist bekannt, daß in Hauptschulen der Ausländeranteil höher ist als etwa an Gymnasien. Klar ist auch, daß die regionale Verteilung sowohl von Schulformen als auch von Ausländeranteilen im Kreis Unna ungleichmäßig ist. Es ist daher denkbar, daß der höhere Durchimpfungsgrad gegen Diphtherie (DIG) in Gymnasien nicht durch ein besseres Impfverhalten der höheren Sozialschichten erzeugt wird, sondern nur durch den geringeren Ausländeranteil. Auch wenn die deutschen Schüler an allen Schulformen denselben Durchimpfungsgrad haben, wird der DIG an Hauptschulen aufgrund des höheren Ausländeranteils geringer ausfallen als an Gymnasien. Ähnliches gilt für die regionale Verteilung. Die Graphik über regionale Durchimpfungsgrade kann sowohl durch tatsächliche Versorgungsunterschiede geprägt sein als auch durch ungleichmäßige Verteilung der Schulformen auf die Gemeinden oder nur durch differierende Ausländeranteile. Je nachdem, welche der geschilderten Situationen tatsächlich vorliegt, muß natürlich die Lösungsstrategie entsprechend gewählt werden. Wenn im Extremfall die Unterschiede in allen Graphiken nur auf abweichendes Impfverhalten von Deutschen und Ausländern zurückzuführen sind, wird eine Strategie der verstärkten Ansprache unterer sozialer Schichten wenig Erfolg zeigen können.

Dieses Beispiel sollte verdeutlichen, daß die Ziele der kommunalen Gesundheitsberichterstattung Datenanalyseverfahren erfordern, die gemischte Einflüsse und mögliche Interaktionen zwischen tatsächlichen oder vermuteten Erklärungsvariablen berücksichtigen und kontrollieren können.

30.2 Komplexe Methoden können das Problem lösen

Der gemischte Einfluß mehrerer Variablen kann z. B. durch Schichtung gefunden werden, d. h. durch mehrfache Darstellung zweidimensionaler Tabellen für verschiedene Werte einer dritten zu kontrollierenden Variablen. So können etwa Durchimpfungsgrade nach Schulformen für Deutsche und Ausländer getrennt dargestellt werden. Ist der DIG schichtabhängig, werden in beiden Darstellungen die Gymnasien einen besseren Durchimpfungsgrad aufweisen als die Hauptschulen. Erklärt sich unterschiedliches Impfverhalten nur durch die Nationalität, wird der Durchimpfungsgrad für Deutsche in allen Schulformen etwa gleich sein.

In einem Problem mit mehreren vermuteten Einflußvariablen oder mit Variablen, die mehrere Werte annehmen können, führt dieser Ansatz allerdings sehr schnell zu einer großen Zahl von Tabellen, deren Interpretation und Darstellung sehr unübersichtlich ist. Deswegen wird hier ein anderer Weg vorgeschlagen, nämlich die Formulierung eines Regressionsmodells.

Ein Regressionsmodell besteht aus einer Funktionsgleichung mit der zu erklärenden Zielgröße (hier Impfschutz gegen Diphtherie) als abhängiger und den (vermuteten) Erklärungsindikatoren als unabhängigen Variablen. Die Koeffizienten der Gleichung, die den konkreten Zusammenhang zwischen abhängiger und unabhängigen Variablen beschreiben, sind gerade das Ergebnis der Modellrechnung. Je nach Art des vermuteten Zusammenhangs wird das generelle Regressionsmodell gewählt, etwa lineare, quadratische oder logistische Regression.

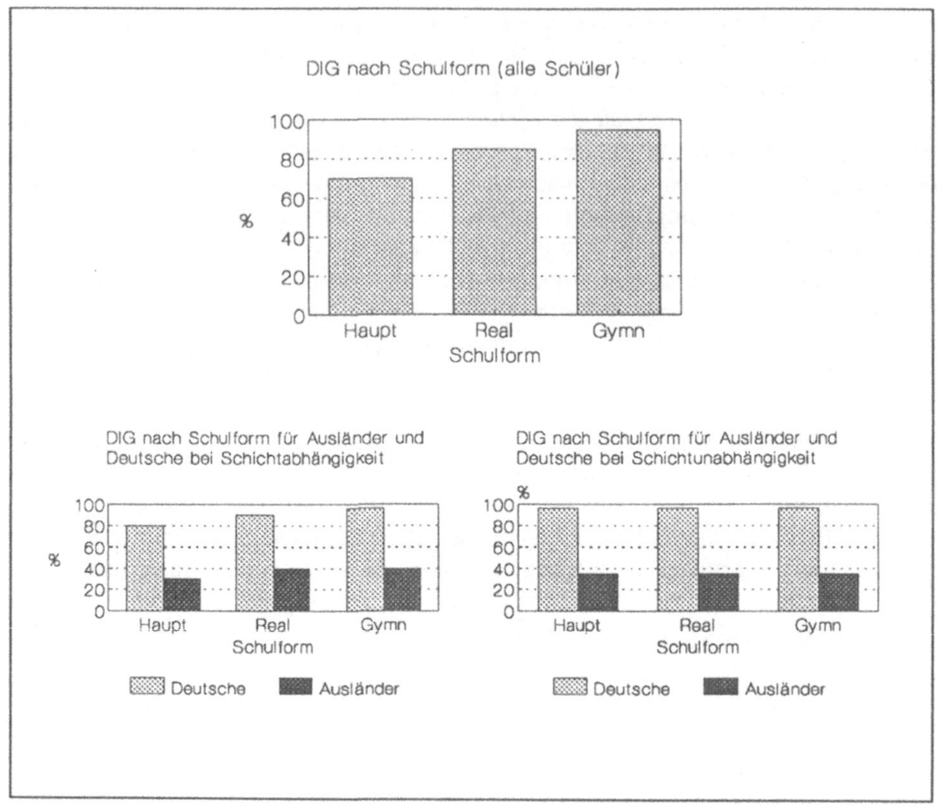

Abb. 30.2: Vergleich idealtypischer Outputs bei Vorliegen und Fehlen eines Schichtgradienten für den Durchimpfungsgrad DIG

Für die Untersuchung des Impfverhaltens bietet sich die logistische Regression aus mehreren Gründen an. Die Zielvariable ist eine dichotome Variable, d. h. eine Person ist geimpft (Variable = 1) oder nicht (Variable = 0); Zwischenwerte treten nicht auf. Außerdem stellt die logistische Regression relativ geringe formale Voraussetzungen, etwa bezüglich der Verteilung der beteiligten Variablen. Damit entspricht sie recht gut den typischen Problemen der Humanwissenschaften.

Jedes Regressionsmodell kann auf zwei Arten berechnet werden. Entweder wird eine feste Anzahl ausgewählter unabhängiger Variablen vorgegeben, deren Zusammenhang mit der abhängigen Zielvariablen berechnet wird. Die Größe der jeweiligen Koeffizienten ist ein Maß für die Stärke des Einflusses. Ein allgemeinerer Ansatz umfaßt als Eingabe alle eventuell wichtigen Variablen (im Extrem alle erhobenen Antworten) und enthält als Ergebnis nur diejenigen, deren Einfluß auf die Zielvariable sich tatsächlich als bedeutsam erwiesen haben. Dies trifft genau das Problem, mit dem die Gesundheitsämter beispielsweise bei der Erhebung von Impfdaten konfrontiert sind. Es ist nicht sicher, welche Variablen tatsächlich einen Einfluß auf das

Impfverhalten haben. Eine Regressionsrechnung mit dem oben beschriebenen Ansatz kann hier zumindest eine Entscheidungshilfe bringen.

30.3 Interpretation von Ergebnissen logistischer Regression

Bevor im nächsten Abschnitt zwei logistische Modelle für das Impfverhalten im Kreis Unna aufgestellt und berechnet werden, muß kurz auf die Form der Ergebnisse eingegangen werden, die von logistischen Regressionsrechnungen geliefert werden. Diese Zahlen sind nicht unmittelbar mit Häufigkeitstabellen zu vergleichen.

Die Ergebnisse der logistischen Regression werden nicht durch die Anteile geimpfter Personen in allen möglichen Untergruppen dargestellt. Damit würde der Vorteil der aufwendigen Rechenmethode, die Einflüsse vieler Faktoren simultan zu berücksichtigen, durch unübersichtliche und unvollständige Darstellung wieder vertan. Es werden vielmehr je zwei Gruppen direkt durch Angabe der Odds Ratio (OR) verglichen. Die OR entsprechen näherungsweise dem relativen Risiko (RR). Beide Größen setzen die Häufigkeit des untersuchten Ereignisses, hier also die Impfung gegen Diphterie, in Beziehung. So bedeutet ein OR von 5 zwischen Deutschen und Ausländern beispielsweise, daß der Anteil geimpfter Schüler bei den Deutschen fünf mal so hoch ist wie bei den Ausländern. ORs können Werte zwischen 0 und unendlich annehmen, wobei OR = 1 bedeutet, daß kein Unterschied zwischen den Gruppen besteht.

Um den Zusammenhang zwischen OR und den herkömmlichen Verhältniszahlen zu demonstrieren, enthält Abbildung 30.3 dieselben Daten wie Abbildung 30.1 in der Terminologie der ORs. Ein Vergleich der beiden Abbildungen zeigt, daß OR und Häufigkeitsanteile die verschiedenen Gruppen genauso sortieren. Wenn der Anteil geimpfter Schüler an Gymnasien größer ist als an Hauptschulen, haben Gymnasien auch eine größere OR als Hauptschulen. Es fällt auf, daß die Darstellung mit ORs Unterschiede zwischen Gruppen sehr viel deutlicher zeigt als der Vergleich von Häufigkeitsanteilen.

Die ORs aus Abbildung 30.3 sind nicht das Ergebnis einer Regressionsrechnung, sondern wurden aus den erhobenen Daten direkt über die Definition von Odds berechnet. Identische Ergebnisse liefern Regressionsmodelle für den Durchimpfungsgrad, die als unabhängige Variable jeweils nur die Gruppierungsvariablen enthalten.

DIG = f (Nationalität)

DIG = f (Schultyp)

DIG = f (Schulort)

Für diese Modelle gelten allerdings die selben Einschränkungen, wie sie oben für Häufigkeitsdiagramme demonstriert wurden. Bessere Ergebnisse und simultane Berücksichtigung mehrerer Variablen erfordern Modelle, die alle Variablen enthalten und diese gleichzeitig verarbeiten können.

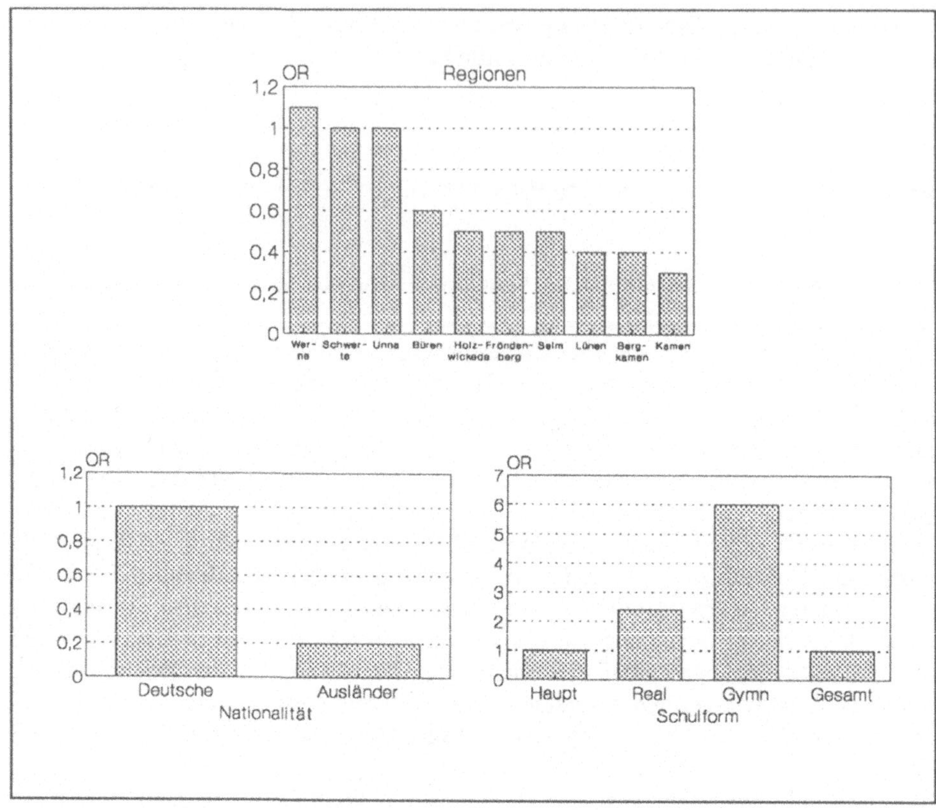

Abb. 30.3: Odds Ratios (OR) des Durchimpfungsgrades berechnet aus den DIGen in den unterschiedlichen Teilgruppen

30.4 Zwei logistische Modelle für den Durchimpfungsgrad gegen Diphtherie im Kreis Unna

Die Daten aus Unna sind mit zwei Modellen durchgerechnet worden. Beide enthalten eine große Anzahl unabhängiger Variablen, die vom Programm auf die wichtigsten (d. h. diejenigen mit signifikantem Einfluß) reduziert wurden. Die Modelle unterscheiden sich in den vorgegebenen Variablen. Solche Gegenrechnungen mit mehreren unterschiedlichen Vorgaben sind sinnvoll, da die Auswahl der Eingangsvariablen für das Modell natürlich eine Vorabentscheidung ist, die durch den Rechenvorgang nicht mehr überprüft werden kann. Wenn zwei unterschiedliche Modellansätze mit verschiedenen Mengen von Ausgangsvariablen denselben Indikatoren hohe Erklärungsanteile zuweisen, wird dadurch die Annahme kausaler Zusammenhänge gestützt.
Das erste Modell ist wie folgt definiert:

DIG =   f [Gemeinde, Schulform,
         Geschlecht, Nationalität,
         Interaktion (Gemeinde und Schulform),
         Interaktion (Gemeinde und Nationalität),
         Interaktion (Schulform und Nationalität).]

Das Modell umfaßt als mögliche und programmtechnisch zu überprüfende Einflußvariablen alle eventuell erklärungsrelevanten Variablen, angefangen bei der Nationalität über das Geschlecht und den Schichtindikator Schulform bis zum Regionalindikator Schulort. Zusätzlich wurden alle theoretisch möglichen Interaktionen zwischen je zwei der Basisvariablen als unabhängige Variablen hinzugefügt. Eine Interaktion findet nicht statt, wenn die Einflüsse der einzelnen Variablen unabhängig voneinander wirken. Wenn z. B. Deutsche immer einen doppelt so hohen Durchimpfungsgrad haben wie Ausländer, unabhängig davon in welcher Gemeinde oder in welcher Schule die Daten erhoben werden. Gibt es aber z. B. eine Interaktion zwischen Schulform und Nationalität, ist etwa das Verhältnis von Durchimpfungsgrad der Deutschen zum Durchimpfungsgrad der Ausländer an Gymnasien anders als an Hauptschulen.

Theoretisch könnten auch weitere Interaktionen, die zwischen je drei Variablen also etwa Gemeinde, Schulform und Nationalität denkbar sind, in das Modell aufgenommen werden. Dagegen sprechen jedoch sowohl technische Gründe als auch die Schwierigkeit, derartige rechnerisch gefundene Zusammenhänge inhaltlich zu interpretieren.

Eine Rechnung mit diesen potentiellen Einflußfaktoren und der Option, nur die wichtigen signifikanten Faktoren im Modell zu belassen, erbrachte folgendes Ergebnis:

- Das Geschlecht hat keinen wesentlichen Einfluß oder Erklärungswert für das Impfverhalten. Jungen und Mädchen weisen annähernd denselben Durchimpfungsgrad auf.
- Die Nationalität hat einen deutlichen Einfluß und zwar so, daß Ausländer seltener geimpft sind als Deutsche.
- Die Schulform ist ein wesentlicher Erklärungsfaktor. Unter Gymnasiasten ist der Durchimpfungsgrad am höchsten, unter Realschülern mittel, in Gesamt- und Hauptschulen am geringsten.
- Die Gemeinden lassen sich nach ihrem Einfluß auf das Impfverhalten in drei Gruppen einteilen, wobei Unna als Vergleichswert gesetzt wurde: In Werne und Schwerte ist der Durchimpfungsgrad besser als in Unna, in Bergkamen und Lünen schlechter. Alle anderen Gemeinden sind durch die Regressionsrechnung aus dem Modell entfernt worden. Dort unterscheidet sich das Impfverhalten also nicht signifikant von dem in Unna.
- Es gibt zwei starke (negative) Interaktionen, und zwar zwischen Nationalität und Kamen sowie zwischen der Schulform Gymnasium und Werne. Demnach sind die Ausländer in Kamen und die Gymnasiasten in Werne jeweils schlechter geimpft als die beteiligten Einzelvariablen Ort und Nationalität bzw. Ort und Schulform allein vermuten lassen.

Im zweiten Durchgang wurde der Schulort nicht mehr als unabhängige Variable in das Modell aufgenommen. Damit sollte getestet werden, ob das Hinzufügen oder

Weglassen der Variable Ort einen Einfluß auf den Erklärungswert der anderen wichtigen Variablen Nationalität und Schulform hatte. Außerdem ist die Variable Schulort praktisch kaum interpretierbar. Zusätzlich wurde die Variable Einzelkind mit aufgenommen. Das gesamte Modell ist beschrieben durch den Zusammenhang:

DIG =   f [Schulform, Geschlecht,
         Nationalität, Einzelkind,
         Interaktion (Nationalität und Schulform),
         Interaktion (Geschlecht und Schulform).]

Der Vergleich der beiden Ergebnisse ergibt folgendes:

- Der Einfluß der Schulform wird in beiden Modellen praktisch identisch geschätzt.
- Der Einfluß der Nationalität ist nach dem zweiten Modell noch etwas stärker.
- Es besteht eine starke (positive) Interaktion zwischen Nationalität und Schulform: Ausländische Realschüler sind sehr viel besser geimpft als durch die Variablen Schulform und Nationalität erklärbar ist.

Die dritte Aussage konnte unser erstes Modell nach Konstruktion und Datenlage nicht finden.

Tabelle 30.1 stellt die oben verbal formulierten Zusammenhänge noch einmal durch die errechneten ORs dar und vergleicht sie mit denen, die aus den Häufigkeitstabellen errechnet wurden. Es stellt sich die Frage, wie die Unterschiede zwischen den drei Zahlenreihen zu interpretieren sind.

Die ORs aus den Häufigkeitstabellen enthalten dieselbe Information wie die entsprechenden Diagramme in Abbildung 30.1. So wurde die OR von 0,5 in Fröndenberg gegenüber Unna ohne Berücksichtigung irgendwelcher anderen Einflußvariablen wie Präsens von Schulformen oder Ausländeranteil in den beiden Bevölkerungen berechnet. Dieser Wert repräsentiert also den gemischten Einfluß aller Erklärungsvariablen, wie er durch Erhebung in den beiden Orten Fröndenberg und Unna gemessen werden kann.

Wenn die Regressionsrechnung nach dem 1. Modell demgegenüber ausweist, daß es keinen signifikanten Unterschied im Impfverhalten zwischen Schülern aus Fröndenberg und Unna gibt, bezieht sich das auf den wirklich ortspezifischen Anteil unter Berücksichtigung der anderen zur Erklärung herangezogenen Variablen.

Damit ist der tatsächlich zu beobachtende Unterschied der DIGe in Unna und Fröndenberg nicht auf regionsspezifische Gründe zurückzuführen, sondern kann durch differierende Ausländeranteile in den Bevölkerungen und/oder durch unterschiedliche Bedeutung der Schulformen erklärt werden.

Die Regression liefert also kombinierte Aussagen unter Berücksichtigung aller Faktoren. Wenn eine Regressionsrechnung einen positiven Einfluß der Schulform Gymnasium auf den Durchimpfungsgrad ausweist, haben schul- bzw. schichtspezifische Ursachen tatsächlich einen Erklärungswert für den besseren Durchimpfungsgrad an Gymnasien. Dies ist auch der Grund dafür, daß die Häufigkeitsauswertung sehr viel höhere Unterschiede zwischen den Schulformen ausweist, als die Regression: In den Anteilstabellen verstärken sich die Einflüsse der Schulformen und die gleichgerichtet wirkenden unterschiedlichen Ausländeranteile.

Aufgrund dieser Eigenschaften, Störvariable und Interventionen zu kontrollieren, lassen die Ergebnisse der Regressionsanalyse im Gegensatz zu zweidimensionalen Häufigkeitsverteilungen die tatsächlichen Ursachen unterschiedlicher Durchimpfungsgrade erkennen. Entsprechend sind hier mit größerer Sicherheit Lösungsstrategien zu entwickeln, die an den Ursachen ansetzen und daher effektiv sind.

Tab. 30.1: Ausgewählte Odds Ratios aus Häufigkeitstabellen und Regressionsmodellen

	Häufigkeitstabellen	Modell 1	Modell 2[a]
Deutsche	1,0	1,0	1,0
Ausländer	0,2	0,3	0,2
Hauptschule	1,0	1,0	1,0
Realschule	3,0	2,1	2,0
Gymnasium	7,8	5,0	5,3
Gesamtschule	1,0	1,0	1,0
Bergkamen	0,4	0,7	
Büren	0,6	1	
Fröndenberg	0,5	1	
Holzwickede	0,6	1	
Kamen	0,3	1	
Lünen	0,4	0,7	
Schwerte	1,0	1,5	
Selm	0,5	1	
Unna	1,0	1,0	
Werne	1,1	1,7	

a Orte sind nicht im Modell enthalten

30.5 Drei Thesen zum Einsatz komplexerer Verfahren in der kommunalen GBE

Die folgenden Thesen sollen die verschiedenen in dieser Arbeit diskutierten Aspekte von Methodenfragen in der kommunalen GBE zusammenfassen.

These 1: Die kommunale GBE kann auf Dauer nicht auf komplexe statistische Analyseverfahren verzichten.

Die kommunale GBE hat sich zum Ziel gesetzt, nicht nur die gesundheitliche Lage in der Region oder Kommune aufzuzeigen sondern auch Lösungsstrategien zur Behebung von Defiziten anzubieten. Dazu müssen Defizite nicht nur beschrieben sondern auf Kausalitäten untersucht werden. Dies ist mit den bisher angewandten Verfahren der zweidimensionalen Häufigkeitsverteilungen nicht zu leisten, weil mit diesen Verfahren Zusammenhänge zwischen mehreren Erklärungsvariablen nicht gefunden werden. Hier kann der Einsatz von Regressionsmodellen helfen. Dadurch können die Einflüsse mehrerer Variablen getrennt und die hautsächlichen Erklärungsvariablen gefunden werden. Dies ist das Rüstzeug, um effiziente und erfolgversprechende Lösungsstrategien als Handlungsempfehlungen für Verwaltung und Politik aussprechen zu können.

Der Einsatz komplexer Verfahren kann und soll die bisherigen Methoden nicht ersetzen sondern ergänzen. Als erster Überblick über erhobene Daten und als Mittel zur Darstellung der vorgefundenen Situation haben einfache, deskriptive Verfahren weiter ihren Wert.

These 2: Der Einsatz mathematisch-statistischer Modelle in der kommunalen GBE wird die Entwicklung des gesamten Komplexes vorantreiben.

Die kommunale GBE ist nicht nur auf der Suche nach adäquaten Analysemethoden. Auch in der Datenerhebung steht sie erst am Anfang. Es ist zu klären, welche Daten aus datenschutzrechtlichen Gründen erhoben werden dürfen und welche für sinnvolle Lösungsansätze nötig sind. Für den zweiten Aspekt kann der Einsatz mathematisch-statistischer Modelle sehr hilfreich sein. Die Aufstellung eines Modells zwingt nämlich dazu, sich selbst sehr genau darüber klar zu werden, welche Fragestellung man eigentlich untersuchen will, und welche Hypothesen getestet werden sollen. Sehr viel mehr als bei der Arbeit mit den üblichen zweidimensionalen Häufigkeitsdarstellungen fallen Oberflächlichkeiten und Schwächen in der Formulierung eines Problems auf. Bei der Modellbildung wird auch oft klar, daß die erhobenen Daten nicht ausreichen oder gar nicht das beschreiben, wofür sie als Indikator verwandt werden sollen. Diese Tatsachen werden für erste Projekte auf diesem Gebiet Anfangsschwierigkeiten erzeugen, in einem Rückkopplungsprozeß werden für Folgeprojekte aber wertvolle Anregungen für die anderen Aspekte eines Vorhabens in der Gesundheitsberichterstattung geliefert. Für das hier als Beispiel benutzte Impfprojekt ist z. B. die Erfassung eines besseren Schichtindikators, etwa Beruf des Vaters, ebenso sinnvoll wie eine Frage nach dem letzten Umzug oder dem Wohnort, um regionale Versorgungsverteilungen besser beschreiben zu können. Vielen Datenwünschen, die aus wissenschaftlicher Sicht sinnvoll sind, stehen allerdings Regelungen des Datenschutzes entgegen, sodaß im Einzelfall häufig nicht alle sinnvoll verwertbaren Daten erhoben werden können.

These 3: Die kommunalen Gesundheitsämter brauchen Hilfe, um aufwendigerere Methoden in der Gesundheitsberichterstattung einsetzen zu können.

Die kommunalen Gesundheitsämter sind weder von der Ausbildungsstruktur ihres Personals noch von der technischen Ausstattung oder von ihrem Zeitbudget her in der Lage, selbständig anspruchsvollere mathematische Methoden in die Gesundheitsberichterstattung zu übernehmen. Dazu bedarf es der einschlägigen Fachleute, die sich ausführlicher mit den entstehenden Problemen beschäftigen können. Ein möglicher Weg, anspruchsvollere Methoden in die kommunale Gesundheitsberichterstattung zu übernehmen, besteht in der Bearbeitung von Pilotprojekten zusammen mit externen Institutionen. Hier bieten sich örtliche Universitäten, Forschungsinstitute oder andere regionale Einrichtungen an. Das Impfprojekt des Kreises Unna wurde z. B. in

Zusammenarbeit mit dem Institut für Dokumentation und Information, Sozialmedizin und öffentliches Gesundheitwesen (IDIS) in Bielefeld durchgeführt. Mit einer solchen Zusammenarbeit können aufwendige Pilotprojekte bearbeitet werden, bei denen grundsätzliche Probleme gelöst werden und aus denen Handlungshilfen für andere Gesundheitsämter fließen können.

30.6 Schluß

Diese Arbeit sollte am Beispiel der Impfdaten des Kreises Unna zeigen, daß die kommunale Gesundheitsberichterstattung auf Dauer nicht ohne den Einsatz komplexer mathematischer Verfahren auskommt, wenn sie ihre anspruchsvollen Ziele erreichen will. Besonders werden die analytischen Schwächen der herkömmlichen deskriptiven Statistik aufgezeigt und Möglichkeiten der Abhilfe durch den Einsatz von Regressionsmodellen beispielhaft vorgeführt. Im Rahmen des Themas konnte nicht auf die technischen Voraussetzungen für den Einsatz der logistischen Regression eingegangen werden und auch keine Anleitung zum selbständigen Arbeiten mit derartigen Modellen gegeben werden. Konkrete Schritte einzelner Gesundheitsämter in diese Richtung sind vermutlich am besten im Rahmen eines Pilotprojekts mit Einbindung externer Stellen denkbar.

31 Qualitätssicherung in der sozialmedizinischen Begutachtung

R. Großpietzsch, M. Ihmann
Medizinischer Dienst der Krankenversicherung Niedersachsen, Aurich

Der ärztliche Sachverständige für die Sozialversicherung muß stets in der Einzelfall-begutachtung die Besonderheiten dieses Einzelfalles gegen allgemeingültige Regeln abgrenzen, wobei die Besonderheiten des Einzelfalles ein starkes Gewicht haben (Silomon, 1987). Der Sozialmedizinische Gutachter befindet sich somit stets in einem Spannungsfeld zwischen Proband und seinem behandelnden Arzt, der Solidargemein-schaft, dem Sozialrecht und den medizinischen Tatsachen.

Man könnte dies das ethische Dilemma des medizinischen Sachverständigen nennen und eine spezielle Gutachterethik fordern. Zumindest jedoch ist eines realisierbar: Die Erarbeitung eines Qualitätssicherungsprogramms für die sozialmedizinische Begutachtung, das einer allgemein anwendbaren Verfahrensvorschrift entspricht, wie sie etwa Seelos (1987) vorschlägt (vgl. Abb. 31.1).

Fünf bedeutende Problematiken im Berich der sozialmedizinischen Begutachtung stehen dem jetzt scheinbar entgegen:

- Die Konfliktsituation des ärztlichen Sachverständigen im Spannungsfeld zwischen der Medizin, dem Recht, dem Gutachtenauftraggeber, dem Probanden und dessen behandelndem Arzt.
- Probleme in der direkten Kooperation zwischen behandelndem Arzt und Gutachter (auch unter rechtlichen Aspekten).
- Die Unvermeidbarkeit von Einflüssen der Gutachterpersönlichkeit auf das Gutachten.
- Die Problematik der Qualitätssicherung von Untersuchungsverfahren, bei denen das Ergebnis der Untersuchung von der (motivierten) Mitarbeit des Patienten abhängt, also eine "patientenseitige" Problemstellung (zum Beispiel bei der Lungenfunktionsprüfung, Abschätzung psychomentaler Störungen, Schmerzsyndrom u.ä.).

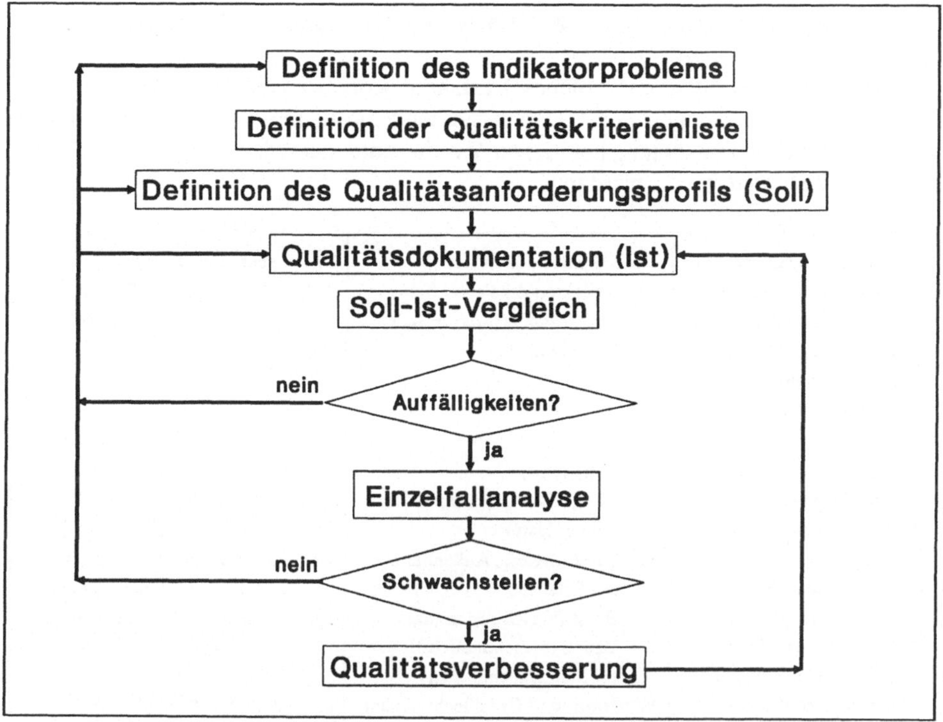

Abb.31.1: Allgemein anwendbare Verfahrensvorschrift (Algorithmus) zur Durchführung der Qualitätssicherung (nach Seelos, 1987)

Die heute geforderte Einzelbegutachtung mit Berücksichtigung der Individualität des jeweiligen Patienten scheint einer "standardisierten" Gutachtertätigkeit entgegenzustehen und damit der Möglichkeit einer vergleichenden Qualitätskontrolle.

Daraus ist zu folgern, daß eine Standardisierung des Begutachtungsvorganges schwer vorstellbar ist, wohl aber die Entwicklung tragfähiger Standards für die vergleichende Qualitätsanalyse des zu fertigenden schriftlichen Gutachtens - und damit seiner Qualitätssicherung.

So hat z.B. Fassl (1986) tabellarisch die Dimensionen einer Gesamtanamnese zusammengestellt, um eine Auswertung auf ausreichende Vollständigkeit zu ermöglichen (vgl. Übersicht 31.1)

Im Bereich des Medizinischen Dienstes der Krankenversicherung Niedersachsen (MDKN) wurde nach vorausgeschickten Grundsatzüberlegungen (Großpietzsch, Ihmann, 1989) ein Vierzehnpunktekatalog zur vergleichenden Qualitätsanalyse zusammengestellt, der alle Anregungen und Erfahrungen auf diesem Gebiet und den verschiedenen Gutachterbereichen der Leistungsträger (vgl. Übersicht 31.2) aufzunehmen bemüht ist.

Dabei wird zunächst im Stichprobenverfahren zur Sicherung der Akzeptanz beim Gutachter eine anonymisierte Qualitätsprüfung von sozialmedizinischen Gutachten unseres Tätigkeitsbereiches auf Bezirksebene des Medizinischen Dienstes der Krankenversicherung etabliert.

Darüber hinaus eröffnet ein solches Verfahren jedoch auch die Möglichkeit von Longitudinalbeobachtungen des Gutachtergeschehens in unserem Bereich, nämlich bei beanstandeten Gutachten, bei denen Zweit- und/oder Mehrfachgutachten vom Leistungsträger angefordert werden.

A) Veränderungen und Störungen im somatischen, psychischen und sozialen Bereich (symptomatologische-nosologische Komponenten)	B) Körperregionen und Schichten der Persönlichkeit (somatisch-psychische Komponenten)	C) Lebensbereiche und Lebenskreise der Person (Umwelt und Gesellschaft)
1. des Empfindens und Fühlens (Sensus) 2. der Form und Gestalt (Morphe) 3. der Aufgabe, Betätigung oder Leistung (Funktion) 4. "Krankheiten" (Nosos) (geschlossene diagnostische Begriffe aus der eigenen und familiären Anamnese)	**Körperregionen** 5. Kopf (Gesicht, Haare, Mund, Zähne, Hals) 6. Sinnesorgane, Außenbereiche des Erlebens 7. Brust (einschl. Mammae) 8. Bauch (einschließlich Bruchpforten, Bauchdecken) 9. Harn- und Geschlechtsorgane (Genitale, Menstruation, Schwangerschaft[en]) 10. Rücken (Nacken, Kreuz, Gesäß, After) 11. Arme und Beine 12. Körper allgemein, Körperoberfläche **Schichten der Person** 13. Lebensgrund 14. Personeller Überbau (bewußtes Denken, Wollen, Fühlen) 15. Autonom gestaltete Lebensweise (res non naturales, aer, cibus et potus, samnus et vigilia, motus et quies, excreta et secreta, affectus animi)	16. Engere Umwelt (sozialer Nahbereich) 17. Weitere Umwelt (Heimat) 18. Regelmäßige Belastungen (Arbeits- und Leistungswelt) 19. Außerordentliche Ereignisse (Schicksalsschläge, Glücksfälle) 20. Welt der Werte, Ideen, Kultur, Metaphysik 21. Sonstige Lebensbereiche (Sport, Freizeit, Urlaub, Spiel)

Übersicht 31.1: Dimensionen der Gesamtanamnese (nach Fassl, 1986)

		Ja	Nein	Entf.
1.	Ist die Anamnese hinreichend vollständig?	( )	( )	
1.1	Läßt sie die Krankheitserscheinungen und ihre Bedeutung erkennen?	( )	( )	
1.2	Gibt sie ein Bild von der Persönlichkeit des Kranken?	( )	( )	
1.3	Enthält sie Aussagen über die Vorstellung des Kranken von seinem Leiden?	( )	( )	
1.4	Enthält sie die notwendigen Angaben zu sozialmedizinischen Aspekten (soziale Einbindung am Arbeitsplatz und Familie)?	( )	( )	
1.5	Zur Arbeitsplatzsituation?	( )	( )	
1.6	Zum psychovegetativen Bereich?	( )	( )	
2.	Enthält das Gutachten eine (verlaufsgerechte) Auflistung von Fremdbefunden?	( )	( )	( )
3.	Entspricht die Befunderhebung der Anamnese?			
3.1	Sind die grundsätzlich zu fordernden Routineuntersuchungen durchgeführt?	( )	( )	
4.	Ist die Diagnose gesichert?	( )	( )	
4.1	durch obligate Kriterien?	( )	( )	
4.2	durch fakultative Kriterien?	( )	( )	
4.3	durch Ausschlußkriterien?	( )	( )	
4.4	Oder stützt sich die Diagnose nur auf subjektive Beschwerdeangaben?	( )	( )	
4.5	Oder Mitteilungen des behandelnden Arztes?	( )	( )	
4.6	Ergeben sich Hinweise auf überflüssige Diagnostik?	( )	( )	
5.	Sind gesundheitliche Regelwidrigkeiten (hinsichtlich ihres Krankheitswertes) anhand der erhobenen Befunde eingestuft? (z.B. gering - mittel - hochgradig)	( )	( )	
6.	Werden weiterführende Maßnahmen empfohlen?	( )	( )	( )
6.1	diagnostische	( )	( )	( )
6.2	therapeutische	( )	( )	( )
6.3	innerbetriebliche Arbeitsplatzumsetzungen oder berufsfindende Maßnahmen? (mit Motivationseinschätzung)	( )	( )	( )
7.	Ist die medizinische Begründung bei gegebener (oder nicht gegebener) Arbeitsunfähigkeit und deren Dauer eindeutig?	( )	( )	
8.	Ist bei Antrag für Leistungen nach § 53 (1) die Schwerpflegebedürftigkeit ausreichend begründet? (SGB V)	( )	( )	
9.	Erbetene Stellungnahme zu § 51 (1) ausreichend begründet? (SGB V)	( )	( )	
10.	Ist das Ergebnis der Begutachtung mit dem Versicherten besprochen worden, soweit dies am Ende der Untersuchung schon möglich war?	( )	( )	( )
11.	Kann das Gutachten für andere Leistungsträger herangezogen werden?	( )	( )	
12.	Lag eine eindeutige Beweisfrage vor?	( )	( )	
12.1	Wenn ja, ist sie schlüssig und für die Verwaltung verständlich beantwortet worden?	( )	( )	( )
12.2	Ist bei fehlender Beweisfrage ein sinnvolles sozialmedizinisches Gutachten erstellt?	( )	( )	( )
13.	Ist trotz geringen Umfanges die Beweisfrage so eindeutig beantwortet, daß Zweifel an der Schlüssigkeit und Verwertbarkeit nicht berechtigt sind?	( )	( )	( )
14.	Geht die Beantwortung der Beweisfrage über die Gutachtenanforderung hinaus?	( )	( )	

Ort:
Datum:
Zeichen:

Übersicht 31.2: Standards zur Qualitätssicherungsanalyse für sozialmedizinische Gutachten

Dies entspricht einer Forderung von Schoknecht (1987), der festgestellt hat, daß derartige Zahlen für anamnestische Befragungen fast vollständig fehlen würden, während in der Literatur Angaben über die Validität diagnostischer Verfahren - etwa durch Nennung falschpositiver oder falschnegativer Befunde - zu finden seien. Ein Grund hierfür liege in der Tatsache, daß Befragungsergebnisse nur selten detailliert nachprüfbar seien. Auch bei epidemiologischen Querschnittstudien bestehe kaum die Möglichkeit einer Überprüfung. Dagegen eröffneten Longitudinalstudien einen Zugang zu statistischen Aussagen über den Wahrheitsgehalt von Befragungen (siehe auch Großpietzsch, Großpietzsch, 1986).

Neuhaus (1987) weist darauf hin, daß der Hintergrund, vor dem ein Entscheidungsprozeß ablaufe, vom Ausmaß und der Dringlichkeit des diagnostischen Problems abhänge, vom Umfang der aktuellen medizinischen Information und von der notorischen menschlichen Unfähigkeit, zahlreiche unterschiedliche Wahrscheinlichkeiten gleichzeitig zu bewerten. Stattdessen reduziere der Arzt die Vielfalt der Komplexität der vorliegenden klinischen Befunde in einfacher strukturierte Modelle, indem er einen Schlüsselbefund auswähle und für diesen eine Liste von Ursachen generiere.

Ein Qualitätssicherungsprogramm für die sozialmedizinische Begutachtung kann die Akzeptanz der Gutachten bei allen Beteiligten verbessern und die Gewißheit sozialer Gerechtigkeit im Begutachtungswesen sicherstellen. Dies verbessert die Umsetzbarkeit der gutachterlichen Empfehlungen für den auftraggebenden Leistungsträger und nicht zuletzt für den betroffenen Versicherten.

Darüber hinaus könnte die Verpflichtung an ein "Standardgutachten", ähnlich wie die Standardmethodik in der kurativen Medizin, eine Absicherung des Gutachters bewirken, auf der Grundlage einer "allgemeingültigen Gutachtermethodik".

Literatur:

Fassl, H. (1986): Die strukturierte Anamnese. In: Diagnostik 19, S. 15-17.

Großpietzsch, R., S.M. Großpietzsch (1986): Die Wahrheitsfrage in der sozialmedizinischen Begutachtung. In: Öff. Gesundh.-Wes. 48, S. 277-280.

Großpietzsch, R., M. Ihmann (1989): Überlegungen zu einem Qualitätssicherungsprogramm. In: Dtsch. Ärzteblatt 86, S. 869-874.

Neuhaus, G.A. (1987): Ärztliche Entscheidungen im Grenzbereich - Grenzen der Medizin. In: Der Kassenarzt 26, S. 25-29.

Schoknecht, G. (1987): Wie zuverlässig sind Befragungsergebnisse bei epidemiologischen Studien? In: Medwelt 38, S. 1067-71.

Seelos, H.-H. (1987): Perspektiven einer computergestützten Qualitätssicherung in der Krankenhausmedizin. In: Krankenhaus-Arzt 60, S. 831-833.

Silomon, H. (1987): Der Einzelfall und die Regel. In: Dtsch. Ärzteblatt 84, S. 746-748.

VII Daten zur Gesundheitslage

32 Was tragen Gesundheitsindikatoren zur Evaluation bei?

P. Zweifel
Institut für Empirische Wirtschaftsforschung der Universität Zürich

32.1 Einleitung und Übersicht

Unter Evaluation soll in dieser Arbeit das Bemühen verstanden werden, systematisch den Zielerreichungsgrad getroffener Maßnahmen (insbesondere im Gesundheitswesen) zu ermitteln. Mit Hilfe der Evaluation sollen Erfahrungen so aufbereitet werden, daß man aus ihnen für die Zukunft lernen kann. Im Gesundheitswesen handelt es sich dabei allerdings um eine neue Tätigkeit, galt doch bis vor wenigen Jahren der Grad der Zielerreichung in der Medizin von vorneherein als sehr hoch; von Evaluation war deshalb bis vor kurzem nicht die Rede. In der Zwischenzeit hat sich einerseits der Staat finanziell so stark im Gesundheitswesen engagiert und ist andererseits die Konkurrenz um die öffentlichen Mittel so scharf geworden, daß auch Maßnahmen zugunsten der Gesundheit immer mehr der Bewertung durch eine dritte Instanz unterzogen werden.

Insofern das Ziel medizinischer Leistungen in der Erhaltung oder Verbesserung der Gesundheit von kranken Menschen besteht, muß sich Evaluation notgedrungen auf Messungen des Gesundheitszustandes berufen, um den Grad der Zielerreichung feststellen zu können. Dabei ergibt sich das zentrale Problem, daß Gesundheit, auch wenn man von subjektiven Wertungen der Betroffenen absieht, viele unterschiedliche Aspekte aufweist, weswegen man eigentlich nie erwarten kann, diese Größe in einem Maß einzufangen. Auch hier zeichnet sich ein Wandel ab: Immer weniger werden klinische Messungen und ärztliche Wertungen als abschließender Nachweis einer Veränderung des Gesundheitszustands akzeptiert. Vielmehr wird der Patient vermehrt als souveräner Konsument gesehen, dessen Einschätzung in die Messung des Zielerreichungsgrads eingehen muß (Brook, Lohr, 1982; Gutzwiller, Kocher, 1982; Selbmann, 1984).

Diese Anforderung führt dazu, daß mehrere Personen in die Messung der Gesundheit einbezogen werden. Damit wird aber "Gesundheit" zu einer theoretischen Größe,

die nicht mehr unmittelbar erfaßt werden kann, sondern sich nur noch mit Hilfe mehr-
facher, jedoch ungenauer Indikatoren annähernd abbilden läßt. Man hat sich in der
Evaluationspraxis oft mit der sogenannten Kosten-Effektivitäts-Analyse beholfen, um
im konkreten Falle trotzdem eine Wertung von Alternativen vornehmen zu können:
Falls verschiedene Therapien den gleichen Beitrag zur (unbeobachteten) Gesundheit
leisten, so entfällt das Problem der Gesundheitsmessung, und der Vergleich kann sich
auf die Kosten beschränken. Dieser Ausweg bietet sich jedoch in vergleichsweise
wenigen Fällen an, so daß die Evaluation im Gesundheitswesen nur vorankommt,
wenn über die Eigenschaften und Einsatzmöglichkeiten von Gesundheitsindikatoren
Klarheit geschaffen wird. Hierzu soll die vorliegende Arbeit einen Beitrag leisten.

Während in der bisherigen Literatur meist eine einfache Durchschnittsbildung verschiedener Messungen vorgenomen wurde, um ein Gesundheitsprofil oder auch einen
Gesundheitsindex herzustellen, wird hier vorgeschlagen, Gesundheit und ihre wichtigsten Komponenten ganz allgemein als theoretische, nicht unmittelbar beobachtbare
Größen aufzufassen, die durch eine Vielzahl von meßfehlerbehafteten Indikatoren
abgebildet werden. Von jeder Indikatormessung wird also angenommen, sie gebe für
sich allein genommen den wahren Gesundheitszustand nur unzuverlässig, durch
ungenaue Entsprechung und Meßfehler verfälscht, wieder.

Vor dem Hintergrund dieser Grundidee wird im nachfolgenden Abschnitt ein all-
gemeines Modell entwickelt. Neben dem strukturellen Kern, welcher die systematischen Einflüsse auf den Gesundheitszustand - von den Umweltfaktoren bis hin zum
chirurgischen Eingriff - enthält, tritt ergänzend ein sogenanntes Meßmodell, das die
verschiedenen Beziehungen zwischen den latenten Größen und den sie darstellenden
Indikatoren samt Meßfehlern abbildet. Mit dieser Vorgabe sollen sodann einige der
bekannteren Gesundheitsindices konfrontiert werden, insbesondere das Sickness
Impact Profile (SIP), das Nottingham Health Profile (NHP) und der McMaster Health
Index Questionnaire (MHIQ). Daß diese modellmäßigen Vorstellungen durchaus
auch schon für die Praxis nutzbar gemacht worden sind, soll am Beispiel des MIMIC-
Index der Behinderung durch Psoriasis dargestellt werden. Im letzten Abschnitt wird
versucht, Bilanz zu ziehen und aufzuzeigen, welche Kriterien Gesundheitsindikatoren
(und auf ihnen aufbauend ein Gesundheitsindex) erfüllen müssen, um für die Evaluation medizinischer Maßnahmen fruchtbar zu werden. Die Argumentation bezieht sich
der Einfachheit halber stets auf individuelle Messungen; sie hat aber auch durchwegs
für kollektive Messungen Bedeutung, wo die verfügbaren Indikatoren meist in einem
noch lockereren Zusammenhang mit der theoretischen Größe "Gesundheit" stehen.

32.2 Gesundheitsindikatoren und ihre wünschbaren Eigenschaften

Es ist heute üblich, in Anlehnung an die Definition der WHO die Gesundheit in die
drei Komponenten physische, psychisch-geistige und soziale Gesundheit zu unterteilen (Brooks, 1986). Im folgenden werden diese drei Komponenten als latente, nicht
direkt beobachtbare Größen aufgefaßt (vgl. die Kreise der Abb. 32.1). Diese Kreise
sind durch Pfeile miteinander verbunden, die kausale Einflüsse symbolisieren. Die

drei Komponenten werden üblicherweise weiter untergliedert; so hat z.B. die physische Gesundheit etwas damit zu tun, ob man gehen, essen, sehen, hören usw. kann (vgl. die linke Seite der Abb. 32.1). Diese Teilkomponenten versucht man dann durch verschiedene Indikatoren operationell zu fassen. So läßt sich die Teilkomponente "Mobilität" in die beobachteten Indikatoren Beweglichkeit, Gehfähigkeit, Treppensteigen, Überwinden einer bestimmten Distanz, Rennen, Laufen usw. zerlegen (vgl. die Kästchen auf der linken Seite der Abb. 32.1).

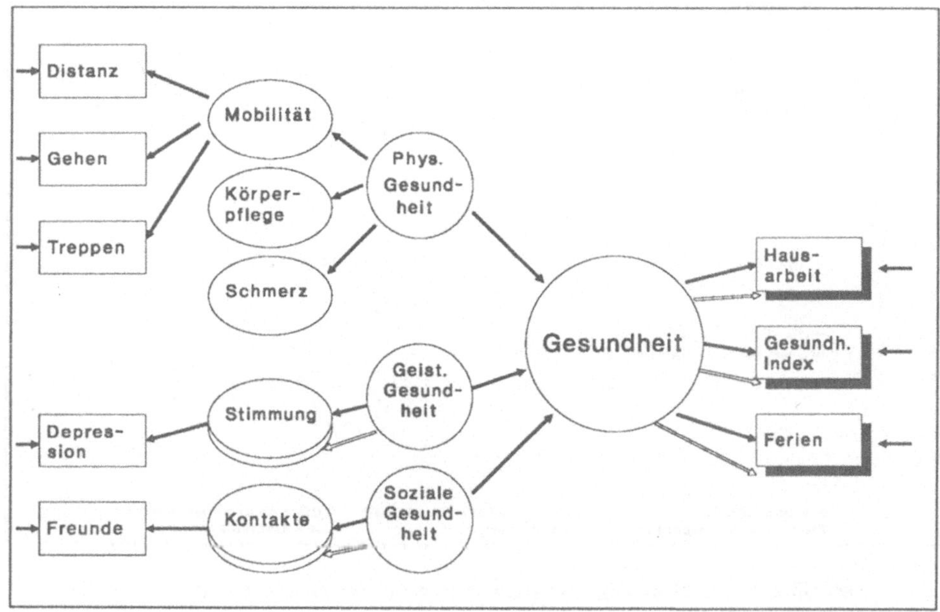

Abb. 32.1: Beziehungen zwischen dem Gesundheitszustand und seinen Indikatoren

Werden die Indikatoren anschließend zu einer einzigen Größe zusammengefaßt, so spricht man von einem Gesundheits-Index (großer Kreis der Abb. 32.1) Anhand dieses grundlegenden Schemas sollen nun im folgenden die Anforderungen an Gesundheitsindikatoren skizziert werden. Ein einzelner Gesundheitsindikator, damit aber auch ein Gesamtindex, muß valide, sensitiv, zuverlässig, konsistent, verständlich, relevant und praktikabel sein (Pedroni, Zweifel, 1990, Kap. 3).

32.2.1 Validität

Validität zeigt an, ob ein Indikator die interessierende latente Größe wiedergibt. Ein valides (gültiges) Maß vermittelt Information über die interessierende Gesundheitskomponente und nichts anderes. Diese Bedingung ist in der Praxis gar nicht so leicht zu erfüllen, wie das im Teil I der Abb. 32.2 eingetragene Beispiel zeigt. Die Indikatormessung entspreche der Antwort auf die Frage, ob die Auskunftsperson in der vergangenen Woche unter einer Schlafstörung gelitten hat. Dieser Indikator sagt zwar etwas über die physische Gesundheit aus; gleichzeitig dürfte er aber auch von der psychischen Gesundheit abhängen. Er ist deshalb nicht vollumfänglich valide in Bezug auf die physische Gesundheit (vgl. Teil I der Abb. 32.2).

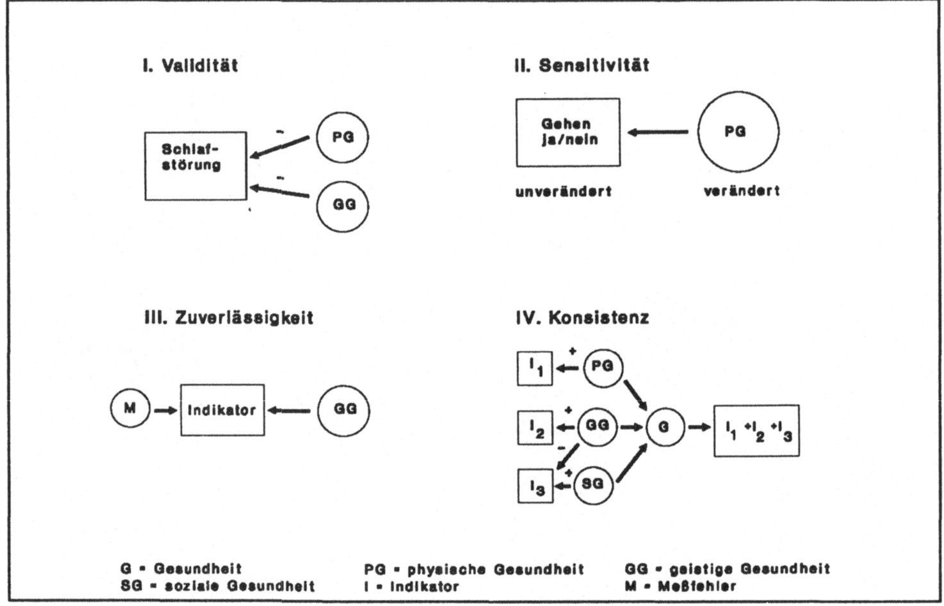

Abb. 32.2: Wünschbare Eigenschaften von Gesundheitsindikatoren (schematisch)

32.2.2 Sensitivität

Sensitivität bezeichnet die Fähigkeit eines Maßes, auch geringe Veränderungen der interessierenden latenten Größe wiederzugeben. Mangelnde Sensitivität liegt z.B. dann vor, wenn eine Therapie der Gehfähigkeit und damit die physische Gesundheit des Behinderten merklich verbessert, der verwendete Indikator aber lediglich "kann Proband gehen, ja oder nein" erfaßt. Eine feinere Abstufung dieses Indikators könnte die Sensitivität erhöhen (vgl. Teil II der Abb. 32.2).

32.2.3 Zuverlässigkeit

Bei der Frage der Zuverlässigkeit geht es um den Einfluß des Meßfehlers auf den Indikator (vgl. Teil III der Abb. 32.2). Hohe Zuverlässigkeit liegt dann vor, wenn die Unterschiede der Indikatormessungen (genauer: ihre Streuung) vor allem auf Unterschiede (genauer: die Streuung) der interessierenden Gesundheitskomponente und nur zu einem kleinen Teil auf den (zufälligen) Meßfehler zurückgehen. Bei einem zuverlässigen Indikator besteht auch die Gewähr, daß wiederholte Messungen tatsächlich eingetretene Veränderungen des Gesundheitszustandes und nicht das Auf und Ab von Meßfehlern registrieren.

32.2.4 Konsistenz

Konsistent ist ein zusammengesetztes Maß dann, wenn zwischen seinen Komponenten keine Widersprüche bestehen. Konsistenzprobleme können sich insbesondere bei der Zusammenfassung mehrerer Indikatoren zu einem Index ergeben. Teil IV der Abb. 32.2 zeigt einen besonders einfachen Fall: Drei Indikatoren stehen für die Wiedergabe der drei Komponenten des Gesundheitszustandes (physische, psychische und soziale Gesundheit) zur Verfügung. Einer davon repräsentiert allerdings gleichzeitig Aspekte der sozialen und geistigen Gesundheit. Durch eine einfache Summation der drei Indikatormessungen soll ein Index des allgemeinen Gesundheitszustandes gewonnen werden.

Diese Zusammenfassung ist dann nicht konsistent, wenn z.B. einer der Indikatoren gegenläufig zur interessierenden Größe variiert, wie Indikator Nr. 3 (für die geistige Gesundheit) im Teil IV der Abb. 32.2. So deutet eine Absenz von Konflikten mit Familienangehörigen und von Klagen am Arbeitsplatz (erhoben im Rahmen der Health Insurance Study der Rand Corporation; vgl. Ware, 1980) auf ein hohes Maß an sozialer Gesundheit hin. Gleichzeitig könnte sie aber als Ausdruck einer gewissen Apathie oder eines mangelnden Durchsetzungsvermögens, also einer verminderten geistigen Gesundheit, interpretiert werden. Trifft diese zweite Interpretation zu, so ist die Konsistenzbedingung verletzt, weil der Wert des aggregierten Index zurückgeht statt ansteigt, wenn sich der geistige Gesundheitszustand verbessert.

32.2.5 Verständlichkeit, Relevanz und Praktikabilität

Das beste Gesundheitsmaß nützt nicht, wenn es für die späteren Anwender unverständlich bleibt; insbesondere muß es sich für Ärzte und medizinisches Personal als relevant erweisen, damit es auch wirklich verwendet wird. Schließlich hängt es auch von den Kosten der Informationsgewinnung ab, ob ein Indikator bzw. ein Gesamtindex praktikabel ist.

32.3 Eine grundsätzliche Anforderung aus ökonomischer Sicht

Die im vorhergehenden Abschnitt vorgestellten Anforderungen an Gesundheitsindikatoren gehen implizit von zwei Annahmen aus:

- Der Gesundheitszustand ist die einzige interessierende Größe.

- Der Gesundheitszustand kann nur durch medizinische Maßnahmen wesentlich beeinflußt werden.

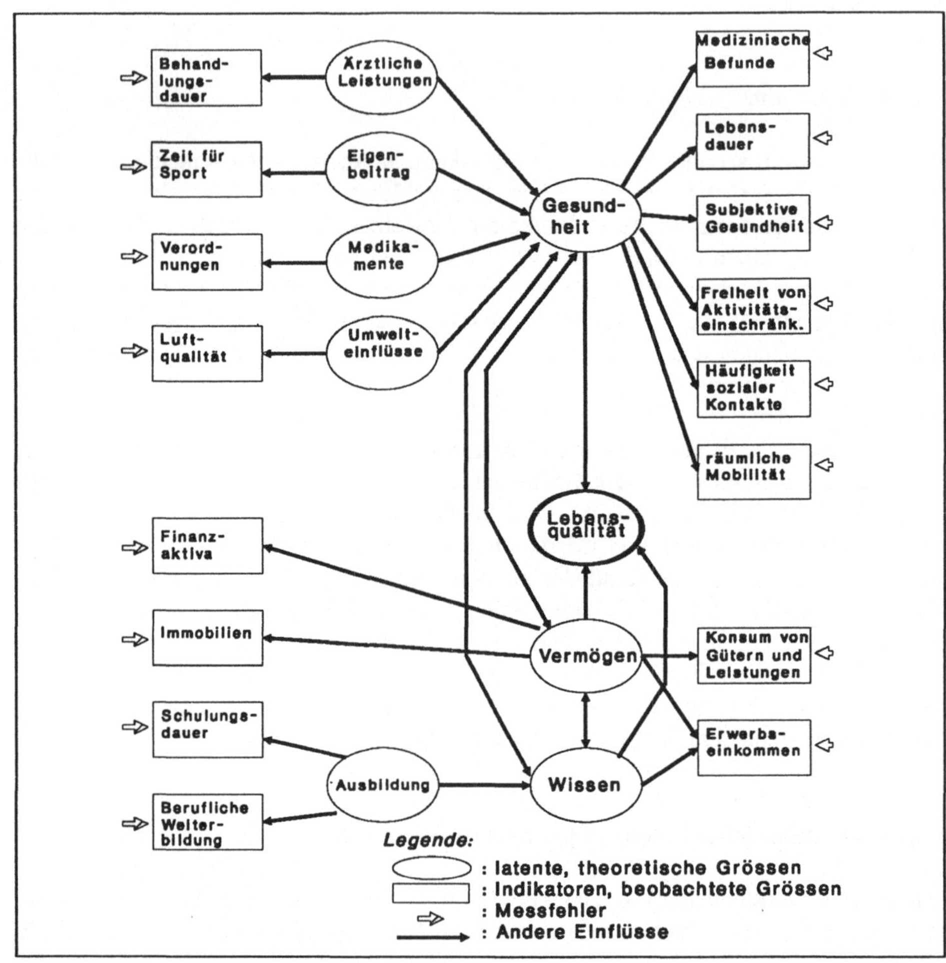

Abb. 32.3: "Produktion" von Lebensqualität

Demgegenüber fassen die Ökonomen die Gesundheit als ein Gut auf, das mit Hilfe verschiedener Leistungen "produziert" wird. Einen wichtigen sog. Input in diesen Produktionsprozeß bilden die eigenen Vorkehrungen zur Erhaltung und Verbesserung des Gesundheitszustands, vom Verzicht auf eine mit allzuviel Streß beladene berufliche Karriere bis hin zur gesundheitsbewußten Ernährung. Insbesondere legen verschiedene empirische Untersuchungen die Vermutung nahe, daß auf der Ebene breiter Bevölkerungsssschichten Investitionen in eine verbesserte allgemeine Ausbildung einen größeren gesundheitlichen Ertrag abwerfen als zusätzliche Investitionen zugunsten des Gesundheitswesens (Auster et al, 1969; Newhouse, Friedlander, 1980; Zweifel, 1978). Dieser Ertrag wurde allerdings lediglich als Reduktion der Mortalitätsrate gemessen, läßt also Aspekte der Lebensqualität außer Acht.

Doch wenn man mit dem Beitrag der Medizin zur Lebensqualität argumentieren will, muß man um so mehr die These akzeptieren, daß diese Lebensqualität auch von anderen, insbesonderen wirtschaftlichen Einflußfaktoren abhängt. In überzeugender Weise ist dieser Standpunkt von Williams (1988) zum Ausdruck gebracht worden. Er betrachtet Gesundheit, Vermögen und Wissen (health, wealth, wisdom) als die drei Aktiva, deren Zusammenwirken die Lebensqualität ausmacht. Nur wer gesund ist, sich dank genügendem Vermögen auch Konsumgüter beschaffen und sie dank seiner Bildung auch zweckmäßig verwenden kann, genießt ein hohes Maß an Lebensqualität.

Damit wird die Gesundheit zu einem von drei produzierten Aktiva, die ihrerseits Komponenten der Lebensqualität bilden. Alle vier Größen sind als latent aufzufassen und stehen in kausalen Beziehungen zueinander. So wirkt sich z.B. eine gute Gesundheit über das Arbeitseinkommen zumindest mittelbar auf den Vermögensstatus aus (vgl. dazu den Nachweis von Luft, 1972), und eine gute Ausbildung erhöht nicht nur die Chancen auf dem Arbeitsmarkt, sondern wirkt sich auch positiv auf den Gesundheitszustand aus (Grossman, 1975).

Diese Zusammenhänge, die in den bisherigen Darstellungen der Gesundheitsindikatoren vernachlässigt wurden, sind in der Abb. 32.3 berücksichtigt. Die Graphik verdeutlicht, daß zur Messung der Lebensqualität, ja sogar der Gesundheit als Komponente der Lebensqualität, auch Messungen über sozioökonomische Tatbestände mit einbezogen werden müssen. Sonst läuft man Gefahr, insbesondere Einflüsse der Wirtschaft (z.B. Arbeitslosigkeit) und der Umwelt (Sauberkeit von Luft und Wasser) zu übersehen und damit Veränderungen und Unterschiede im Gesundheitszustand ausschließlich medizinischen Interventionen zuzuschreiben. Selbstverständlich kann die Abb. 32.3 nicht alle Indikatoren enthalten, die zur "Produktion von Lebensqualität" gehören. Es geht hier nur um das Grundkonzept, das den Hintergrund für die im nachfolgenden Abschnitt vorgenommene Beschreibung und Wertung einiger bekannter Gesundheitsindices abgeben soll.

32.4 Beurteilung einiger verbreiteter Gesundheitsindices

In diesem Abschnitt sollen die Gesundheitsindikatoren von vier bekannten Gesundheitsindices vorgestellt und an den in den beiden vorhergehenden Abschnitten genannten Kriterien beurteilt werden. Es handelt sich um das "Sickness Impact Profile" (SIP), das "Nottingham Health Profile" (NHP), den McMaster Health Index Questionnaire (MHIQ) sowie den MIMIC-Behinderungsindex.

32.4.1 Das "Sickness Impact Profile" (SIP)

Das Sickness Impact Profile (SIP) wurde entwickelt, um den Gesundheitszustand und seine Veränderung bei einzelnen Patienten mit chronischen und akuten Krankheiten zu messen (Bergner et al, 1981, S. 787 ff; Bergner, 1988, S. 49 ff). Das SIP erfaßt Störungen des individuellen Verhaltens, die als Ausdruck einer Krankheit verstanden werden. Das Anwendungsgebiet des SIP ist sehr breit; es kann für alle möglichen Krankheiten, die verschiedensten Schweregrade und für unterschiedliche Gruppen der Bevölkerung benützt werden.

Das SIP beruht auf einem Fragebogen mit 136 Fragen bzw. Aussagen, die der Befragte ankreuzen kann, wenn sie auf ihn zutreffen (vgl. Übersicht 32.1). Die Fragen beziehen sich auf zwölf verschiedene Aspekte des Lebens: Schlaf und Ruhe, Essen, Haushaltführung, Arbeit, Sex, Freizeit, Körperpflege und Bewegung, Mobilität, Gehfähigkeit, emotionales und geistiges Verhalten, soziale Interaktionen und Kommunikation. Damit beschränkt sich das SIP darauf, einen Mangel an Gesundheit zu ermitteln (vgl. Abb. 32.1), ohne auf den Beitrag verschiedener Einflüsse und Aktivitäten auf den Gesundheitszustand einzugehen (vgl. Abb. 32.2). Außerdem lassen sich nur sieben der zwölf erfaßten Aspekte den drei üblicherweise unterschiedenen Dimensionen der Gesundheit zuordnen.

Übersicht 32.1: Beispiele von Einzelaussagen des Sickness Impact Profile (SIP)

Teilkomponente		Einzelaussagen (ja/nein)
Schlaf + Ruhe	-	Ich schlafe auch während des Tages
Essen	-	Ich kann keine feste Nahrung zu mir nehmen
		Ich werde intravenös ernährt
Arbeit	-	Ich arbeite gar nicht
Haushalt	-	Ich kann keine schwere Hausarbeit machen
Freizeit	-	Ich kann meine üblichen Freizeitaktivitäten nicht ausführen
Gehen	PG	Ich kann nur eine kurze Distanz gehen und muss häufig ausruhen
Möbilität	PG	Ich muss in einem Raum bleiben
Körperpflege	PG	Ich kann nicht selbst baden
Soziale Kontakte	SG	Ich nehme weniger häufig an Anlässen teil
Verhalten	-	welches Datum gerade ist
Emotionales Verh.	SG	Ich lache oder weine plötzlich
Kommunikation	SG	Ich habe Schwierigkeiten beim Schreiben

Qelle: Bergner, 1988, S. 80
PG = physische Gesundheit; SG = psychosoziale Gesundheit

Das SIP wurde in klinischen Versuchen verschiedentlich angewendet. So wurden z.B. Patienten, die einen Herzinfarkt erlitten, nach einem Zufallsverfahren drei verschiedenen Gruppen zugeordnet, um zu testen, wie sich eine Nachbetreuung auf den Gesundheitszustand der Patienten auswirkt (Ott et al, 1983). Als sozusagen einziger

Beitrag zur "Produktion von Gesundheit" erscheinen damit medizinische Interventionen. Da aber immer auch andere Einflußfaktoren für eine Veränderung des Gesundheitszustandes verantwortlich sein könnten (vgl. Abb. 32.3), läuft das SIP Gefahr, den Einfluß medizinischer Interventionen zu überschätzen.

32.4.2 Das "Nottingham Health Profile" (NHP)

Das Nottingham Health Profile (NHP) ist vor allem in England eines der häufiger verwendeten Meßinstrumente. Es beruht wie das SIP auf subjektiven Einschätzungen des Gesundheitszustandes (McEwen, 1988; Hunt, 1984, S. 165 ff.) Der Fragebogen besteht aus zwei Teilen, wobei Teil I leicht verständliche Fragen zu sechs Problemgebieten enthält, die mit ja oder nein zu beantworten sind: Schlaf, physische Mobilität, Energie, Schmerz, emotionale Reaktionen und soziale Isolation. In Teil II des Fragebogens wird untersucht, inwieweit gesundheitliche Probleme das tägliche Leben beeinträchtigen. Gefragt wird nach den Auswirkungen in folgenden sieben Bereichen: bezahlte Arbeit, Hausarbeit, persönliche Beziehungen, soziales Leben, Sex, Hobbies und Ferien. Das NHP stellt demnach der Versuch dar, die Gesundheit sowohl von ihren Komponenten wie von ihren Auswirkungen her zu erfassen, also die in Abb. 32.1 dargestellten Beziehungen umfassend abzubilden.

Da sämtliche Indikatoren nur auf ja/nein-Antworten beruhen, ist in jedem einzelnen von ihnen der Anteil des Meßfehlers an der beobachteten Streuung relativ groß. Die Zuverlässigkeit des NHP hängt vom Ausgleich dieser Meßfehler im Zuge der Aggregation ab. Dieser Ausgleich kommt jedoch nur dann zustande, wenn eine befragte Person bei der einen Antwort "übertreibt", so daß der Indikator auf 1 (Behinderung vorhanden) springt, während sie bei einer anderen Frage "untertreibt" (Indikatorwert 0, keine Behinderung), obschon gewisse Behinderungen bestehen. In der praktischen Anwendung des NHP zeigt es sich aber, daß nur schwerkranke Personen überhaupt in die Lage kommen, bei mehreren Indikatoren den Wert 1 anzugeben. Der Ausgleich der Meßfehler im Zuge der Aggregation zum NHP-Gesamtindex erscheint deshalb in vielen Fällen nicht gewährleistet. Weist jemand umgekehrt in allen Problemgebieten Indikatorwerte von Null auf, so kann das NHP keine Verbesserungen mehr anzeigen, auch wenn sich der Betreffende bei der nächsten Befragung vielleicht besser fühlt. Andererseits sind einige wichtige Behinderungen im NHP nicht enthalten, so zum Beispiel Defekte der Sinnesorgange, Probleme mit dem Essen und Inkontinenz.

32.4.3 Der McMaster Health Index Questionnaire (MHIQ)

Der McMaster Health Index Questionnaire (MHIQ) enthält Fragen zu allen drei Komponenten der Gesundheit (Chambers, 1984, S. 160 ff.; 1988, S. 113 ff.). 24 Fragen, von der Selbständigkeit bis hin zur Hör- und Sehfähigkeit, werden zur Komponente "physische Funktionen" aggregiert, während 25 Fragen zum allgemeinen Wohlbefinden, zu Arbeit, sozialer Rolle, materieller Situation, Freunden und Familie die "soziale Komponente" ergeben. Schließlich liefern 25 Fragen über Gefühle der Selbsteinschätzung, Einstellungen gegenüber anderen Personen, Beziehungen,

318   P. Zweifel

Gedanken an die Zukunft die Grundlagen für die "emotionale Komponente". Die
Übersicht 32.2 zeigt einige Beispiele aus dem MHIQ-Fragebogen.

Übersicht 32.2: Beispiele von Einzelaussagen des McMaster Health Index Questionnaire

Aussage[1]	Beziehung zu GG[2]
Ich glaube, daß mein Leben nicht sehr sinnvoll ist	-
Jedermann sollte jemanden haben, dessen Glück ihm ebenso wichtig ist wie sein eigenes	+
Ich bin eine nützliche Person	+
Ich neige dazu, zu glauben, dass ich ein Versager bin	-
Viele Menschen sind unglücklich, weil sie nicht wissen, was sie vom Leben erwarten sollen	-
Die meisten Leute merken nicht, wie sehr ihr Leben durch Intrigen von anderen Leuten gesteuert wird	-
Die Leute mögen mich	+
Dinge, die ich angefangen habe, führe ich fast immer zu Ende	+
Ich glaube, die meisten Verheirateten führen ein frustriertes Leben	-

[1] Die Antworten auf diese Aussagen sind auf einer Skala von 1 (= sehr einverstanden) bis
5 (= absolut nicht einverstanden) eingestuft.
[2] GG: geistig-psychische Gesundheit

Einige Einzelaussagen können mit Ja (=1) oder Nein (=0) beantwortet werden, während andere nach Intensität der Zustimmung bzw. Ablehnung abgestuft sind. Aus dieser Mischung ergibt sich bereits eine gewisse Reduktion der Meßfehler und damit Erhöhung der Sensitivität. Die Validität der Indikatoren bzw. der Teilindices wurde geprüft, indem zwei Patientengruppen, körperlich und psychisch Kranke, miteinander verglichen wurden. Die erste Gruppe brauchte Physiotherapie, und erwartungsgemäß erreichte sie im Durchschnitt einen tiefen Wert (0,59) auf der Skala für "physische Gesundheit", deren Extremwerte bei 0 (Minimum) und 1 (Maximum) liegen. Die zweite Gruppe bestand aus Psychiatriepatienten; ihre physische Gesundheit dürfte vergleichsweise gut sein, und tatsächlich beträgt ihr Indexwert für "physische Gesundheit" 0,89. Andererseits ist zu erwarten, daß die Psychiatriepatienten bei den Komponenten "psychische Gesundheit" und möglicherweise auch "soziale Gesundheit" schlechter abschnitten als die körperlich Kranken. Tatsächlich lagen die Psychiatriepatienten auf den betreffenden Skalen um 0,22 bzw. 0,13 Punkte tiefer.

Diese Überprüfung ist allerdings insofern unvollständig, als einige der in Übersicht 32.2 aufgeführten Aussagen durchaus auch die soziale Gesundheit zum Gegenstand haben könnten, so z.B. die Aussage "die Leute mögen mich". Der Fall, daß ein Indikator gleichzeitig von zwei latenten Größen abhängt (vgl. Abb. 32.2, Teil I; mangelnde Validität), kann demnach noch nicht ausgeschlossen werden.

Einmal mehr werden im MHIQ die medizinischen Interventionen ad hoc als Impulse eingeführt, ohne systematisch die anderen Einflüsse auf den Gesundheitszustand zu berücksichtigen; die anhand der Abb. 32.3 skizzierte Gesamtschau fehlt also auch bei diesem Index.

32.4.4 Der MIMIC-Behinderungsindex

Die bisher vorgestellten Gesundheitsindikatoren beruhten auf sehr rudimentären Modellvorstellungen. Gesundheit wird als Ergebnis medizinischer Interventionen dargestellt, während alle anderen gesundheitsrelevanten Einflüsse ausgeblendet werden. Ein solches Vorgehen vermag der immer stärker geäußerten Forderung nach Erfassung der Lebensqualität in einem umfassenderen Sinne nicht genügen, vielmehr braucht es dazu das Konzept der Gesundheit als eines von drei Aktiva, neben Vermögen und Wissen (vgl. Abb. 32.3).

Insbesondere Leu und Doppmann (1986) sowie Leu und Schaub (1989) haben dieses Konzept, das die Beziehungen zwischen Gesundheit, Erwerbseinkommen und Lebensqualität explizit macht, in die Praxis umgesetzt. In der Arbeit von Leu und Doppmann (1986) geht es darum, zuerst die Nachfrage nach Gesundheit und daraus abgeleitet die Nachfrage nach Gesundheitsleistungen zu erklären. Die (nichtbeobachtbare, latente) Nachfrage nach Gesundheit wird vom Erwerbseinkommen, Vermögen, Alter, der Bildung und anderen Variablen abhängig gemacht, die mindestens zum Teil als nicht direkt beobachtbar gelten. Sie nehmen in der Abb. 32.3 die Stelle der "ärztlichen Leistungen" bis "Umwelteinflüsse" ein (es geht hier um die Nachfrage nach und nicht die Herstellung von Gesundheit).

Als multiple Indikatoren des Gesundheitszustandes dienen die [im Zuge des Bevölkerungssurveys SOMIPOPS (1980) erhobene] Selbsteinschätzung der allgemeinen Gesundheit sowie Skalen mit Bezug zur physischen, psychischen und sozialen Gesundheit, die mit der Hauptkomponenten-Analyse gewonnen worden waren. Die Grundmessungen beruhen auf Fragen wie "Haben Sie in den letzten 4 Wochen vor lauter Sorge nicht schlafen können?", die mit "überhaupt nicht" bis "viel mehr als sonst" beantwortet werden konnten. Zwei Dutzend dieser Messungen wurden statistisch auf die Hauptkomponente "psychische Gesundheit" reduziert, die ihrerseits einen Indikator wie die "subjektive Gesundheit" auf der rechten Seite der Abb. 32.3 darstellt.

Der so durch Indikatoren umschriebene Gesundheitszustand müßte sich - neben anderen Einflußgrößen wie der Versicherungsdeckung - seinerseits auf die Inanspruchnahme medizinischer Leistungen auswirken. Diese zusätzliche Beziehungen (in Abb. 32.3 nicht eingetragen) können durch die systematische Analyse der Varianzen und Kovarianzen der gemessenen Indikatorwerte ebenfalls geschätzt werden. Das Ergebnis erscheint plausibel: Sowohl bei der Erklärung der Zahl der Konsultationen, der Spitaltage sowie der Kurtage spielt der allgemeine Gesundheitszustand eine hochsignifikante Rolle.

Leu und Doppmann untersuchen im weiteren zwar nicht die Beziehung zwischen Gesundheit und Vermögen (vgl. Abb. 32.3); immerhin finden sie aber eine ausgeprägte Beziehung zwischen Gesundheit und Erwerbseinkommen, das seinerseits durch die entsprechende beobachtete Größe, verwischt durch einen Meßfehler, dargestellt wird.

Direkt auf die Erfassung der Lebensqualität zielt die Arbeit von Leu et al (1986) und Leu und Schaub (1989) ab. Hier geht es um die Hautkrankheit Psoriasis, die nicht lebensbedrohend und demnach von einem traditionellen medizinischen Standpunkt her nicht besonders interessant ist. Psoriasis-Kranke leiden aber ziemlich stark unter ihrer Behinderung. Die Beeinträchtigung der Lebensqualität ist die zentrale latente Größe, die sich in Behinderungsindikatoren niederschlägt, andererseits aber auch zur Inanspruchnahme von medizinischen Leistungen führt. Die Auswirkungen der Lebensqualität wirken also nicht nur mittels Indikatoren wie in der Abb. 32.1 erfaßt, sondern vielmehr kausal wie in Abb. 32.3 verstanden, indem ihre Beeinträchtigung, zusammen mit sozio-ökonomischen Größen wie Einkommen, Versicherungsschutz und persönlicher Einstellung zur Medizin, die Nachfrage nach medizinischen Leistungen beeinflußt.

Die systematische Analyse der Varianzen und Kovarianzen der beobachteten Indikatorwerte erlaubt nicht nur die Bestimmung der Koeffizienten des Meßmodells (d.h. der Wertigkeit der Pfeile zwischen latenten Größen und ihrer Indikatoren und damit ihrer Validität, Sensitivität und Zuverlässigkeit), sondern auch die statistische Schätzung der zu den Kausalbeziehungen gehörenden Koeffizienten. Bedingung dafür ist allerdings, daß das Modell im Sinne der mathematischen Statistik identifiziert ist, oder im Jargon der Faktoranalyse, daß eine Faktorrotation nicht möglich ist, weil sie identifizierende a priori-Restriktionen verletzen würde (Goldberger, 1964, S. 312-313; Joereskog, 1982).

32.5 Schlußbetrachtungen

Dieser Beitrag befaßte sich mit den Anforderungen, die Gesundheitsindikatoren erfüllen müssen, um der Evaluation medizinischer Leistungen dienen zu können. Dabei stellte sich heraus, daß ein Indikator nur immer vor dem Hintergrund eines postulierten strukturellen Modells beurteilt werden kann, das in der Gesundheitsökonomie "Produktion der Gesundheit" genannt wird. Damit soll betont werden, daß, wie in der übrigen Wirtschaft auch, die Produktion eines Outputs mehrer Inputs bedarf, die sich - zumindest in Grenzen - gegeneinander substituieren lassen. Vor diesem Hintergrund zeigte sich ein großes Manko der in der Fachliteratur häufig genannten und auch verwendeten Gesundheitsindikatoren (bzw. deren Aggregate, der Gesundheitsindices): Der Gesundheitszustand wird als die eine interessierende Größe aus dem Systemzusammenhang herausgelöst, mit der Folge, daß Veränderungen des gemessenen Gesundheitszustandes nurmehr mit medizinischen Interventionen in Verbindung gebracht, andere Einflüsse dagegen lediglich als Indikatoren des Gesundheitszustandes aufgefaßt werden. Wenn sich aber jene Einflüsse im Verlauf der Beobachtungsperiode verändern, werden sie sich häufig als Instabilität der Indikatoren bezüglich der interessierenden Größe niederschlagen.

Ohne Rückgriff auf das Konzept "Produktion von Gesundheit" ist es mithin nicht möglich, valide und sensitive Gesundheitsindikatoren und -indices zu entwickeln. Seit einigen Jahren steht als Inferenzmethode die strukturelle Kovarianz-Analyse (auch unter dem Namen MIMIC bzw. LISREL bekannt) zur Verfügung, um simultan mit den kausalen Zusammenhängen auch die Beziehungen zwischen den latenten Größen und ihren Indikatoren zu schätzen. Es bestehen gute Chancen (statistische Identifikation vorausgesetzt), die strukturellen Zusammenhänge von den Meßbeziehungen zu unterscheiden und so abschließend zu einem Urteil zu kommen, welche Indikatoren sich zur Abbildung welcher latenten Komponenten des Gesundheitszustandes besonders eignen. Damit wird schließlich einsichtig, daß die Klage über "schlechte Daten" unsinnig ist; es gibt nur besonders stark meßfehlerbehaftete oder auch von mehreren latenten Größen gleichzeitig beeinflußte Indikatoren in einem bestimmten theoretischen Systemzusammenhang. Damit eröffnen sich aber auch neue Vorgehensweisen bei der Datenbeschaffung, indem klar wird, welche unbeobachtbaren Aspekte der Gesundheit und der Lebensqualität in welchem Modellzusammenhang in Zukunft zusätzliche Indikatorbeobachtungen benötigen.

32.6 Literatur

Auster, R., I. Leveson, und D. Sarachek (1969): The production of health, an exploratory study. In : The Journal of Human Resources, Vol. 4, Nr. 4, (Winter), S. 411-436.

Bergner, M. et al (1981): The Sickness Impact Profile: Development and final revision of a health status measure. In: Medical Care 19(8), S. 787-805.

Bergner, M. (1988): Development, testing, and use of the Sickness Impact Profile. In: Walker, S.R. und R.M. Rosser (Hrsg.): Quality of life: Assessment and application. MTP Press, Lancaster.

Brook, R.H. und K.N. Lohr (1982): Quality assurance in medical care: Lessons from the U.S. experience. In: Selbmann, H.-K. und K.K. Überla (Hrsg.): Quality Assessment of Medical Care, S. 27-39. Bleicher Verlag, Gerlingen.

Brooks, R.G. (1986): The development and construction of health status measures. In: IHE-Report 4. Institute of Health Economics, Lund.

Chambers, L.W. (1984): The McMaster Health Index Questionnaire. In: Wenger, N.K. et al (Hrsg.): Assessment of Quality of Life in Clinical Trials of Cardiovascular Therapies. Le Jacq Publishing Inc, New York.

Chambers, L.W. (1988): The McMaster Health Index Questionnaire: an update. In: Walker, S.R. u. R.M. Rosser (Hrsg.): Quality of life: Assessment and Application. MTP Press, Lancaster.

Goldberger, A.S. (1964): Econometric Theory. Wiley & Sons, New York.

Grossman, M. (1975): The correlation between health and schooling. In: Terleckyi, N.E. (Hrsg.): Household Produktion and Consumption. Columbia Press, New York.

Gutzwiller, F. und G. Kocher (Hrsg.) (1982): Die Qualität medizinischer Leistungen. Konkrete Möglichkeiten der Qualitätsmessung, -kontrolle und -förderung. In: Schriftenreihe der SGGP, No. 5. Schweizerische Gesellschaft für Gesundheitspolitik, Zürich.

Hunt, S.M. (1984): Nottingham Health Profile. In: Wenger, N.K. et al (Hrsg.): Assessment of Quality of Life in Clinical Trials of Cardiovascular Therapies, S. 165-169. LeJacq Publishing Inc., New York.

Joereskog, K.G. (1982): The LISREL approach to causal model building in the social sciences. In: Joereskog, K.G. und H. Wold (Hrsg.): Systems under Indirect Observation. Causality-Structure-Prediction, Bd. 1, S. 81-100. North-Holland, Amsterdam.

Leu, R.E. und R.J. Doppmann (1986): Die Nachfrage nach Gesundheit und Gesundheitsleistungen. In: Gäfgen, G. (Hrsg.): Ökonomie des Gesundheitswesens, S. 161-175. Duncker & Humblot Verlag, Berlin.

Leu, R.E. et al (1986): Die quantitative Erfassung von Gesundheitszustand und Lebensqualität. In: Horisberger, B. und W. van Eimeren (Hrsg.): Die Kosten-Nutzen-Analyse. Methodik und Anwendung am Beispiel von Medikamenten. Springer Verlag, Berlin.

Leu, R.E. und T. Schaub (1989): Der MIMIC-Index: Eine neue Methode zur Messung von Gesundheitszustand und Lebensqualität. Nomos verlag, Baden-Baden.

Luft, H.S. (1979): The impact of poor health on earnings. In: Review of Economics and Statistics LVII(1), S. 43-57.

McEwen, J. (1988): The Nottingham Health Profile. In: Walker, S.R. und R.M. Rosser (Hrsg.): Quality of life: Assessment and Application. MTP Press, Lancaster.

Newhouse, J.P. und L.J. Friedlander (1980): The relationship between medical resources and health: some additional evidence. In: Jornal of Human Resources, XV(2), S. 200-218.

Ott, C.R. et al (1983): A controlled randomized study of early cardiac rehabilitation: The Sickness Impact Profile as an assessment tool. In: Heart and Lung 12(2), S. 162-170.

Pedroni, G. und P. Zweifel (1990): Wie mißt man Gesundheit? Studien zur Gesundheitsökonomie, 14. Pharma Information, Basel.

Selbmann, H.-K. (Hrsg.) (1984): Qualitätssicherung ärztlichen Handelns. Beiträge zur Gesundheitsökonomie, Band 16. Robert Bosch Stiftung GmbH. Bleicher Verlag, Gerlingen.

Ware, J.E. Jr. et al (1980): Conceptualization and measurement of health for adults in the health insurance study. Vol. VI, Analysis of relationships among health status measures. In: Rand Publication Series R-1987/6-HEW. Rand, Santa Monica.

Williams, A. (1988): Makes a man healthy, wealthy and wise! (or from folklore to system science). In: Duru, G. et al (Hrsg.): System Science in Health Care, Vol. 2, S. 57-60. Masson, Paris.

Zweifel, P. (1978): Was ist eine zusätzliche Million für das Gesundheitswesen wert?. In: Schweiz. Zeitschrift für Volkswirtschaft und Statistik 114, S. 449-474.

33 Health Service Indicators im Britischen Gesundheitswesen

H. Brand[1], R. Milne[2]
[1] Gesundheitsamt Minden-Lübbecke, [2] Aylesbury Vale Health Autority

33.1 Einleitung

Die Sammlung von Daten über die Leistungsfähigkeit des Gesundheitswesens hat im Vereinigten Königreich eine lange Tradition. So haben schon Dr. Clifton 1732 und Florence Nightingale in der Mitte des 19. Jahrhunderts gefordert, systematisch Daten über das Geschehen in Krankenhäusern zu sammeln und zu publizieren (Goldacre, Kimberley, 1983).

Mit dem Aufbau des Nationalen Gesundheitsdienstes, National Health Service (NHS), nach dem 2. Weltkrieg wurden verschiedene Statistiken entwickelt, um verläßliche Daten über die erbrachten Leistungen vor allem im stationären Sektor zu erhalten.

1948 wurde der SH3 Datensatz geschaffen, welcher administrative Angaben ähnlich der bundesdeutschen "Mitternachtsstatistik" der Krankenhäuser enthält. 1952 kamen die Hospitals' Inpatient Enquiry (HIPE) und 1968 die Hospital Activity Analysis (HAA) dazu, welche beide mehr patientenbezogene, klinische Informationen enthalten. Aus all diesen Informationen wurden aber nur selten sinnvolle Schlüsse gezogen, so daß die Sammlung dieser Daten oft zum Selbstzweck wurde (Allen, 1987).

Die Beurteilung der Effizienz staatlicher Organisationen, und somit auch des NHS, ist ein großes Anliegen der britischen Regierung. Dies wurde besonders 1981 (nach dem Regierungswechsel in 1979) mit dem Erscheinen des Report "Financial control and accountability in the National Health Service" des Public Account Committee (Public Account Committee, 1981) deutlich. In ihm wird auf Grund vorliegender Disparitäten in der medizinischen Versorgung die Forderung nach Einführung von Performance Indicators (Leistungsparametern) zur Beurteilung der Effizienz im Gesundheitswesen erhoben. 1983 wurde von dem Department of Health and Social Security (DHSS) der erste Satz dieser Leistungsparameter vorgelegt (DHSS, 1983).

Parallel hierzu hatte die Inter-Authority Comparisons and Consultancy Group am Health Services Managment Centre der University of Birmingham unter John Yates einen eignen Satz von Performance Indicators erarbeitet. Diese Arbeit begann mit einer Analyse Psychiatrischer Kliniken (Yates, 1982) und bezog dann später alle Arten von Krankenhäuser ein (Health Service Indicators Group, 1988). 1989 wurden diese Bestrebungen koordiniert, unter dem Namen "Health Service Indicators" zusammengeführt und ersetzen jetzt die früheren Performance Indicators des DHSS.

Da die erste Zusammenstellung der Health Service Indicators zur Zeit gerade an die einzelnen Distrikte ausgeliefert wird, liegen noch keine Erfahrungen mit ihnen vor. Im folgenden wird deshalb die Problematik der bisherigen Performance Indicators sowie die Weiterentwicklung zu den Health Service Indicators beschrieben.

33.2 Besonderheiten des Britischen Gesundheitswesens

Das Gesundheitswesen in Großbritannien ist staatlich organisiert und finanziert. Es gliedert sich in einzelne "Health Authorities". Dabei entsprechen District Health Authorities etwa den Kreisen oder kreisfreien Städten und Regional Health Authorities den Bundesländern. Die Grundversorgung wird durch General Practitioners gewährleistet, die den bundesdeutschen Allgemeinmedizinern entsprechen. Niedergelassene Fachärzte existieren kaum. Sie sind im NHS an Kliniken angestellt und halten hier neben ihrer Tätigkeit im Krankenhaus die Sprechstunden im Rahmen von Out-patient clinics ab.

33.3 Definition und Darstellung von Leistungsparametern

Ein Performance Indicator im Sinne des DHSS ist eine Information, die eine Person in die Lage versetzt, die Effiz</br>iens der Arbeit, für die sie verantwortlich ist, zu beurteilen (DHSS, 1983).

Die entsprechenden Parameter werden auf Ebene der District und Regional Health Authorities zur Verfügung gestellt. Ferner werden statistische Kennzahlen aus den Daten aller Distrikte berechnet. Die verantwortlichen Personen sollen hieraus erkennen können, in welchen Bereichen Verbesserungen anzustreben sind.

Übersicht 33.1 zeigt die Hauptgruppen (Family groups) und Untergruppen (Indicators subjects), nach denen die einzelnen Parameter aufgeschlüsselt werden. Dabei wird jeder Punkt der Hauptgruppe, soweit machbar, nach allen Punkten der Untergruppe aufgelistet. Ferner erfolgen diese Aufstellungen für jedes einzelne medizinische Fachgebiet (Specialty), wie Innere Medizin, Chirurgie, Kinderheilkunde etc. Zusätzlich können alle Übersichten, soweit sinnvoll, nach Alter der behandelten Patienten und nach Zahl und Alter der zu versorgenden Bevölkerung aufgeschlüsselt werden.

Übersicht 33.1: Family groups and indicator subjects for Health Service Indicators

---

Family groups:

Accident and Emergency	Manpower, by staff group
Ambulance	Medical and Dental manpower
Catering	Mortality
Community services for mentally	Medical Physics
handicapped people	Medical Records
Out-patient clinics	Maternity (hospital and community)
Community health - miscellaneous	New born
Community services for mentally	Nurse Education
ill people	Nuclear medicine
Chiropody	National tracer conditions
Day Care	Occupational Therapy
Destination on discharge	Pathology
Domestic Services	Pharmacy
District Nursing	Clinical Psychology
Dietetics	Porters and non-patient transport
Hospital activity	Physiotherapy
Hospital beds	Radiology
Hospital nursing	Regional finance
Hospitalisation rate	Radiotherapy
Health Visiting	Speech Therapy
Laundry	Operating Theatres
Length of stay	Waiting list

Indicator subjects:

- finance - costs related to the service provided
- finance - staff costs related to the service provided
- manpower related to the service provided
- manpower related to manpower (eg sickness and absence rates, % qualified)
- other (eg specialties, resident population, catchment population)

(Health Service Indicators Guidance - Dictionary (DHSS 1989))

Aus dieser sich ergebenen Vielzahl von Parametern sollen die "National tracer conditions" (Übersicht 33.2) und "Waiting list" (Übersicht 33.3) dargestellt werden.

Bei den "National Tracer Conditions" handelt es sich um Indikatoren für ausgewählte Krankheiten, bzw. um Behandlungen bei speziellen Erkrankungen, die erstmalig im Rahmen der Health Service Indicators für alle Distrikte erhoben werden.

Der gesamte Datensatz liegt für die Distrikte zusätzlich auf Datenträger zur Auswertung über Personal-Computer vor. Da eine Auflistung der einzelnen Werte keine übersichtliche Darstellung von Vergleichswerten ermöglicht, werden die Resultate auch in graphischer Form dargestellt.

Übersicht 33.2: National tracer conditions

General Medicin	Asthma
	Diabetes
	Cerebrovascular accident
	Ischaemic heart disease
	Poisoning by drugs and other substances
Endocrinology	Diabetes
General Surgery	Appendicitis
	Inguinal hernia
	Varicose veins operation
Ophthalmology	Cataract surgery
	Correction of strabismus
Otolaryngology	Tonsillectomie
Gynaecology	Prolapse repair
Trauma and orthopaedics	Fracture of femur (neck)
	Fracture of femur (other than neck)
	Concussion

The national value for each of the conditions will be calculated for the following indicators:
There are versions of these indicators for all ages, 0-15, 16-64, 65+
- Average length of episode
- % emergency admissions
- % day cases
- % case load (see below)
- % episodes with no operation - surgical specialties only
- Pre-operative length of stay - surgical specialties only
- Post-operative length of stay - surgical specialties only

% Case load:
The percentage of all episodes for a specialty where relevant condition is recorded.
There are versions of this indicator for all ages, 0-15, 16-64, 65+
Numerator: Number of completed episodes in relevant specialities for age group where relevant condition is recorded in District in the year to 31 March
Denominator: The total number of completed episode records for relevant specialties in District in the year to 31 March.

(Health Service Indicators Guidance - Dictionary (DHSS 1989))

Abbildung 33.1 zeigt ausgewählte Leistungsparameter der chirurgischen Kliniken eines Distriktes mit den entsprechenden Durchschnittswerten aller anderen Distrikte in Großbritannien. Ein Stern symbolisiert durchschnittliche (in den mittleren 80% liegende Werte), ein Kästchen auffällige Werte (untere und obere 10% aller Werte). Der Stern bei "Waiting list per bed" (Warteliste für stationäre Aufnahme bezogen auf verfügbare Betten) gibt an, daß 75% aller anderen Distrikte kürzere Wartezeiten haben. In der Abbildung finden sich als auffällige Werte "Length of stay" (Dauer des stationären Aufenthaltes) und "Turnover interval" (durchschnittliche Zahl von Tagen, die ein Bett zwischen Entlassung eines Patienten und der Neuaufnahme eines neuen Patienten nicht belegt ist).

Bei der Interpretation dieser Ergebnisse sind bei der Dauer des stationären Aufenthaltes die mögliche Überalterung der Bevölkerung in dem Distrikt, die Art und

Schwere der Erkrankungen (case mix), schlechte Möglichkeiten der poststationären Betreung (community care) und ungenügende primärärztliche Versorgung zu berücksichtigen.

Übersicht 33.3: Waiting list

- Average period from admit decision to actual admission for specified conditions. (Average period waiting for elective admission for national tracer conditions and age ranges)

- Numbers awaiting admission: catchment population. (Number of patients waiting for elective admission per 1000 catchment population of the relevant specialty)

- Numbers of elective admissions: numbers of decision to admit. (Number of patients electively admitted divided by the number of decisions to admit in a year; variants by acute specialties)

- % elective admissions that waited over 12 months. (Percentage of elective admissions in a year where the decision was made more than twelve months earlier; variants by age groups and acute specialties)

- Over 12 months waiting for admission ratio. (Number of patients waiting 12-23 months for elective admission at the end of the year divided by the number of patients waiting 0-11 months at the end of the previous year; variants by acute specialties)

- Long term waiting for admission ratio. (Number of patients waiting 24 months or more for elective admission at the end of the year divided by the number of patients waiting 12 months or more at the end of previous year; variants by acute specialties)

- Patients awaiting elective admission: resident population 75+. (Total number of patients waiting for elective admission in geriatric medicine specialty per 100,000 District resident population aged 75+ years)

- % of elective admissions where date of admission <1 year. (Percentage of elective admissions of patients in the geriatric medicine specialty admitted less than 12 months from the date of the decision to admit)

(Health Service Indicators Guidance - Dictionary (DHSS 1989))

Der kurze Zeitraum zwischen der Entlassung eines Patienten und der Neuaufnahme eines neuen Patienten könnte z.B. durch fehlerhafte Daten mit verursacht sein. Sollten die oben aufgeführten Punkte für diesen Distrikt jedoch nicht zutreffen, müßten Überlegungen angestellt werden, die verfügbaren Betten zu erhöhen oder die Zahl der Neuaufnahmen und die Länge des stationären Aufenthaltes zu verringen.

Um den Nutzern des Systems auch diese Querverbindungen bei der Analyse der Daten zu ermöglichen und voreilige Fehlschlüsse zu vermeiden, wurde das Expertensystem CRYSTAL entwickelt, welches bei "Ausreißern" eine genaue Analyse der jeweils anderen abhängigen Parameter durchführt (Bowen, Payling, 1987).

Den logischen Aufbau dieses Expertensystems verdeutlicht Abbildung 33.2 an Hand des Problems einer langen Warteliste für Operationen.

Indicator Range (mean)	Value for district X	Position relative to other districts (expressed as a percentile) 0..:..20...:..40...:...60...:..80...:.100
Waiting list per bed 0·00–19·44 (6·09)	7·84	
% Non-urgent waiting › 1 year 0·00–68·91 (26·75)	19·19	
Beds per catchment population 0·28–1·61 (0·52)	0·44	
Length of stay 4·35–10·87 (6·70)	7·88	
Turnover interval 0·00–17·59 (2·00)	0·65	
% Day cases 1·24–63·79 (20·76)	36·79	
Outpatient attendance rates 1·77–4·72 (3·27)	3·77	
Outpatient clinic size 14·91–53·05 (28·28)	27·29	

Abb. 33.1: Vergleich ausgewählter Performance Indicators (Leistungsparameter) der chirurgischen Kliniken eines Distriktes mit den entsprechenden Durchschnittswerten aller anderen Distrikte in Großbritannien (Health Service Managment Centre, 1988)

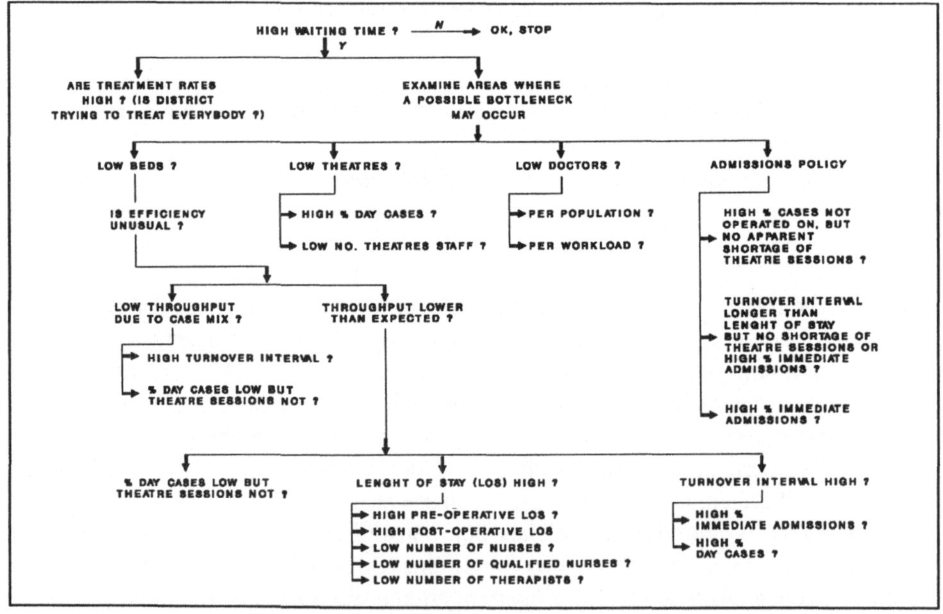

Abb. 33.2: Struktur des Expertensystems CRYSTAL bei der Analyse des Parameters Warteliste (Bowen, Payling, 1987)

33.4 Nutzung der Leistungsparameter

1988 wurde vom DHSS eine Broschüre mit dem Titel "Comparing Health Authorities: Health Service Indicators 1983-1986" (DHSS, 1988) herausgegeben. Es wurden die durchschnittlichen nationalen Werte von über 100 Performance Indicators angegeben. Zusätzlich wurde eine leere Spalte gedruckt, in die die Werte der eigenen Health Authority eingetragen werden konnten. Die Idee war, das jeder Distrikt seine eigenen Werte hier notieren konnte und diese mit einer kritischen Analyse den verantwortlichen Politikern vorlegen sollte.

Das Aufstellen einer "Hitliste" von Distrikten mit "guter" Performance war nicht angestrebt, denn regionale Besonderheiten und Probleme müßen mit berücksichtigt werden. Jedoch sollten Performance Indicators durchaus Warnsignale geben, falls die Werte extrem von denen anderer Distrikte abweichen. Was geschah war, daß z.B. die Sunday Times diese Idee aufgriff und an Hand isoliert dargestellter Performance Indicators den Distrikt der stellvertretenden Gesundheitsministerin als den am schlechtesten geführten von ganz Großbritanniens darstellte (Warden, 1988).

In den meisten Distrikten werden Performance Indicators als zusätzliche Information vor allem von Managern und Verwaltungspersonal genutzt. Medizinisches Personal hat zur Zeit nur zu ca. 50% Interesse an diesen Daten (Pollitt, 1984).

Für auffällige Werte wird von den verantwortlichen Personen angegeben, daß die bestehende Problematik auch schon vorher bekannt war. Es fanden sich deshalb auch kaum Hinweise darauf, daß Entscheidungen auf Grund von Performance Indicators gemacht wurden, die ohne sie nicht getroffen worden wären. Als das wichtigste Resultat bei der Nutzung wurde angegeben, daß sie in der Lage sind, Diskussionen über die medizinische Versorgung einer Region zu versachlichen (Health Service Indicator Group, 1988).

33.4 Kritik an den Leistungsparametern

Bei der Erstellung der Health Service Indicators wurde viel von der bestehenden Kritik an den Performance Indicators berücksichtigt. Folgende Probleme bleiben jedoch weiterhin bestehen:

1. Performance Indicators vergleichen nicht Gleiches mit Gleichem.
    Bei der Interpretation der Performance Indicator werden lokale Besonderheiten in bezug auf unterschiedliche Morbidität, die zu verändertem Bedarf an medizinischer Leistung führten, oder Unterschiede in der sozio-ökonomischen Verteilung in den einzelnen Distrikten nicht berücksichtigt. Insofern sind die Ergebnisse nicht miteinander vergleichbar (Yates, 1984).

2. Die Daten sind nicht korrekt.
    Als Basisdaten der Performance Indicator dienen die oben erwähnte Hospital Activity Analysis und der SH3 Datensatz.

Von den Nutzern wird allerdings bezweifelt, daß diese Daten brauchbar sind, da sie oft nur mit großer zeitlicher Verzögerung zur Verfügung stehen und als inkomplett einzustufen sind (Allen, 1987). Eine Änderung der Situation beginnt sich nach Einführung eines "minimalen Datensatzes" abzuzeichnen, den die "Steering Group on Health Service Information" entwickelt hat. Er ist von den District Health Authorities vor Ort verfügbar und hält die jeweils aktuellen Daten bereit (Körner, 1982).

3. Es wird nicht an Zielvorgaben, sondern an Mittelwerten gemessen.
    Bei der jetzigen Analyse und Darstellungsform werden Werte, die in der Mitte der Verteilung liegen, als akzeptabel eingestuft. Klare Zielvorstellungen über das, was erreicht werden sollte, exisitieren nicht (Klein, 1982; Downey, 1983). Deshalb fehlen zur Zeit noch Standards oder Zielvorgaben für die Gesundheitsversorgung.

4. Es fehlen "outcome"-Indikatoren.
    In dem Satz der Performance Indicator fehlten bis jetzt jegliche Angaben über die Auswirkungen der medizinischen Versorgung auf die Gesundheit der Bevölkerung (Klein, 1982). Auch sollten Angaben über die Zufriedenheit der Bevölkerung mit der Gesundheitsversorgung mit aufgenommen werden (Pollitt, 1984). Unter den Health Service Indicators sind jetzt erstmalig Angaben zur Mortalität, insbesondere zur Säuglingssterblichkeit, und über "vermeidbare Todesfälle" zu finden. Daten über Morbidität und Lebensqualität fehlen jedoch weiterhin.

5. Performance Indicators beziehen sich nur auf den gesamten Distrikt und nicht auf einzelne Institutionen. Es fehlen Zeitreihenanalysen.
    Von einigen Managern im NHS wird beklagt, daß die Performance Indicators die District Health Authority als kleinste Einheit analysieren. Aus ihrer Sicht müßten sie auch für einzelne Institutionen (einzelne Krankenhäuser etc.) vorhanden sein, um bei auffälligen Werten eine intensivere Ursachenforschung treiben zu können. Desgleichen wird gefordert, die Daten nicht jedes Jahr für sich allein zu betrachten, sondern über Zeitreihen Tendenzen aufzuzeigen (Health Service Indicators Group, 1988).

6. Auch für die privatisierten Bereiche im NHS sollten Performance Indicator erstellt werden.
    Da in der letzten Zeit vermehrt Tätigkeiten im NHS privatisiert werden (z. Zt. vor allem Wäschereien und andere "Hotelfunktionen" im stationären Bereich), wird gefordert, daß auch für diese Bereiche Performance Indicator erstellt werden (Health Service Indicators Group, 1988). Aus der jetzigen Fassung der Health Service Indicators ist nicht ersichtlich, ob diese auch für den privaten Bereich gelten werden.

7. Es fehlen Health Service Indicator-Profile.
    Da die verantwortlichen Personen nicht den notwendigen Überblick über alle Parameter haben, und die Zeit fehlt, alle Daten zu analysieren, sollten Zusammenstellungen von sinnvollen Parametern für verschiedene Bereiche und unterschiedliche Nutzergruppen erstellt werden (Health Service Indicators Group, 1988).

33.5 Zusammenfassung

Durch die Entwicklung der Health Service Indicators steht im Britischen Gesundheitswesen ein Datensatz zur Verfügung, der, trotz einiger Einschränkungen, eine Beurteilung der Effiziens der Gesundheitsversorgung im stationären und teilweise im ambulanten Bereich ermöglicht. Angesichts der Dynamik, mit der dieses Instrument verbessert und ausgeweitet wird, kann davon ausgegangen werden, daß in absehbarer Zeit die noch bestehenden Probleme angegangen werden. Hierdurch wird es möglich werden, auch weitergehende Fragestellungen im Evaluationsprozeß zu beantworten.

Es besteht jedoch die Gefahr, daß dieses Instrument angesichts knapper Ressourcen vor allem zur Kostenreduzierung eingesetzt wird (Long, 1985). Hier sind insbesondere die Ärzte im britischen Gesundheitssystem gefordert, die Interpretation und Weiterentwicklung nicht ganz der Administration zu überlassen. Dies sollte im Sinne eines "Don't fight the indicators, use them" (Lowry, 1988, S. 994) erfolgen.

33.6 Literatur

Allen, D., M. Harley, G.T. Makinson (1987): Performance Indicators in the National Health Service. In: Social Policy and Administration, Vol. 21, 1/1987, S. 70-84.

Bowen, T., L. Payling (1987): Expert systems for performance review. In: Journal of the Operational Research Society, Vol. 38, 10/1987, S. 929-934.

DHSS (1983): Performance Indicators - The National Summary for 1981. HMSO, London.

DHSS (1988): Comparing Health Authorities: Health Service Indicators 1983-1986. HMSO, London.

DHSS (1989): Health Service Indicators Guidance - Dictionary. HMSO, London.

Downey, G. (1983): How efficient is the NHS ? In: Hospital and Health Services Review, 79/1983, S. 117.

Goldacre M., G. Kimberley (1983): Performance Indicators. A commentary on the literature. . Unit of Clinical Epidemiology, University of Oxford.

Health Service Indicators Group (1988): A Report on Körner Indicators. HMSO, London.

Klein, R. (1982): Auditing the NHS. In: British Medical Journal, Vol. 285, 1982, S. 672-673.

Körner, E. (1982): Report of the Steering Group on Health Service Information. HMSO, London.

Long, F. (1985): Health Service Performance; Effectiveness and Efficiency. Croom Helm, London.

Lowry, S. (1988): Focus on performance indicators. In: Britisch Medical Journal, Vol. 296, 1988, S. 992 - 994.

Pollitt, C. (1984): Performance Indicators, The Quality and the width. In: Health and Social Services Journal, November 29, 1984.

Public Account Committee (1981): Financial Control and accountability in the National Health
    Service. 17th Report, Session 1980-81. HMSO, London.
Warden, J. (1988): Performance Indicators: flavour of the month. In: British Medical Journal,
    Vol. 296, 1988, S. 1139.
Yates, J.M., L. Vicerstaff (1982): Inter hospital comparisons in mental handicap. In: Mental
    Handicap, 10/1982, S. 45-47.
Yates, J.M., M.G. Davidge (1984): Can you measure performance? In: British Medical Journal,
    Vol. 288, 1984, S. 1935-1936.

34 Nutzer und Nutzungen von Gesundheitsberichterstattung

W. Thiele
Behörde für Arbeit, Gesundheit und Soziales, Hamburg

Die Gesundheitsberichterstattung (GBE) - ein Begriff, der vor ein bis zwei Jahren nur wenigen Experten geläufig war, ist heutzutage in aller Munde. Warum wird der Gesundheitsberichterstattung neuerdings so große Beachtung geschenkt?

Die hohen Ausgaben, die unser Gesundheitswesen verursacht, und seine partiell geringe Effizienz machen eine grundlegende Umorientierungen erforderlich. Unter gegebenen Bedingungen wird die Notwendigkeit grundlegender Veränderungen immer größer, der Spielraum einer innovativen, präventiv-orientierten Gesundheitspolitik jedoch immer geringer. Erst durch eine Umorientierung kann sich die Gesundheitspolitik aus ihrer heutigen "reaktiven" Ecke befreien und gestaltende Kraft gewinnen. Für eine solche Umorientierung sind verläßliche Daten erforderlich. Die vorhandenen Daten und Statistiken des Gesundheitswesens liefern jedoch nur einen unzulänglichen Beitrag. Sie

- fehlen für wesentliche Dimensionen der gesundheitlichen Lage völlig oder weitgehend (z.B. chronische Erkrankungen, Multimorbidität, subjektive Befindlichkeit);
- sind in der Regel nur leistungs- (ressourcen-) bezogen; nicht aber ergebnis- (gesundheitszustands-) bezogen;
- haben keinen Problembezug (zu Krankheits- oder Personengruppen);
- sind nicht variabel zu aggregieren;
- sind von geringer Aktualität;
- sind oft von schlechter Qualität;
- ermöglichen die Vernetzung mit Daten anderer gesellschaftlicher Bereiche und Politikfelder nicht.

34.1 Gesundheitsberichterstattung - Versuch einer Definition

Aufgabe der Gesundheitsberichterstattung ist, wie das Wort bereits sagt, über die Gesundheit der Bevölkerung oder einzelner Bevölkerungsgruppen, die Inanspruchnahme von Leistungen und das Versorgungsgeschehen sowie Finanzierung, Ausgaben und Kosten zu berichten. Unter Gesundheit der Bevölkerung wird sowohl der Gesundheitszustand selbst als auch gesundheitlich bedeutsame Verhaltensweisen sowie die technischen und sozialen Bedingungen der Umwelt, soweit sie auf Gesundheit einwirken, begriffen.

Es ist offensichtlich, daß sich eine solche Gesundheitsberichterstattung nicht ausschließlich aus Gesundheits- und Medizinalstatistiken speisen kann, wie sie derzeit in der Bundesrepublik geführt werden. Vielmehr sind alle vorhandenen Daten und Informationen auf ihre Aussagefähigkeit und Verwendungsmöglichkeit im Rahmen der Gesundheitsberichterstattung zu prüfen. Darüber hinaus werden Lücken aufgedeckt, die mit vorhandenen Daten und Informationen nicht angemessen zu schließen sind. Begreift man Gesundheitsberichterstattung nicht im unmittelbaren gegenständlichen Sinn als "Bericht", sondern als einen Arbeitsprozeß zur Bereitstellung angemessener Daten und Informationen über Gesundheit, so können folgende Teilaufgaben unterschieden werden:

- Sicherung und Verbessserung der Datenqualität
- Sicherung und Verbesserung der Verfügbarkeit von Daten
- Erschließung vorhandener - bisher nicht genutzter - Datenkörper
- Entwicklung von Instrumenten zur Datensammlung
- Entwicklung von Gesundheitsindikatoren
- Verbesserung vorhandener Gesundheitsberichte
- Entwicklung neuer Berichtsformen
- Laufende Nutzer- und Nutzungsanalyse

34.2 Zielgruppen der Gesundheitsberichterstattung

Gesundheitsberichterstattung zielt gleichzeitig auf die Öffentlichkeit, seien es einzelne Gruppen, wie zum Beispiel Parlamentarier, unmittelbar Betroffene oder die Bevölkerung eines Bundeslandes, als auch auf die Verwaltungen selbst, die die Gesundheitsberichte erstellen.

34.2.1 Informierung der Öffentlichkeit

Die sachgerechte Information der Öffentlichkeit über Chancen der Gesundheitsförderung, Lage der gesundheitlichen Versorgung, Gesundheitszustand der Bevölkerung und dessen Entwicklung ist die erste Aufgabe der Gesundheitsberichterstattung.

Angemessen bedeutet dabei nach dem jeweiligen Stand der Wissenschaft, aktuell, Prioritätsentscheidungen ermöglichend und so aufbereitet, daß die wesentlichen Aussagen von den ins Auge gefaßten Nutzern der Gesundheitsberichterstattung auch erfaßt werden. Dabei ist der schmale Grad zwischen der Erzeugung von - unberechtigter - Angst auf der einen Seite und verharmlosender und fälschlich beruhigender oder gar desorientierender Information auf der anderen Seite zu beschreiten bzw. stets neu zu suchen. Eine in dieser Weise gelungene Information trägt zur Erhöhung der Selbstverantwortung der Bevölkerung und zur verstärkten Beteiligung an Problemlösungen bei.

Last but not least leistet eine solche Gesundheitsberichterstattung einen Beitrag zur Verbesserung der Durchsetzungschancen gesundheitspolitischer Ziele und erleichtert die Organisation einer "Gesundheitslobby", um gesundheitspolitischen Belangen mehr Geltung zu verschaffen. Gesundheitsberichterstattung kann auch auf Entscheidungsträger in Politik und Verwaltung zielen. Gesundheitsberichterstattung hat so auch die Aufgabe, gesundheitliche bedeutsame Probleme für Entscheidungen in Politik und Verwaltung vorzubereiten. Sie soll, wie der Sachverständigenrat 1989 festgestellt hat,

- Prognosen erstellen,
- die Existenz von Fehlversorgungen aufdecken,
- Fehlentwicklungen frühzeitig erkennen,
- Ursachen für die Defizite benennen,
- medizinische und ökonomische Zielvorgaben für das Gesundheitssystem ableiten und
- gesundheitspolitische Interventionen in ihrer Umsetzung beschreiben und evaluieren.

34.2.2 Wissenschaft

Die Wissenschaft als Zielgruppe der Gesundheitsberichterstattung beklagt seit langem die unzureichende Qualität und Aussagefähigkeit der meisten Daten zu Gesundheit und Krankheit. Gesundheitsberichterstattung soll diesen Mißständen abhelfen. Gleichzeitig ist die Zugänglichkeit zu Daten zu verbessern. Bemerkenswert im hier diskutierten Zusammenhang ist, daß entsprechende Stellungnahmen häufig allgemein sind und - von Ausnahmen abgesehen - weder konkret die Mängel benennen, noch Vorschläge zur Verbesserung unterbreiten. Dabei erscheint es trivial, daß Datenqualität nur an der Aussagefähigkeit hinsichtlich konkreter Fragestellungen eingeschätzt werden kann und Verbesserungsvorschläge entwickelt werden können.

34.2.3 Wirkung in die Verwaltung

Neben der Informierung verschiedener Gruppen der Öffentlichkeit wirkt Gesundheitsberichterstattung in die Verwaltung hinein. Dabei sind weniger die Berichte selbst von Bedeutung. Wesentlicher ist, daß für die Gesundheitsberichterstattung zeitgemäße, aktuelle und aussagefähige Datenkörper geschaffen werden müssen, die auch unabhängig von jeweiligen "Berichten" genutzt werden können. Die Erfahrung zeigt, daß Statistiken nur von hoher Qualität sind, solange sie gepflegt werden, d.h. den Anforderungen an Validität, Reliabilität und Objektivität genügen.

Eine an den wichtigen Fragen des Gesundheitswesens orientierte und entwickelte Gesundheitsberichterstattung trägt darüber hinaus dazu bei, Handlungsbedarf aufzuzeigen bzw. offenzulegen. Insofern kommt der Gesundheitsberichterstattung auch innovative Funktion zu.

Schließlich ist zu bedenken, daß die Herstellung von Berichten Dienststellen intensiv beschäftigt. Dadurch, daß viel Beteiligte mit denselben Daten und Fragen konfrontiert werden, über Ziele und Maßnahmen nachdenken, werden Sensibilisierungs- und Orientierungsprozesse in den beteiligten Dienststellen in Gang gesetzt und Meinungsbildungsprozesse gefördert.

34.3 Nutzeranalysen

Nachdem zur Gesundheitsberichterstattung einige Aspekte der Ausgangssituation und Erwartungen skizziert worden sind, nun zunächst einige kurze Erläuterungen zur Definition von Nutzern der Gesundheitsberichterstattung, bevor erste empirische Ergebnisse vorgestellt werden sollen. Nutzer- und Nutzungsanalysen sind in der gewerblichen Wirtschaft, Dienstleistungsunternehmen und Handel ein weit verbreitetes Instrument zur Steuerung der Produktion und des Vertriebs von Waren und Dienstleistungen. Während jedoch die Nutzung einer Ware oder einer Dienstleistung klar zu beschreiben ist, ist die Nutzung einer Statistik, deren Wert inmaterielle Information ist, schwerer zu definieren.

In einem ersten Auswertungsschritt wurde sich daher darauf beschränkt, zu untersuchen, wer von den zuständigen Landesministerien bzw. Statistischen Landesämtern diese Daten und Statistiken erhalten hat. Diese Personen, Einrichtungen oder Behörden werden im folgenden als Nutzer bezeichnet. Ein Nutzer ist also hier jeder, der die Statistiken und Berichte erhält, unabhängig davon, was er damit tut.

34.3.1 Vorgehensweise

Im Rahmen der Bemühungen der Gesundheitsminister-Konferenz (GMK), die Gesundheitsberichterstattung zu verbessern, hat sich eine Arbeitsgruppe aus 4 Ländern gebildet.

Zur Analyse der Nutzer von Daten und Statistiken wurden verschiedene Vorgehensweisen vereinbart, die in der Zusammenschau einen ersten Eindruck über die Nutzung der Statistiken und Berichte ermöglichen sollte. Es wurde

1. eine retrospektiven Analyse der Verteiler von Statistiken vorgenommen und

2. wurde eine Analyse der eingehenden Anfragen zu Statistiken und Berichten durchgeführt.
3. Um zukünftig Informationen über die Nutzung der Berichte und Verbesserungsvorschläge zu erhalten, wurde ein Kurzfragebogen entwickelt, der beim Versand von Berichten beigelegt wird.
4. Neben den schriftlichen (Kurz-) Befragungen sollten die konkreten Nutzer von Statistiken und Berichten in den Ministerien und nachgeordneten Einrichtungen im Rahmen von Expertenbefragungen interviewt werden. Dazu wurde ein Interviewleitfaden entwickelt.

Die Untersuchung wurde zunächst für den Zeitraum eines Jahres (Juli 1987 bis Juni 1988) in drei Bundesländern durchgeführt.

Zunächst wurde der Frage nachgegangen, an wen einzelne veröffentlichte Statistiken routinemäßig weitergeleitet werden. Hierzu wurden die Verteiler der

* Statistik der meldepflichtigen übertragbaren Krankheiten,
* Todesursachenstatistik,
* Schwangerschaftsabbruchstatistik sowie die
* Statistik der Einschulungsuntersuchung von Kindern

untersucht. Das Ergebnis der Analyse zeigt für ein Bundesland die nachfolgende Tabelle.

Tab. 34.1: Verteiler für ausgewählte Gesundheitsstatistiken in einem Bundesland, 1987 - 88 nach Art der Einrichtung

Verteiler nach Art der Statistik in %	Öff. Verw. (ohne Ges. wesen)	Einr. d. Ges.- u. Sozialwesens	Politik, Verbände	Wirtschaft	Wissenschaft	Presse	Einzel personen u. "Sonstige"
Meldepfl. Kkh. (N = 220)	29	52	-	3	9	-	8
Todesursachen (N = 108)	23	66	-	1	8	-	1
Schwangerschaftsabbr. (N = 170)	27	58	-	3	9	-	3
Einschulungsunters. (N = 98)	45	51	-	-	4	-	-

Für die Statistik der meldepflichtigen Krankheiten ergibt sich, daß diese fast ausschließlich den öffentlichen Verwaltungen sowie Einrichtungen des Gesundheits- und Sozialwesens zur Verfügung gestellt wird. Im geringen Umfang auch wissenschaftlichen Einrichtungen. Für die Wirtschaft, Politik, Presse sowie einzelne Privatpersonen scheint die Statistik von keinem Interesse. Auch die Todesursachenstatistik verbleibt im wesentlichen in der öffentlichen Verwaltung und den Einrichtungen des Gesundheits- und Sozialwesens. Ein gewisses Interesse scheint hier ebenfalls bei der Wissenschaft erkennbar. Das bisher vorgefundene Bild wird weiter verstärkt bei der Analyse der Schwangerschaftsabbruchstatistik, die zu 85 % an die öffentliche Verwaltung und Einrichtungen des Gesundheits- und Sozialwesens versendet wird. Die Ergebnisse der Einschulungsuntersuchung verbleiben gar fast zu 100 % bei den "insidern".

Wenn auch die empirischen Analysen aus einer Reihe von Gründen nur als erste empirische Annäherung an die Nutzung bzw. Verteilung von Statistiken und Berichten gewertet werden kann, zeigt sich doch recht deutlich, daß in den beteiligten Bundesländern die Statistiken und Berichte im wesentlichen in den Fachbehörden, nachgeordneten Dienststellen oder der Allgemeinen Verwaltung verbleiben.

Zur Information einer breiteren Öffentlichkeit tragen sie offensichtlich heute unmittelbar nicht bei. Auch die Nutzung durch die Wissenschaft ist außerordentlich punktuell. Welches sind nun die Nutzungen solcher routinemäßig versendeten Daten?

Einen ersten Eindruck über Nutzungszusammenhänge ergibt die Analyse des Rücklaufs der Fragebögen zur Nutzung und Verbesserung der Gesundheitsberichten, wie sie traditionell z.B. von der Hamburger Gesundheitsbehörde erstellt werden. Einige Ergebnisse möchte ich am Beispiel des Berichts über das Krankenhauswesen 1987 vorstellen.

Insgesamt wurden 41 Fragebögen zurückgesendet (von rd. 100).

38 der 41 Antwortenden gaben an, daß der Bericht bei der Arbeit genutzt würde. 14 der 38 Antwortenden gaben über die allgemeine Information hinaus konkrete Aufgaben an. Die wichtigsten Aufgaben sind die abteilungs-, betriebs- bzw. länderbezogenen Vergleiche zu anderen Krankenhäusern und damit die laufende Evaluation der Planungsvorgaben, wie sie durch die Krankenhausbedarfsplanung vorgegeben sind. Daneben werden genannt: Auskünfte erteilen und Informationsbasis bei Pflegesatzverhandlungen.

Die Verbesserungsvorschläge beziehen sich insbesondere auf die Aktualität der Berichte, eine bessere graphische Aufbereitung der Daten sowie die Einbeziehung von Leistungsdaten der stationären Krankenversorgung. Vier der 41 Rückantwortenden nutzen den Fragebogen, um mitzuteilen, daß eine weitere Zusendung nicht notwendig sei.

34.4 Zusammenfassung

Die Statistiken / Berichte werden zur Trendbeobachtung und vergleichende Analyse fast ausschließlich in der Verwaltung, Fachverwaltung oder allgemeinen Verwaltung, benötigt. Es hat den Anschein, als ob GBE eine interne Veranstaltung der Verwaltung sei. Vor diesem Hintergrund könnte verständlich sein, daß die Berichtsform so wenig entwickelt ist; die Berichtsthemen sich eng an gesetzlichen Aufträgen orientieren. Die Wissenschaft sollte stärker als bisher die veröffentlichten Statistiken und Berichte rezipieren und zum Anlaß für konkret formulierte Nachfragen nach fehlenden Daten nehmen.

VIII Evaluationsansätze in Betrieben

35 Evaluation betrieblicher Gesundheitszirkel

G. Westermayer, U. Liebing
Institut für Psychologie, TU Berlin

Psychosoziale Arbeitsbelastungen (Stress) nehmen heute immer mehr an Bedeutung zu. Ihr Zusammenhang mit Krankheiten (z.B. Herz-Kreislauferkrankungen) kann als gesichert gelten. Gesundheitszirkel sind ein Instrument zur Prävention solcher Erkrankungen am Arbeitsplatz. In Gesundheitszirkeln lernen betroffene Arbeitnehmer, ihre Belastungen wahrzunehmen, zu artikulieren und so zu thematisieren, daß gezielte Maßnahmen zur Veränderung von strukturellen Bedingungen und Institutionen (objektive Bewältigungsressourcen) ebenso wie gesundheitsgerechtes Arbeitsverhalten (subjektive Bewältigungsressourcen) möglich werden.

Ein zentrales Element unserer Arbeit mit betrieblichen Gesundheitszirkeln ist das Synergiekonzept: Körperprozesse, subjektives Bewältigungsverhalten, Kommunikationsstrukturen und Kooperationsformen sowie objektive betriebliche Arbeitsbedingungen bilden ein Netzwerk vielfältiger Beziehungen, das seine Organisation nicht nur selbst produziert, sondern sich ständig verändert. Wie läßt sich unter solchen Bedingungen "Erfolg" messen, Evaluationsforschung durchführen?

Im folgenden soll ein Konzept von Evaluationsforschung vorgestellt werden, welches dem komplexen Netzwerk von Beziehungen des Stressgeschehens auf der somatischen, persönlichen und kommunikativen Ebene sowie der Ebene der objektiven Arbeitsbedingungen gerecht zu werden versucht. Evaluationsforschung wird in den drei zentralen Dimensionen Effektivität, Effizienz und Akzeptanz in einer Weise dargestellt, welche Veränderungsprozesse auf allen oben genannten Ebenen zu erfassen und zueinander in Beziehung zu setzen erlaubt. Grundsätzlich wird für eine Strategie der Prozessevaluation plädiert, die quantitative und qualitative Erhebungs- und Auswertungsmethoden integriert. Zunächst werden die stresstheoretischen Vorannahmen referiert, die dem Konzept der Gesundheitszirkel zugrundeliegen (1). Sodann werden Ziele, Aufbau und Durchführung der von uns begleiteten Gesundheitszirkeln erläutert sowie die dort verwendeten Techniken diskutiert (2).

Nach einer Darstellung der unterschiedlichen Methoden der wissenschaftlichen Begleitung des Pilotprojektes wird auf das von uns verwendete Konzept von Evaluation eingegangen (3).

35.1 Ein ökologisches Stressmodell

"Stress" in der hier zugrundegelegten Konzeption ist als ganzheitliches Phänomen zu betrachten, welches sich

- auf der somatischen Ebene,
- auf der Ebene 'subjektiver' Verhaltensweisen (Angst, Mißtrauen, resignative Zufriedenheit, mechanisches Druckverhalten, Bewältigungsstrategie Typ A),
- auf der sozialen Ebene der Kooperation aller am Arbeitsprozeß Beteiligten (Kommunikationsstruktur, Rollendruck und Zeitdruck, sowohl qualitativ als auch quantitativ) sowie
- auf der Ebene der 'objektiven' Arbeitsplatzstrukturen unter technisch-wirtschaftlichen und arbeitsorganisatorischen Gesichtspunkten (Zusammenspiel von Arbeitsplanung und Logistik, Hierarchiestruktur, Sanktionssystem und technische Produktionsmittel) manifestiert.

Das zentrale Konstrukt, durch welches diese verschiedenen Ebenen begrifflich vermittelbar werden, ist "kontrollierte Autonomie" (vgl. weiterführend Friscewski, 1988; Wotschack, 1985; Batura, 1990). Das spezifische der 'kontrollierten Autonomie' besteht darin, "daß die Erweiterung von Handlungs- und Dispositionsspielräumen..[der Arbeitnehmer, d.V.]..als ein Beitrag zur Optimierung der Arbeit begriffen wird und nicht lediglich als Mangel der Organisation. Diese Entwicklung enthält jedoch die Gefahr, besondere Arbeitsbelastungen, neue Risikosituationen und Risikogruppen hervorzurufen" (Wotschak, 1987, S. 24). Die kontrollierte Autonomie ist kennzeichnend für die Situation besonders von unteren Vorgesetzten, also beispielsweise Meistern und Vizemeistern. Arbeitsrollen mit kontrollierter Autonomie gewähren auf der Ebene des aktuellen Arbeitsvollzugs scheinbar relativ großen Handlungs- und Entscheidungsspielraum, während auf der Ebene der 'faktischen' Zielerreichung enge Restriktionen wirksam werden. So werden die Meister persönlich für die Erfüllung von Produktionszielen verantwortlich gemacht, auf deren inhaltliche Bestimmung sie keinen Einfluß nehmen können, die sie vielmehr lediglich im Rahmen des vorgegebenen Entscheidungsspielraumes durchsetzen können. So ist der untere Vorgesetzte z.B. persönlich verantwortlich für die genaue Einhaltung eines Termins, einer Stückzahl, eines Qualitätsstandards. Soweit die hierfür erforderlichen Ressourcen knapp oder ungeeignet sind (zum Beispiel wenige oder unmotivierte Mitarbeiter), gerät er gerade wegen seines Handlungsspielraumes in Druck: Es entstehen soziale und technische Abstimmungsprobleme, für die er zwar nicht unbedingt selbst verantwortlich gemacht werden kann, für deren Lösung er gleichwohl "den Kopf hinhalten muß".

Wo immer diese oder ähnliche Mißverhältnisse zwischen verfügbaren (subjektiven wie objektiven) Ressourcen und (vorgegebenen) Arbeitsanforderungen vorliegen, bieten sich den Betroffenen grundsätzlich zwei alternative (adäquate) Reaktionsweisen an. Die eine Reaktionsweise kann mit Friedman und Roseman als Typ A -Verhalten näher bestimmt werden, d.h. die Situation wird als Bedrohung und Überforderung wahrgenommen (Lazarus). Andererseits kann die Situation als Herausforderung (challenge) wahrgenommen werden, was auf der Verhaltensebene als Reaktionsweise (nach Friczewski, 1988, S. 64) "konzentrierte Gelassenheit" und "kreativ-soziale Handlungskompetenz" voraussetzt bzw. notwendig macht.

35.2 Gesundheitszirkel

Ziel von Gesundheitszirkeln, die sich mit dem Phänomen der kontrollierten Autonomie beschäftigen, ist also sowohl eine Veränderung der objektiven Verhältnisse (Organisationsentwicklung) als auch eine Veränderung der Situationswahrnehmung der Beteiligten sowie die damit verbundene Veränderung von potentiell pathogenen Verhaltensweisen. Es genügt nicht, pathogene Verhaltensweisen als dysfunktional für die individuelle Gesundheit zu betrachten und zu versuchen - entsprechend dem Präventionsprogramm der Gesundheitserziehung (Raucherentwöhnungskurse, Informationsseminare über gesundheitliche Gefährdungen etc.) - durch Lernprogramme unerwünschte Verhaltensweisen zu "löschen", vielmehr muß die jeweilige Verhaltensweise im Kontext der konkreten Arbeitssituation in ihren funktionalen und dysfunktionalen Aspekten sowohl erfahren als auch bewußt wahrgenommen werden. Die Maßnahme sollte also im Rahmen von "Gesundheitsförderung" verstanden werden (vgl. Hauß, Laußer, 1988).

Auf der subjektiven Ebene haben die Gesundheitszirkel somit als Ziel 'konzentrierte Gelassenheit' (Umgehen mit Zeitdruck) und 'kreativ-soziale Kompetenz' (Umgehen mit Rollendruck), während auf der objektiven Ebene 'Rhythmisierung' von Arbeit (Arbeitsablauf), 'angemessene Kontrolle durch Technik' (Arbeitsmittel), Raum zur 'Thematisierung von Konfliktpotential (Hierarchiestruktur) und Aufgabe von 'Kontrolleitlinien' zugunsten von Sinnorientierungen (Sanktionssysteme) ermöglicht werden sollen. Gesundheitszirkel im engeren Sinne haben die subjektiven Veränderungen im Blick und dienen der Erstellung eines Themenkataloges 'objektiver' Mißstände, die dann einem zu diesem Zweck ins Leben gerufenem Gremium vorgelegt werden (Kontaktausschuß), welches die Möglichkeit hat, objektive Veränderungen in die Wege zu leiten.

Für diesen Zweck hat sich eine mehrstufige Konzeption der Durchführung von Gesundheitszirkeln bewährt.

Intensivseminar: Die erste Phase besteht darin, die Teilnehmer für die Wahrnehmung von Stress zu sensibilisieren. Über Entspannungstechniken wie autogenes Training, progressive Muskelentspannung und Atemübungen werden Verspannungen im Körperbereich erfahrbar gemacht sowie die grundsätzliche Möglichkeit einer andersgearteten Strategie der Körperwahrnehmung angeboten (somatische Ebene). Die Rolle von Versagensängsten oder Schuldzuweisungen als Abwehrmechanismen und Bewältigungsstrategien wird verständlich gemacht (subjektive Wahrnehmungsebene). Darüber hinaus dient diese erste Phase dem Vertrautwerden der Teilnehmer mit all jenen Techniken, die im Gesamtverlauf der Zirkel Anwendung finden werden (Videoarbeit, Rollenspiel, Entspannungsübungen, Start-Verlauf-Stop-Übung zur kognitiven Strukturierung von komplexen Zeit- und Rollendrucksituationen). Generell besteht das Ziel dieser Phase darin, eingefahrene Erfahrungs-, Wahrnehmungs- und Denkmuster als Muster kenntlich und für die Teilnehmer erfahrbar zu machen. Das Seminar wird außerhalb des Betriebes als Wochenend-Seminar durchgeführt und soll denn Teilnehmern sowohl Distanz zum Arbeistalltag als auch den Aufbau von persönlichem Kontakt untereinander ermöglichen.

Orientierungsphase: Hier sollen die Teilnehmer gesunden, persönlichen Umgang mit Streß entwickeln und erproben. In Gruppendiskussionen wird eine "soziale" Identität entwickelt, die es erlaubt, subjektive Belastungen, welche bisher als individuelle Probleme und Schwierigkeiten erlebt wurden, als Ausdruck der oben erläuterten kontrollierten Autonomie zu begreifen. Angst, Mißtrauen, Resignation und selbstüberfordernde Hektik im Arbeitsalltag werden zunächst in persönlichen Geschichten der Telnehmer deutlich gemacht und dann mit Bezugnahme auf die oben beschriebenen objektiven Belastungsstrukturen als "Rollen- oder Statusproblem" begriffen. Die in den Geschichten geschilderten Belastungssituationen werden in einem Themenkatalog zusammengestellt (4 Sitzungen).

Projektphase: Diese Phase dient der Umsetzung der in der Orientierungsphase gewonnenen Erkenntnisse sowie der Verbindung der im Intensivseminar erworbenen Techniken mit den in der Orientierungsphase konkret gewordenen Problemen. Jeder Teilnehmer soll in dieser Phase versuchen, eine veränderte Bewältigungsstrategie für ein konkretes Problem zu entwicklen, wobei Gesamtgruppe und Leiter als Supervisoren dieses "Projektes" tätig werden und konkrete Bewältigungsversuche beurteilen sowie eigene Erfahrungen einbringen. Besonders die "Start-Verlauf-Stop-Technik" ist in diesem Zusammenhang hilfreich, da sie dem einzelnen die Wahrnehmung und Gliederung konkreter Arbeitsaufgaben ermöglicht (4 Sitzungen).

Kontaktausssschußphase: Dieses oben bereits genannte Gremium sollte sich aus Experten der unterschiedlichen, im Streßmodell angesprochenen Bereiche zusammensetzen (Betriebsärzte, Arbeitsplaner, Personalchefs, Leitende Angestellte etc.). Im Kontaktausssschuß werden von Vertretern der Gesundheitszirkeln und den begleitenden Trainern oder Moderatoren die erarbeiteten Themenkataloge eingebracht und Lösungsvorschläge zur Diskussion gestellt. Die Häufigkeit von Kontaktausssschußsitzungen muß betriebs- und problemabhängig bestimmt werden.

Durchführung: Die Umsetzung dieser Konzeption wurde in einer vom BMFT geförderten Pilotstudie erprobt. Der Bericht über die Evaluation der Intervention wird voraussichtlich im Frühjahr 1990 erscheinen. Ein Forschungsbericht über die Durchführung der Intervention liegt vor (Friczewski et al, 1989).

35.3 Evaluation

Die Maßnahme "Gesundheitszirkel" setzt an den verschiedenen, aus dem Streßmodell abgeleiteten Ebenen an und und sollte Veränderungen auf allen dort unterschiedenen

Ebenen bewirken. Um nun derartige Veränderungen nachweisen zu können, ist es notwendig, näher zu bestimmen, in welcher Weise die erzielten Veränderungen bewertet, also evaluiert werden können. In der erwähnten Pilotstudie wurden auf allen Ebenen Daten erhoben, d.h. es wurden physiologische Parameter bestimmt, standardisierte Fragebogeninventare zum gesundheitlichen Befinden und zum Bewältigungsverhalten eingesetzt, Arbeitsplatzanalysen zur Erhebung des Ausmaßes von "kontrollierter Autonomie" durchgeführt (Kannheiser, 1987), qualitative Interviews mit jedem Teilnehmer sowie Experteninterviews mit Fachvorgesetzten, Betriebsräten und Betriebsärzten geführt und zusätzlich alle Zirkelsitzungen durch Tonbandaufzeichnungen dokumentiert sowie die Kontaktausschußsitzungen protokolliert. Die so erhobenen Daten beziehen sich somit teilweise auf die unterschiedlichen Ebenen der Streßsituation (s.o., somatische, persönliche, sozial-kommunikative und technisch-wirtschafliche Ebene), wobei diese Daten vor und nach der Maßnahme erhoben wurden. Weitere Daten beziehen sich auf den Verlauf der Maßnahme.

Die Evaluation einer solchen mehrdimensionalen Maßnahmen muß nun ihrerseits dieser Mehrdimensionalität Rechnung tragen (vgl. Ferenszkiewicz, 1988; Kleiber 1988).

Evaluation kann prinzipiell verschiedene Gegenstände untersuchen:

- Sie kann Unterschiede messen zwischen einem Ausgangszustand und einem Endzustand (Effektivität der Maßnahme).
- Sie kann durchgeführte Maßnahmen hinsichtlich ihrer Eignung als Mittel zur Erreichung eines bewußt gesetzten Zieles bewerten (Efizienz der Maßnahme).
- Sie kann durch Maßnahmen induzierte Veränderungen identifizieren und rückbeziehen auf die Ziele der an der Maßnahme Beteiligten (Akzeptanz der Maßnahme).

Effektivitätsmessung: Werden lediglich die Zustandsveränderungen in der Evaluation berücksichtigt, so geschieht dies häufig im Sinn einer 'Effektivitätsmessung'. Sie funktioniert nach einer verhältnismäßig einfachen Vorstellung: Ein als veränderungswürdig betrachteter Zustand wird vor und nach einer Interventionsmaßnahme näher bestimmt und hinsichtlich seiner Abweichung von einem als wünschenswert identifizierten Zustand beurteilt (beispielsweise ein bestimmter Cholesterinwert bezogen auf einen Normwert). Ist der gewünschte Zustand eingetreten, wird das eingesetzte Mittel (die Maßnahme) als geeignete Interventionsmaßnahme bewertet. Das Mittel selbst spielt bei dieser Beurteilung keine Rolle. Bei dieser Art und Weise der Evaluation treten grundsätzlich die bekannten Meßprobleme auf (also Leistungsfähigkeit der Meßinstrumente nach den Kriterien Reliabilität, Validität und Objektivität, Kontrolle von Störvariablen sowie der Interaktionseffekte von Meßinstrument und zu messendem Zustand), die Feststellung von Unterschieden muß im Zusammenhang wahrscheinlichkeitstheoretischer Problematik diskutiert werden (vgl. hierzu weiterführend Kriz, 1988, S.455 ff.).

Effizienzbewertung: Der zweite Gegenstand, auf den sich Evaluation beziehen kann, ist die Maßnahme, die zur Erzielung der Veränderung eingesetzt wird. Nicht die Veränderung eines Ausgangszustandes ist hier im Mittelpunkt der Untersuchung, sondern die Maßnahme selbst wird bewertet, sie wird als Mittel zur Erreichung eines bestimmten Zielzustandes verstanden. Die Maßnahme muß nun daraufhin beurteilt werden, ob sie diesen Zielzustand zu erreichen erlaubt, das heißt, ob sie als effizientes Mittel zur Herbeiführung einer zunächst als unproblemtatisch vorausgesetzten Veränderung der Situation betrachtet werden kann.

Bei dieser Variante der Evaluationsforschung werden also Zielsetzung, Mittelwahl und Mittelherstellung anders problematisiert als in der Variante 1. Wärend bei der Unterschiedsmessung immer reale und meßbare Zustände gemessen werden und die Veränderung Indiz für den 'Erfolg' der Maßnahme ist, besteht hier der für die Evaluation maßgebende Unterschied in der Differenz von Zielsetzung und Zielerreichung. Was als Effizienz gemessen wird, ist die Tauglichkeit der Maßnahme hinsichtlich der Herstellung des gewünschten Zieles im Vergleich zu möglichen anderen Maßnahmen.

Akzeptanz: Als dritten Gegenstand von Evaluationsforschung hatten wir die Erforschung des Interventionsprozesses selbst definiert. Die 'Effizienz' und 'Effektivität' der Maßnahme werden hier im Zusammenhang gesehen mit möglicherweise unterschiedlichen Zielen der Beteiligten, deren Übereinstimmung Effizienz und Effektivität erst ermöglicht.

Diese Art der Evaluation kann auch als Prozeßforschung verstanden werden und stellt das Medium der Kommunikation in den Vordergrund.

Sie kann dazu führen, daß Ziele neu formuliert werden, daß festgestellt wird, daß man irrtümlicherweise gemeinsame Ziele unterstellt hatte oder daß über verwendete Methoden der Veränderungsmessung unterschiedliche Vorstellungen existierten. Im besten Falle gelangt man zu einer neuen gemeinsamen Auffassung von Krankheitsentstehung, Krankheitsverlauf, Intervention und Prävention, im schlechtesten Falle zur Erkenntnis, daß man völlig unterschiedliche Vorstellungen von der Art und des Zieles der Intervention hatte. Klarheit und Transparenz des Vorgehens sowie Anerkennung der jeweils anderen Weltsicht der Kooperationspartner sind Voraussetzungen für die Durchführung einer derartigen Evaluation, die nicht gemeinsame Ziele voraussetzt, sondern die gemeinsame Entwicklung von Zielen und Zielzuständen erlaubt.

Erst die Diskussion des Zusammenhanges von Ausgangszustand und Veränderung, Mitteln und Maßnahmen und den durch sie zu verwirklichenden Zielen kann Details zu Tage fördern, die den Prozess (der Intervention) beeinflußt haben, jedoch vor der Diskussion als nebensächlich bzw selbstverständlich gewertet wurden. Diese Details machen die Prozessforschung zu einem Instrument, welches sowohl die Akzeptanz einer Intervention als Dimension verwendet, als auch notwendigerweise die Effektivität und Effizienz einer Maßnahme miteinbeziehen muß, da nur im Rückgriff auf diese Dimensionen Unklarheit über die gemeinsame Definition von Zielen und Mitteln einer Intervention manifest werden. Prozeßevaluationsforschung muß also mit Daten und Verfahren arbeiten, die sowohl Effektivität und Effizienz von Maßnahmen zu beurteilen als auch deren Stellung in einem größeren Kontexet zu thematisieren erlauben. Auf das Beispiel der kontrollierten Autonomie bezogen bedeutet dies, daß physiologische Zustandsveränderungsmessungen, psychologische Beurteilung der Veränderung von subjektiven Bewältigungsstrategien, die kompetente Analyse von Kommunikationsstrukturen systematisch aufeinander bezogen werden müssen, damit konkrete Maßnahmen im Blick auf die verschiedenen Zustandsveränderungen diskutiert werden können. Die Ergebnisse dieser (Experten-) Diskussion müssen wiederum in die Alltagswirklichkeit der Betroffenen einbezogen werden können. Die unterschiedlichen Datentypen können je nach Funktion (Effektivität, Effizienz und Akzeptanz), Erhebungs- und Auswertungsmethoden und erforderlicher Haltung der Forscher gemäß Übersicht 35.1 gegenübergestellt werden.

Evaluation

	Vorher/Nachher Situations-/Zu-standsvergleiche	Maßnahmen-vergleich	Zielüberprüfung
	Unterschieds-messung	Sachverhalts-realisierung	Prozess-beschreibung
Dimensionen	Effektivität	Effizienz, Effektivität	Akzeptanz, Effizienz, Effektivität
Datentypen	quantitativ	qualitativ	konstruktiv
Erhebungs-methoden	standardisierte Beobachtungs-, Meß- und Befragungsverfahren	Interviews, teilnehmende Beobachtung, Protokolle	Gruppendiskussion, Supervision, Prozessbeschreibung
Auswertungs-methoden	stat. Verfahren	Kriterienorientiertes Rating, Interpretation	Konstruktion, Teamdiskussion
Forscher-haltung	objektiv, neutral	pragmatisch kognitiv, problemlösungs-orientiert	emphatisch

Übersicht 35.1: Evaluation

Ein Stressforschungsansatz wie der oben beschriebene, der davon ausgeht, daß selbst pathogene Verhaltensweisen nicht nur als dysfunktional angesehen werden können, sondern auf dem Hintergrund des je alltagsweltlichen (arbeitsweltlichen) Kontextes beurteilt werden müssen, kann Ziele von Interventionamaßnahmen nur in Übereinstimmung mit den Betroffenen erarbeiten, darf sie also nicht unreflektiert voraussetzen. Die Methode muß dem Rechnung tragen, muß also an der Erlebenswirklichkeit des 'Betroffenen' ansetzen und diesen ebenso als Experten für die eigene Belastbarkeit anerkennen wie 'professionelle' Experten für Prävention und Arbeitsorganisation.

35.4 Literatur

Batura, P. (1990): Kontrollierte Autonomie als Konstrukt arbeitspsychologischer Stressforschung. Unveröff. Diplomarbeit. Institut f. Psychologie, TU Berlin.

Ferenszkiewicz, D. (1988): Evaluation. In: Asanger, Roland, Gerd Wenninger (Hg.): Handwörterbuch der Psychologie, S. 162 - 165. Psychologie-Verl.-Union, München Weinheim.

Friczewski, F. (1988): Sozialökologie des Herzinfarkts. Untersuchungen zur Pathologie industrieller Arbeit. Edition Sigma, Berlin.

Friczewski, F., R. Jenewein, A. Lieneke, L. Schiwon-Spies, G. Westermayer (1988): Primärprävention mit arbeitsplatzbezogenen Gesundheitszirkeln. Skizze einer Interventionsstudie mit unteren Vorgesetzten in der Industrie. Forschungsbericht aus dem Institut für Psychologie, TU Berlin.

Friedman, M., R.H. Roseman (1975): Der A-Typ und der B-Typ. Reinbek, Hamburg.

Hauß, F., A. Laußer (1988): Betriebliche Gesundheitsförderung als "dritter Weg" zwischen Gesundheitserziehung und Arbeitsschutz? In: Grenzen der Prävention. Argument Sonderband 178, S. 151 - 167. Argument-Verlag, Hamburg.

Kannheiser, W. (1987): Ergebnisse der Arbeitsanalysen mit dem TAI bei Meister- und Vizemeistertätigkeiten im Werk Braunschweig. Unver. Forschungsbericht. Universität München, Institut für Psychologie, Organisations- und Wirtschaftspsychologie.

Kleiber, D. (1988): Handlungsforschung. In: Asanger, R., G. Wenninger (Hg.): Handwörterbuch der Psychologie, S. 282 - 287. Psychologie-Verl.-Union, München Weinheim.

Kriz, J. (1988): Methodenkritik. In: Asanger, R., G. Wenninger (Hg.): Handwörterbuch der Psychologie, S. 455 - 458. Psychologie-Verl.-Union, München Weinheim.

Wotschak, W. (1985): Neue Konzepte der Arbeitsgestaltung - Dispositionsspielräume und Arbeitsbelastung. In: Naschold, F. (Hg.): Arbeit und Politik. Gesellschaftliche Regulierung der Arbeit und der sozialen Sicherung, S. 241 - 266. Campus Verlag, Frankfurt New York.

Wotschak, W. (1987): Vom Taylorismus zur kontrollierten Autonomie. Über Personaleinsatzkonzepte und Arbeitsanforderungen bei neuen Technologien. Internationales Institut für Vergleichende Gesellschaftsforschung, Arbeitspolitik des Wissenschaftszentrums Berlin. WZB Schriften, Berlin.

36 Zur Evaluation eines Modellvorhabens mit Gesundheitszirkeln zur gesundheitsgerechten Arbeitsgestaltung[1]

W. Slesina[1], F. R. Beuels[2], I. Lorenz[2]
[1]Institut für Medizinische Soziologie, Universität Düsseldorf
[2]Institut für Arbeits- und Sozialmedizin, Universität Köln

36.1 Zweck und Verfahren der Gesundheitszirkel

Die Gesundheitszirkel sind ein Verfahren zur Ausfüllung des Arbeitssicherheitsgesetzes (§ 3.1.3.c) mit dem Ziel der Verhütung arbeitsbedingter chronischer Erkrankungen. Sie zielen darüber hinaus auf die Erweiterung des betrieblichen Arbeitsschutzes in Richtung Gesundheitsförderung allgemein. Dem Verfahren liegt die Konzeption zugrunde, den von Experten getragenen betrieblichen Arbeitsschutz durch die Einbeziehung der Beschäftigten und ihres Erfahrungswissens zu ergänzen. Es wurden Projektgruppen gebildet - wir sprechen von "Gesundheitszirkeln" -, in denen Beschäftigte, Arbeitsschutzexperten, Vorgesetzte und Betriebsrat zusammenwirken. Die Gesundheitszirkel sollen ein Forum bilden, wo das Wissen aller Teilnehmer über Arbeitsbelastungen, ihre gesundheitlichen Wirkungen sowie Verbesserungsmöglichkeiten zusammengeführt wird (s. im einzelnen Slesina, 1987; Slesina, von Ferber, 1989).

Einem Zirkel gehören an:

- 3-4 Beschäftigte aus zwei Berufsgruppen, die täglich miteinander kooperieren, z.B. 2 Kranfahrer und 1-2 Grubenleute,
- der für diesen Betriebsbereich zuständige Meister,
- der Betriebsarzt sowie ein weiterer Mitarbeiter des betrieblichen Arbeitsschutzes (Sicherheitsfachkraft, Ergonom),
- ein Betriebsratsmitglied,
- für den Betriebsleiter besteht jederzeit Teilnahmemöglichkeit,

---

[1] Gefördert im Rahmen des Programms "Humanisierung des Arbeitslebens". Projektleitung: PD Dr. W. Slesina, PD Dr. med L. von Ferber; Projektmitarbeiter: Dipl.-Soz. F.R. Beuels, Dr. med I. Lorenz, Dipl.-Ök. R. Sochert.

- ein Moderator und Protokollant (in diesem Projekt Mitglieder unserer Forschungsgruppe).

Drei Aufgaben waren den Zirkeln vorgegeben:

- Sie sollten jene Arbeitssituationen herausarbeiten, die gehäuft von den Beschäf-
  tigten als beanspruchend erlebt werden.
- Sie sollten den Beschwerdenbezug dieser Arbeitssituationen klären, d.h. die
  Beschwerden herausarbeiten, die Beschäftigte gehäuft in solchen Situationen ver-
  spüren.
- Sie sollten Änderungsvorschläge ausarbeiten für eine günstigere Gestaltung der
  Arbeitssituation.

Insgesamt wurden in einem Stahlwerk 16 Zirkel eingerichtet, die jeweils 12mal zu je
einstündigen Treffen zusammenkamen.

36.2 Fragestellung und Indikatoren der Evaluation

Für die Evaluation des Verfahrens erscheinen zwei Fragenkomplexe vorrangig:

1. Ist das Verfahren geeignet, das Erfahrungswissen der Beschäftigten über
   Arbeitsbelastungen und deren Beschwerdewirkungen zu aktivieren?
- Ist es ferner in der Lage, einen Dialog zwischen Beschäftigten, Arbeitsschutzexperten, Vorgesetzten und Betriebsrat zu diesem Themenkreis (Belastungen,
   Beschwerden) herbeizuführen?
- Ist es mit dem Verfahren möglich, gesundheitlich relevante Arbeitsaspekte
   gemeinsam aufzuarbeiten und darauf gerichtete Änderungsvorschläge zu erzeu-
   gen? Diese Fragestellungen lassen sich dem Begriff der Struktur- und Prozeß-
   Evaluation zurechnen.
2. Welches Ergebnis haben die Gesundheitszirkel gebracht? Wurden die Arbeitsbedingungen in gesundheitlicher Hinsicht verbessert? Dies betrifft die Outcome-
   Evaluation.

Zwecks Evaluierung der Struktur und des Ablaufs des Verfahrens wurden bereits
während der Zirkelarbeit die Statements der Beteiligten zum Verfahren registriert.
Insbesondere aber wurden nach Abschluß der Zirkelarbeit für jeden Zirkel, und hier
wiederum getrennt nach Teilnehmergruppen, Auswertungsgespräche geführt: insgesamt um 50 Gespräche. Durch die Einzelgespräche mit jeder Gruppe (Beschäftigte,
Vorgesetzte usw.) wurden gegenseitige Beeinflussungen vermieden.

   Bei den Auswertungsgesprächen wurde den Teilnehmern jeweils ein Fragebogen
zur Ausfüllung vorgelegt, anschließend wurden einige Fragen im Gespräch vertieft.
Die Auswertungstreffen fanden bei manchen Zirkeln 8 bis 9 Monate nach Abschluß
ihrer regulären Arbeitstreffen statt, bei anderen sogar erst knapp 2 Jahre danach. Der
Einfluß eines Hawthorne-Effekts auf das Urteilsverhalten spielt nach einem so langen
Zeitraum vermutlich keine bedeutsame Rolle mehr.

Für die Ergebnis-Evaluation würde man "harte Daten" wünschen, z.B. über die Entwicklung des Arbeitsunfähigkeits(AU)-Geschehens. Doch sprachen methodische Überlegungen gegen die Verwendung solcher Indikatoren:

- Ein experimentelles oder quasi-experimentelles Design war aus zwei Gründen nicht möglich. Zum einen gab es keine strikte Vergleichsgruppe von Betrieben und Arbeitsplätzen. Allenfalls hätte die AU-Entwicklung in anderen, strukturfremden Betrieben des Stahlwerks zum Vergleich herangezogen werden können, oder der AU-Stand des Gesamtwerks.
- Zweitens ist in einer Feldstudie eine Kontrolle der Kontextbedingungen nicht möglich. So wurden z.B. zeitgleich zu den Änderungsmaßnahmen, die aus der Zirkelarbeit resultierten, vielfältige andere Änderungen in den Betrieben durchgeführt (u.a. Einführung der 6-Tage-Woche in manchen Betrieben). Dadurch lassen sich Veränderungen des AU-Geschehens nicht mehr bestimmten Ursachen zurechnen. Überhaupt ist der AU-Stand grundsätzlich multifaktoriell bedingt.
- Allenfalls hätten die gesundheitlichen Beschwerden und ihr Bezug zu den Arbeitsbedingungen nach Durchführung der Änderungsmaßnahmen nochmals erhoben werden können. Dies erschien jedoch fragwürdig, da derzeit für den Einsatz bei Industriearbeitern keine Instrumente der Beschwerdenmessung zur Verfügung stehen, die eine gesicherte Reliabilität aufweisen.

Daher wurden zum Ergebnis (outcome) der Zirkelarbeit allgemeine Informationen im Rahmen unserer Auswertungsgespräche erhoben und für die Evaluation als Indikatoren verwendet.

36.3 Ergebnisse zu den Evaluations-Indikatoren

36.3.1 Struktur- und Prozeßevaluation

1. Wie beurteilten die Teilnehmer der Zirkelarbeit die Zusammensetzung der Teams? Alle beteiligten Gruppen waren mehrheitlich der Auffassung, daß der Teilnehmerkreis adäquat zusammengesetzt war. Die Beteiligung der Betriebsleitung wurde teilweise etwas zurückhaltender beurteilt (Tab. 36.1).
2. Zu Beginn der Zirkelarbeit waren in den Teams mehrere Verhaltensregeln vereinbart worden, um eine gleichberechtigte und sanktionsfreie Aussprache zu ermöglichen. Eine der Regeln lautete z.B. "Jeder im Team ist Experte, und zwar jeder auf seinem Gebiet". Wurden die Regeln beachtet?
Beschäftigte und Arbeitsschutzexperten äußerten mehrheitlich, die Regeln seien sehr gut oder ziemlich gut eingehalten worden (83 % bzw. 60 %). Bei Meistern und Betriebsrat konzentrierte sich das Urteil auf die Kategorien "ziemlich gut" und "einigermaßen" (Tab. 36.2).
Außerdem vertraten die Teamteilnehmer mehrheitlich die Auffassung, daß die Regeln ihre Funktion erfüllten, die Teilnehmer vor Nachteilen infolge freier Meinungsäußerung zu schützen. 83 % aller Befragten gaben an, daß die Regeln diesen Schutz vor Nachteilen im großen und ganzen gewährleisten konnten (Tab. 36.3).

Tab. 36.1: War es Ihres Erachtens nützlich, daß folgende Personen an den Gesundheitszirkeln teilnahmen?

Teilnahme nützlich von:	Beschäftigte	Es urteilten folgende Gruppen:		
		Meister	Betriebsrat	Arbeitsschutz-experten
	n=69	n=12	n=2	n=5
Beschäftigten	-	92 %	100 %	100 %
Meistern	67 %	75 %	100 %	100 %
Betriebsleiter	62 %	50 %	100 %	20 %
Betriebsrat	75 %	83 %	100 %	80 %
Sicherheitsfachkraft/Ergonom	88 %	92 %	100 %	100 %
Betriebsarzt	73 %	50 %	100 %	100 %

Tab. 36.2: Wurden die Regeln der Zusammenarbeit im Zirkel eingehalten?

	Beschäftigte	Meister	Betriebsrat	Arbeitsschutz-experten
	n=69	n=12	n=2	n=5
sehr gut	26 %	-	-	40 %
ziemlich gut	57 %	50 %	50 %	20 %
einigermaßen	16 %	42 %	50 %	40 %
weniger gut	-	8 %	-	-
nicht gut	-	-	-	-
keine Angabe	1 %	-	-	-
	100 %	100 %	100 %	100 %

Tab. 36.3: Die Regeln hatten den Zweck, Sie vor Nachteilen zu schützen. Glauben Sie, daß die Regeln diesen Zweck im großen und ganzen erfüllt haben?

	Beschäftigte	Meister	Betriebsrat	Arbeitsschutz-experten
	n=69	n=12	n=2	n=5
ja	83 %	92 %	100 %	60 %
nein	13 %	8 %	-	-
keine Angabe	4 %	-	-	40 %
	100 %	100 %	100 %	100 %

3. Die Zirkelarbeit sollte anhand der Erfahrung der Betroffenen die beanspruchenden Arbeitssituationen, ihren gesundheitlichen Bezug sowie Möglichkeiten einer gesundheitsgerechten Arbeitsgestaltung klären. Inwieweit ist dies gelungen?

Die erste Aufgabe der Zirkel bestand darin, eine umfassende und vollständige Auflistung relevanter Arbeitsbelastungen vorzunehmen. Die Beschäftigten wurden deshalb in den Sitzungen von den Moderatoren immer wieder aufgefordert, ihre Arbeitsprobleme anzugeben und genau zu beschreiben. Die Frage, ob die wichtigen Arbeitsbelastungen in den Gesundheitszirkeln zur Sprache kamen, wurde von fast allen Beschäftigten (96 %) bejaht. Das Verfahren ist somit in der Lage, die Belastungswahrnehmungen der Beschäftigten aufzuarbeiten.

Ein weiterer wichtiger Aspekt ist, ob die Beschäftigten sich bei ihren Belastungsschilderungen akzeptiert fühlten. Hier liegt eine Möglichkeit des Scheiterns für eine Zirkelarbeit. Denn es ist keineswegs selbstverständlich, daß Arbeitsschutzexperten und Vorgesetzte den Belastungshinweisen von Arbeitern folgen und hierbei eine lernende Haltung einnehmen. Tab. 36.4 gibt einen Überblick darüber, inwieweit sich die Beschäftigten in ihren Belastungsdarstellungen akzeptiert fühlten:

- voll akzeptiert, was die Belastungsdarstellung betrifft, fühlten sich die Beschäftigten überwiegend von den Kollegen, öfter auch von Betriebsrat und Sicherheitsfachkraft/Ergonom.
- Das Gefühl der Nichtakzeptanz ist insgesamt von geringer Bedeutung und streut über die verschiedenen Gruppen.
- Eine partielle Akzeptanz sahen die Beschäftigten gehäuft bei ihren Vorgesetzten (Meister, Betriebsleiter) aber auch bei Arbeitsschutzexperten.

Die große Zahl fehlender Angaben beim Betriebsarzt ist darauf zurückzuführen, daß er zeitbedingt nur an einem Teil der Treffen teilnehmen konnte, so daß für manche Beschäftigten keine Beurteilungsmöglichkeit bestand; gleiches gilt auch für die Betriebsleiter. Insgesamt ergibt sich das Bild eines überwiegenden Akzeptanzempfindens, allerdings mit Einschränkungen.

Tab. 36.4: Wurden Ihre Angaben über Arbeitsbelastungen von den anderen Teilnehmern der Gesundheitszirkel akzeptiert?

| | nur Beschäftigte (n=69) | | | | insgesamt |
	ja	nicht immer	nein	keine Angabe	
von den Arbeitskollegen	83 %	13 %	-	4 %	100 %
vom Meister	33 %	45 %	10 %	12 %	100 %
vom Betriebsleiter	16 %	45 %	4 %	35 %	100 %
vom Betriebsrat	41 %	24 %	13 %	22 %	100 %
vom Betriebsarzt	30 %	15 %	13 %	42 %	100 %
von Sicherheitsfachkr./Ergonom	39 %	38 %	7 %	16 %	100 %

4. Die zweite Aufgabe der Zirkelarbeit lautete, die von den Beschäftigten wahrgenommenen arbeitsbedingten gesundheitlichen Beschwerden zu ermitteln.

Mitteilungen der Beschäftigten über gesundheitliche Beschwerden bei der Arbeit sind schutzbedürftig. Voraussetzung für die Darstellung solcher Beschwerden ist eine Vertrauensbasis. Die Besprechung von arbeitsbedingten Befindensstörungen wurde daher schwerpunktmäßig in einem verkleinerten Teilnehmerkreis, nur unter Anwesenheit von Beschäftigten, Betriebsarzt und Mitgliedern der Forschungsgruppe, durchgeführt.

Tab. 36.5: War es in den Zirkelsitzungen überhaupt möglich, offen über gesundheitliche Beschwerden zu sprechen?

Nur Beschäftigte (n=69)		
	abs.	%
ja	57	83
nein	9	13
keine Angabe	3	4
	69	100

Tab. 36.6: Wurde Ihrer Meinung nach im Zirkel genug über die gesundheitlichen Auswirkungen von Arbeitsbelastungen gesprochen?

Nur Beschäftigte (n=69)		
	abs.	%
ja	46	67
nein	21	30
keine Angabe	2	3
	69	100

83 % der Beschäftigten (Tab. 36.5) gaben in den Auswertungsgesprächen an, ein offener Austausch über Gesundheitsfragen sei möglich gewesen. Dies ist um so beeindruckender, als die gleichen Befragten mitteilten, daß im Betriebsalltag eher zurückhaltend über gesundheitliche Probleme gesprochen werde. Die Zirkel vermochten somit manche Schwellenängste abzubauen. Wir selbst konnten beobachten, daß im Laufe der Zirkelarbeit die Bereitschaft stieg, gesundheitliche Beschwerden auch im größeren Teilnehmerkreis mitzuteilen.

Wie Tab. 36.6 aber zeigt, sagten 30 % der Beschäftigten, in den Zirkeln sei nicht hinreichend über die gesundheitlichen Auswirkungen von Arbeitsbelastungen gesprochen worden. Zwei Drittel hingegen waren der Ansicht, dieses Thema sei eingehend behandelt worden.

5. Ein drittes Ziel der Gesundheitszirkel bestand darin, Verbesserungsvorschläge für eine gesundheitsgerechte Arbeitsgestaltung zu entwickeln. Auch hier ist zu fragen, ob in einem Kreise mit Vorgesetzten und Arbeitsschutzexperten die Beschäftigten ihre Verbesserungsüberlegungen in ausreichendem Maße einbringen konnten.

Von 90 % der Beschäftigten wurde diese Frage mit "Ja" beantwortet. Zwar beteiligten sich auch die Arbeitsschutzexperten rege an der Änderungsdiskussion, wesentlich stärker als zuvor bei der Besprechung beanspruchender Arbeitssituationen. Überwiegend aber nahmen sie eine die Beschäftigten unterstützende Haltung ein, indem sie deren Änderungsideen z.B. modifizierten oder weiterentwickelten.

36.3.2 Ergebnisevaluation

Nachdem bisher die Struktur und der Ablauf der Zirkelarbeit aus der Sicht der Teilnehmer beurteilt wurde, ist nun nach dem Ergebnis der Zirkelarbeit zu fragen. Konnte die Zielsetzung erreicht werden, die Arbeitsbedingungen gesundheitlich günstiger zu gestalten?

Tab. 36.7 gibt eine Einschätzung der beteiligten Gruppen wieder, ob sich durch die verwirklichten Verbesserungsvorschläge die Arbeitsbedingungen verbessert haben:

- Aus der Sicht der Beschäftigten, der Meister und der Arbeitsschutzexperten haben sich die Arbeitsbedingungen "etwas" oder sogar "stark" verbessert. Eine skeptische Haltung nehmen die Betriebsräte ein.
- Zwischen den Beschäftigten der verschiedenen Betriebe des Stahlwerks gehen jedoch die Auffassungen, was die Verbesserung der Arbeitsbedingungen betrifft, auseinander. In einem Betrieb zeigt sich eine deutliche Zurückhaltung bei der Erfolgsbewertung. Hier war auch die Realisierungsquote vorgeschlagener Änderungen relativ gering.

Tab. 36.7: Wenn man einmal die verwirklichten Verbesserungsvorschläge betrachtet: Haben sich die Arbeitsbedingungen verbessert?

	Beschäftigte n=69	Meister n=12	Betriebsrat n=2	Arbeitsschutz- experten n=5
stark verbessert	10 %	17 %	-	-
etwas verbessert	50 %	67 %	-	80 %
kaum verbessert	27 %	8 %	100 %	20 %
gar nicht verbessert	10 %	-	-	-
keine Angabe	3 %	8 %	-	-
	100 %	100 %	100 %	100 %

Mit dem Gesamtergebnis der Arbeit im großen und ganzen sind um 90 % der Befragten zufrieden (Tab. 36.8).

Tab. 36.8: Sind Sie mit dem Gesamtergebnis der Zirkelarbeit im großen und ganzen zufrieden?

	Beschäftigte n=69	Meister n=12	Betriebsrat n=2	Arbeitsschutz- experten n=5
ja / eher positiv	87 %	92 %	100 %	100 %
nein / eher negativ	12 %	8 %	--	
keine Angabe	1 %	-	-	-
	100 %	100 %	100 %	100 %

Zur abschließenden Beurteilung der Zirkelarbeit wurden den beteiligten Gruppen weitere Fragen vorgelegt. So z.B. die Frage, ob man die Zirkelarbeit öfter oder regelmäßig im Werk durchführen sollte. Die Antworten auf diese Frage können als ein indirekter Indikator des wahrgenommenen Ertrags der Zirkelarbeit angesehen werden. Um 90 % der Beteiligten befürworteten eine Fortsetzung der Zirkelarbeit (Tab. 36.9).

Tab 36.9: Sollte man eine solche Zirkelarbeit öfter oder regelmäßig im Werk durchführen?

	Beschäftigte	Meister	Betriebsrat	Arbeitsschutz-experten
	n=69	n=12	n=2	n=5
ja	93 %	75 %	100 %	80 %
nein	3 %	17 %	-	-
keine Angabe	4 %	8 %	-	20 %
	100 %	100 %	100 %	100 %

36.4 Zusammenfassung

Zusammenfassend läßt sich sagen: Im Rahmen der Gesundheitszirkel war es aus der Sicht der Beteiligten möglich, in einem offenen Klärungsprozeß gesundheitlich bedeutsame Arbeitsbelastungen darzustellen und Entlastungsmöglichkeiten zu erarbeiten. Die Zirkelarbeit wurde von allen beteiligten Gruppen mehrheitlich als zufriedenstellend bewertet und eine Fortsetzung gewünscht. Der Beitrag der Gesundheitszirkel zur Verbesserung der Arbeitsbedingungen wird überwiegend anerkannt.

36.5 Literatur

Slesina, W. (1987): Gesundheitszirkel - eine präventive Strategie in Betrieben. In: Drogalkohol, 11/1987, S. 203-222.
Slesina, W., C. von Ferber (1989): Das integrierte Belastungs-Beanspruchungs-Konzept - Eine Herausforderung an die Soziologie, zur gesundheitsgerechten Arbeitsgestaltung beizutragen. In: Zeitschrift für Arbeitswissenschaft, 45/1989, S. 16-22.

37 Herz-Kreislauf-Prävention am Arbeitsplatz - Durchführung und Evaluation eines multifaktoriellen Interventionsprogramms

R. Annuß
Idis-Institut, Bielefeld

Seit zwei Jahren führt das Institut für Dokumentation und Information, Sozialmedizin und öffentliches Gesundheitswesen (IDIS) in Kooperation mit dem Landesverband der Betriebskrankenkassen Nordrhein-Westfalens ein betriebsbezogenes Programm zur Prävention von Herz-Kreislaufkrankheiten durch; zur Zeit sind sieben Betriebe mit insgesamt rund 10.000 Mitarbeitern beteiligt. Die Pilotphase des Programms wird Mitte 1990 abgeschlossen sein. Im folgenden Zwischenbericht werden nach einer kurzen Beschreibung des Programmkonzepts die bisher vorliegenden Datenauswertungen und Evaluationsergebnisse vorgestellt.

37.1 Programmbeschreibung

Das IDIS ist eine Einrichtung des Landes Nordrhein-Westfalen mit langjährigen Erfahrungen im Bereich der Planung und Durchführung gemeindeorientierter Gesundheitsaktionen (Murza, 1984). Aufbauend auf den hierbei entwickelten und erprobten Konzepten und Interventionsstrategien entstand die Aufgabe, ein betrieblich orientiertes Präventionsprogramm für Herz-Kreislaufkrankheiten zu entwickeln. Ein wichtiger auslösender Faktor war das Bestreben, die für Präventionsmaßnahmen hauptsächlich erwünschten Altersgruppen der Erwerbstätigen zu erreichen, die bei kommunalen Gesundheitsaktionen im Vergleich zu älteren Teilnehmern deutlich unterrepräsentiert sind (Murza et al, 1988).

Das Programm "Hab' ein Herz für Dein Herz" setzt sich aus einer Anzahl frei miteinander kombinierbarer Module zusammen und ermöglicht es so den beteiligten Betrieben, Umfang und Laufzeit sowie betriebsspezifische Schwerpunkte des Programms nach ihren Bedürfnissen festzulegen. Angeboten werden Screeningmaßnahmen, Kurse zu Gesundheitsthemen und Aktionen zur Beeinflussung von gesundheitsrelevanten Faktoren im Betriebsablauf.

Die Screeningmaßnahmen beinhalten Blutdruckmessungen, Ermittlung von Übergewicht, Cholesterinmessungen sowie ein Testprogramm zur körperlichen Fitness. Für diese Aktionen stellt das IDIS einen mobilen Meßcontainer mit 3 Meßkabinen sowie geschultes Personal zur Verfügung. Sämtliche Screeningmaßnahmen finden während der Arbeitszeit statt, die Meßergebnisse bleiben anonym. Kursangebote umfassen Raucherentwöhnungskurse, Ernährungsberatung, Kochkurse sowie Programme zu körperlicher Fitness und Streßbewältigung.

Die dritte Aktionsgruppe zielt im Sinne struktureller Maßnahmen auf die Beeinflussung gesundheitsrelevanter Faktoren der betrieblichen Infrastruktur. Neben der Aktion "Rauchfreier Arbeitsplatz" gibt es hier die Kantinenaktion "Das gesündere Menü", verbunden mit einem Fortbildungsangebot für Kantinenköche. Außerdem wurde ein Programm mit gezielten Entspannungs- und Bewegungsübungen für spezifische Arbeitsplatzbelastungen entwickelt. (Eine ausführliche Darstellung der einzelnen Programm-Module findet sich bei Murza, Laaser, 1990.)

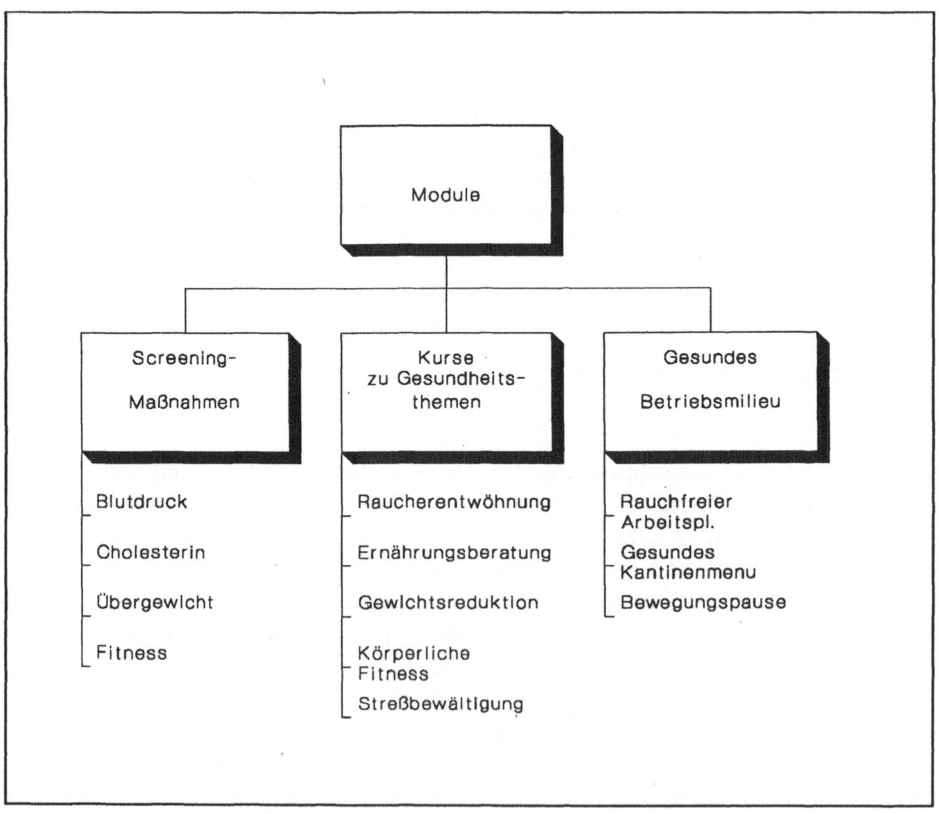

Abb. 37.1: Programm "Hab' ein Herz für Dein Herz"

Auf der Grafik (Abb. 37.1) läßt sich neben der vertikalen Gliederung unschwer auch eine inhaltsbezogene horizontale Gliederung erkennen. Nach Möglichkeit sollten diese auf jeweils einen Risikofaktor bezogenen Maßnahmen kombiniert angeboten werden (also z. B. Cholesterinmessung, Ernährungsberatung und Kantinenaktion). Nach unserer Vorstellung ergibt gerade die Verbindung dieser verschiedenen Elemente das wirksame Potential einer Präventionskampagne.

Ziel der Screeningmaßnahmen ist nicht nur das Auffinden von Personen mit hohem Risiko; die Blutdruck- und Cholesterinmessungen sollen vor allem als Einstiegsmaßnahme dienen, um alle Teilnehmer in einem durchschnittlich 3-minütigen Beratungsgespräch über den jeweiligen Risikofaktor zu informieren. Hierbei kommen die Grenzwerte zur Sprache, nach denen das Ergebnis in die Kategorien "normal", "grenzwertig erhöht", oder "zu hoch" einzuordnen ist; es wird über Möglichkeiten informiert, durch eine gesundheitsbewußte Lebensweise selbst etwas für die Reduktion erhöhter Werte bzw. das Beibehalten normaler Werte zu tun, und es wird auf bestehende Kursangebote hingewiesen. Zusätzlich erhalten die Teilnehmer eine kurzgefaßte Broschüre zum Thema "Blutdruck" bzw. "Cholesterin". Diese Broschüren sind neben Postern, Handzetteln, Aufklebern u.ä. Bestandteil eines für das Programm entwickelten Medienpakets.

Im Idealfall beträgt die Laufzeit des Programms 12 - 18 Monate, wobei im Abstand von 1 - 2 Monaten jeweils eine neue Aktion durchgeführt wird. Mittlerweile stehen zwölf Module, ausgearbeitet und getestet, zur Verfügung.

Bei der Vorbereitung des Programms, die vor Ort in den Händen der Betriebskrankenkasse liegt, wird besonderer Wert auf die engagierte Unterstützung der Maßnahme durch Betriebsleitung, Betriebsrat und natürlich durch die Betriebsärzte gelegt.

37.2 Methoden der Datenerhebung im Programm "Hab' ein Herz für Dein Herz"

Voraussetzung für die Akzeptanz von Screeningmaßnahmen im Rahmen eines Betriebsprogramms ist die Anonymität der Datenerhebung. Es darf keinen Zweifel darüber geben, daß die Teilnahme an einer Maßnahme ohne negative Folgen für den Beschäftigten ist. Für die Programmevaluation ergibt sich hierdurch das Problem, wie trotz anonymer Datenerhebung die Möglichkeit für individuelle Verlaufsbeobachtungen über den gesamten Zeitraum des Gesundheitsprogramms (ca. 12-18 Monate) geschaffen werden kann. Dieser Datenvergleich ist die notwendige Voraussetzung für die quantitative Überprüfung der Programmziele "Reduktion der Risikofaktoren Bluthochdruck, erhöhter Cholesterinspiegel, Rauchen, Übergewicht". Aus diesem Grunde steht am Ende des Programms eine Abschlußmessung, mit der Veränderungen bei den genannten Risikofaktoren überprüft werden.

Ferner soll untersucht werden, welche Risikoprofile die Teilnehmer einzelner Kursprogramme aufweisen und welche Veränderungen sich bei ihnen in der Folge ergeben. Es wurde also ein System benötigt, welches die Anonymität der Teilnehmer und gleichzeitig die Zusammenführung sämtlicher während des Programms anfallender Daten einzelner Personen ermöglicht.

Zu diesem Zweck haben wir ein Scheckkartensystem entwickelt. Jeder Beschäftigte zieht bei der Startaktion des Programms eine Plastikscheckkarte mit dem Programm-Signet und einer individuellen Code-Nummer. Die Teilnehmer werden aufgefordert, diese Karte zu jeder Aktion mitzubringen; die Code-Nummer wird dann jeweils zusammen mit den anonym erhobenen Daten, wie z. B. Blutdruck oder Teilnahme an einem Kurs, erfaßt. Als zusätzlicher Anreiz ist die Kartennummer mit einer Verlosung verbunden, d. h., immer wenn ein Beschäftigter unter Vorlage seiner Scheckkarte an einer der angebotenen Maßnahmen teilnimmt, wandert ein weiterer Gewinnabschnitt mit seiner Nummer in die Lostrommel für die große Abschlußverlosung.

Neben der Erfassung der Meßergebnisse liefern mit den Screeninguntersuchungen verbundene Befragungen Daten über den Kenntnisstand zum jeweiligen Risikofaktor sowie über den Behandlungsstatus der Teilnehmer. Veränderungen bei diesen Indikatoren werden ebenfalls untersucht.

Wir haben zusätzlich Befragungen zu folgenden Themen durchgeführt:

- Interesse an einzelnen Gesundheitsthemen
- Befragung zu den eingesetzten Medien
- Beurteilung der Kantinenaktion
- Befragung von Kursleitern

Als kritischer Punkt der Datenerhebung hat sich erwiesen, daß es zum Teil schwierig ist, die Teilnehmer zum Mitbringen ihrer Scheckkarten zu motivieren. Der individuelle Datenvergleich ist aus diesem Grunde in einigen Betrieben nur eingeschränkt möglich.

37.3 Beteiligung an Screeningaktionen

Das Programm "Hab' ein Herz für Dein Herz" läuft zur Zeit in sieben Betrieben in Nordrhein-Westfalen mit insgesamt rund 10.000 Beschäftigten, die Betriebsgröße bewegt sich zwischen 1.000 und 2.500 Mitarbeitern. Sechs Unternehmen sind Produktionsbetriebe, ein Teilnehmer zählt zum Bereich der Öffentlichen Verwaltung.

Die Teilnahmequoten bei den Screenings liegen im Durchschnitt zwischen 60 und 70 % der Beschäftigten, im Verwaltungsbereich etwas niedriger. Die im Rahmen der Deutschen Herz-Kreislauf-Präventionsstudie (DHP) angesiedelte Gemeindestudie Stuttgart berichtet über durchschnittliche Beteiligungsraten von 30 % der Beschäftigten bei Betriebsaktionen (Bundeszentrale für gesundheitliche Aufklärung, 1989); die mit dem hier vorgestellten Programm erreichte Teilnehmerquote darf als ungewöhnlich hoch gelten.

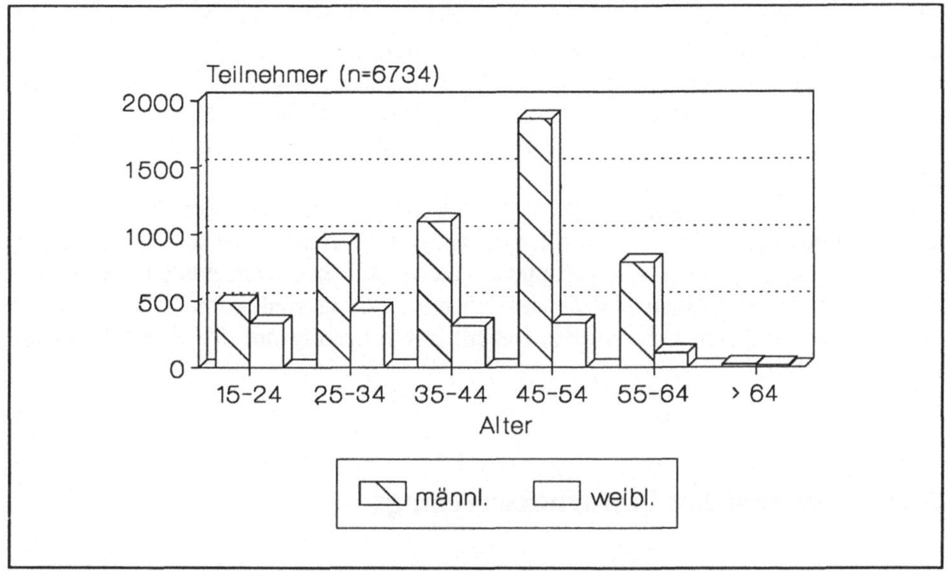

Abb. 37.2: Altersverteilung der Teilnehmer

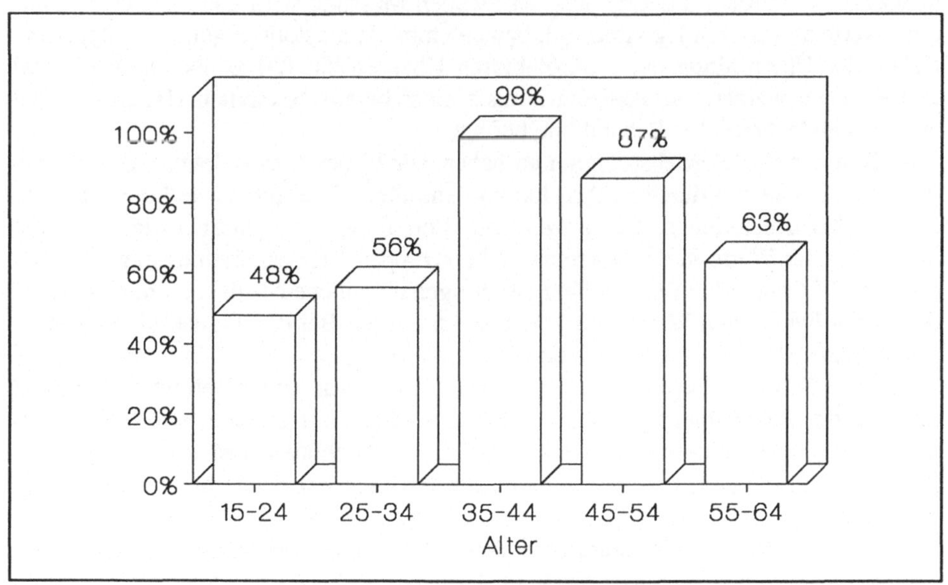

Abb. 37.3: Teilnahmefrequenz nach Altersgruppen im Verhältnis zur Gesamtbelegschaft

Die Teilnehmer an allen Cholesterinmessungen im Untersuchungszeitraum sind in der
Abb. 37.2 nach Altersgruppen aufgeschlüsselt. Bei genauerer Untersuchung der

Altersstruktur der einzelnen Betriebe zeigt sich ein bemerkenswertes Phänomen. In dem Verwaltungsbetrieb deckt sich die Altersverteilung der Screeningteilnehmer fast exakt mit der Altersstruktur der Gesamtbelegschaft, hingegen findet sich bei den Industriebetrieben eine deutliche Verschiebung: Während die 15-24jährigen nur zur Hälfte teilnahmen, sind die 35-54jährigen in einigen Betrieben zu über 90 % zum Screening erschienen.

Abb. 37.3 zeigt exemplarisch die Teilnahmefrequenz der einzelnen Altersgruppen in einem Betrieb, die Verteilungszahlen der anderen Betriebe sehen ähnlich aus. Es ist also gelungen, diejenigen Altersgruppen, welche nach heutigem epidemiologischen Kenntnisstand den größten Nutzen aus einer Risikofaktorreduktion bzw. aus einer gesundheitsbewußteren Lebensweise ziehen, fast vollzählig mit den Screeningaktionen zu erreichen.

37.4 Ergebnisse des Blutdruckscreenings

Bei den Blutdruckaktionen werden automatische Meßgeräte sowie standardisierte Datenerhebungsbögen verwendet. Eine zweite Messung wird durchgeführt, wenn Blutdruckwerte von 140 mm Hg systolisch bzw. 90 mm Hg diastolisch erreicht oder überschritten wurden; das Ergebnis der zweiten Messung wird dann gewertet. Blutdruckwerte ab 160 mm Hg systolisch bzw. 95 mm Hg diastolisch gelten als hyperton. Neben der Überprüfung der Risikofaktoren Übergewicht (20 % über Broca-Index) und Rauchen werden die Teilnehmer nach einer bereits bekannten Hypertonie und entsprechender ärztlicher Behandlung befragt.

Im Rahmen des Betriebsprogramms haben wir bisher (Stand Januar 1990) 7380 Blutdruckmessungen durchgeführt, hiervon entfallen 1912 auf wiederholte Messungen bei Kontrollaktionen. Die prozentuale Verteilung der Blutdruckwerte und die Verteilung der Werte in den einzelnen Altersgruppen bei den Erstmessungen zeigen die Abb. 37.4 und 37.5. Bei den über 34-jährigen männlichen Teilnehmern beträgt der Anteil mit hypertonen Werten 32,4 %, fast ein Drittel. Bei den Frauen dieser Altersgruppe haben 21,7 % hypertone Werte.

Bei 66,5 % der Teilnehmer mit hypertonen Werten war dieser Befund vorher nicht bekannt, der Bekanntheitsgrad nimmt mit dem Alter zu. Insgesamt wurde bei 14 % aller Screeningteilnehmer (1068 Personen) ein Bluthochdruck neu entdeckt. Hierbei ist zu berücksichtigen, daß sicher nicht alle Befunde bei wiederholten Messungen verifiziert werden.

10 % aller Screeningteilnehmer befanden sich innerhalb der letzten 12 Monate vor der Messung wegen Bluthochdruck in ärztlicher Behandlung. Von diesen hatten 23,3 % normale Meßwerte, 20 % einen grenzwertigen und 56,7 % einen hypertonen Blutdruck. Dies ist sicher einerseits auf die bekannte mangelnde Compliance bei der Hypertoniebehandlung zurückzuführen, zeigt aber auch, daß die bestehenden Behandlungsmöglichkeiten nicht immer voll ausgeschöpft werden.

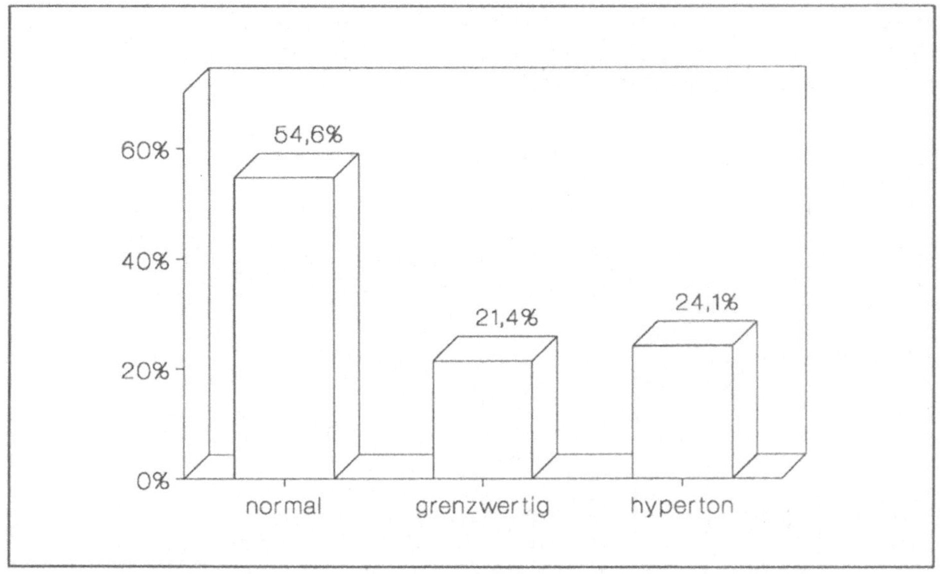

Abb. 37.4: Verteilung der Blutdruckwerte

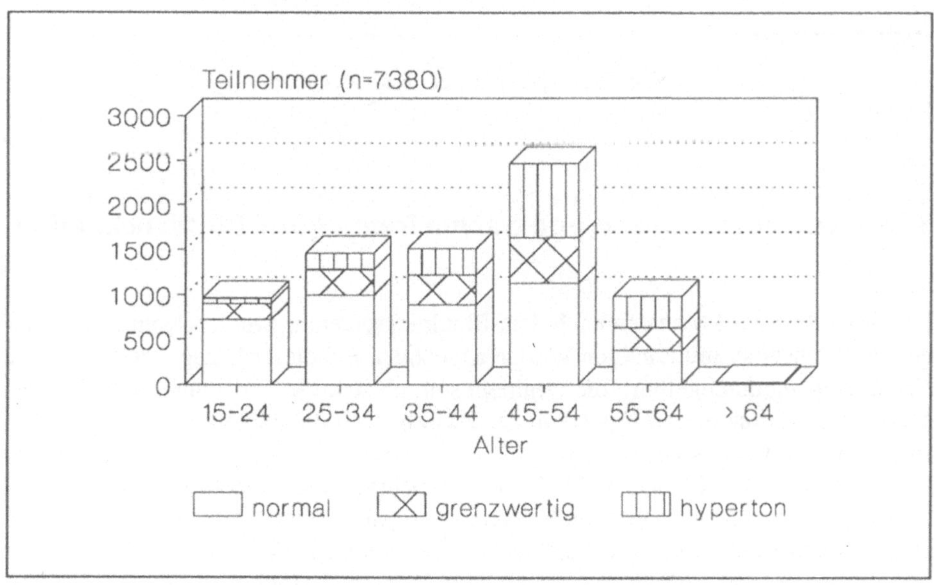

Abb. 37.5: Verteilung der Blutdruckwerte

364   R. Annuß

In Abb. 37.6 ist die Häufigkeitsverteilung der beim Blutdruckscreening überprüften
Risikofaktoren dargestellt; 58 % aller Teilnehmer wiesen einen der drei Risikofaktoren auf, 14 % zwei kombinierte Risikofaktoren.

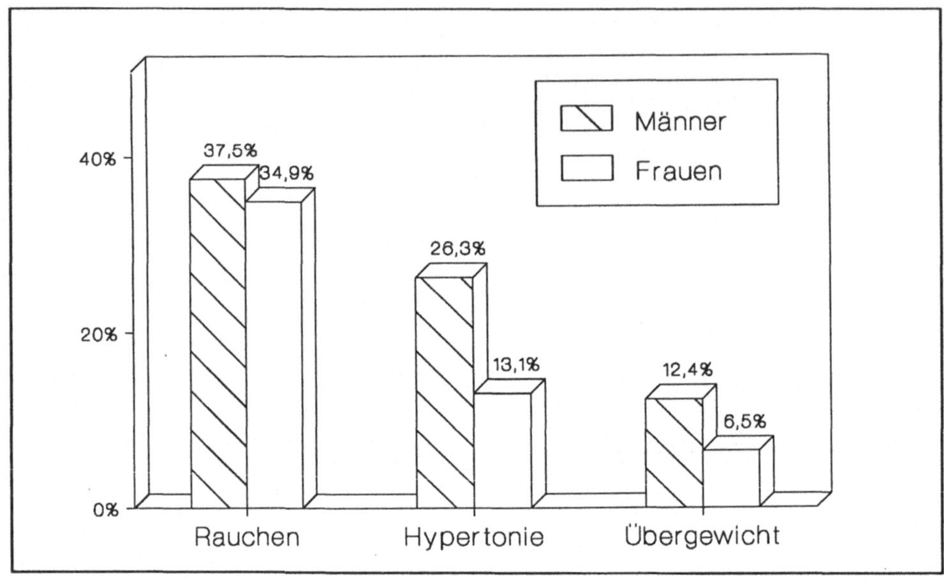

Abb. 37.6: Häufigkeit der Risikofaktoren

37.5 Kontrollmessungen und Nachbefragung zur Blutdruckaktion

Im Abstand von 1-2 Monaten nach dem Blutdruckscreening werden Kontrollmessungen für Teilnehmer mit erhöhten Werten angeboten. Bei dieser Gelegenheit wird eine
Nachbefragung durchgeführt, die ermitteln soll, ob sich die Teilnehmer an ihr letztes
Meßergebnis erinnern und was sie in der Zwischenzeit unternommen haben (Arztbesuch, Therapieempfehlungen etc.).

Bei diesen Kontrollen haben 84 % aller Teilnehmer ihre Scheckkarten wieder mit-
gebracht, daher konnten Vergleichsuntersuchungen vorgenommen werden. Danach
lassen sich zwischen 52 % (Produktionsbereich) und 67 % (Verwaltung) der hypertonen Werte der ersten Meßaktion verifizieren. Bei den männlichen Teilnehmern mit
hypertonen Werten bei der Erstmessung zeigten sich folgende Veränderungen (Mittelwerte):

	Systole	Diastole
1. Aktion	165.8	103.3
2. Aktion	151.2	93.4
Differenz	14.6	9.9

Beide Mittelwerte sind demnach in den grenzwertig erhöhten Bereich abgesunken. In welchem Umfang dieses Ergebnis (nach 6 bis 8 Wochen) bereits auf die Intervention zurückzuführen ist, läßt sich zur Zeit zwar nicht genau sagen, deutliche Hinweise liefert allerdings der Blick auf die gleichzeitig durchgeführten Befragungen.

82 % konnten sich noch an die Werte der ersten Messung erinnern. 31 % der Teilnehmer mit hypertonen Werten gaben an, in der Zwischenzeit einen Arzt zur Kontrolle der Werte aufgesucht zu haben. In der Regel wird hierfür der Hausarzt gewählt, in einigen Betrieben hatte keiner der Teilnehmer beim Betriebsarzt vorgesprochen.

52 % der Arztbesucher bekamen ein Medikament verordnet, deutlich seltener wurden Empfehlungen zu Nikotinverzicht, Ernährung und Bewegung ausgesprochen (zwischen 10 und 15 %, Mehrfachnennungen waren möglich). Die Auswertungen zur Frage, in welchem Umfang es sich bei den Medikamenten um Neuverordnungen oder Fortführung der laufenden Therapie handelt, sind noch nicht abgeschlossen.

In 12 % der Fälle konnten die erhöhten Werte beim Arzt nicht bestätigt werden. Vor allem der deutliche Unterschied zwischen diesen 12 % und 33 bis 48 % nicht bestätigten hypertonen Werten bei der anschließenden Kontrollmessung weist darauf hin, daß zu diesem Zeitpunkt bereits die Auswirkungen der Präventionsmaßnahme zum Tragen kommen - sei es durch ärztliche Therapie oder durch erfolgreiche Veränderungen im Gesundheitsverhalten der Teilnehmer.

37.6 Ergebnisse des Cholesterinscreenings

Die Bestimmung des Gesamtcholesterins im Kapillarblut wird mit Reflotron-Photometern durchgeführt, der Meßvorgang dauert hierbei nur 3 Minuten. Von den 6734 Messungen, die während der letzten zwei Jahre vorgenommen wurden entfallen 24 % auf wiederholte Aktionen, 5090 waren Erstmessungen. Hierbei lagen 62 % der Teilnehmer im Bereich über 200 mg/dl, 30 % der über 34-jährigen wiesen Werte oberhalb 250 mg/dl auf, die als behandlungsbedürftig gelten. Nur 27 % dieser Altersgruppe lagen im Normalbereich. Die Abb. 37.7 und 37.8 zeigen die absolute und prozentuale Verteilung der Meßwerte. Wie bei den Blutdruckdaten zeigt sich auch hier eine deutlich günstigere Risikoverteilung für die weiblichen Teilnehmerinnen, nur 16,8 % hatten Werte über 250 mg/dl (25,4 % bei den Männern). 86 % aller Teilnehmer bei Erstmessungen kannten ihren Cholesterinwert bisher noch nicht, im Bereich über 250 mg/dl waren es 75 % (s. Abb. 37.9). Der Anteil neu entdeckter Risikoträger bei diesen Messungen beträgt 18 % (904 Teilnehmer).

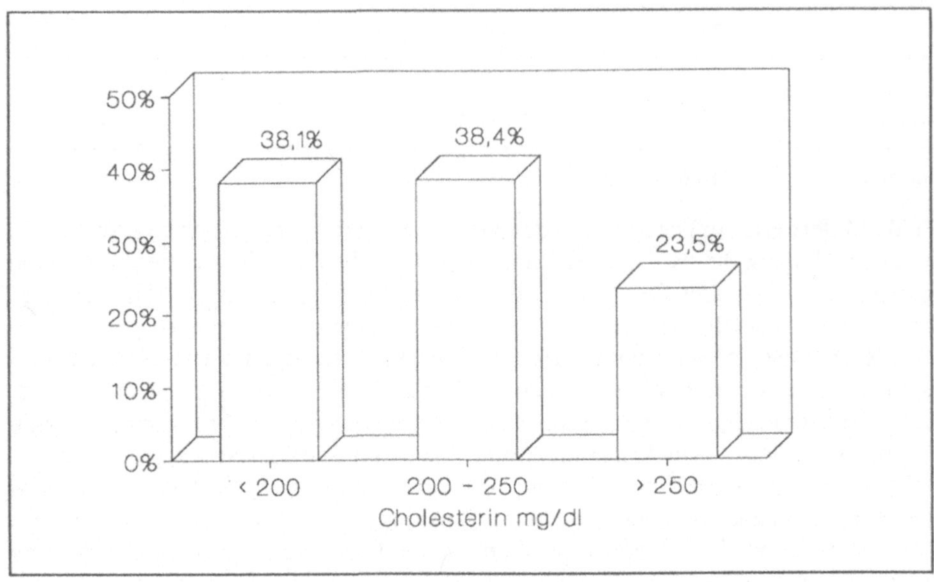

Abb. 37.7: Verteilung der Cholesterinwerte

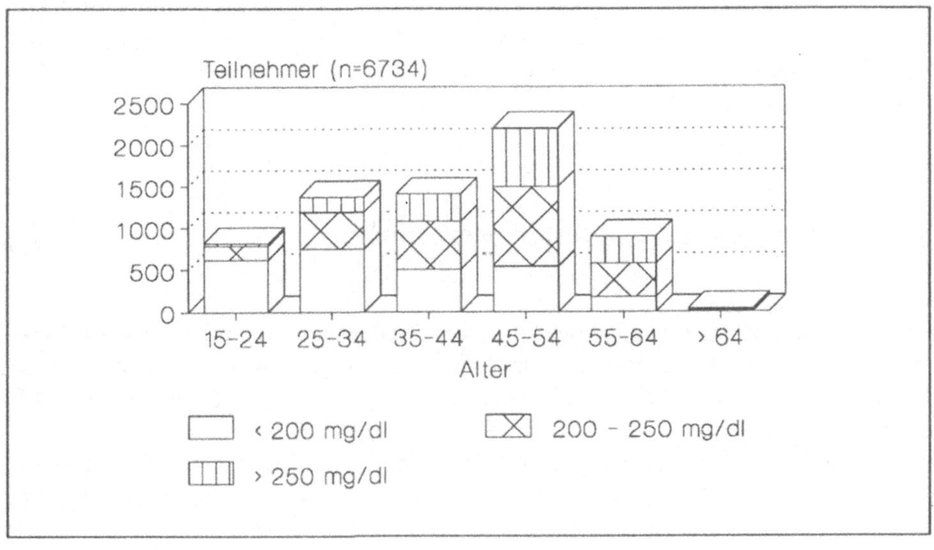

Abb. 37.8: Verteilung der Cholesterinwerte

210 Screeningteilnehmer (4 %) wurden innerhalb der letzten 12 Monate wegen ihres Cholesterinspiegels ärztlich behandelt, die Therapieergebnisse sind noch unbefriedi-

gender als beim Blutdruck: 5 % liegen im Normalbereich, 35 % grenzwertig erhöht und 60 % zu hoch (> 250 mg/dl).

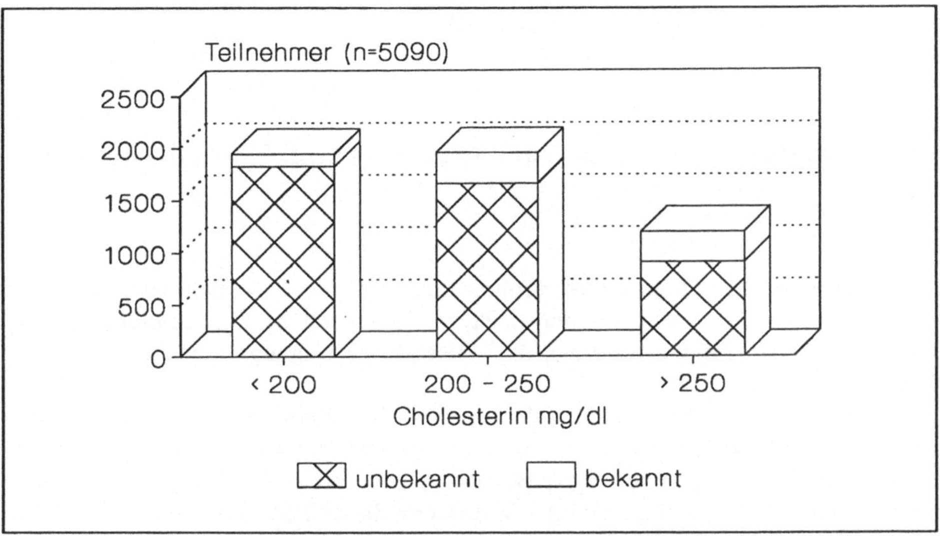

Abb. 37.9: Höhe des Cholesterinspiegels bekannt

Von einem Betrieb liegen Meßdaten vor, die bei zwei Cholesterinscreenings im Abstand von genau 12 Monaten erhoben wurden. In diesem Zusammenhang sollten unbedingt die bekannten jahreszeitlichen Schwankungen des Cholesterinwerts beachtet werden. Ein Vergleich von Messungen, die im Sommer und im Winter durchgeführt wurden, führt u. U. zu falschen Ergebnissen (Zachcial, 1988).

Der Vergleich der Meßdaten hat folgende Veränderungen aufgezeigt:

	normal	grenzwertig	hoch
1. Messung	34.7 %	37.5 %	27.8 %
2. Messung	51.1 %	31.4 %	17.6 %

Dies bedeutet eine Reduktion des Anteils von Personen mit hohem Risiko (> 250 mg/dl) um ein Drittel. Der Bekanntheitsgrad des eigenen Cholesterinwerts stieg von 17,4 % auf 62,9 %. Bei den Teilnehmern mit Werten über 250 mg/dl hatte sich der Anteil der medikamentös Behandelten während der 12 Monate von 9 auf 28 % verdreifacht.

Bei diesen vorläufigen Daten war ein individueller Teilnehmervergleich nicht möglich, da die Daten ohne Code-Nummern erfaßt wurden. Es kann daher nicht ausgeschlossen werden, daß ein Teil dieser positiven Veränderungen auf Verschiebungen in der Zusammensetzung der Teilnehmergruppe zurückzuführen ist; die Altersstruktur war bei beiden Messaktionen nahezu identisch.

37.7 Kontrollmessung und Nachbefragung zum Cholesterinscreening

Die Auswertung der Cholesterinkontrollmessungen (1 bis 2 Monate nach der Erstmessung) sowie der Nachbefragungen ist zur Zeit noch nicht abgeschlossen. Die Ergebnisse einer Nachmessung aus dem Bereich Verwaltung zeigen das folgende Bild:

Nur 37 % der Teilnehmer, die bei der ersten Aktion Werte über 250 mg/dl aufwiesen, liegen auch bei der zweiten Messung in diesem Bereich. Mehr als die Hälfte (52,6 %) sind in den grenzwertigen Bereich gelangt, 10 % sogar in den Normalbereich. Entsprechend drastisch sind die Mittelwerte dieser Teilnehmergruppe abgesunken:

	Männer	Frauen
1. Messung	274.6	273.6
2. Messung	249.4	253.4
Differenz	25.2	20.2

Es bleibt abzuwarten, ob sich ähnlich beeindruckende Zahlen auch bei anderen Kontrollmessungen nachweisen lassen. Nicht alle beteiligten Betriebe konnten Nachmessungen ermöglichen. Das obige Ergebnis bestätigt allerdings eine Beobachtung, die im Laufe einer Vielzahl von Cholesterinscreening-Maßnahmen des IDIS, auch im Rahmen kommunaler Gesundheitsaktionen, gemacht wurde. Es ist offensichtlich beim Risikofaktor Cholesterin sehr viel leichter als beim Blutdruck möglich, durch eine konsequente Veränderung im Gesundheitsverhalten - hier natürlich in erster Linie durch eine Umstellung der Ernährung - schon in kurzer Zeit beträchtliche Erfolge bei der Risikoreduktion zu erreichen.

Abschließend folgen die Auswertungsergebnisse einer Nachbefragung, die in einem Industriebetrieb durchgeführt wurde. An das Meßergebnis der ersten Aktion konnten sich hier noch 98 % der Teilnehmer erinnern. 40 % derjenigen, die erhöhte Werte (> 200 mg/dl) hatten, gaben an, daraufhin etwas unternommen zu haben; bei den Teilnehmern mit Werten über 250 mg/dl war dies sogar bei 60 % der Fall. Die Motivation zu Verhaltensänderungen scheint hier also deutlich höher zu liegen als beim Bluthochdruck. 73 % der Teilnehmer mit zu hohen Werten haben einen Arzt aufgesucht.

Im Gegensatz zum Blutdruck war bei der Therapie die Verordnung von Medikamenten zweitrangig (24 %). Auch hier können z. Zt. Neuverordnungen von Weiterverordnungen noch nicht unterschieden werden. In 85 % der Fälle wurden Diätempfehlungen gegeben. Offensichtlich orientieren sich die meisten Ärzte an den Therapieempfehlungen der Expertengremien, die Medikamente als Mittel der zweiten Wahl beurteilen. Bei 10 % konnten erhöhte Werte vom Arzt nicht bestätigt werden.

37.8 Zusammenfassung

Bei den vorgestellten Evaluationsergebnissen handelt es sich um vorläufige Resultate; unsere Absicht war es, einen Zwischenbericht vorzulegen, die abschließende Ergebnisevaluation (impact evaluation) kann erst zu einem späteren Zeitpunkt erfolgen. Wichtigste Voraussetzung ist das Vorliegen der Daten der Abschlußmessungen von allen am Pilotprojekt beteiligten Betrieben, dies wird Mitte 1990 der Fall sein.

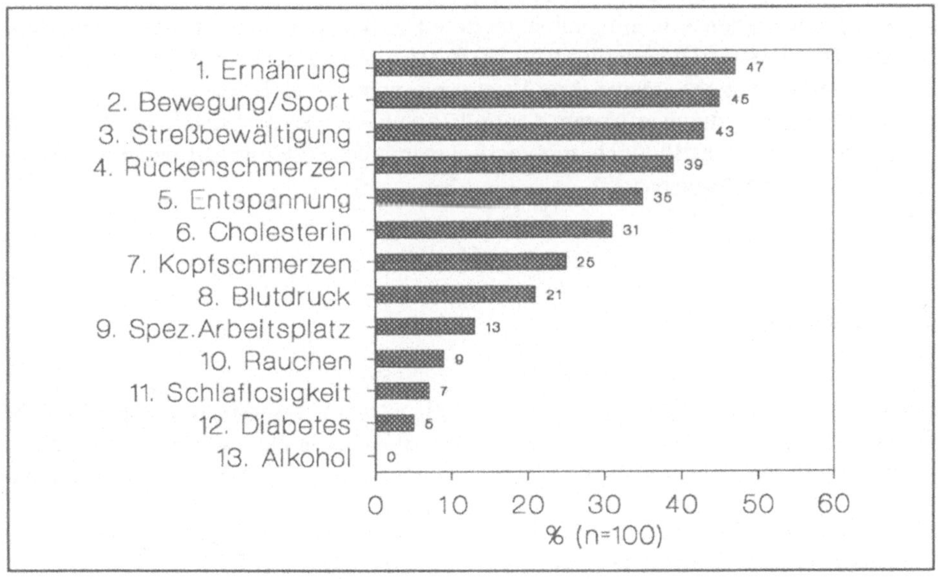

Abb. 37.10: Wunschliste für Gesundheitsaktionen

Auch die Evaluation von Kursprogrammen und Befragungsergebnissen ist noch nicht abgeschlossen. Bisher hat sich gezeigt, daß das Interesse an Kursangeboten von Betrieb zu Betrieb stark differiert, die hierfür verantwortlichen Faktoren müssen noch ermittelt werden. Für Raucherentwöhnungskurse lassen sich nur sehr wenige Teilnehmer finden, in einigen Betrieben sind aus diesem Grunde keine Kurse zustandegekommen. Dies war nach den Erfahrungen anderer Projekte zu erwarten (Wengle, Schmid, 1988). Dagegen stößt der Bereich "Gesunde Ernährung/Ernährungsberatung" auf große Resonanz, in einem Fall wurde daher von der Betriebskrankenkasse eine Ernährungsberaterin eingestellt, die seitdem das Programm mit vielfältigen Aktivitäten unterstützt. Bei einer Befragung nach Gesundheitsthemen, an denen besonderes Interesse besteht, wurde die in Abb. 37.10 dargestellte Rangfolge ermittelt (Mehrfachnennungen waren möglich). Aus allen beteiligten Betrieben wird berichtet, daß es in vorher nicht erwartetem Umfang gelungen ist, das Interesse der Beschäftigten auf die Themen "Gesundheitsbewußtes Leben" und "Herz-Kreislauf-Risiken" zu lenken.

Trotz der oben genannten Einschränkungen können wichtige Aussagen über die angestrebten Programmziele bereits aus dem vorhandenen Datenmaterial abgeleitet werden:

- Die Beteiligung an den Screeningaktionen liegt mit 60 bis 70 % der Beschäftigten ungewöhnlich hoch.
- Die besonders interessante Zielgruppe der männlichen Beschäftigten ab 35 Jahren, die ansonsten mit Gesundheitsaktionen nur schwer erreichbar sind, konnte in einigen Betrieben zu über 90 % als Teilnehmer gewonnen werden.
- Die Prävalenz der untersuchten Risikofaktoren ist hoch (Hypertonie 24,1 %, Hypercholesterinämie 23,5 %, Rauchen 37,1 %).
- Von den befragten Screeningteilnehmern mit zu hohen Werten bei der ersten Messung gaben 31 % (Hypertonie) bzw. 60 % (Hypercholesterinämie) an, in der Zwischenzeit etwas zur Senkung ihrer Werte unternommen zu haben.
- Bei allen bisher durchgeführten Kontrollmessungen war eine deutliche Reduktion der Risikofaktoren Bluthochdruck und Hypercholesterinämie bei den Programmteilnehmern nachweisbar.

37.9 Literatur

Bundeszentrale für gesundheitliche Aufklärung (Hg.) (1989): Präventionsgeschäftsstellen in Gesundheitsämtern - Handlungsanleitung für den öffentlichen Gesundheitsdienst zur Nutzbarmachung von Erfahrungen aus der Deutschen Herz-Kreislauf-Präventionsstudie. Eigenverlag, Bonn.

Murza, G. (1984): Gemeindeorientierte Prävention - Stellenwert und Strukturen Kommunaler Arbeitsgemeinschaften bei Modellprojekten - Teil 1. In: Prävention, 7/1984, S. 3-8.

Murza, G., U. Laaser, R. Annuß (1988): Cholesterinscreening im Rahmen präventiver Strategien. In: Sozial- und Präventivmedizin, 33/1988, S. 51-55.

Murza, G., U. Laaser (Hg.) (1990): "Hab' ein Herz für Dein Herz" - Der Betrieb als Interventionsort für präventive und gesundheitsfördernde Maßnahmen. IDIS, Bielefeld.

Wengle, E., R. Schmid (1988): Prävention von Herz- und Kreislauferkrankungen durch Betriebskrankenkassen - Kurzbeschreibung des Modellprojekts und Stellungnahme zu den Projektfragestellungen. In: Betriebskrankenkasse, 5/1988, S. 123-127.

Zachcial, M. (1988): Kurzauswertung von Studien bezüglich der Saisonalität von Cholesterinwerten. Schreibmaschinenmanuskript, Bonn.

38 Berufliche Wiedereingliederung bei koronarer Herzkrankheit

B. Birkholz, R. E. Tiller
Audi AG., Ingolstadt

38.1 Einleitung

Ein bedeutsames ärztliches Tätigkeitsfeld in der Arbeitsmedizin ist die Wiedereingliederung chronisch Erkrankter in das Erwerbsleben, die in ihrem Leistungsvermögen verändert oder reduziert sind.

Eine besondere Gruppe stellen hierbei die Koronarkrankheiten dar, bei denen auf Grund des Erkrankungsbildes sowohl physische Veränderungen mit objektiven Einschränkungen der Leistungsbreite, als auch erhebliche psychische Irritationen mit einer mehr oder minder großen Verunsicherung hinsichtlich des allgemeinen und beruflichen Leistungsvermögens vorliegen können.

Dies und die in der Praxis noch bestehenden Defizite bei der beruflichen Wiedereingliederung sind die Hauptursachen dafür, daß diese Krankheitsgruppe den Hauptanteil aller Frührentenneuzugänge stellt (Abb. 38.1).

Hieraus ergibt sich die Aufgabe des Betriebsarztes, als entscheidender Vermittler die Adaptation des Erkrankten an die Arbeitswelt zu ermöglichen, wofür er aus der Kenntnis der Krankheit und ihrer Auswirkungen einerseits und der Arbeitsbedingungen und der Arbeitssituation andererseits in besonderer Weise qualifiziert ist.

Entscheidende Bedeutung für den Erfolg der Maßnahmen hat hierbei die enge ärztliche Begleitung und Betreuung am Arbeitsplatz in der Wiedereingliederungsphase durch den Betriebsarzt.

Während die Wiedereingliederung in den Angestelltenbereich an einen "Schreibtischarbeitsplatz" (zumindestens vordergründig) einfacher erscheint, ist diese Integration in den starren Ablauf eines Produktionsbetriebes mit Belastungen sowohl körperlicher Art als auch durch Arbeitszeit, Taktbindung und Akkordregime deutlich schwieriger. In diesem Zusammenhang wird über die berufliche Wiedereingliederung von 40 Mitarbeitern in den Produktionsbetrieb eines Automobilwerkes in den Jahren 1985 bis 1989 berichtet.

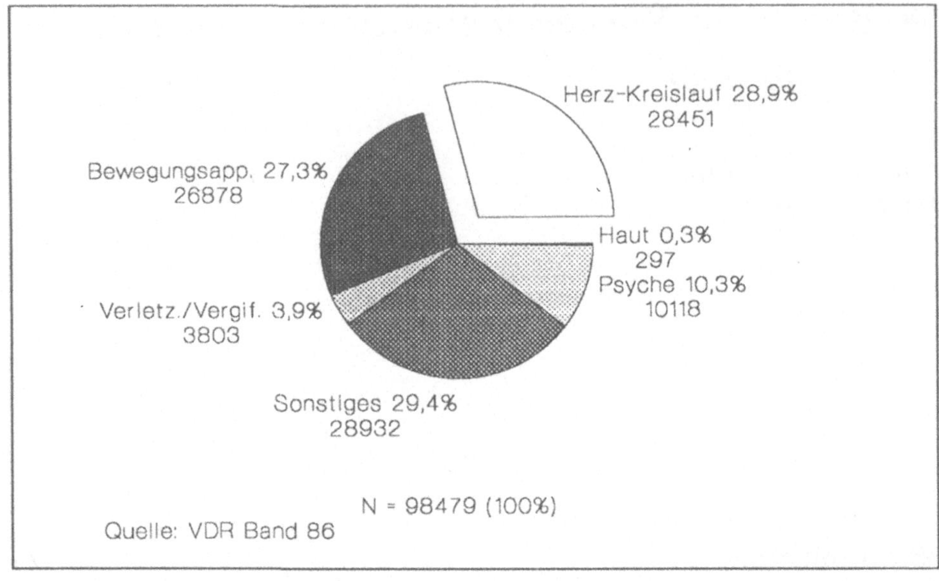

Abb 38.1: Frührentenneuzugänge der Arbeiterrentenversicherung 1988, Männer

38.2 Strukturdaten

Von den 40 in die Untersuchung aufgenommenen Mitarbeitern hatten 29 einen durch EKG und Linksherzkatheter gesicherten manifesten Herzinfarkt erlitten, während bei den restlichen 11 Patienten eine koronarangiographisch gesicherte koronare Herzkrankheit (KHK) vorlag.

36 der Betroffenen waren Arbeiter, 4 in Führungsverantwortung (Meister bzw. Schichtleiter) im Produktionsbereich tätig.

Die Altersverteilung der 38 männlichen und 2 weiblichen Mitarbeiter entspricht der üblichen Krankheitsverteilung der koronaren Herzkrankheit und des Infarktes.

Die durchschnittliche Betriebszugehörigkeit betrug 18,6 Jahre bei einem Minimum von 3 Jahren und einem Maximum von 34 Jahren.

Bei der Rehabilitation wurde grundsätzlich darauf geachtet, daß keine körperlich schwere Arbeit zu leisten war. Da es darüber hinaus z. T. sehr unterschiedliche Empfehlungen in Bezug auf die Belastung durch Arbeitsorganisationen gibt, werden diese besonders dargestellt und bewertet.

Vor Erkrankung waren 2 Mitarbeiter im 3-Schicht-Rhythmus tätig, 37 im 2-Schicht-Rhythmus und 1 in Dauernachtschicht. Nach Wiedereingliederung konnten 28 Mitarbeiter im 2-Schicht-Rhythmus verbleiben und 8 mußten in Normalschicht umgesetzt werden.

Von 40 Mitarbeitern waren vor Erkrankung 31 im Akkordlohnbereich tätig. Nach erfolgreicher Rehabilitation konnten 25 in diesem Bereich verbleiben. Taktgebunden arbeiteten vor Erkrankung 15 Mitarbeiter. Eine Wiedereingliederung in einen taktgebundenen Arbeitsbereich erfolgte nur bei 1 Mitarbeiter.

Hieran läßt sich verdeutlichen, daß bei einer erfolgreichen beruflichen Rehabilitation von Koronarkranken die Möglichkeit von persönlichen Zeitpuffern im Arbeitsbereich vorzusehen ist. Dies ist bei taktgebundener Arbeit nicht gegeben, so daß diese Arbeitsbereiche für Koronarkranke in aller Regel nicht angeboten werden dürfen, wohingegen ein Arbeitseinsatz in Wechselschicht und im Akkordlohnbereich in vielen Fällen weiterhin möglich ist, insbesondere wenn dabei die sozialen Kontakte (Vorgesetzte, Kollegen, Fahrgemeinschaften) erhalten werden können.

Entsprechend zeigen auch die Eingliederungen im alten Arbeitsbereich die günstigsten Verläufe.

4 Mitarbeiter konnten nach der Erkrankung (Infarkt: 3, KHK mit Bypass: 1) die Erwerbstätigkeit nicht mehr aufnehmen. Diese 4 Mitarbeiter waren durch das Krankheitsereignis stark verunsichert. Es fehlte mehr das Vertrauen in die verbliebene Leistungsfähigkeit, als daß eine so erhebliche Reduktion des Leistungsvermögens eingetreten war. Auch die Alterssituation (zw. 52 und 58 Jahren) begünstigte den Übergang in die Berentung.

Auffällig ist, daß die 4 Patienten ohne Arbeitsaufnahme die bei weitem längsten Arbeitsunfähigkeitsdauern mit 16,8 Monaten im Durchschnitt bei einem Minimum von 12 und einem Maximum von 31 Monaten hatten. Dem steht eine durchschnittliche Arbeitsunfähigkeit dieser Patientengruppe von 9,5 Monaten bei einem Minimum von 4 Monaten gegenüber.

38.3 Verlaufsdaten

Eine Wiedereingliederung war primär bei 36 Belegschaftsmitgliedern möglich. Von diesen schieden 15 Mitarbeiter nach unterschiedlicher Zeitdauer und aus verschiedenen Gründen aus.

2 Mitarbeiter sind verstorben, wobei diese beiden Mitarbeiter über eine lange Zeit (14 bzw. 34 Monate) relativ problemlos nach dem Krankheitsereignis in den Arbeitsprozeß integriert waren und keine Verschlechterung ihrer koronaren Herzkrankheit zeigten. Auch ist nach unserem Kenntnisstand die Todesursache nicht die Herzerkrankung gewesen.

3 Mitarbeiter sind durch Erreichen der Altersgrenze ausgeschieden, während 8 Mitarbeiter die Möglichkeit eines Dienstaufhebungsvertrages mit entsprechender finanzieller Abfindung in Anspruch nahmen.

Nur in 2 Fällen waren die Gründe für das Ausscheiden in der Schwere der Erkrankung und der Ausprägung ihrer Beschwerden zu suchen, die ein weiteres Verbleiben im Berufsleben unmöglich machten und zur Frühberentung führten (Abb. 38.2).

Hieran läßt sich erkennen, daß im überwiegenden Teil nicht die Erkrankungen mit ihren Folgeerscheinungen für die Leistungsfähigkeit der Hauptgrund für ein Ausscheiden aus dem Arbeitsleben darstellt. Vielmehr führten - bis auf 4 Fälle - die mit dem Alter zunehmenden Möglichkeiten der attraktiven finanziellen Angebote des

Rententrägers, kombiniert mit Angeboten des Arbeitgebers an den Arbeitnehmer, zu einem arbeits- und sozialmedizinisch kritisch zu wertenden vorzeitigen Herausgleiten aus dem Erwerbsleben. Das heißt, nicht nur die Krankheit als solche, sondern die sozialen Sicherheiten begünstigen letztendlich den Weg in die Frührente.

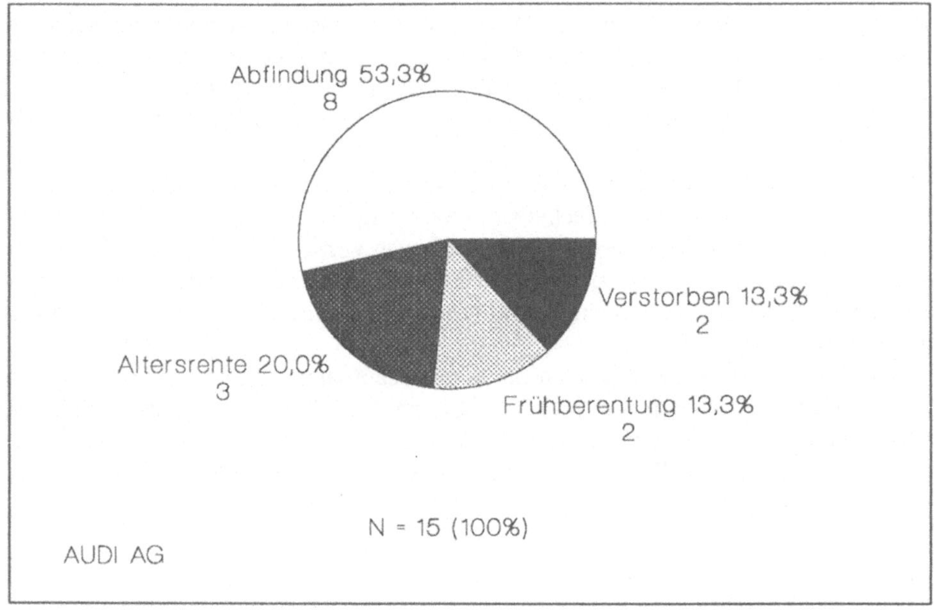

Abb. 38.2: Rehabilitation Koronarkranker 1985 - 1989, Ausscheidungsgründe

Grundsätzlich konnte festgestellt werden, daß die Dauer der Arbeitsunfähigkeit nicht mit der Schwere der Erkrankung korreliert. Hieran läßt sich ableiten, daß für eine erfolgreiche Wiedereingliederung in das Erwerbsleben (Reha-Phase 3) eine entsprechend frühzeitige Motivation des Patienten im klinischen Bereich und im Nachsorgebereich (Reha-Phase 1 und 2) eine wichtige Unterstützung ist. Die Chancen auf erfolgreiche Rehabilitation sinken mit zunehmender Länge der Arbeitsunfähigkeit. Ein Indikator für eine erfolgreiche Rehabilitation ist auch der Krankenstand nach Arbeitsaufnahme.

Die durchschnittliche krankheitsbedingte Abwesenheit betrug bei der von uns beobachteten Gruppe in den Jahren nach Arbeitsaufnahme zwischen 11 und 33 Arbeitstagen pro Jahr und Patient und entsprach damit dem durchschnittlichen Krankenstand.

38.4 Zusammenfassung

Für eine erfolgreiche berufliche Rehabilitation ist die frühzeitige Einbindung und umfassende Information des Arbeitsmediziners durch die behandelnden Haus- und Fachärzte einschließlich der Klinikärzte von großer Bedeutung (Abb. 38.3).

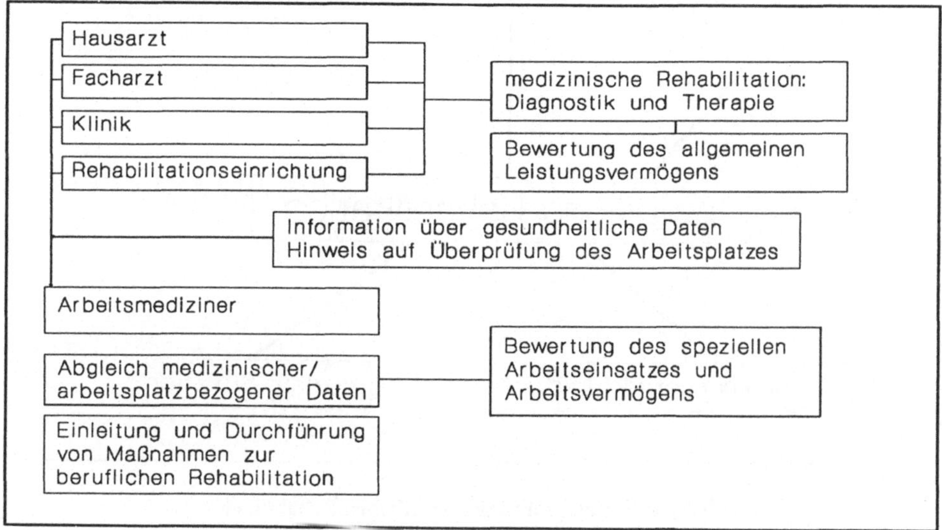

Abb 38.3: Schnittstellen medizinischer und beruflicher Rehabilitation

Erfolgreiche betriebliche Rehabilitation erfordert den gezielten individuellen und praxisgerechten Abgleich medizinischer und arbeitsplatzbezogener Daten.

Berücksichtigt werden müssen aber nicht nur die Gesundheitssituation, sondern auch soziale und familiäre Aspekte, sowie berufliche Qualifikationen und wirtschaftliche Bedingungen, um für die Rehabilitanden das bestmögliche Ergebnis zu erzielen (Abb. 38.4).

Es hat sich gezeigt, daß durch eine enge Zusammenarbeit zwischen Nachsorgeeinrichtungen und Arbeitsmediziner die besten Rehabilitationsergebnisse zu erzielen sind.

Soll eine Wiedereingliederung erfolgreich sein, so ist es notwendig, dem Patienten, der durch die Erkrankung das Vertrauen in seine Leistungsfähigkeit mehr oder minder stark verloren hat, dieses Zutrauen wieder zu vermitteln. Diese Motivationsaufgabe beginnt schon in der Klinikphase und setzt sich in allen weiteren mit der Rehabilitation befaßten Stationen fort. Hierzu ist es sicherlich auch notwendig, verständliche Ängste und Sorgen des Patienten nicht durch Überprotektion zu verstärken, sondern die im Rahmen der modernen Reha-Phase 2 begonnenen Aktivitäten zum Aufbau der Leistungsfähigkeit fortzusetzen.

Das Arbeitenkönnen bedeutet hierbei durch die Bestätigung des wiedererlangten persönlichen Leistungsvermögens eine nicht unerhebliche Lebensqualität und zeigt auch den Erfolg und die positive Bewertung der medizinisch-therapeutischen Maßnahmen.

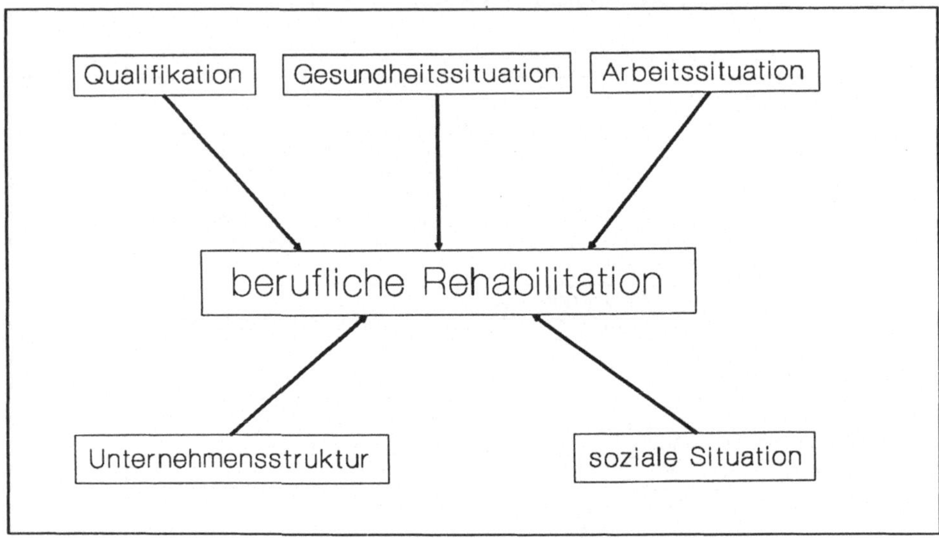

Abb 38.4: Einflußgrößen der beruflichen Rehabilitation

Eine intensive Verlaufskontrolle mit der Möglichkeit der ärztlichen Betreuung durch den vor Ort tätigen Arbeitsmediziner in enger Zusammenarbeit mit dem Hausarzt hilft wesentlich, die Erkrankungsfolgen zu bewältigen.

Eine zunehmende Stabilität erhält der Patient sicherlich auch dadurch, daß berufliche Leistungen nicht weit unterhalb des Niveaus vor seiner Erkrankung von ihm wieder erbracht werden können. Hier stellen die Durchführung von Langzeit-EKG-Untersuchungen unter Arbeitsbedingungen und der Abgleich dieser Ergebnisse mit unter Ruhe- und Freizeitbedingungen erhobenen EKG-Daten die Methode der Wahl für die Sekundärprophylaxe dar. Diese Erfahrung hilft ihm beim Abbau von Ängsten, und es zeigt sich in der Nachbetreuung dieser Patienten durch den Arbeitsmediziner, daß die anfänglich doch mannigfachen psychovegetativen Beschwerden im Laufe des Arbeitsversuches deutlich rückläufig sind.

Da die Länge der Arbeitsunfähigkeit negativ mit der erfolgreichen Rehabilitation korreliert, sollte insbesondere vermehrt von dem Instrument des Arbeitsversuches unter Fortbestehen der Arbeitsunfähigkeit Gebrauch gemacht werden, und frühzeitig über den Kontakt mit dem Betriebsarzt die jeweils geeignete Art und Dauer der verschiedenen Reha-Schritte abgesprochen werden.

39 Arbeitsunfähigkeit und Beschäftigungsrisiko. Drei Betriebe der Region "Küstenstadt" im Vergleich

J. Behrens, A. Dreyer-Tümmel, S. Pfaff[1]
Sonderforschungsbereich 186, Universität Bremen

39.1 Einleitung

"Krankschreibung", d. h. die ärztliche Verschreibung von Arbeitsruhe, ist eine therapeutische Maßnahme. Sie soll Arbeitsfähigkeit wiederherstellen. Insofern ist sie eine Bewältigungs- oder "Coping"-Strategie (vgl. Antonovsky, 1979; House, 1981). Die ärztliche Bescheinigung von Arbeitsunfähigkeit ist gleichzeitig eine sozialadministrative Maßnahme. Personalpolitische Entscheidungen knüpfen an sie an[2]. Eine Evaluation der therapeutischen Verordnung von Arbeitsruhe kommt ohne eine Evaluation der Folgen, die die Krankschreibung für den weiteren Berufsverlauf hat, nicht aus. Konkret: Führen Krankschreibungen zur Beendigung eines Arbeitsverhältnisses? Sind sie Auslöser für eine Statuspassage - in einen anderen Betrieb, in eine Rehabilitationsmaßnahme, in den Zustand der Arbeitslosigkeit, in die Frührente?

Ob Arbeitsunfähigkeit eine Statuspassage in einen der genannten Status herbeiführt, hängt - möglicherweise - weniger von der medizinischen Diagnose ab als von Faktoren, die mit der bescheinigten Erkrankung fast nichts zu tun haben. So könnte auffällige Arbeitsunfähigkeit unterschiedliche Auswirkungen haben, je nachdem ob sie in der Probezeit, in den ersten Jahren oder nach langer Beschäftigung auftritt. Auch die Branche, die Betriebsgröße und die Personalpolitik mit häufig oder lange Arbeitsun-

---

[1] Für hilfreiche Kommentare zu einer ersten Fassung dieses Beitrages danken wir Jairo Oka Arrow, Josef Brüderl und Peter Preisendörfer.

[2] So ist in allen elf - über die gesamte Bundesrepublik verteilten und sowohl Fertigungs- als auch Dienstleistungsbranchen umfassenden - Betrieben, die im Rahmen von Fallstudien untersucht wurden, die Zahl der krankgeschriebenen Tage pro Beschäftigtem als "individuelle Krankschreibung" ausgewertet und zur Grundlage personalpolitischer Maßnahmen gemacht worden (vgl. Behrens, Müller, 1987; Schmidt-Ohlemann, Behrens, 1987).

fähigen könnten wesentliche Determinanten bilden. Ebenso kann ein großer Einfluß der konjunkturellen Lage auf dem regionalen Arbeitsmarkt vermutet werden.

Das Teilprojekt C4 "Passagen in Abstiegskarrieren und Auffangpositionen" des Sfb 186 geht der Frage nach, welchen Einfluß betriebliche, konjunkturelle, sozialpolitische, soziodemographische, berufliche und gesundheitliche Faktoren auf die Folgen von Krankschreibungen haben. Dieser Beitrag befaßt sich vorrangig mit dem Einfluß von Arbeitsunfähigkeit auf die Verweildauer in einem Beschäftigungsverhältnis. Uns interessiert insbesondere, ob Arbeitnehmer, die häufig oder lange krankgeschrieben waren, im Vergleich zu anderen kürzere Betriebszugehörigkeitsdauern aufweisen.

Bei einer Evaluation der Krankschreibung für den Erhalt oder die Wiederherstellung des beruflichen Status muß man sich allerdings davor hüten, eine Erhöhung des Beschäftigungsrisikos umstandslos als Krisensymptom zu sehen. Wechsel des Beschäftigungsverhältnisses können im Gegenteil geradezu eine schützende und gesundheitsförderliche Strategie sein, so z. B. beim Wechsel aus einer belastenden Tätigkeit auf einen Vorgesetzten-Arbeitsplatz in einem anderen Betrieb, der zumindest in orthopädischer Hinsicht in der Regel als Schonarbeitsplatz wirkt (vgl. Schmidt-Ohlemann, Behrens, 1987). Auch der Übergang in eine Maßnahme der medizinischen oder beruflichen Rehabilitation oder der Statuswechsel in die Frührente können als schützende und gesundheitserhaltende Statuspassagen möglich sein. Ziemlich ausgeschlossen erscheint nur, daß der Übergang in die Arbeitslosigkeit diese statuserhaltende und gesundheitsförderliche Funktion hat (vgl. die Zusammenfassung bei Brinkmann, Potthoff, 1983).

Empirische Untersuchungen zur Fluktuation auf dem Arbeitsmarkt ermitteln fast durchweg ein mit zunehmender Beschäftigungsdauer absinkendes Risiko des Ausscheidens aus einem Betrieb (vgl. z. B. Diekmann, Preisendörfer, 1989, S. 51). Diekmann und Preisendörfer (1989) haben jüngst eine Studie über den bundesdeutschen Maschinenbaubetrieb "Südwerk" vorgelegt, in der Bestimmungsfaktoren für das Verlassen des Betriebes mit Hilfe einer multivariaten Analyse ermittelt werden. Als mögliche Determinanten der Betriebszugehörigkeitsdauer wurden neben einigen soziodemographischen Merkmalen der beschäftigten Arbeiter und Arbeiterinnen (Geschlecht, Nationalität, Alter bei Betriebseintritt) und der konjunkturellen Lage des Betriebs bei ihrem Eintritt die Tätigkeitsgruppe der Beschäftigten sowie Variablen zur Lohngruppeneinstufung berücksichtigt. Diese Studie von Diekmann und Preisendörfer bildet den Ausgangspunkt unserer Analyse dreier Betriebe der Region "Küstenstadt" auf der Grundlage von Routinedaten einer Gesetzlichen Krankenversicherung.

Im folgenden soll zunächst die verwendete Methode der Ereignis- oder Survival-Analyse kurz vorgestellt und begründet werden (Abschnitt 2). In Abschnitt 3 wird dann die empirische Datenbasis unseres Projektes sowie die hier berücksichtigte Stichprobe präsentiert. Abschnitt 4 enthält die Ergebnisse einer Analyse des Risikos unterschiedlicher Subgruppen, aus dem Betrieb auszuscheiden (im folgenden Abstromrisiko genannt). In Abschnitt 5 werden schließlich die Ergebnisse multivariater Analysen im Hinblick auf Bestimmungsfaktoren der Betriebszugehörigkeitsdauer erörtert.

39.2 Survival-Analyse als Methode zur Analyse des Beschäftigungsrisikos

Eine geeignete Methode zur Untersuchung von Zustands- bzw. Statuswechseln wie z.B. dem Ausscheiden aus einem Beschäftigungsverhältnis ist - sofern Verlaufsdaten vorliegen - die Ereignis- oder Survival-Analyse. Ihr entscheidender Vorteil gegenüber den gängigen bi- und multivariaten Analysemethoden wie der OLS-Regression liegt in der Berücksichtigung rechtszensierter Daten, d. h. es wird der Tatsache Rechnung getragen, daß am Ende eines Beobachtungszeitraumes nur selten alle Episoden abgeschlossen sind. So liegt für diejenigen Arbeitnehmer der von uns untersuchten Betriebe die tatsächliche Beschäftigungsdauer nicht vor, die dem Betrieb am Ende unseres Beobachtungsfensters (September 1979) noch angehörten. Wird die Rechtszensierung von Episoden nicht berücksichtigt, ist eine Unterschätzung der Verweildauern die Folge. Darüber hinaus kann mittels der Survival-Analyse der hohe Informationsgehalt prozeßproduzierter Verlaufsdaten - die infolge kontinuierlicher Messung vorliegende vollständige Information über Zustandswechsel und Ankunftszeiten - genutzt werden.

Ein zentrales Konstrukt der Survival-Analyse ist die Übergangsrate oder Risikofunktion. Sie drückt das "Risiko" aus, daß eine Person, die sich bisher noch im Ausgangszustand befindet, im nächsten Zeitintervall ein Ereignis - einen Status- oder Zustandswechsel - aufweist. In unserem Fall stellt sie ein Maß für das Abstromrisiko eines noch beschäftigten Arbeitnehmers aus einem Betrieb dar. Der Begriff "Risiko" bezeichnet dabei nur die Tatsache des Übergangs in einen anderen Zustand, ohne unmittelbare negative Folgen für den Betroffenen zu implizieren.

Bei der Schätzung der Risikofunktion wird eine in bezug auf die Übergangsrate homogene Grundgesamtheit vorausgesetzt. Gilt die Homogenitätsannahme nicht - so sind in einem Betrieb z. B. durchaus unterschiedliche Verlaufsmuster der Risikofunktionen für Männer und Frauen oder für ältere und jüngere Arbeitnehmer vorstellbar -, so kann der Heterogenität der Population durch die Schätzung subgruppenspezifischer Übergangsraten oder durch eine multivariate Analyse, bei der die Übergangsrate als Funktion exogener Variablen definiert wird, Rechnung getragen werden.

Im folgenden werden zunächst mittels der "Sterbetafel"-Methode die Risikofunktionen für die Arbeitnehmer der drei untersuchten Betriebe der Region "Küstenstadt" sowie für einige Subgruppen geschätzt und auf dieser Grundlage die mittleren Betriebszugehörigkeitsdauern (Mediane) ermittelt. In einem zweiten Schritt werden dann Determinanten der Betriebszugehörigkeitsdauer bestimmt, indem mittels Cox-Regression die Effekte verschiedener Kovariate auf das Abstromrisiko geschätzt werden.

39.3 Datenbasis und Stichprobe

Bevor im folgenden die Ergebnisse unserer empirischen Analyse vorgestellt werden, wollen wir noch kurz unsere Datenbasis sowie die Stichprobe erläutern.

Die Datenbasis des Projekts bilden anonymisierte, individuenbezogene Daten zur Erwerbs- und Krankengeschichte von etwa 100.000 Versicherten, die von 1968 bis 1979 routinemäßig bei der GKV "Küstenstadt" angefallen sind; vollständig liegen uns die Angaben für den Zeitraum ab 1975 vor. Erfaßt werden für diese Periode alle in der Region "Küstenstadt" beschäftigten Arbeiter und Arbeiterinnen, die nicht in Betriebskrankenkassen versichert waren (ca. 85 % aller in der Region beschäftigten Arbeiter und Arbeiterinnen). Angestellte, denen in "Küstenstadt" verschiedene Ersatzkassen offenstehen, sind dagegen in unserem Datensatz zu einem wesentlich geringeren Prozentsatz vertreten, so daß in bezug auf diese Beschäftigtengruppe nicht ausgeschlossen werden kann, daß die GKV "Küstenstadt" vornehmlich die "schlechten Risiken" versichert.

Gegenüber Querschnitts- und Paneldaten sind solche prozeßproduzierten Verlaufsdaten zur Analyse von Veränderungen im Zeitverlauf meist vorzuziehen. Während Querschnittsdaten nur die Verweildauer in einer Episode bis zum Zeitpunkt der Erhebung (z. B. die Beschäftigungsdauer beim derzeitigen Arbeitgeber) erfassen und somit vollständig rechtszensiert sind, fehlen bei Paneldaten häufig Angaben zur Ereignisgeschichte zwischen den "Wellen". Dagegen enthalten z. B. GKV-Daten exakte Angaben zum Ein- und Austrittsdatum, d. h. sie sind nur teilweise rechtszensiert und stellen damit eine gute Datenbasis für die Survival-Analyse dar.

Die Validität unserer GKV-Daten ist für Angaben zum Arbeitgeber sowie zum Wechsel von Versicherten zwischen Betrieben oder zwischen Betrieben und Institutionen der sozialen Sicherung vergleichsweise hoch, denn unterbliebene oder verspätete Angaben zu diesen Bereichen führen meist zu finanziellen Verlusten für den Arbeitgeber[3]. Auf diese Variablen wollen wir daher unsere Auswertungen konzentrieren.

Bei unserer Stichprobe handelt es sich um die versicherungspflichtig beschäftigten Arbeiter und Arbeiterinnen dreier Betriebe aus der Region "Küstenstadt"[4]. Die Beschäftigten dieser Betriebe können anhand der Arbeitgeberkontonummern in unserem GKV-Datensatz identifiziert werden. In die Analysen werden allerdings nicht alle Arbeiter und Arbeiterinnen einbezogen, die irgendwann bei einem der untersuchten Betriebe beschäftigt waren, sondern berücksichtigt werden nur jene Episoden, die im Zeitraum vom 1. Januar 1975 bis zum 30. September 1979 begonnen wurden, d. h.

---

[3] Dagegen ist die Zuverlässigkeit von Diagnosen, aber auch von Berufsbezeichnungen oder Angaben zur Ausbildung der Beschäftigten eher kritisch einzuschätzen (vgl. zur Begründung Schmidt-Ohlemann, Behrens, 1987).

[4] Der kleinere Betrieb (versicherungspflichtig beschäftigte Arbeiter und Arbeiterinnen am 15. Mai 1975: 448) stammt aus dem Bereich "Herstellung von Elektromotoren, -generatoren und Transformatoren", bei den größeren (versicherungspflichtig beschäftigte Arbeiter und Arbeiterinnen am 15. Mai 1975: 2737 bzw. 1262) handelt es sich um Schiffbaubetriebe.

der Beginn unserer Beobachtungsperiode fällt mit einem Startereignis - dem Betriebseintritt - zusammen[5]. Mit dem Sampling über alle Episoden, die in einem bestimmten
Zeitraum beginnen, soll vermieden werden, daß längere Episoden überdurchschnittlich oft in die Stichprobe gelangen und somit die Verweildauern in den Betrieben überschätzt werden (zum Problem der Überschätzung vgl. Preisendörfer, Wallaschek, 1989, S. 35).

39.4 Das Abstromrisiko verschiedener Subgruppen im zwischenbetrieblichen Vergleich

Mittels "Sterbetafel"-Analyse ermittelte Risikofunktionen stellen eine Möglichkeit
dar, den Verlauf des Abstromprozesses aus einem Betrieb graphisch abzubilden. Für
die Arbeiter und Arbeiterinnen der von uns untersuchten Betriebe der Region
"Küstenstadt" zeigen sie im Aggregat einen in der Tendenz abfallenden Verlauf.
Damit gelangen auch wir zu dem Ergebnis, daß das Risiko des Ausscheidens aus
einer Arbeitgeberepisode mit zunehmender Verweildauer sinkt. Besonders stark geht
das Abstromrisiko im ersten Beschäftigungsjahr zurück, während es im weiteren
Verlauf unserer Beobachtungsperiode trotz kurzfristiger Schwankungen relativ konstant bleibt. Die mittlere Dauer der Betriebszugehörigkeit - gemessen als auf der
Basis der "Sterbetafel"-Methode ermittelter Median - liegt für die Gesamtheit der
Arbeiter der untersuchten Betriebe bei 668 (Betrieb 1), 357 (Betrieb 2) sowie 1161
Tagen (Betrieb 3) und somit deutlich unter dem von Diekmann und Preisendörfer
(vgl. 1989, S. 57) für das "Südwerk" ermittelten Wert vom 5.8 Jahren (vgl. Tabelle
39.1).

Die für die Grundgesamtheiten der untersuchten Betriebe ermittelten Kennwerte
(Risikofunktionen, Mediane) haben jedoch nur begrenzte Aussagekraft, da sich hinter
den Aggregatdaten natürlich subgruppenspezifische Unterschiede verbergen können.
Tabelle 39.1 enthält die mittlere Dauer der Betriebszugehörigkeit für einige Teilpopu-
lationen der untersuchten Betriebe, die nach verschiedenen, als mögliche Bestimmungsfaktoren für die Beschäftigungsdauer in Frage kommenden Merkmalen
zusammengestellt wurden. Zum Vergleich wurden auch die von Diekmann und Preisendörfer (vgl. 1989, Tabelle 1) für "Südwerk" ermittelten Median-Werte mit aufgenommen. Während sie in ihrer Studie Untergliederungen nach Eingangslohngruppe,
Lohnzuwachs und Tätigkeit vornehmen konnten, liegen uns Angaben zum Lohn und
zum betrieblichen Tätigkeitsbereich nicht vor. Für die Betriebe der Region
"Küstenstadt" erfolgt aber über die "Südwerk"-Studie hinausgehend eine Aufgliederung nach der Diagnosekategorie (nie krank - nicht-chronisch krank - chronisch
krank[6]) sowie nach Dauer und Häufigkeit von Arbeitsunfähigkeiten im ersten Beschäftigungsjahr[7].

---

[5] Analog wurde das Erhebungsdesign bei Diekmann und Preisendörfer (1989, S. 55) gestaltet.
[6] Als "chronisch" Kranke wurden Arbeiter und Arbeiterinnen definiert, die irgendwann im
Verlauf ihrer Beschäftigung beim untersuchten Arbeitgeber mit einer "chronischen" Diagnose

Tab. 39.1: Mittlere Dauer der Betriebszugehörigkeit nach verschiedenen Merkmalen in unterschiedlichen Betrieben

Betrieb	"Südwerk"[1]		"Küstenstadt": Betrieb 1		"Küstenstadt": Betrieb 2		"Küstenstadt": Betrieb 3	
	mittlere Dauer der Betriebszugehörigkeit in Jahren[2]	Anteil in %	mittlere Dauer der Betriebszugehörigkeit in Tagen[2]	Anteil in %	mittlere Dauer der Betriebszugehörigkeit in Tagen[2]	Anteil in %	mittlere Dauer der Betriebszugehörigkeit in Tagen[2]	Anteil in %
Alle	5,8	100,0	668	100,0	357	100,0	1161	100,0
Geschlecht								
Frauen	6,3	8,1	211	4,3	***[3]	1,8	****[3]	1,0
Männer	5,7	91,9	719	95,7	365	98,2	1159	99,0
Nationalität								
Ausländer	5,6	44,0	≥1691[4]	4,9	262	28,6	952	11,4
Deutsche	6,9	56,0	643	95,1	436	71,4	1174	88,4
Eintrittsperiode[5]								
betriebliche Expansionsphase	1,5[6]	91,4	681	83,5	248	56,7	1094	57,1
betriebliche Kontraktionsphase	0,9[6]	8,6	273	16,5	467	24,6	≥1369[4]	42,9
Alter bei Betriebseintritt								
bis 25 Jahre	3,3	47,8	1007	53,9	539	50,7	1143	60,9
über 25 Jahre	7,2	52,2	502	46,1	250	49,3	1165	39,1
bis 40 Jahre	-,-[7]	-,-[7]	733	86,7	359	88,7	1113	90,1
über 40 Jahre	-,-[7]	-,-[7]	567	13,3	348	11,3	≥1733[4]	9,9
26-35 Jahre	-,-[7]	-,-[7]	416	25,8	207	28,7	933	20,7
36-45 Jahre	-,-[7]	-,-[7]	646	12,5	324	14,3	1554	13,1
46-55 Jahre	-,-[7]	-,-[7]	731	4,6	230	5,2	≥1733[4]	4,7
Diagnosekategorie								
chronisch Kranke	-,-[7]	-,-[7]	911	20,3	660	25,0	1182	32,7
nicht-chronisch Kranke	-,-[7]	-,-[7]	856	34,8	449	36,9	1273	41,4
nie Kranke	-,-[7]	-,-[7]	444	44,9	136	38,1	1056	26,0

Fußnoten von Tab. 39.1 siehe nächste Seite

arbeitsunfähig geschrieben waren. Die Klassifizierung in typischerweise "chronische" und typischerweise "nicht-chronische" Diagnosen wurde anhand des ICD-Schlüssels von einem medizinischen Experten vorgenommen.
[7] Bei Beschäftigungszeiten von weniger als 365 Tagen wurden die Arbeitsunfähigkeitsdauer und -häufigkeit hochgerechnet.

Fortsetzung Tab. 39.1: Mittlere Dauer der Betriebszugehörigkeit nach verschiedenen Merkmalen in unterschiedlichen Betrieben

Betrieb	"Südwerk"[1]		"Küstenstadt": Betrieb 1		"Küstenstadt": Betrieb 2		"Küstenstadt": Betrieb 3	
	mittlere Dauer der Betriebszugehörigkeit in Jahren[2]	Anteil in %	mittlere Dauer der Betriebszugehörigkeit in Tagen[2]	Anteil in %	mittlere Dauer der Betriebszugehörigkeit in Tagen[2]	Anteil in %	mittlere Dauer der Betriebszugehörigkeit in Tagen[2]	Anteil in %
AU-Dauer im 1. Beschäftigungsj.								
bis 14 AU-Tage	-,-[7]	-,-[7]	1141	67,0	360	53,8	1541	56,0
15-28 AU-Tage	-,-[7]	-,-[7]	1100	11,3	792	13,0	1351	13,6
29-42 AU-Tage	-,-[7]	-,-[7]	419	5,8	586	8,8	1018	10,8
über 42 AU-Tage	-,-[7]	-,-[7]	165	15,9	195	24,3	446	19,7
AU-Häufigkeit im 1. Beschäftigungsj.								
bis 2 mal	-,-[7]	-,-[7]	1180	77,7	493	66,1	1504	74,3
über 2 mal	-,-[7]	-,-[7]	183	22,3	238	33,9	605	25,7
Fallzahl	n = 2557		n = 345		n = 905		n = 1032	

1 Quelle: Diekmann, Preisendörfer, 1989, Tabelle 1
2 Median-Schätzung nach der "Sterbetafel-Methode" unter Berücksichtigung rechtszensierter Zeiten
3 Fallzahl zu gering
4 Der exakte Wert des mittels der "Sterbetafel-Methode" unter Berücksichtigung rechtszensierter Dauern errechneten Medians konnte nicht ermittelt werden, wenn er höher liegt als die längste auftretende Beschäftigungsdauer.
5 für "Südwerk": Expansionsphase 1976-1981; Kontraktionsphase 1982-1984
6 Dauer in Jahren bis zum Austritt von 25 % der Beschäftigten (Quartilswert)
7 Wert liegt für "Südwerk" nicht vor

Die in Tabelle 39.1 enthaltenen Ergebnisse können folgendermaßen zusammengefaßt werden:

a) Arbeiterinnen weisen in Betrieb 1 eine deutlich geringere mittlere Beschäftigungsdauer auf als ihre männlichen Kollegen. Dagegen ist der von Diekmann und Preisendörfer für "Südwerk" ermittelte Medianwert für Männer etwas niedriger als der entsprechende Wert für Frauen.

b) Für ausländische Beschäftigte liegt der Median der betrieblichen Verweildauer in den Betrieben 2 und 3 der Region "Küstenstadt" sowie im "Südwerk" deutlich niedriger als für die deutschen Arbeiter und Arbeiterinnen. Besonders krass ist der Unterschied in Betrieb 2, der für die Gesamtpopulation den niedrigsten Wert aufweist. Hier liegt die mittlere Betriebszugehörigkeitsdauer für Ausländer etwa 40 % niedriger als für ihre deutschen Kollegen. Dagegen ist die mittlere Verweildauer in Betrieb 1 für ausländische Beschäftigte überdurchschnittlich hoch.

c) Untergliedert man die Arbeiter und Arbeiterinnen der untersuchten Betriebe danach, ob sie in einer Phase der betrieblichen Expansion oder Kontraktion[8] in das Unternehmen eingetreten sind, so fällt das Ergebnis der Median-Schätzung ebenfalls nicht einheitlich aus. Während in Betrieb 1 Arbeiter und Arbeiterinnen, deren Beschäftigungsverhältnis während einer Expansionsphase begonnen hat, deutlich höhere Werte aufweisen, kehrt sich dieses Verhältnis für die beiden anderen Betriebe der Region "Küstenstadt" um.

d) Auch bei der Aufgliederung der Gesamtheit der Arbeiter und Arbeiterinnen der untersuchten Betriebe nach ihrem Alter bei Betriebseintritt ergeben sich zwischen den Betrieben deutliche Unterschiede bei den mittleren Verweildauern. Während Diekmann und Preisendörfer für "Südwerk" für die Altersgruppe der unter 25jährigen einen deutlich niedrigeren Median-Wert ermittelt haben, ist für die Betriebe 1 und 2 der Region "Küstenstadt" die mittlere Betriebszugehörigkeitsdauer bei dieser Altersgruppe überdurchschnittlich hoch. In Betrieb 3 unterscheiden sich die Verweildauern der beiden Altersgruppen dagegen kaum. Zieht man jedoch den Schnitt zwischen den Altersgruppen bei 40 Jahren, so ergeben sich für die bei Betriebseintritt über 40jährigen Arbeiter und Arbeiterinnen in Betrieb 3 stark überdurchschnittliche mittlere Verweildauern. In den Betrieben 1 und 2 liegt dagegen der Median-Wert für die Altersgruppe bis 40 Jahre höher, die Unterschiede in diesen beiden Betrieben sind aber weit weniger prägnant als in Betrieb 3.

e) Auch im Hinblick auf die Diagnosekategorie sind die Ergebnisse der Median-Schätzung betriebsspezifisch. Während Arbeiter und Arbeiterinnen, die irgendwann im Verlauf ihrer Beschäftigung beim untersuchten Arbeitgeber mit einer chronischen Diagnose arbeitsunfähig geschrieben waren, in den Betrieben 1 und 2 der Region "Küstenstadt" längere mittlere Verweildauern aufweisen, liegt der Median-Wert in Betrieb 3 für Beschäftigte mit nicht-chronischer Diagnose etwas höher. Dagegen ist die mittlere Betriebszugehörigkeitsdauer für Arbeiter und Arbeiterinnen, die nie krankgeschrieben waren, in allen Betrieben der Region "Küstenstadt" unterdurchschnittlich.

f) Gliedert man die Gesamtpopulationen der untersuchten Betriebe nach der Zahl der Arbeitsunfähigkeitstage im ersten Beschäftigungsjahr (siehe dazu Fußn. 7) in vier Gruppen, so erhält man für die Arbeiter und Arbeiterinnen in den Betrieben 1 und 3 der Region "Küstenstadt" mit steigender AU-Dauer absinkende mittlere Betriebszugehörigkeitsdauern. In Betrieb 2 beginnt ein entsprechender Trend erst mit der zweiten AU-Dauer-Kategorie (15-28 Tage), während Beschäftigte mit einer AU-Dauer bis 14 Tage eine mittlere Verweildauer aufweisen, die in ihrer Kürze nur von Arbeitern und Arbeiterinnen mit mehr als 42 AU-Tagen im ersten Beschäftigungsjahr überboten wird.

---

[8] Betriebliche Expansions- bzw. Kontraktionsphasen wurden auf der Grundlage der Beschäftigungsentwicklung in den Betrieben (monatlicher Vergleich der Zahl der versicherungspflichtig beschäftigten Arbeiter und Arbeiterinnen) festgelegt. Expansionsphasen für Betrieb 1: Jan. 1975 - Sept. 1975, Jul. 1977 - Sept. 1979; für Betrieb 2: 1975; für Betrieb 3: 1975. Kontraktionsphasen für Betrieb 1: Okt. 1975 - Jun. 1977; für Betrieb 2: Jan. 1976 - Jul. 1978; für Betrieb 3: Jan. 1976 - Sept. 1979.

g) Betrachtet man Beschäftigte mit bis zu zwei Arbeitsunfähigkeiten im ersten Beschäftigungsjahr (siehe dazu Fußn. 7) einerseits, Beschäftigte mit mehr als zwei Arbeitsunfähigkeiten andererseits[9], so weisen erstere eine durchweg längere mittlere Betriebszugehörigkeitsdauer auf als die letztgenannten. Besonders deutlich ist dieser Unterschied in Betrieb 1, wo der Median-Wert für Arbeiter und Arbeiterinnen mit bis zu zwei Arbeitsunfähigkeiten mehr als sechsmal so hoch liegt wie für die Vergleichsgruppe.

Faßt man die Ergebnisse der bivariaten Analyse zusammen, so scheint es sich bei einem Großteil der subgruppenspezifisch unterschiedlichen Median-Werte nicht um allgemeine Trends, sondern eher um betriebsspezifische Unterschiede zu handeln. Eine Ausnahme bilden hier lediglich die beiden die Arbeitsunfähigkeit betreffenden Untergliederungen, wo sich über die betrachteten Betriebe hinweg recht eindeutige Tendenzen zeigen. Das Ausmaß der Arbeitsunfähigkeit eines Beschäftigten im ersten Beschäftigungsjahr scheint einen deutlichen Effekt auf die Dauer seiner Betriebszugehörigkeit zu haben. An dieser Stelle der Analyse deutet sich auch bereits an, daß die Untersuchung einzelner Betriebe nicht ausreicht. Ein Teil der ermittelten subgruppenspezifischen Unterschiede scheint auf betriebliche (oder regionale) Unterschiede zurückzuführen zu sein, die nur bei einer betriebsübergreifenden Analyse aufgedeckt werden können.

Allerdings sollten die Ergebnisse der bivariaten Analyse nicht überbewertet werden, da ein Vergleich subgruppenspezifischer Übergangsraten nur erste Hinweise auf mögliche Bestimmungsfaktoren der betrieblichen Verweildauer liefern kann. So handelt es sich bei den analysierten Subgruppen vermutlich nicht um völlig homogene Populationen, so daß bei der Betrachtung der Medianwerte Einflüsse zu stark oder zu schwach erscheinen oder auch bestehende Zusammenhänge verdeckt bleiben können.

39.5 Ergebnisse der multivariaten Analyse im Hinblick auf Determinanten der Betriebszugehörigkeitsdauer

Nachdem im vorhergehenden Abschnitt die Ergebnisse der bivariaten Analyse vorgestellt und ihre Grenzen erläutert wurden, wollen wir abschließend mittels einer multivariaten Analyse verschiedene Effekte auf das Abstromrisiko unterscheiden und Determinanten der Betriebszugehörigkeitsdauer bestimmen. Dafür verwenden wir das

---

[9] Die "Häufigkeit der Arbeitsunfähigkeit im ersten Beschäftigungsjahr" zählt, wie oft ein Arbeiter oder eine Arbeiterin im ersten Jahr der Beschäftigung im untersuchten Betrieb krankgeschrieben war. Dabei war ein möglicher Meßfehler auszuschliessen: Er geht auf die Routine vieler Ärzte zurück, auch bei längeren Krankheiten immer zunächst bis zum nächsten Freitag oder bis zum nächsten Tag vor einem arbeitsfreien Tag krankzuschreiben und dann, falls die Krankheit andauert, am nächsten Montag bzw. Arbeitstag wieder. In den Daten erscheinen dann die Feiertage als arbeitsfähig verbrachte Tage, die eine Arbeitsunfähigkeit würde als zwei Arbeitsunfähigkeiten gezählt. Um das auszuschließen, zählen wir Arbeitsunfähigkeiten, zwischen denen weniger als fünf Tage liegen, als einen Fall.

semi-parametrische Verfahren der Cox-Regression, mit dem die Schätzung der Kovariateneinflüsse möglich ist, "ohne ... a priori Annahmen über die genaue mathematische Funktion der Verweildauerabhängigkeit zu treffen" (Diekmann, Mitter, 1984, S. 96). Diesem Schätzverfahren liegt die Annahme proportionaler individual-spezifischer Hazardfunktionen zugrunde (vgl. Diekmann, Mitter, 1984). Anhand der in der SAS-Prozedur PHGLM realisierten Teststatistik (Z:PH) haben wir die Proportionalitätsannahme für alle diskreten Merkmale geprüft und auf dieser Grundlage entschieden, ob die einzelnen Variablen als Kovariate oder als Schichtungskriterium in das Modell aufzunehmen waren.

Tab. 39.2: Multivariate Analyse des Abstromrisikos mit dem Cox-Modell (Betrieb 1)

	alle	Deutsche
Geschlecht	0,458*	0,519
	(2,19)	(1,74)
Nationalität	1,726	-,-
	(1,30)	
Eintritts-	0,998	1,071
periode	(0,01)	(0,35)
Alter bei Be-	1,011	1,012
triebseintritt	(1,64)	(1,77)
AU-Dauer im	1,015	1,015
1. Beschäfti-	(1,65)	(1,56)
gungsjahr		
AU-Häufigkeit	1,194*	1,197*
im 1. Beschäf-	(5,57)	(5,59)
tigungsjahr		
Fallzahl	n=345	n=328

Bezugskategorien: Frauen, Ausländer, Betriebseintritt in betrieblicher Expansionsphase
* α-Koeffizient signifikant; t-Werte in Klammern
Schätzung der Koeffizienten mit der SAS-Prozedur PHGLM

Die mittels Cox-Regression geschätzten α-Koeffizienten enthalten Informationen über Richtung und Stärke des Effekts der Kovariaten und lassen sich leicht interpretieren: $100(\alpha_i-1)$ ist die prozentuale Veränderung des Abstromrisikos bei Erhöhung des Kovariatenwertes um eine Einheit. Dabei gilt (vgl. Diekmann, Mitter, 1984, S. 121):

$\alpha_i > 1$:   positiver Effekt der Kovariate auf die Abstromrate
$\alpha_i < 1$:   negativer Effekt der Kovariate auf die Abstromrate
$\alpha_i = 1$:   kein Effekt der Kovariate auf die Abstromrate.

Tab. 39.3: Multivariate Analyse des Abstromrisikos mit dem Cox-Modell (Betrieb 2)

	chronisch Kranke		nicht-chronisch Kranke			nie Kranke	
	alle	Deutsche	alle	Ausländer	Deutsche	alle	Deutsche
Geschlecht	0,499	0,506	0,614	0,368	0,635	0,403	0,357
	(1,33)	(1,28)	(1,15)	(0,96)	(1,00)	(0,89)	(0,99)
Nationalität	0,924	-,-	0,763	-,-	-,-	0,590*	-,-
	(0,46)		(1,71)			(3,29)	
Eintritts-	0,613*	0,483*	0,643*	0,566	0,700	0,755	0,629*
periode	(2,22)	(2,45)	(2,70)	(1,73)	(1,79)	(1,72)	(2,18)
Alter bei Be-	1,027*	1,024*	1,021*	1,010	1,026*	0,998	1,000
triebseintritt	(3,10)	(2,49)	(2,91)	(0,42)	(3,42)	(0,35)	(0,06)
AU-Dauer im 1.	1,026*	1,027*	1,010	1,044*	1,001	-,-	-,-
Beschäfti-	(3,42)	(3,01)	(1,64)	(3,64)	(0,19)		
gungsjahr							
AU-Häufigkeit	1,351*	1,411*	1,363*	1,402*	1,401*	-,-	-,-
im 1. Beschäfti-	(9,63)	(8,50)	(12,66)	(6,01)	(11,51)		
gungsjahr							
Fallzahl	n=226	n=149	n=334	n=78	n=256	n=345	n=241

Bezugskategorien: Frauen, Ausländer, Betriebseintritt in betrieblicher Expansionsphase
* α-Koeffizient signifikant; t-Werte in Klammern
Schätzung der Koeffizienten mit der SAS-Prozedur PHGLM

Die Ergebnisse der multivariaten Analyse sind in den Tabellen 39.2 bis 39.4 enthalten. Sie sollen hier noch einmal zusammengefaßt werden:

a) Das Geschlecht hat in Betrieb 1 einen deutlichen Effekt auf die Verweildauer. Das Abstromrisiko ist bei Männern um mehr als 50 % niedriger als bei Frauen.

b) Die Nationalität der Beschäftigten hat mit einer Ausnahme keinen signifikanten Effekt auf die Austrittsrate. Lediglich bei der Gruppe der Arbeiter und Arbeiterinnen, die im Verlauf ihrer Beschäftigung in Betrieb 2 nie krankgeschrieben waren, ergibt sich für Deutsche ein im Vergleich zu ihren ausländischen Kollegen um 41 % geringeres Abstromrisiko.

c) Für die Kovariate "Eintrittsperiode" wurde für Betrieb 2 sowie für die Gruppe der nie krankgeschriebenen Deutschen in Betrieb 1 ein fast durchgängig signifikanter negativer Effekt auf die Abstromrate ermittelt, d. h. Beschäftigte, die während einer betrieblichen Kontraktionsphase in den Betrieb eingetreten sind, weisen ein geringeres Abstromrisiko auf als die während einer Expansionsphase eingetretenen Kollegen. Dagegen ist in Betrieb 3 für ausländische Arbeiter und Arbeiterinnen, die im Verlauf ihrer Beschäftigung arbeitsunfähig waren, das Abstromrisiko für die während einer betrieblichen Kontraktionsphase in das Unternehmen Eingetretenen deutlich höher.

d) Das Alter bei Betriebseintritt hat in Betrieb 2 für die Schichten der "chronisch" und "nicht-chronisch Kranken" einen schwachen positiven Effekt auf die Abstromrate, für die Gruppe der "nie Kranken" sowie in den Betrieben 1 und 3 ist der entsprechende Effekt nicht signifikant. Diekmann und Preisendörfer haben dagegen für "Südwerk" einen negativen Einfluß der Altersvariable auf das Abstromrisiko ermittelt (vgl. 1989, Tabelle 5).

Tab. 39.4: Multivariate Analyse des Abstromrisikos mit dem Cox-Modell (Betrieb 3)

		chronisch Kranke		nicht-chronisch Kranke		nie Kranke
	alle	Ausländer	Deutsche	Ausländer	Deutsche	Deutsche
Geschlecht	1,064 (0,06)	-,-	1,130 (0,12)	-,-	0,721 (0.45)	332,614 (0.28)
Nationalität	0,854 (0,77)	-,-	-,-	-,-	-,-	-,-
Eintrittsperiode	1,258 (1,14)	3,224* (2,59)	1,077 (0,33)	3,746* (2,70)	0,918 (0,48)	0,297* (5,12)
Alter bei Betriebseintritt	0,989 (1,37)	0,966 (1,19)	0,988 (1,45)	1,037 (0,94)	0,990 (1,21)	1,008 (0,92)
AU-Dauer im 1. Beschäftigungsjahr	1,047* (7,11)	1,038 (1,54)	1,047* (6,97)	1,028 (1,75)	1,024* (2,91)	-,-
AU-Häufigkeit im 1. Beschäftigungsjahr	1,320* (8,08)	1,495* (3,71)	1,284* (6,48)	1,514* (4,38)	1,592* (12,42)	-,-
Fallzahl	n=337	n=53	n=283	n=47	n=380	n=249

Bezugskategorien: Frauen, Ausländer, Betriebseintritt in betrieblicher Expansionsphase
*α-Koeffizient signifikant; t-Werte in Klammern
Schätzung der Koeffizienten mit der SAS-Prozedur PHGLM

e) Die AU-Häufigkeit und - mit wenigen Ausnahmen - auch die AU-Dauer haben durchweg signifikante positive Effekte auf die Abstromrate, d. h. mit zunehmender Anzahl oder Dauer der Arbeitsunfähigkeit im ersten Beschäftigungsjahr nimmt das Abstromrisiko deutlich zu.

Zusammengefaßt zeigt sich auch in der multivariaten Analyse ein deutlicher Zusammenhang zwischen Krankschreibung und Beschäftigungsrisiko. Wenn Brinkmann und Potthoff also feststellen, "daß <u>gesundheitliche Einschränkungen</u> insgesamt jedenfalls wohl nicht zu einem (stark) überproportionalen Zugang in die Arbeitslosigkeit führen" (1983, S. 378; Hervorhebung von uns), so scheint dieses Ergebnis auf <u>Krankschreibungen</u> - zumindest in den von uns analysierten Betrieben - offenbar nicht zuzutreffen[10]. Darüber hinaus haben auch verschiedene andere Merkmale Einfluß auf die betriebliche Verweildauer. Die Stärke und die Richtung dieser Effekte variieren jedoch erstaunlicherweise zwischen den Betrieben. Deutliche Unterschiede in der Wirkung einzelner Variablen sind sogar zwischen Betrieben derselben Branche festzustellen. Je größer solche Unterschiede zwischen Betrieben sind, um so geringer ist die Aussagekraft von Betriebsfallstudien und um so unvermeidlicher erscheint uns die Aufbereitung und Nutzung von Datensätzen, die neben individuellen Verläufen auch betriebliche Unterschiede abbilden können. Wir wollen daher im nächsten Schritt eine Analyse unter Einbezug aller größeren Betriebe der Region "Küstenstadt" vornehmen, bei der betriebliche Kovariate explizit berücksichtigt und darüber hinaus auch konkurrierende Risiken am Ende eines Beschäftigungsverhältnisses geschätzt werden sollen.

39.6 Literatur

Antonovsky, A. (1979): Health, Stress & Coping: New Perspectives on Mental & Physical Well-Being. Jossey-Bass, San Francisco.

Behrens, J., R. Müller (1987): Betriebsfallstudien II. Unveröffentlichtes Manuskript, Bremen.

Behrens, J., J. Schupp (1989): Arbeitsunfähigkeit und die Wege in Arbeitslosigkeit und Mehrfacharbeitslosigkeit. Längsschnittauswertung der 1. bis 5. Welle des sozioökonomischen Panels. Unveröffentlichtes Manuskript, Berlin Bremen.

Brinkmann, C., P. Potthoff (1983): Gesundheitliche Probleme in der Eingangsphase der Arbeitslosigkeit. In: Mitteilungen aus der Arbeitsmarkt- und Berufsforschung, 4/1983, S. 378-394.

Diekmann, A., P. Mitter (1984): Methoden zur Analyse von Zeitverläufen. Teubner Verlag, Stuttgart.

Diekmann, A., P. Preisendörfer (1989): Fluktuation und Beschäftigungsstabilität in einem bundesdeutschen Großbetrieb. In: Köhler, C., P. Preisendörfer (Hg.): Betrieblicher Arbeitsmarkt im Umbruch. Analysen zur Mobilität, Segmentation und Dynamik in einem Großbetrieb, S. 47-71. Campus Verlag, Frankfurt New York.

House, J. S. (1981): Work Stress and Social Support. Addison-Wesley, Reading (Mass.).

Preisendörfer, P., M. Wallaschek (1989): Methodische Probleme der Analyse von Betriebszugehörigkeitsdauern. In: Köhler, C., P. Preisendörfer (Hg.): Betrieblicher Arbeitsmarkt im Umbruch. Analysen zur Mobilität, Segmentation und Dynamik in einem Großbetrieb, S. 33-45. Campus Verlag, Frankfurt New York.

Schmidt-Ohlemann, M., J. Behrens (1987): Verläufe von Erkrankungen des Bewegungsapparates und berufliche Mobilitätsprozesse. In: Krasemann, E. O., U. Laaser, E. Schach (Hg.): Sozialmedizin. Schwerpunkte: Rheuma und Krebs, S. 163-176. Springer Verlag, Berlin Heidelberg New York.

---

[10] Auch für die erwerbstätige Bevölkerung der Bundesrepublik insgesamt trifft dies für den vom sozioökonomischen Panel abgedeckten Zeitraum nicht zu (vgl. Behrens, Schupp, 1989).

IX Gesundheitssystem

40 Evaluation in der Gesetzlichen Krankenversicherung - Möglichkeiten und Grenzen aus der Sicht eines Ökonomen

L. Männer
Seminar für Versicherungswissenschaft, Universität Göttingen

40.1 Einleitung

1. Nach § 12, Abs. 1 Gesundheits-Reformgesetz (GRG) müssen die Leistungen der Gesetzlichen Krankenversicherung (GKV) ausreichend, zweckmäßig und wirtschaftlich sein; sie dürfen das Maß des Notwendigen nicht überschreiten. Leistungen, die nicht notwendig oder unwirtschaftlich sind, können Versicherte nicht beanspruchen, dürfen die Leistungserbringer nicht bewirken und die Krankenkassen nicht bewilligen.

Um festzustellen, ob Leistungen ausreichend und zweckmäßig sind, müssen sie in ihrer Wirksamkeit bewertet werden können. Die Bewertung kann positiv erfolgen (eindeutig notwendig und zweckmäßig - also effektiv) oder - wenn das nicht möglich ist - negativ erfolgen (überflüssig, unwirksam, relativ überzogen - also ineffektiv). Eine positive Bewertung ist gerade in existentiellen Leistungsbereichen oft problematisch. Eine negative Bewertung ist oft möglich, jedoch in der Umsetzung kontrovers. Angesichts dieser Situation werden unterschiedliche, partial und modellanalytisch begründete Verfahren angewendet, um zu Aussagen über Notwendigkeit und Zweckmäßigkeit von Leistungen zu kommen.

Das GRG enthält Vorschriften zur negativen und positiven Bewertung von Leistungen, so u.a. § 20 (Gesundheitsförderung, Krankheitsverhütung), § 25 (Gesundheitsuntersuchungen), § 27 (Krankenbehandlung), §§ 31-36 (Arznei- und Verbandmittel, Heil- und Hilfsmittel; Festbeträge), § 70 (Qualität, Humanität und Wirtschaftlichkeit), § 71 (Beitragssatzstabilität), § 84 (Vereinbarung von Richtgrößen in der kassenärztlichen Versorgung), § 85 (Gesamtvergütung), § 87 (Einheitlicher Bewertungsmaßstab), § 92 (Richtlinien der Bundesausschüsse), §§ 99-102 (Kassenärztliche Bedarfsplanung), § 106 (Wirtschaftlichkeitsprüfung der kassenärztlichen Versorgung), § 113

(Wirtschaftlichkeitsprüfung der Krankenhausbehandlung), § 122 (Medizinisch-technische Großgeräte).

Im folgenden wird untersucht, ob diese Vorschriften sinnvoll in Handeln umgesetzt werden können. Es wird der folgende Ansatz zugrundegelegt: Die Evaluation medizinischer Leistungen hat eine dominant ethische Dimension. Jedoch: Ethik findet ihre Grenzen in der Ökonomie. Die Evaluation hat auch eine existentiell ökonomische Dimension (Unbezahlbarkeit). Aber: Ökonomie findet ihre Grenzen in der Ethik. Daraus folgt: Ist nur eine negative Evaluation möglich, können also Maßnahmen nur unter Kriterien wie überflüssig und unzweckmäßig (also ineffektiv) bewertet werden, so ist die Ökonomie gefragt. Durch Beitragssatzstabilisierung kann ein Anreiz geschaffen werden, die überflüssigen und unzweckmäßigen Leistungen zu reduzieren. Ist eine positive Evaluation möglich, so ist die Ökonomie nachrangig (z.B. Beitragssatz ist anzupassen).

2. Um den aufgezählten Vorschriften des GRG zu genügen, müssen Bewertungen tatsächlicher und möglicher Zustände und Aktivitäten der gesundheitlichen Versorgung stattfinden. Diese Bewertungen können Ergebnis von Verhandlungen sein. Sie können aber auch Ergebnis eines gezielten Einsatzes von Bewertungsverfahren sein. Nur diese letztere Art der Bewertung möchte ich mit Evaluation bezeichnen.

3. Im Abschnitt 40.2 wird die Evaluation im allgemeinen, in Abschnitt 40.3 die Evaluation im einzelnen dargestellt. Im Abschnitt 40.4 wird die Evaluation selber bewertet.

40.2 Evaluation in der GKV im allgemeinen

40.2.1 Evaluationsziele, -modelle und -träger

Evaluation ist also ein systematisches Verfahren zum Zwecke der Bewertung von alternativen Zuständen und Aktivitäten. Evaluation geschieht mit Hilfe von Modellen.

Um festzustellen, ob die Leistungen der GKV ausreichend sind, müssen gesamtwirtschaftliche Modelle zur Ermittlung des ausreichenden (optimalen) Anteils des GKV-bestimmten Gesundheitswesens am Sozialprodukt und Modelle zur Bestimmung des ausreichenden Anteils der einzelnen Leistungsbereiche am GKV-bestimmten Gesundheitswesen erstellt werden. Zum "ausreichend" müssen Mediziner, Ökonomen und Politiker beitragen.

Um zu bestimmen, ob die Leistungen "zweckmäßig" sind, müssen Modelle der Effektivitäts-Analyse von Leistungen, der Effektivitäts-Kosten-Analyse und der Nutzen-Kosten-Analyse verwendet werden. Zum "zweckmäßig" müssen Mediziner und Ökonomen beitragen.

Um zu bestimmen, ob Leistungen "wirtschaftlich" sind, müssen Modelle benutzt werden, die die unterschiedlichen Effektivitäts-Kosten- und die unterschiedlichen Nutzen-Kosten-Relationen alternativer Aktivitäten unter dem Aspekt der ökonomischen Effizienz bewerten können. Zum "wirtschaftlich" müssen Ökonomen beitragen.

Um zu bestimmen, was notwendig ist, ist Bedarfs- und Effektivitätsanalyse notwendig. Zum "notwendig" müssen Mediziner durch Evaluation von medizin-technischen Effektivitäts-Evaluationen beitragen.

40.2.2 Notwendigkeit und Voraussetzungen von Evaluation

1. Evaluation oberhalb der Ebene der Wirtschaftssubjekte als bewußte Anwendung von Verfahren, um alternative Zustände zu bewerten und anzustreben, wäre nicht notwendig, wenn es einen funktionierenden Markt gäbe. In einem funktionierenden Markt würde die "unsichtbare" Hand die Bewertung von Zuständen und Aktivitäten durchführen. Das GKV-System verzichtet bewußt auf diese "unsichtbare" Hand. Sie wird durch die "sichtbare" Hand ersetzt. Die Evaluationsmodelle müssen sich am jeweiligen Träger orientieren - an der jeweiligen "sichtbaren" Hand.

2. Das GKV-System ist ein offenes, durch Markt- und Selbstverwaltungsmechanismen gesteuertes System. Im Versuch- und Irrtumsverfahren wird die Allokation der Ressourcen durchgeführt. Evaluation in den unterschiedlichen Bereichen und Regelkreisen des GKV-Systems muß dieser losen Interdependenz Rechnung tragen. Sie darf das Prinzip des offenen Systems nicht in Frage stellen. Die Evaluationsmodelle müssen deshalb prinzipiell Partialmodelle sein.

3. Die Rahmenbedingungen des GKV-Systems ändern sich schnell. Es ist schwierig, richtige Informationen zur richtigen Zeit zu bekommen und zu verarbeiten. Nur grobe und robuste Informationen über die Zukunft sind möglich. Evaluationsmodelle müssen das berücksichtigen. Sie müssen einfach sein, mit groben Informationen auskommen und robust sein. Sie müssen Irrtümer und Fehler in Rechnung stellen, sie müssen der kreativen Tätigkeit der Selbstverwaltung Raum lassen. Sie müssen also flexibel sein und Toleranzen enthalten.

4. Aus dem Bisherigen folgt, daß Evaluationsmodelle für die unterschiedlichen Ebenen untereinander kompatibel und gleichzeitig voneinander in dem Sinne unabhängig sein müssen, als Handlungsspielräume einzuräumen sind für Versuch- und Irrtumsverfahren.

Evaluationsmodelle der GKV müssen also partielle Modelle sein. Sie müssen einfach sein, sie müssen robust sein. Evaluation kann nur zum Ergebnis haben, ob etwas zu viel oder zu wenig, zu hoch oder zu niedrig, überflüssig oder unzureichend ist. Evaluation hat einem Versuch- und Irrtumsverfahren zu dienen. Evaluation muß sich dabei einfacher Indikatoren und Orientierungsdaten bedienen.

Die Wissenschaft hat das zu berücksichtigen, wenn sie die partiellen Modelle für die Evaluation in der GKV nach GRG entwickelt, anwendet und bewertet. Die partiellen Evaluationsmodelle dürfen nicht in Widerspruch zu den grundlegenden Zusammenhängen im GKV-System stehen. Geeignete partielle Evaluationsmodelle sind aber auf keinen Fall als Teile eines voll deterministischen Systems zu entwerfen.

40.2.3 Ansatzpunkte für Ökonomen in der Evaluation

Was können Ökonomen in der Evaluation leisten?

1. Sie können für gegebene einzelwirtschaftliche Rahmenbedingungen die Minimalkostenkombination einer medizinischen Leistung kalkulieren.

2. Zu den einzelwirtschaftlichen Rahmenbedingungen zählen die Preise für Arztleistungen, Arzneien, Heil- und Hilfsmittel, Krankenhausleistungen. Diese Preise werden im GKV-System selbst gebildet. Schon diese Preise sind von Ökonomen nicht eindeutig zu bewerten. Preise müssen die Knappheit widerspiegeln, also richtig sein. Wenn aber der Preisbildungsmechanismus im GKV-System "versagt", wie soll dann der Ökonom feststellen, ob sie "richtig" sind?

3. Die Effektivität von GKV-Leistungen ist von Ökonomen kaum zu beurteilen. Hier sind sie auf medizinische Experten angewiesen. Diese sind dazu oft nicht in der Lage. Das zeigt die Aufstellung von White (1984), in der die tatsächlich erbrachten medizinischen Leistungen prozentual aufgeteilt werden. White empfiehlt für die Evaluation in der Medizin die folgende Faustregel:

- 50 % der Leistungen führen zur Besserung infolge der "Pflegefunktion" (überwiegend persönliche Leistungen); bei diesen Leistungen kann nicht gesagt werden, wie der Heilerfolg zustandekommt (Placebo-Effekt),
- 35 % der Leistungen sind ein "Rätsel" (unwirksame Leistungen, Vergeudung),
- 15 % der Leistungen, deren Effektivität eindeutig nachgewiesen wurde, führen zur Besserung infolge der "Heilfunktion".

Akzeptiert der Ökonom diese Aufteilung und sind die unwirksamen Leistungen weitgehend identifiziert, so kann der Ökonom versuchen, Anreize zu schaffen, die unwirksamen Leistungen abzubauen zugunsten der Pflege- und Heilleistungen. Das kann z.B. durch Änderung der relativen Preise geschehen.

4. Ist die Effektivität vorgegeben, etwa in gewonnenen Lebensjahren oder in gewonnenen beschwerdefreien Lebensjahren oder gewonnenen beschwerdefreien Lebensjahren bei Verlängerung der Lebensdauer einer Population, so kann er eine Effektivitäts-Kosten-Analyse vornehmen, die zumindest nicht schadet. Zu den hieraus folgenden Leistungsrelationen wird er kaum etwas sagen können.

5. Wird dem Ökonomen die Effektivität vorgegeben, so kann er die Effektivität nutzenmäßig bewerten. Auf dieser Grundlage kann eine Nutzen-Kosten-Analyse durchgeführt werden. Hier kann der Ökonom auch etwas zu den Leistungsrelationen sagen. Aber er muß vorsichtig sein. Sonst stiftet er mehr Schaden als Nutzen.

40.3 Evaluation in der GKV im einzelnen

40.3.1 Festlegen dessen, was ausreichend ist

Es muß für die GKV als Ganzes und für Teilbereiche der GKV bestimmt werden, was ausreichend ist. Das soll für die Festlegung des Beitragssatzes und der Gesamtvergütung der Kassenärzte exemplarisch gezeigt werden.

1. Für die Bestimmung des Anteils der GKV als Ganzes am Sozialprodukt ist vorgeschrieben, daß Beitragssatzstabilität auf längere Zeit der GKV einen ausreichenden Zugriff auf die volkswirtschaftlichen Ressourcen gewährleistet. Das dieser Entscheidung zugrundeliegende Evaluationsmodell geht von folgenden Beobachtungen aus:
- Im GKV-System findet eine große Verschwendung statt.
- Es werden unzweckmäßig zu viele Qualitäten an Leistungen gewährt.
- Es werden unzweckmäßig zu große Mengen an Leistungen gewährt.
- Die relativen Preise der Leistungen sind falsch.
- Die Preise der Leistungen sind zu hoch.
- Die Produktion der Leistungen ist unwirtschaftlich.

Diese Verschwendung ist nicht kurzfristig abzubauen. Es müssen hierfür Anreize geschaffen werden. Die Beitragssatzstabilität kann derartige Anreize schaffen. Die Beitragssatzstabilität steigert nämlich die Einnahmen des GKV-Systems grundsätzlich wie das Sozialprodukt. Infolge des medizin-technischen Fortschritts, infolge der doppelten Veralterung der Bevölkerung mit der Folge einer erhöhten Morbidität und auch infolge der Steigerung des allgemeinen Wohlstands steigen die ausreichenden effektiven Leistungen der GKV aber schneller als das Sozialprodukt. Angesichts dieser Entwicklungen wird bei Beitragssatzstabilität notwendigerweise der Anteil der Verschwendung immer weiter zurückgedrängt.

Die Beitragssatzstabilität ist also ein Mittel, um Verschwendung abzubauen. Sie soll bei relativem Anwachsen der zweckmäßigen Gesundheitsleistungen die überflüssigen Gesundheitsleistungen reduzieren, die zu hohen Preise reduzieren, die Verschwendung von Ressourcen reduzieren. Sobald das GKV-System an die Grenzen der Abbaumöglichkeiten von Verschwendung stößt, muß die Beitragssatzstabilität aufgegeben werden.

Über den Anteil des GKV-Systems am Sozialprodukt entscheidet der Gesetzgeber, unterstützt durch unterschiedliche Gremien, insbesondere die Konzertierte Aktion, anhand von medizinischen und ökonomischen Orientierungsdaten. Diese Daten sind "robust", d.h. mit großen Fehlerbereichen behaftet. Entsprechend müssen für den Anteil auch weite Fehlerbereiche zugestanden werden.

2. Über die Anteile der Bereiche wird u.a. in der Konzertierten Aktion anhand von medizinischen und ökonomischen Orientierungsdaten entschieden, mit Unterstützung der einzelnen Selbstverwaltungsorgane.

Es sind hierbei zwei Arten von Bereichseinteilungen zu unterscheiden. Die eine Bereichseinteilung wäre Vorsorge, Prävention, Krankenbehandlung, Nachsorge,

Pflege; die andere Bereichseinteilung wäre Kassenärzte, Krankenhäuser, Arzneimittel, Heil- und Hilfsmittel, Zahnbehandlung und -ersatz, Kuren.

Auf die erste Einteilung möchte ich nur kurz eingehen. Im GRG wird der Erhöhung des Anteils der Vorsorge und der Prävention große Priorität eingeräumt. Dabei ist die Prävention in bezug auf Effektivität äußerst umstritten. Zwar sind einzelne Präventionsmaßnahmen sehr effektiv. Insgesamt ist Prävention aber weitgehend Experimentierfeld. Prävention scheint gegenwärtig ein Wert an sich zu sein. Da Prävention aber einen geringen Anteil an den Gesamtausgaben hat, ist eine Evaluation der Prävention unter Effektivitäts-Kosten-Aspekten nicht so dringlich. Die Prävention kann leicht aus dem Zuwachs an Einnahmen der GKV finanziert werden, ohne die Krankenbehandlung, die Nachsorge und die Pflege zu reduzieren.

Die zweite Einteilung spielt im GRG eine große Rolle. Das kann am Beispiel der Gesamtvergütung für Kassenärzte gezeigt werden. Für die Kassenärzte sind im GRG Empfehlungen zur Gesamtvergütung vorgeschrieben. Diese Gesamtvergütungen sollen mit dem gleichen Prozentsatz wachsen wie die Beitragsbemessungsgrundlage. Angesichts der Annahme, daß die zweckmäßigen kassenärztlichen Leistungen überproportional zur Beitragsbemessungsgrundlage wachsen werden, ist diese "Deckelung" der Honorare der Kassenärzte das Ergebnis einer Bewertung:

- Es werden unzweckmäßige und nicht-notwendige Leistungen erbracht
- Die nicht-notwendigen Leistungen werden wegen zu hoher Preise dieser Leistungen erbracht
- Die notwendigen Leistungen werden wegen zu niedriger Preise zu wenig erbracht
- Das Preisniveau ist insgesamt zu hoch
- Die Leistungsmengen sind zu hoch
- Es wird nicht zu Minimalkosten produziert

Es wird also verschwendet. Die entscheidende Prämisse für die "Deckelung" ist, daß Verschwendung stattfindet und hierdurch Verschwendung abgebaut werden kann.

40.3.2 Festlegen dessen, was zweckmäßig und wirtschaftlich ist

Es muß für die GKV als Ganzes und für Teilbereiche festgelegt werden, was zweckmäßig und wirtschaftlich ist. Das soll für die kassenärztliche Versorgung, die Arzneimittelversorgung, die Krankenhausleistungen und die Großgeräteplanung exemplarisch gezeigt werden.

1. Um zweckmäßige Leistungen zu erbringen, werden Richtlinien für die kassenärztliche Versorgung aufgestellt. Um eine effektive Kombination der zweckmäßigen Leistungen zu sichern, werden im Einheitlichen Bemessungsmaßstab Ärzte (EBM) durch Punktzahlen und Punktwerte die relativen und absoluten Preise der kassenärztlichen Leistungen festgelegt. Um die kassenärztlichen Leistungen wirtschaftlich zu erbringen, werden Durchschnittswerte und Fallkostendurchschnitte für die ärztlichen Leistungen, Richtgrößen für veranlaßte Leistungen (Arzneimittel) als Maßstab für Wirtschaftlichkeitsprüfungen verwendet. Um keine Über- oder Unterversorgung hinzu-

nehmen, werden in der kassenärztlichen Bedarfsplanung Verhältniszahlen und Spannen um die Verhältniszahlen verwendet.

Aber diese Richtlinien, Punktzahlen und -werte, Durchschnitte, Verhältniszahlen orientieren sich mit Recht an den Ist-Größen. Ihre Fortschreibung in Richtung auf Soll-Größen ist dabei beabsichtigt. Aber die Erfahrung zeigt, daß hier mit großen Inflexibilitäten zu rechnen ist.

2. Im Bereich der Arzneimittel sowie der Heil- und Hilfsmittel haben sich nach dem GRG geradezu revolutionäre Evaluationsprobleme ergeben. Das ist auf die Einführung von Festbeträgen zurückzuführen.

Schon § 12, Abs. 2 GRG "Ist für eine Leistung ein Festbetrag festgesetzt, erfüllt die Krankenkasse ihre Leistungspflicht mit dem Festbetrag", stellt als Teil des "Wirtschaftlichkeits"-Paragraphen ein Programm dar. Die Festbeträge müssen also möglichst den Knappheitspreisen entsprechen, um § 12, Abs. 1 genüge zu tun.

Die Festlegung der Festbeträge geht von folgender Bewertung des Zustandes im Arzneimittelbereich aus:

- Es ist zu vermuten, daß die zu beobachtenden Preisdifferenzen für wirkstoffgleiche Arzneimittel und wirkungsgleiche Heil-, Hilfsmittel und qualitätsgleichen Zahnersatz auf ein Versagen des Preisbildungswettbewerbs zurückzuführen sind.
- Es ist nicht Sache der GKV, in Qualität, Menge und Preis mehr Leistungen im Versicherungsfall zu erbringen, als medizinisch notwendig, zweckmäßig und wirtschaftlich ist. Versicherungsschutz wird nur für medizinisch notwendige, zweckmäßige und wirtschaftliche Leistungen gewährt.
- Mit Hilfe von Festbeträgen können die Kassen signalisieren, welchen Preis für wirkstoff- und wirkungsgleiche Mittel sie für angemessen halten und welche Qualität der Mittel sie für notwendig, zweckmäßig und wirtschaftlich halten.
- Diese Festbeträge sind so niedrig wie möglich anzusetzen, dann wird sich der erhoffte Preiswettbewerb einstellen.
- Der Zwang, Festbeträge festzuschreiben, führt endlich dazu, daß Anbieter- und Nachfragerwettbewerb auf den Arznei-, Heil- und Hilfsmittelmärkten sowie bei Zahnersatz stattfindet, es also zur Effizienzpreisbildung über den Markt kommt. Ohne diesen Zwang kommt es nicht dazu.

3. Auf die Evaluierung von Krankenhaus- und Großgeräteleistungen möchte ich nur kurz eingehen. Die Schwierigkeiten bei den Krankenhausleistungen werden erhellt durch das Schicksal der Anhaltszahlen für den Personalbedarf im Krankenhaus. Diese Anhaltszahlen wurden seit längerer Zeit nicht geändert, obwohl sich durch den medizin-technischen Fortschritt die Behandlungsmöglichkeiten stark geändert haben. Dieses Schicksal der Anhaltszahlen beleuchtet exemplarisch die Schwierigkeiten der Evaluation im GKV-System. Ein weiterer Aspekt ist die Großgeräte-Bedarfsplanung. Hier gibt es - außerhalb des GKV-Systems - eine eingehende und wissenschaftlich gut abgesicherte Effektivitäts-Kosten- und auch eine Nutzen-Kosten-Analyse der damit verbundenen medizin-technischen Leistungen. Ihre Umsetzung in Richtlinien durch den Bundesausschuß Ärzte-Krankenkassen, die Umsetzung dieser Richtlinien durch die Landesausschüsse Ärzte-Krankenkassen, zeigen, wie angesichts der sich schnell verändernden Rahmenbedingungen und der sich langsam verändernden Richtlinien eine Evaluation sich äußerst schädlich auswirken kann, wenn sie zu ernst genommen wird.

40.4 Bewertung der Evaluation

1. Das, was ausreichend, zweckmäßig, wirtschaftlich und notwendig ist, ist gegenseitig abhängig. Wird z.B. viel Unzweckmäßiges unwirtschaftlich getan, so ist das Ausreichend höher, als wenn nur das Zweckmäßige und Notwendige wirtschaftlich getan wird.

Diese aus den Sachzwängen heraus resultierende Interdependenz darf aber nicht dazu verleiten, ein geschlossenes deterministisches Evaluationssystem der GKV aufstülpen zu wollen. Hierfür wäre Voraussetzung, daß eine "richtige" Theorie der Allokation im Gesundheitswesen existieren würde und daß die Veränderungen der Rahmenbedingungen des Gesundheitswesens vollkommen vorhersehbar wären. Das ist nicht der Fall. Deshalb ist die Wahrscheinlichkeit sehr groß, infolge von Irrtümern in der Evaluation Fehler zu begehen. Jedoch ist nicht diejenige GKV, die um jeden Preis Fehler vermeiden soll, kreativ und stabil, sondern die fehlerfreundliche und fehlerfreudige, die die Folgen ihrer Irrtümer klein hält.

Die Folgen der Fehler können klein gehalten werden, indem

- die Grenzen zwischen den GKV-Bereichen so gezogen werden, daß diese, obwohl interdependent, ihre eigenen Evaluationsziele, Kriterien und Verfahren finden und anwenden können, und vor Übergriffen aus anderen Bereichen geschützt sind; Fehler, die in anderen Bereichen gemacht werden, schlagen nicht unmittelbar auf sie durch; und was sie selbst falsch machen, haben sie selbst zu korrigieren.
- die großen Regelsysteme in kleine Regelkreise aufgelöst werden; ein Regelsystem von Versuch- und Irrtumsmechanismen entfaltet sich dann selbst durch Versuch und Irrtum.

2. Der Grundsatz, daß Ethik ihre Grenzen in der Ökonomie findet, ist besonders bei der Begrenzung der Auswirkungen des medizin-technischen Imperativs (alles zu machen, was medizin-technisch getan werden kann) und besonders dann in der Evaluation anzuwenden, wenn die Zweckmäßigkeit und Notwendigkeit der Leistungen nicht nachgewiesen ist. In jedem Fall ist aber Unwirtschaftlichkeit zu beseitigen.

3. Der Grundsatz, daß Ökonomie ihre Grenzen in der Ethik findet, ist besonders dann zu beachten, wenn es um den einzelnen Menschen geht, dem in konkreten Fällen jede erdenkliche Hilfe zu gewährleisten ist.

4. Sehen wir uns die Punkte 1 bis 3 an, so scheint die durch das GRG in der GKV vorgesehene Evaluation gar nicht so schlecht zu sein. Hier scheint sich zu bewahrheiten, daß gewachsene und flexibel gestaltete Systeme größere Problemlösungskapazitäten darstellen, als eine Runde von noch so hochkarätigen Experten, die im übrigen ihre jeweils höchst individuelle "richtige" Theorie der Allokation im Gesundheitswesen haben.

40.5 Literatur

Arnold, M. (1990): Indikatoren für das medizinische Leistungsgeschehen. In: Knappe, E. u. P. Oberender (Hrsg.): Gesundheitsberichterstattung, Orientierungsdaten und Prioritätssetzung. Bleicher Verlag, Gerlingen.

Enquête-Kommission "Strukturreform der Gesetzlichen Krankenversicherung": Zwischenbericht. Bonn, d. 7.11.1988 (Deutscher Bundestag, Drucksache 11/3267).

v. Ferber, Chr. (1990): Möglichkeiten und Grenzen einer Politikberatung durch Experten. In: Knappe, E. u. P. Oberender (Hrsg.): Gesundheitsberichterstattung, Orientierungsdaten und Prioritätssetzung. Bleicher Verlag, Gerlingen.

Fraktionen der CDU/CSU und FDP (1988): Entwurf eines Gesetzes zur Strukturreform im Gesundheitswesen (Gesundheits-Reformgesetz - GRG), Bonn (Deutscher Bundestag, 11. Wahlperiode, Drucksache 11/2237).

Gesetz zur Strukturreform im Gesundheitswesen (Gesundheits-Reformgesetz - GRG) (1988): In: Bundesgesetzblatt, Teil 1, Z 5702 A, Nr. 62, S. 2477-2597

Groser, M. (1990): Nutzung von Orientierungsdaten durch staatliche Entscheidungsträger. In: Knappe, E. u. P. Oberender (Hrsg.): Gesundheitsberichterstattung, Orientierungsdaten und Prioritätssetzung. Bleicher Verlag, Gerlingen.

Helberger, Ch. u. W. Sörgel (1980): Entwicklung praktisch anwendbarer Indikatoren für Ziele und Ergebnisse der Gesundheitspolitik in der Bundesrepublik Deutschland (Der Bundesminister für Arbeit und Sozialordnung: Gesundheitsforschung, 36).

Hellstern, G.-M. u. H. Wollmann (Hrsg.) (1984): Handbuch zur Evaluierungsforschung, Bd. 1. Westdeutscher Verlag, Opladen.

Henke, K.-D. (1990): Thesen zur Rationalität des Gesundheitswesens. In: Knappe, E. u. P. Oberender (Hrsg.): Gesundheitsberichterstattung, Orientierungsdaten und Prioritätssetzung. Bleicher Verlag, Gerlingen.

Jahn, E. (1983): Orientierungsdaten für die Konzertierte Aktion im Gesundheitswesen. In: Soziale Sicherheit, 3, S. 65-73.

Koch, E.R., R. Klopffleisch, A. Maywald (1986): Die Gesundheit der Nation: Eine Bestandsaufnahme; Karten, Analysen, Empfehlungen. Verlag Kiepenheuer & Witsch, Köln.

Krupp, H.J. u. W. Zapf (1978): Indikatoren II: soziale, HdWW, 4, S. 119-133.

Leu, R.E. (1978): Ansätze zur empirischen Messung der relativen Effizienz von Gesundheitssystemen. In: Schweizerische Zeitschrift für Volkswirtschaft und Statistik, 3, S. 479-503.

Medica Oeconomica '88 (1989): Prävention und deren ökonomische Effizienz. Hrsg. v. Vogel, H.R., Stuttgart, New York 1989.

Meye, M.R., B.-P. Robra, F.W. Schwartz (1985): Ein Vakuum füllen: Medizinische Orientierungsdaten! Deutsches Ärzteblatt, 11, S. 719-722.

Neubauer, G. (Hrsg.) (1984): Alternativen der Steuerung des Gesundheitswesens. Bleicher Verlag, Gerlingen. (Beiträge zur Gesundheitsökonomie, 13).

Pick, P. (1988): Orientierung für das Gesundheitswesen. In: Die Ortskrankenkasse, 70, S. 174-180.

Rosser, R. (1983): Issues of Measurement in the Design of Health. In: Culyer, A.J.: Health Indicators. S. 34-81. Oxford.

Sachverständigenrat für die Konzertierte Aktion im Gesundheitswesen (1987): Jahresgutachten 1987 - Medizinische und ökonomische Orientierung. Nomos Verlag, Baden-Baden.

Sachverständigenrat für die Konzertierte Aktion im Gesundheitswesen (1988): Jahresgutachten 1988 - Medizinische und ökonomische Orientierung. Nomos Verlag, Baden-Baden.

Sachverständigenrat für die Konzertierte Aktion im Gesundheitswesen (1989): Jahresgutachten 1989 - Qualität, Wirtschaftlichkeit und Perspektiven der Gesundheitsversorgung. Nomos Verlag, Baden-Baden.

Schwartz, F.W., K.-D. Henke et al (1984): Medizinische Orientierungsdaten. Köln-Lövenich. (Wissensch. Reihe des Zentralinstituts für die kassenärztliche Versorgung, 3O).

Schwefel, D. (1987): Indicators and Trends in Health and Health Care (Health Systems Research).

White, K.L. (1984): Evaluation und Medizin. In: V. Culyer, A.J. und B. Horisberger (Hg.): Technologie im Gesundheitswesen, Medizinische und wirtschaftliche Aspekte, S. 3-18. Springer Verlag, Berlin Heidelberg New York Tokyo.

Wille, E. (Hrsg.) (1986): Informations- und Planungsprobleme in öffentlichen Aufgabenbereichen: Aspekte der Zielbildung und Outputmessung unter besonderer Berücksichtigung des Gesundheitswesens, Frankfurt (M.), (Staatliche Allokationspolitik im marktwirtschaftlichen System, 21).

Williams, A. (1984): Die Rolle der Ökonomie in der Evaluation von Technologien für die Gesundheitsversorgung. In: Culyer, A.J. u. B. Horisberger (Hrsg.): Technologie im Gesundheitswesen. Medizinische und wirtschaftliche Aspekte, S. 47-80. Springer Verlag, Berlin Heidelberg New York.

Weltgesundheitsorganisation (Hrsg.) (1985): Evaluation in der Gesundheitsplanung. Ein Leitfaden für das Management in der Entwicklung des nationalen Gesundheitswesens. Frankfurt (M.). (Deutsche Zentrale für Volksgesundheit, Schriftenreihe, 45).

41 Bewertung der Beitragssatzdifferenzen der Krankenkassen

K. Jacobs
Institut für Gesundheits- und Sozialforschung GmbH, Berlin

41.1 Beitragssatzdifferenzen im Mittelpunkt der Diskussion um die Organisationsreform der gesetzlichen Krankenversicherung

Die teilweise beträchtlichen Beitragssatzdifferenzen zwischen den Kassen der gesetzlichen Krankenversicherung (GKV) stehen im Mittelpunkt bisweilen heftiger öffentlicher Auseinandersetzungen um die künftige Organisationsstruktur der GKV. Insbesondere werden Vorschläge für eine Reform des GKV-Systems vielfach weitgehend danach beurteilt, wie sie sich auf die bestehenden Beitragssatzdifferenzen auswirken, und zwar in der Regel im Hinblick auf die Frage, ob die bestehenden Beitragssatzunterschiede insgesamt vermindert werden oder nicht (Leber, Wasem, 1989). Dabei bleibt häufig jedoch unberücksichtigt, daß es ganz unterschiedliche Arten von Beitragssatzdifferenzen gibt, die deshalb auch keineswegs von vornherein gleichartig beurteilt werden können und deren "globale" Verminderung - etwa anhand statistischer Variationsmaße - als ein allzu undifferenziertes, wenn nicht gar falsches Ziel angesehen werden muß. Die wesentlichen Arten von Beitragssatzdifferenzen, innerhalb und zwischen Kassenarten und Regionen, die in erster Linie Ausdruck der unterschiedlichen Gliederungsprinzipien des bundesdeutschen Kassensystems sind, werden im zweiten Abschnitt dieses Beitrags dargestellt.

Neben unterschiedlichen Arten von Beitragssatzdifferenzen, die selbst bei einem einheitlichen Maßstab unterschiedlich bewertet werden können, wenn nicht müssen, gibt es darüber hinaus auch unterschiedliche Kriterien der Bewertung von Beitragssatzdifferenzen, und zwar vor allem aus einer (gegenwärtig dominierenden) vordergründig sozial- bzw. verteilungspolitischen Sicht sowie aus einer zumeist weniger beachteten allokationspolitischen Perspektive. Die Unterscheidung beider Sichtweisen sowie die Beantwortung der Frage, warum es sich im Interesse der weiteren

GKV-Entwicklung für alle Beitragszahler lohnt, wenn künftig auch der Allokationssicht stärkere Beachtung geschenkt wird, steht im Mittelpunkt des dritten Abschnitts. Abschließend werden im vierten Abschnitt die wesentlichen "technischen" Anforderungen skizziert, denen ein reformiertes gegliedertes Kassensystem genügen muß, damit die Beitragssatzdifferenzen zwischen den Krankenkassen sowohl verteilungspolitisch gerecht als auch allokationspolitisch funktional sind. Gegenwärtig wird keine dieser Anforderungen erfüllt.

41.2 Unterschiedliche Arten von Beitragssatzdifferenzen zwischen den Krankenkassen

Das gegliederte Kassensystem in der Bundesrepublik mit seinen insgesamt 1130 selbständigen Krankenkassen (Stand: 1. Juli 1989) ist historisch gewachsen; es ist gekennzeichnet durch ein Nebeneinander unterschiedlicher Gliederungsprinzipien. Zum einen gibt es die Gliederung nach unterschiedlichen Kassenarten, die sich in erster Linie an formalen Kriterien der Erwerbstätigkeit der Kassenmitglieder orientiert. Grundsätzlich unterschiedlich behandelt werden dabei versicherungspflichtige Arbeiter und Angestellte: Arbeiter gehören "automatisch" der jeweils für sie zuständigen "Primärkasse" an, während sich Angestellte auch in einer Ersatzkasse versichern können[1]. Zu den Primärkassen zählen vor allem die Orts-, Betriebs- und Innungskrankenkassen. Wenn ein Betrieb eine eigene Betriebskrankenkasse hat oder Mitglied einer Handwerksinnung ist, die einer Innungskrankenkasse angeschlossen ist, sind die Arbeiter dieses Betriebs Mitglieder der entsprechenden Betriebs- oder Innungskrankenkasse, andernfalls gehören sie der allgemeinen Ortskrankenkasse an ihrem Arbeitsplatz an.

Das zweite wichtige Gliederungsprinzip in der Kassenlandschaft der GKV ist die regionale Kassengliederung, die sich innerhalb der einzelnen Kassenarten voneinander unterscheidet. So operieren vor allem die Ersatzkassen für Angestellte, aber auch einige Betriebskrankenkassen, wie z.B. der Bundesbahn und Bundespost, bundesweit. Das bedeutet insbesondere, daß für alle Mitglieder dieser Kassen - unabhängig von ihrem jeweiligen Wohn- bzw. Arbeitsort - derselbe Beitragssatz gilt. Orts- und Innungskrankenkassen sowie viele kleinere Betriebskrankenkassen operieren dagegen auf regionaler Ebene, die bei den Ortskrankenkassen häufig mit der Kreisebene übereinstimmt. Regionale Besonderheiten bei maßgeblichen Beitragssatzdeterminanten, wie vor allem beim beitragspflichtigen Arbeitseinkommen oder bei Mengen- und Preiskomponenten ausgabenintensiver Gesundheitsleistungen, finden bei den regionalen Kassen somit unmittelbar ihren (positiven oder negativen) Niederschlag in den

---

[1] Auch für Arbeiter gibt es spezielle Ersatzkassen, allerdings nur in bestimmten Regionen bzw. für ausgewählte Berufe. Auf die Ersatzkassen für Arbeiter wird im Rahmen dieses Beitrags jedoch ebensowenig eingegangen wie auf die Sondersysteme der Landwirtschaftlichen Krankenkassen, der Knappschaftlichen Krankenversicherung und der Seekasse.

Beitragssätzen, während es bei den überregionalen Kassen zu einem vollständigen internen Beitragssatzausgleich kommt.

In der Diskussion um die GKV-Organisationsreform wird häufig die Forderung erhoben, daß auch innerhalb der Kassenarten mit regional operierenden Krankenkassen eine Beitragssatzangleichung erfolgen soll - wenn nicht mit dem Ziel völlig einheitlicher, so doch zumindest deutlich angenäherter Beitragssätze. Die teilweise beträchtlichen Beitragssatzdifferenzen, so wird argumentiert, seien vor allem ein Problem der mangelnden Solidarität zwischen den Kassen derselben Kassenart und deshalb zuallererst kassenartenintern zu beheben (Fiedler, 1989; Paquet, Stuppardt, 1989). Die Betrachtung wird somit auf die Beitragssatzunterschiede zwischen Kassen derselben Kassenart konzentriert, die zumeist (nicht notwendigerweise bei Betriebskrankenkassen) interregionaler Art sind.

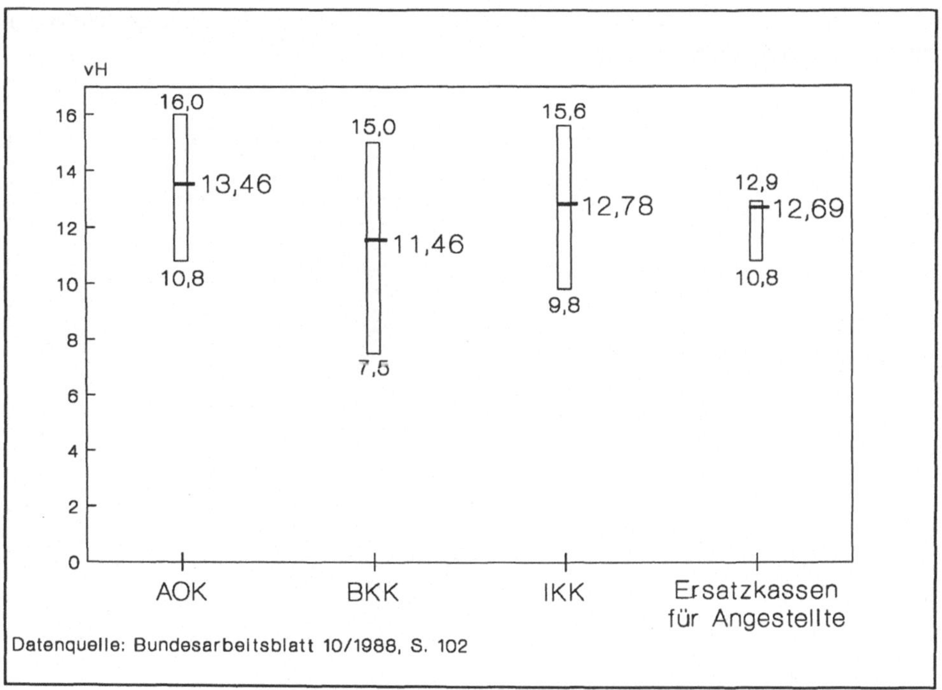

Abb. 41.1: Allgemeiner Beitragssatz am 1.7.1988: Bundesmittel und Extremwerte nach Kassenarten

In der Tat bestehen innerhalb der einzelnen Kassenarten erhebliche Beitragssatzdifferenzen, wie Abbildung 41.1 veranschaulicht. Bei den Ortskrankenkassen lagen die Beitragssätze 1988 zwischen 10,8 vH bei der AOK Kirchheim/Teck und 16,0 vH bei der AOK Papenburg. Die Vorstellung, die Ortskrankenkassen mit vergleichsweise niedrigem Beitragssatz könnten denen mit einem hohem Beitragssatz "solidarisch" zur Seite stehen und somit einen Großteil der bestehenden Beitragssatzdifferenzen abbauen, basiert jedoch nicht nur auf einem höchst fragwürdigen Verständnis von Solidarität innerhalb sehr unterschiedlich abgegrenzter Teilkollektive der GKV, sondern erweist sich auch in der Praxis als gar nicht realisierbar. Wenn etwa die AOK Kirchheim/Teck Ausgleichsleistungen an die AOK Papenburg zu erbringen hätte, müßte sie ihren allgemeinen Beitragssatz vermutlich recht deutlich anheben. Für einen Großteil ihrer Mitglieder mit individuellen Kassenwahlrechten - freiwillige Mitglieder und Angestellte - verlöre die Kasse damit jedoch ihre jetzige Attraktivität, weshalb diese Mitglieder der Kasse vermutlich relativ rasch den Rücken kehren würden, und zwar in Richtung Ersatzkasse oder privater Krankenversicherung. Gleichzeitig würde sich auch für die größeren Betrieben der Region die Frage nach der Vorteilhaftigkeit der Gründung einer Betriebskrankenkassen neu stellen. In jedem Fall würde sich die Wettbewerbsposition der ehemals "günstigen" AOK schnell spürbar verschlechtern, und die Kasse wäre sehr bald nicht mehr in der Lage, Ausgleichsleistungen für andere Kassen zu erbringen; vielleicht wäre sie sogar selbst auf derartige Leistungen angewiesen.

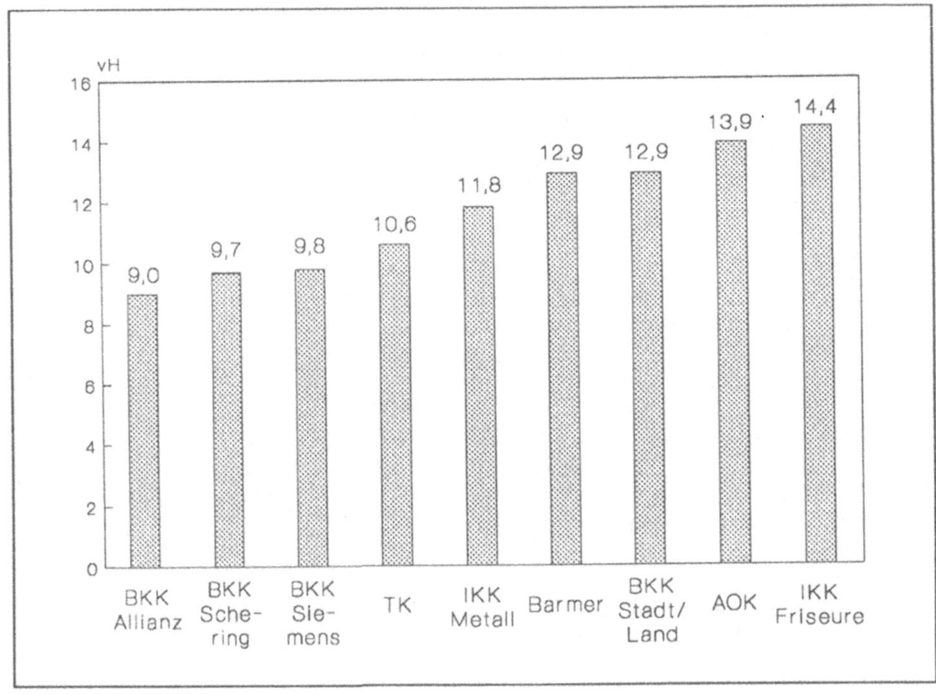

Abb. 41.2: Allgemeiner Beitragssatz im Jahresmittel 1987: Ausgewählte Krankenkassen in Berlin (West)

Eine ganz andere Sichtweise liegt der Betrachtung der intraregionalen Beitragssatzunterschiede zugrunde, wie sie zwischen den Kassen aller Kassenarten innerhalb einzelner Regionen bestehen. Auch hier sind Beitragssatzdifferenzen zwischen fünf und sechs Prozentpunkten durchaus keine Seltenheit, wie Abbildung 41.2 exemplarisch für die Region Berlin (West) zeigt. Die in der Region sichtbar werdenden Beitragssatzunterschiede dürften auch von den Beitragszahlern sehr viel stärker wahrgenommen werden, weil sie etwa unter Nachbarn oder Vereinsfreunden auftreten, die in der Regel alle dieselben niedergelassenen Ärzte und Zahnärzte aufsuchen, in dieselben Krankenhäuser eingewiesen werden und auch sonst dasselbe gesundheitliche Leistungsangebot nutzen.

Ohne daß die nachfolgend explizit behandelten unterschiedlichen Kriterien für die Beurteilung der Beitragssatzdifferenzen vorweggenommen werden sollen, spiegelt die Unterscheidung der einzelnen Arten von Beitragssatzunterschieden schon an dieser Stelle deutliche Unterschiede im Verständnis von der Funktion der Beitragssätze in der GKV und damit zugleich auch im grundsätzlichen Verständnis von der Rolle der Krankenkassen und ihrer Mitglieder wider, und zwar sowohl untereinander als auch gegenüber den Leistungsanbietern: Die Betonung der kassenarteninternen Beitragssatzdifferenzen folgt der Vorstellung von partikularen Solidargemeinschaften innerhalb der GKV, die nach formalen Merkmalen der Erwerbstätigkeit der Mitglieder definiert sind. Die Angebotsstruktur wird dabei weitgehend als gegeben angesehen, was - je nach Lesart - als nicht wesentlich beeinflußbar bzw. beeinflussenswert interpretiert werden kann. Dagegen läßt sich bei der Betrachtung der Beitragssatzdifferenzen von Krankenkassen innerhalb derselben Region bereits deutlich die Vorstellung von den Kassenmitgliedern bzw. Versicherten als Gesundheitskonsumenten erkennen, die einem ganz bestimmten Angebot von Gesundheitsleistungen gegenüberstehen, das in hohem Maße regional geprägt ist und dessen Mit- bzw. Umgestaltung zu den Hauptzielen einer aktiver Kassenpolitik zählen sollte.

41.3 Unterschiedliche Perspektiven bei der Bewertung von Beitragssatzdifferenzen

Für die aufgezeigten inter- und intraregionalen Beitragssatzdifferenzen gibt es eine Vielzahl von einnahmen- und ausgabenseitigen Determinanten, die sich bei den einzelnen Kassen und Kassenarten infolge ihrer jeweiligen Regionsabgrenzung jedoch sehr unterschiedlich bemerkbar machen (Kops, Jaschke, 1987). Einige zentrale Beitragssatzdeterminanten liegen außerhalb des unmittelbaren Einflußbereichs der Kassen, wie vor allem das beitragspflichtige Arbeitsentgelt der Mitglieder, die Zahl der beitragsfrei mitversicherten Familienangehörigen sowie die Alters- und Geschlechtsstruktur aller Versicherten. Zwar können sich die einzelnen Kassen bemühen, ihre Beitragssituation und/oder Altersstruktur durch gezielte Maßnahmen der Mitgliederwerbung zu verbessern, doch geht dies letztlich nur auf Kosten der anderen Kassen, weil sich dadurch weder die Beitrags- noch die Ausgabenseite der GKV insgesamt verändert. Andere Beitragssatzdeterminanten, wie zum Beispiel die Wirtschaftlichkeit der internen Kassenorganisation, Mengen- und Preiskomponenten des Leistungsangebots oder das Gesundheitsverhalten der Versicherten, liegen dagegen nicht nur im denkbaren Einflußbereich jeder Kasse - ihre aktive Beeinflussung ist im Interesse einer kontrollierten Ausgabenentwicklung im Gesundheitsbereich durchaus erwünscht; hierdurch findet nicht allein eine Umverteilung von grundsätzlich unveränderten Ausgaben und Einnahmen zwischen den Kassen statt, sondern eine Reduzierung bzw. Umschichtung auf der Ausgabenseite. Gerade wegen der Unterschiedlichkeit der einzelnen Beitragssatzdeterminanten und ihrer jeweiligen Bedeutung für die bestehenden Beitragssatzdifferenzen zwischen den Kassen (Jacobs, 1989) ist deshalb gehörige Skepsis gegenüber jeder Forderung nach beitragssatzorientierten Ausgleichsverfahren angebracht, und zwar ganz unabhängig davon, ob diese nun kassenartenintern oder kassenartenübergreifend erfolgen sollen. Wenn Unterschiede zwischen den Kassen bei den grundsätzlich beeinflußbaren Beitragssatzdeterminanten genauso behandelt werden wie Unterschiede bei den nicht beeinflußbaren Faktoren, so werden wesentliche Anreizmechanismen bei der Kassen zur Entwicklung und Umsetzung innovativer Kassenpolitiken im Keim erstickt.

Die Hervorhebung der unterschiedlichen Beitragssatzdeterminanten und ihrer jeweiligen Bedeutung für die nach unterschiedlichen Kriterien gegliederten Kassen bzw. Kassenarten macht deutlich, daß eine differenzierte Bewertung der bestehenden Beitragssatzdifferenzen Voraussetzung für die Entwicklung gezielter Reformvorschläge zur GKV-Organisation sein muß. Hierfür lassen sich vor allem zwei Perspektiven der Bewertung unterscheiden: eine primär sozial- bzw. verteilungspolitische sowie eine vorrangig allokationspolitische Sicht. Dabei dürfen die beiden unterschiedlichen Sichtweisen jedoch keineswegs als einander ausschließend angesehen werden; vielmehr geht es um eine gegenseitige Ergänzung, also letztendlich um die Entwicklung eines GKV-Organisationsmodells, das sowohl distributiven als auch allokativen Erfordernissen gerecht wird.

Die sozial- bzw. verteilungspolitische Sicht ist eng verknüpft mit dem Ziel der Verteilungsgerechtigkeit. Auf den Kontext der sozialen Krankenversicherung übertragen, bedeutet Verteilungsgerechtigkeit, daß für gleiche Gesundheitsleistungen bzw. Leistungsansprüche gegenüber der Kasse grundsätzlich gleiche Beitragssätze erhoben werden müßten. Gerade weil für die Versicherten aller GKV-Kassen in allen Regionen der Bundesrepublik theoretisch ein nahezu einheitlicher, vom Gesetzgeber bestimmter Leistungsanspruch gegenüber ihrer jeweiligen Kasse besteht, werden die bestehenden Beitragssatzdifferenzen deshalb oft als ungerecht empfunden. Selbst wenn sich besonders hohe Beitragssätze in einzelnen Kassen auf unwirtschaftliches Geschäftsgebaren oder ein weit überdurchschnittliches Inanspruchnahmeverhalten der Versicherten zurückführen ließen, blieben sie aus Verteilungssicht solange problematisch, wie die betroffenen Beitragszahler über keine direkten Sanktionsmöglichkeiten gegenüber ihrer Kasse verfügen, sondern dieser aufgrund gesetzlicher Bestimmungen zugewiesen sind. Der vermutlich schnell herstellbare Konsens, daß es dennoch grundsätzlich vorteilhaft ist, bei den Kassen und ihren Versicherten Anreize zu wirtschaftlichem Verhalten zu schaffen, darf folglich nicht allein dazu führen, daß sich unwirtschaftliches Verhalten in entsprechend höheren Beitragssätzen niederschlägt, sondern erfordert auch die Beseitigung ungleicher Kassenwahlrechte unter den Beitragszahlern.

Die Frage nach der Herstellung von Verteilungsgerechtigkeit stellt sich jedoch sehr viel komplexer, wenn zur Charakterisierung der Leistungsseite nicht mehr von dem theoretisch weitgehend einheitlichen Leistungskatalog aller GKV-Kassen, sondern von den faktisch bestehenden Unterschieden in der regionalen Angebotsstruktur der Gesundheitsleistungen ausgegangen wird. Wenn etwa in Ballungszentren Krankenhäuser aller Versorgungsstufen mit Abteilungen aller medizinischen Fachrichtungen in unmittelbarer Wohnort- und Arbeitsplatznähe vorhanden sind, wenn es dort niedergelassene Ärzte aller Fachgebiete gibt und auch sonstige Einrichtungen der Gesundheitsversorgung in großer Zahl, so handelt es sich qualitativ und quantitativ um ein ganz anderes Leistungsangebot als etwa im ländlichen Raum, wo außer der Dorfapotheke vielleicht nur ein einziger Allgemeinarzt vorhanden ist, alle übrigen Einrichtungen aber nur mit teilweise beträchtlichem Zeit- und Wegeaufwand erreicht werden können. Ohne damit bereits zu einer allokativen Betrachtung überzugehen, müßten allein aus der reinen Verteilungsperspektive gleiche Beitragssätze für ungleiche Versorgungsstrukturen als Verstoß gegen das Gebot der Verteilungsgerechtigkeit angesehen werden. Dabei ist die prinzipielle Berücksichtigung interregionaler Unterschiede in den jeweiligen Versorgungsstrukturen noch keineswegs mit deren jeweiliger (positiver oder negativer) Bewertung gleichzusetzen.

Henke betont, daß letztlich normativ entschieden werden müsse, welches Distributionsergebnis herbeigeführt werden soll, daß ein widerspruchsfreies System aber nur durch die beiden Beitrags-/Leistungs-Kombinationen "Gleichheit des medizinischen Versorgungsangebots bei einheitlichen Beitragssätzen" bzw. "Unterschiede im Versorgungsangebot bei entsprechenden Beitragssatzdifferenzen" repräsentiert werden könne (Henke, 1983, S. 472 f.). Bei grundsätzlicher Anerkennung der bestehenden Unterschiede im primär regional bestimmten Leistungsangebot ist somit jede pauschale interregionale Beitragssatzangleichung verteilungspolitisch ungerecht; dazu würde nicht nur jeder kassenarteninterne Finanzausgleich zählen, wie er zum Beispiel im Sozialgesetzbuch auf Landesverbandsebene vorgesehen ist (§ 266 SGB V), sondern dazu zählt heute bereits die bundesweit einheitliche Beitragssatzgestaltung der Ersatzkassen, bei denen die schlechter versorgten Mitglieder die besser versorgten Mitglieder subventionieren.

Die Betonung der faktisch bestehenden Unterschiede im medizinischen Versorgungsangebot zwischen einzelnen Regionen leitet unmittelbar über zur Betrachtung der Beitragssatzdifferenzen aus allokationspolitischer Sicht. Selbst wenn es als ein sinnvolles gesundheitspolitisches Ziel angesehen wird, in allen Regionen zu nahezu gleichen Versorgungsstrukturen zu gelangen (denen dann auch aus Sicht der Verteilungsgerechtigkeit gleiche Beitragssätze zu entsprechen hätten), wird eine Angleichung der medizinischen Versorgungsstrukturen nicht schon dadurch hergestellt, ja nicht einmal erleichtert, daß bereits "vorab" gleiche Beitragssätze geschaffen werden. Im Gegenteil: Um Unterschiede in den regionalen Versorgungsstrukturen bewerten und dann gegebenenfalls vermindern zu können, müssen sie überhaupt erst einmal sichtbar gemacht werden. Hierfür können die Beitragssatzdifferenzen zwischen den Kassen in Zukunft eine wichtige Signalfunktion erhalten. Dazu ist jedoch erforderlich, daß zwischen den Beitragssatzunterschieden auf der einen und den Unterschieden im medizinischen Versorgungsangebot auf der anderen Seite eine erkennbare Äquivalenzbeziehung besteht. Dieses Ziel kann nur erreicht werden, wenn sich die außerhalb des eigentlichen Einflußbereichs der Kasse angesiedelten "Risikostruktur-komponenten", also vor allem die Summe der beitragspflichtigen Einkommen sowie Anzahl bzw. Alters- und Geschlechtsverteilung der Versicherten, künftig nicht mehr maßgeblich in den jeweiligen Beitragssätzen der Kassen und damit auch in den ent-sprechenden Beitragssatzdifferenzen zwischen den Kassen widerspiegeln.

Daß die allokationspolitische Sichtweise bei der Betrachtung der bestehenden Bei-tragssatzdifferenzen, vor allem aber auch bei (fast) allen Überlegungen zur Neuord-nung der GKV-Organisation vergleichsweise unterentwickelt ist, liegt zu einem Großteil an den bisher viel zu geringen Möglichkeiten der Kassen, im Interesse ihrer Versicherten Einfluß auf die Ausgestaltung der Versorgungsstrukturen zu nehmen, sei es auf Mengen- und Qualitätsaspekte des Leistungsangebots oder sei es auf die Ent-wicklung neuartiger Finanzierungsregelungen in einzelnen Leistungsbereichen. Dagegen stehen nicht allein die oft in mächtigen Interessenverbänden organisierten Anbieter von Gesundheitsleistungen, dagegen stehen vielfach auch staatliche Interes-sen und - zumindest auf den ersten Blick überraschenderweise - häufig auch die Inter-essen der Krankenkassen selbst.

So scheinen auf Bundesebene Gesetzgeber bzw. Regierung auch weiterhin zu glau-ben, den Kassen und den Versicherten vorschreiben zu können oder vielleicht sogar zu müssen, welche einzelnen Leistungen im Rahmen der GKV abgedeckt sind und welche nicht. Auf Länderebene wird besonders im Krankenhausbereich teils vehe-ment vor einer Erweiterung der Kassenkompetenzen gewarnt (Bruckenberger, 1988). Aber auch die Kassen selbst scheinen nicht übermäßig daran interessiert zu sein, durch vermehrte Möglichkeiten der Einflußnahme auf die gesundheitlichen Versor-gungsstrukturen neue Verantwortungsbereiche übertragen zu bekommen. Die bloße Verwaltung eindeutig zugewiesener Aufgaben in staatlich reglementierten Bahnen ist allemal einfacher und dankbarer als die demgegenüber ungewiß erscheinende Aus-sicht, ganz neue Formen eines dienstleistungsorientierten Kassenhandelns entwickeln zu müssen, zudem noch in vermutlich oft sehr konfliktträchtigen Bereichen. Es genügt deshalb nicht, wenn den Kassen im Rahmen der GKV-Organisationsreform mehr Spielräume zur Beeinflussung der Angebotsstrukturen eingeräumt werden, son-dern es ist gleichzeitig erforderlich, daß ihnen Anreize gesetzt werden, die Spiel-räume im Interesse der Versicherten auch auszuschöpfen.

41.4 Anforderungen an das System der gesetzlichen Krankenversi-cherung zur Herstellung verteilungspolitisch gerechter und alloka-tionspolitisch funktionaler Beitragssatzdifferenzen

Nach welchen Organisationsprinzipien muß das gegliederte Kassensystem ausgestal-tet sein, damit in Zukunft die Beitragssatzdifferenzen zwischen einzelnen Kassen positiv bewertet werden können, und zwar sowohl aus verteilungs- als auch aus allo-kationspolitischer Sicht? Gegenwärtig muß aus beiden Perspektiven eine eindeutig negative Bewertung erfolgen, weil die bestehenden Beitragssatzunterschiede zwischen den Kassenarten, aber zum Teil auch innerhalb einzelner Kassenarten sich keineswegs eindeutig auf Unterschiede bei denjenigen Beitragssatzdeterminanten zurückführen lassen, die im unmittelbaren Einflußbereich der Kassen liegen. Vielmehr werden die Beitragssätze maßgeblich dadurch bestimmt, welchen Anteil die einzelnen Kassen bzw. Kassenarten bei der Erfüllung der GKV-weiten Solidaraufgaben tragen, also ob sie zum Beispiel besonders viele Mitglieder mit unterdurchschnittlichem Einkommen und/oder überdurchschnittlich vielen mitversicherten Familienangehörigen haben bzw. ob ihre Alters- und Geschlechtsstruktur insgesamt eher "ungünstig" ist. Bei regional operierenden Kassen machen sich zudem regionale Besonderheiten im Leistungsangebot bzw. Nachfrageverhalten bemerkbar, die bei den überregionalen Kassen durch deren einheitliche Beitragssatzgestaltung zugedeckt werden.

Diese negative Bewertung der bestehenden Beitragssatzdifferenzen aus primär verteilungspolitischer Sicht mündet zum einen in die Forderung nach Einführung eines kassen- und damit auch kassenartenübergreifenden Ausgleichs der unterschiedlichen "Solidaranteile" der Kassen. Die kassenspezifischen Anteile an der Erfüllung der bundesweiten Solidaraufgaben (Versicherung aller Mitglieder zu gleichen (Beitragssatz-)Bedingungen, unabhängig von ihrem Einkommen, Alter und Geschlecht sowie Anzahl und Art der mitversicherten Familienangehörigen) werden gewöhnlich als Komponenten der kassenspezifischen "Risikostruktur" bezeichnet und der Ausgleich der durch sie hervorgerufenen Belastungsunterschiede entsprechend als "Risikostrukturausgleich". Dieser Ausgleich darf weder mit einem Ausgaben- noch mit einem Beitragssatzausgleich verwechselt werden, die beide bei den Kassen falsche Anreize zu unwirtschaftlichem Geschäftsgebaren setzen.

Die zweite Schlußfolgerung aus der negative Bewertung der bestehenden Beitragssatzdifferenzen aus Verteilungssicht ist die Forderung nach Einführung einer regionalen Beitragssatzgestaltung in allen Kassen. Die im einheitlichen Beitragssatz überregionaler Kassen verborgene Subventionierung der besser (zumindest kostenintensiver) versorgten Mitglieder durch schlechter versorgte Kassenmitglieder ist ein Verstoß gegen das Gebot der Verteilungsgerechtigkeit. Um einem möglichen Einwand vorzubeugen: Wenn in gesundheitlichen Oberzentren bestimmte Versorgungsleistungen auch für die Bevölkerung im Umland bereitgestellt werden, rechtfertigt dies keineswegs pauschal einheitliche Beitragssätze unter dem Deckmantel vermeintlicher Solidarität, sondern unterstreicht bestenfalls die Notwendigkeit, zu differenzierten Preissystemen zu kommen, vor allem im besonders ausgabenintensiven Krankenhaussektor.

Aus allokationspolitischer Sicht müssen die bestehenden Beitragssatzdifferenzen vor allem deshalb negativ bewertet werden, weil sie keine Signalfunktion für sinnvolles Kassenhandeln innehaben, vor allem im Hinblick auf die Beeinflussung der Versorgungsstrukturen bzw. des Inanspruchnahmeverhaltens der Versicherten. Die beiden aus der verteilungspolitischen Perspektive entwickelten Anforderungen an ein reformiertes GKV-System erweisen sich jedoch auch aus allokativer Sicht als hilfreich: Der bundesweite, kassenartenübergreifende Risikostrukturausgleich, verknüpft mit einer regionalen Beitragssatzgestaltung aller Kassen, weist den Beitragssatzunterschieden die gegenwärtig vermißte Signalfunktion zu. Beide Maßnahmen können darum auch als wesentlicher Bestandteil einer Wettbewerbsordnung aufgefaßt werden, die bei den Kassen Anreize schafft, im kontrollierten Wettbewerb untereinander neue Aktivitäten auf sinnvollen Wettbewerbsfeldern zu entwickeln. Dazu zählen dann nicht mehr die volkswirtschaftlich sinnlosen Werbeanstrengungen um "günstige Mitglieder", die nur deren Anzahl in einzelnen Kassen, aber nicht in der gesamten GKV erhöhen können, sondern dazu zählt dann in erster Linie das Bemühen um bessere Versorgungsstrukturen, wirtschaftliches und gesundheitsbewußtes Versichertenverhalten sowie eine möglichst effiziente Kassenorganisation (Jacobs, Schräder, 1989).

Eine notwendige Ergänzung der Wettbewerbsordnung stellt - nach Einführung der genannten anderen Elemente - das freie individuelle Kassenwahlrecht für alle Versicherten dar, bei gleichzeitigem Kontrahierungszwang seitens der Krankenkassen. Erst die unbeschränkte Möglichkeit aller Versicherten, der Krankenkasse eigener Wahl angehören zu können, versetzt sie in Lage, selbst die entsprechenden Konsequenzen aus ihrer ganz subjektiven Bewertung der Beitragssatzdifferenzen zu ziehen. Ein Höchstmaß individueller (Versicherungs-)Freiheit wäre somit verbunden mit einer gerechten Finanzierungsverteilung der GKV-Solidaraufgaben und einer Wettbewerbsordnung, in der die Kassen veranlaßt werden, im Interesse ihrer eigenen Versicherten - damit letztlich aber auch im Interesse der gesamten GKV - weitaus stärker als bisher auf die Beeinflussung der Angebotsstrukturen im Gesundheitswesen sowie auf die Entwicklung und Durchsetzung eines verantwortungsvollen Gesundheitsverhaltens der Bevölkerung hinzuwirken.

41.5 Literatur

Bruckenberger, E. (1988): Von der parallelen Kompetenz bis zur Letztentscheidung der Krankenkassen bzw. des BMA. In: Das Krankenhaus, 5/1988, S. 197-206.

Fiedler, E. (1989): Ersatzkassen im Spannungsfeld zwischen privater Krankenversicherung und RVO-Kassen. In: Die Ersatzkasse, 7/1989, S. 245-253.

Henke, K.-D. (1983): Beitragssatzunterschiede in der gesetzlichen Krankenversicherung aus allokativer und distributiver Sicht. In: Hansmeyer, K.-H. (Hg.): Staatsfinanzierung im Wandel. Schriften des Vereins für Socialpolitik, N. F. Bd. 134, S. 463-481. Verlag Duncker und Humblot, Berlin.

Jacobs, K. (1989): Determinanten der Einnahmen- und Ausgabenentwicklung in den Jahresberichten der Krankenkassen der Bundesrepublik Deutschland. In: Sozial- und Präventivmedizin, 6/1989, S. 256-259.

Jacobs, K., W. F. Schräder (1989): Neue Ziele und Felder des Kassenwettbewerbs in der GKV. In: Wirtschaftsdienst, 4/1989, S. 178-183.

Kops, M., H. Jaschke (1987): Ein Kausalmodell zur Erklärung der Beitragssatzunterschiede zwischen den Gesetzlichen Krankenkassen. In: Jahrbuch für Sozialwissenschaft, 38, S. 85-112.

Leber, W.-D., J. Wasem (1989): Risikostrukturen in der gesetzlichen Krankenversicherung. In: Wirtschaftsdienst, 2/1989, S. 87-93.

Paquet, R., R. Stuppardt (1989): AOK-Umfrage stützt BKK-Forderungen zur Organisationsreform. In: Die Betriebskrankenkasse, 10/1989, S. 585-589.

42 Modellversuch in der gesetzlichen Krankenversicherung

K. Kniep
Heilbronn

42.1 Einleitung

Die Aufwendungen für Leistungen in der gesetzlichen Krankenversicherung sind in den vergangenen Jahren laufend gestiegen. Inwieweit das vor kurzem in Kraft getretene Gesundheitsreformgesetz nachhaltige Auswirkungen zeigt, kann jetzt noch nicht abschließend beurteilt werden.

Das Land Baden-Württemberg initiierte deshalb vor einiger Zeit unter anderem in Heilbronn einen Modellversuch zur Leistungs- und Kostentransparenz in der gesetzlichen Krankenversicherung. Im Modellversuch wurden leistungsfähige und kostengünstige sowie datenschutzrechtlich zulässige Verfahren entwickelt, mit deren Hilfe Einsicht in die Struktur des Leistungs- und Kostengeschehens genommen werden kann. Diese Verfahren stützen sich empirisch hauptsächlich auf die im Rechnungswesen der Krankenversicherung bereits anfallenden Daten.

Der Modellversuch erstreckte sich auf die wichtigsten Leistungsbereiche, nämlich ambulante und stationäre Behandlung, Verordnung von Arzneimitteln und Lohnfortzahlung bzw. Krankengeldleistung. Von diesem Modellversuch waren neben den an der kassenärztlichen Versorgung beteiligten Ärzten u.a. Krankenhäuser, Apotheker, Krankenkassen und ihre Versicherten betroffen. Die Beteiligten an diesem Modellversuch beschlossen verschiedene Untersuchungsziele, u.a. die Verbesserung des Abrechnungs- und Berichtswesens der Krankenkassen, Entwicklung von Indikatoren für die Überprüfung von geeigneten Krankheitsfällen sowie Verbesserung der Arbeitsbedingungen aufgrund der Bestimmung von Leistungs- und Kostenschwerpunkten infolge überdurchschnittlicher Belastung der Gesundheit der Versicherten am Arbeitsplatz.

Darüber hinaus wurden aus diesen allgemeinen Zielen eine Reihe von Teiluntersuchungen abgeleitet, auf die hier nicht eingegangen wird.

42.2 Der Aufbau des Transparenzdatenbestandes

Im Hinblick auf eine praxisnahe Umsetzung des Modellversuches wurde angestrebt, die Untersuchungen auf solche Daten zu stützen, die den gesetzlichen Krankenversicherungen bereits heute zur Wahrnehmung ihrer Aufgaben zur Verfügung stehen. Darüber hinaus wurden in geringem Umfange zusätzliche Daten erfaßt und ausgewertet. Die erforderlichen Merkmale wurden bei jedem der beteiligten Landesverbände der gesetzlichen Krankenkassen in fünf Dateien gespeichert. Jeder Verband führte diese Dateien als sogenannten Transparenzdatenbestand, getrennt von den Datenbeständen des Verwaltungsvollzuges. Einen kassenartenübergreifenden Transparenzdatenbestand gab es nicht.

Als Merkmale im Transparenzdatenbestand dienten neben den Stammdaten (wie Geschlecht, Versicherungsart) die Leistungdaten Krankenhaus (z. B. einweisender Arzt, Beginn und Ende des Aufenthalts, Leistungsart, Anlaß), die Leistungsdaten ambulante Behandlung (z. B. behandelnder Arzt, veranlassender Arzt, Überweisungsgrund, Art der Leistung), die Leistungsdaten Arzneimittelverordnungen (z. B. verordnender Arzt, Apothekennummer, Arzneimittelverordnungen) und schließlich die Arbeitsunfähigkeit (AU) und das Krankengeld (KG) - einschließlich ausstellender Arzt, Beginn und Ende der AU und des KG.

Von einer Erfassung der Behandlungsanlässe (Diagnosen) sowie der einzelnen verordneten Arzneimittel sämtlicher Ärzte wurde im Hinblick auf den Aufwand und aus datenschutzrechtlichen Überlegungen Abstand genommen.

Bekanntlich ist durch das Bundesdatenschutzgesetz und die Landesdatenschutzgesetze die Verwendung von personenbezogenen Daten nur unter ganz geringen Möglichkeiten akzeptabel. Aus diesem Grund ist es besonders hervorhebenswert, daß der Landesbeauftragte für Datenschutz in Baden-Württemberg in allen Verfahrensarten mitwirken konnte und seine Anregungen Bestandteil dieses Modellversuches wurden. Zur Erreichung der Ziele des Modellversuches war nämlich sowohl eine personenbezogene Zusammenführung vorhandener Daten aus Leistungsbelegen als auch die Erfassung ergänzender personenbezogener Daten über die ambulante und stationäre Behandlung erforderlich. Dabei sollte im einzelnen die Zahl der gespeicherten Merkmale sowie die Zahl der Merkmalsträger (Individuen) so gering wie möglich und der Zeitraum, für den die Daten erfaßt wurden und der Zeitraum für die Speicherung so kurz wie möglich sein.

Die Dateien des Transparenzdatenbestandes wurden getrennt von den Datenbeständen des Verwaltungsvollzugs gespeichert. Die Transparenzdatenbestände enthielten keine Angaben, welche die Identifikation des einzelnen Versicherten erlaubten. Auch der Leistungserbringer wurde chiffriert. Die Chiffrierschlüssel wurden vom Sozialministerium verwaltet. Die Daten wurden maximal drei Jahre gespeichert und nach Abschluß der Untersuchungen gelöscht.

Beteiligte am Modellversuch waren: Das Ministerium für Arbeit, Gesundheit, Familie und Sozialordnung Baden-Württemberg, die AOK Heilbronn und die IKK Heilbronn, die Betriebskrankenkassen von verschiedenen Firmen, der Verband der Angestelltenkrankenkasse, der Verband der Arbeiter-Ersatzkassen, die Kassenärztliche Vereinigung Nord-Württemberg, die Baden-Württembergische Krankenhausgesellschaft sowie der Landesapothekerverein. Oberstes Entscheidungsorgan des Modellversuches war ein Lenkungsgremium, in dem alle am Modellversuch beteiligten Institutionen vertreten waren.

In verschiedenen Teiluntersuchungen wurde dann eine Konkretisierung festgelegt, wie z. B. Entwicklung von Indikatoren zur Umsetzung des § 223 RVO oder Bestimmung von Leistungs- und Kostenschwerpunkten in Zusammenhang mit der gesundheitlichen Belastung der Versicherten am Arbeitsplatz.

42.3 Ergebnisse

Nach diesen allgemeinen Informationen soll nun auf einige Ergebnisse aus dem Modellversuch hingewiesen werden.

42.3.1 Versichertenstruktur und deren Fallzahlen

Im Zuständigkeitsbereich der beteiligten Kassen im Raum Heilbronn leben ca. 360.000 Einwohner; 222.000 sind Versicherte der Orts-, Betriebs- und Innungskrankenkassen (darunter 73.000 Familienangehörige). Der Erhebungszeitraum war vom 01.10.84 bis 30.09.85. Allein im 4. Quartal 1984 wurden in der Region Heilbronn u.a. gespeichert:

- 30.000 Arbeitsunfähigkeitsfälle,
- 10.000 Krankenhausfälle,
- 200.000 Fälle ambulanter ärztlicher Behandlung sowie
- 330.000 Arzneimittelverordnungen.

42.3.2 Kosten der Datenspeicherung

Die Kosten der Datenspeicherung beliefen sich auf:
- Erfassungsaufwand pro Jahr je Versicherten
  - für Behandlungsscheine   1,83 - 3,44 DM
  - für Rezepte   2,33 - 4,88 DM
- Stammdaten der Versicherten
  - Arbeitsunfähigkeits- und Krankenhausfälle
    pro Jahr je Versicherten   0,12 - 0,17 DM

42.3.3 Demographische Auswirkungen

Bei einer Kasse waren die Ausgaben für ärztliche Behandlung, Arzneimittel und Krankenhaus je Personenjahr im 4. Quartal 1984 in der Altersgruppe der über

75jährigen gut sechsmal so hoch wie in der Altersgruppe der 15- bis 24jährigen. Der Anteil der Frauen lag in jeder Altersgruppe höher als bei Männern; die größten Differenzen gab es in solchen Altersgruppen, in denen Leistungen aus dem Bereich Gynäkologie/Geburtshilfe in Anspruch genommen wurden.

42.3.4 Ausgaben für Rentner unter 65 Jahre

In der Vergangenheit wurde immer wieder vorgetragen, daß die Ausgaben der Krankenversicherung für die Rentner überproportional angewachsen seien. Im Modellversuch zeigte sich, daß in den Altersgruppen

- 35 - 44 Jahre   2,3 v. H. der Mitglieder
- 45 - 54 Jahre   7,3 v. H. der Mitglieder
- 55 - 64 Jahre   51,0 v. H. der Mitglieder

durch die Krankenversicherung der Rentner (KVdR) versichert sind.
In den Altersgruppen

- 35 - 44 Jahre entfielen   8,6 v. H. der Ausgaben,
- 45 - 54 Jahre   24,9 v. H. der Ausgaben,
- 55 - 64 Jahre   67,3 v. H. der Ausgaben

auf die Rentner. Bezogen auf alle Mitglieder unter 65 Jahren ergab das einen Anteil von fast 30 v. H. der Ausgaben.

Tab. 42.1: Im Durchschnitt ambulant behandelte Patienten

Facharztgruppe	Anzahl Ärzte	Anzahl Patient.	davon (i.v.H) mit Verordnung von		
			AM	AU	KH
Allgemeinärzte	140	389	79,3	17,5	2,4
Augenärzte	14	684	49,9	2,9	0,8
Chirurgen	17	196	25,2	25,3	17,0
Gynäkologen	33	250	44,0	4,2	7,2
HNO-Ärzte	14	295	51,2	7,2	7,5
Hautärzte	7	466	87,9	2,5	1,2
Internisten	56	314	69,2	11,7	3,3
Kinderärzte	20	298	84,8	0,3	3,1
Nervenärzte	10	172	63,0	2,9	5,0
Orthopäden	12	473	40,1	14,6	1,9
Urologen	8	240	59,5	8,1	8,6
Zusammen	331	350	68,3	13,2[1]	3,5

[1] ohne Berücksichtigung der Kinderärzte

42.3.5 Häufigkeit von Verordnungen in der ärztlichen Praxis

Die ärztliche Verordnung stellt beim niedergelassenen Arzt eine wichtige therapeutische Maßnahme dar. Die Tabelle 42.1 zeigt z. B., daß die Chirurgen den niedrigsten Anteil an Arzneimittelpatienten, aber den höchsten Anteil an arbeitsunfähigen Patienten haben.

42.3.6 Gesamtkosten je Patient für vom Arzt selbst erbrachte bzw. veranlaßte Leistungen

Durch die Verordnungen des Arztes entstehen neben den Kosten für die eigene ärztliche Behandlung zusätzlich Kosten, z. B. beim Urologen neben 103,27 DM selbsterbrachten Leistungen, 50,30 DM für Arzneimittelverordnungen und 358,53 DM für Verordnung von Krankenhauspflege.

Tab. 42.2: Kosten je Patient (in DM) für

| Facharztgruppe | ärztliche Leistungen[1] | | | Verordnungen von | | |
	selbst-erbr.	im Auftrag	infolge Überw.	Arznei-mitteln	KH-pflege	insges.
Allgemeinärzte	71,80	1,75	31,14	105,87	130,23	340,80
Augenärzte	50,44	0,07	7,29	10,59	33,37	101,76
Chirurgen	82,08	10,06	13,30	10,65	608,77	724,84
Gynäkologen	50,31	3,23	15,90	15,05	174,15	258,64
HNO-Ärzte	62,24	1,84	21,39	18,34	122,07	225,87
Hautärzte	51,14	1,22	6,36	51,88	116,26	226,86
Internisten	91,44	4,60	36,95	104,35	166,03	403,34
Kinderärzte	53,08	1,20	11,97	41,75	94,67	202,67
Nervenärzte	114,43	2,67	14,43	75,19	339,83	546,55
Orthopäden	86,35	0,61	7,77	19,71	102,50	216,94
Urologen	103,27	10,16	24,95	50,30	358,53	547,20
Zusammen	71,76	2,45	24,93	75,03	145,57	321,73

[1] nur kurative Behandlung ohne Kostenerstattungen

42.3.7 Ergebnisse der AOK Heilbronn

Bei der AOK Heilbronn, die an dem o. a. Modellversuch teilnahm, waren vom 01.10.84 bis 30.09.85 113.807 Mitglieder versichert; der Frauenanteil belief sich auf 49,1 %; 24,2 % der Mitglieder waren über 65 Jahre alt.

82,7 % aller Versicherten frugen mindestens einmal jährlich eine Leistungsart (Krankenhaus, Arzneimittel, ...) ab; die Inanspruchnahmequote lag bei 0 - 14 Jahren bei 84,3 %; sie fiel dann bei den 15- bis 24jährigen auf 69,3 % und stieg dann kontinuierlich auf 94,5 % bei den über 75jährigen.

Als man die Inanspruchnahmequoten für den Zeitraum 4. Quartal 1984 - 3. Quartal 1985 überprüfte, stellte man fest, daß mit zunehmendem Alter die jahreszeitlichen Schwankungen deutlich abnehmen, d. h. die Inanspruchnahmequote wurde mit steigendem Alter jahreszeitenunabhängiger, was auf einen hohen Anteil chronischer Krankheiten mit ganzjähriger Behandlungsbedürftigkeit hinweist.

Bei einer Differenzierung der Leistungsbereiche nach Geschlecht/Versichertenjahr wurden die Resultate der Tab. 42.3 erzielt.

Tab. 42.3: Kosten bei der AOK Heilbronn

	männlich DM	weiblich DM	insgesamt DM
ärztliche Behandlung	266,26	344,27	307,84
Arzneimittel	246,19	363,89	308,93
stationäre Behandlung	605,00	729,99	671,62

42.4 Zusammenfassung

Abschließend kann u.a. noch folgendes festgehalten werden:

- Für jüngere BU/EU-Rentner entstehen durchschnittlich weitaus höhere Ausgaben als für die älteren. Die durchschnittlichen Leistungsaufwendungen für BU/EU-Rentner liegen teilweise erheblich über den Durchschnittsausgaben aller Mitglieder der entsprechenden Altersgruppen. Von jüngeren BU/EU-Rentnern, auf die besonders hohe Leistungsausgaben entfallen, erreicht nur ein vergleichsweise geringer Teil ein hohes Lebensalter.
- Aufgrund der durch den Modellversuch erhobenen Daten besteht die Möglichkeit für die Erstellung eines speziellen betriebsbezogenen Programms zur Gesundheitsförderung. Dieses sollte u.a. enthalten: die Beschäftigten nach Alter, Geschlecht und Stellung, Auswahl der Untersuchungsgruppen (z. B. Mechaniker), die verschiedenen Krankheitsgruppen sowie Ansätze für die Gesundheitsförderung.
- Der Modellversuch schloß darüber hinaus mit einer Reihe von Empfehlungen, z.B. Ergänzung der Gesundheitsberichterstattung usw. ab.

42.5 Literatur

Broschüre AOK Landesverband der Ortskrankenkassen Württemberg-Baden: "Strukturelle Transparenz in der GKV", dargestellt am Beispiel der AOK Heilbronn, August 1988.

Broschüre Ministerium für Arbeit, Gesundheit, Familie und Sozialordnung Baden-Württemberg: "Inanspruchnahme von Leistungen der gesetzlichen Krankenversicherung", Ergebnisse aus dem Modellversuch (ohne Datum).

Erste Ergebnisse eines Modellversuchs in der gesetzlichen Krankenversicherung - SM - 10 - 87, Baden-Württemberg.

Informationsschrift Ministerium für Arbeit, Gesundheit, Familie und Sozialordnung Baden-Württemberg: "Konzeption eines Modellversuchs in der gesetzlichen Krankenversicherung", November 1985.

43 Einfluß der Medizintechnik auf das Verhältnis von Patient, Arzt und Pflegepersonal

P.-E. Schnabel, P. Wolters
Fakultät für Soziologie, Universität Bielefeld

43.1 Vorbemerkungen

Im folgenden wird über ein wirkungsanalytisches Projekt berichtet, das eine Gruppe Bielefelder Soziologen[1] im Rahmen des von der Landesregierung Nordrhein-Westfalen aufgelegten Programms "Mensch und Technik. Sozialverträgliche Technikgestaltung" durchgeführt hat. Es ging darum, den Einfluß der Medizintechnik auf das klassische Beziehungsdreieck Patient - Arzt - Pflegepersonal zu untersuchen und Möglichkeiten einer sozialverträglichen Gestaltung technikintensiver Formen der Krankenversorgung aufzuzeigen. Als sozialverträglich sollten Gestaltungs-, d.h. Einführungs- und/oder Anwendungsverfahren diagnostischer oder therapeutischer Technik gelten, sofern sie erkennbar an Prinzipien der Nutzenmaximierung und Schadensminimierung für Patienten, Anwender und die Solidargemeinschaft der Versicherten orientiert waren.

Das Projekt fand in einer Hochleistungsklinik zur Behandlung koronarer Herzkrankheiten statt und hatte die Konstruktionsbedingungen der Technikkarriere von 70 stationierten Patienten und Patientinnen zum Untersuchungsgegenstand.

43.2 Forschungshypothesen

Technikforschung, die nicht bloß feststellt, ob und in welchem Grade technische Neuerungen akzeptiert werden, sondern untersucht, welche tatsächlichen Verände-

---

[1] Dem Team gehörten neben den Autoren A. Bintig, M. Blanke, C. Hoppe und G. Kolberg an. Ihnen allen, den hilfreichen Mitgliedern der kooperierenden Klinik und den ebenso vertrauensvollen, wie geduldigen Patienten sei an dieser Stelle noch einmal ausdrücklich für ihre Mitarbeit gedankt.

rungen mit der Einführung und dem Einsatz neuer Medizintechnik verbunden sind, hat wenig Tradition (Bintig et al, 1989, S. 33 ff). In Übereinstimmung mit den wenigen, überwiegend im intensivmedizinischen Versorgungsbereich gesammelten Ergebnissen (u.a. v. Grote-Janz, Weingarten 1983) mußten wir davon ausgehen, daß Medizintechnik, sofern man sie ausschließlich als tote, von Menschen gegenüber Menschen eingesetzte Apparatur begreift, von den Betroffenen heute kaum noch als Problem wahrgenommen wird. Konsequenterweise erwarteten wir, daß Patienten und Technikanwender, von dem prinzipiellen Vorteil der technischen Lösung aller, nicht nur der medizinischen Überlebensprobleme überzeugt, eher das Fehlen der Medizintechnik oder ihren zögerlichen Einsatz als den eigentlichen Skandal empfinden würden. Durch möglichst genaues, insbes. methodisch differenziertes Hinsehen hofften wir jedoch, daß sich das "blinde" Vertrauen in die moderne "High-Tech"-Medizin, von dem gerade neuere Studien (zusammenfassend Klapp, 1985, S. 46 ff.) nach der Verwendung unangemessen schlichter Befragungsmethoden berichten, als bedingtes Phänomen zu erkennen geben würde: Als Beitrag, mittels deren Patienten die Ängste bewältigen, die der intensive Einsatz von Technik am eigenen Leibe natürlicherweise erzeugt.

Die dafür benötigte schärfere Optik stellte sich ein, als wir damit begannen, die kurativ eingesetzte Technik, wie alle anderen Techniken auch (Jokisch, 1982), als "soziale Tatsache" zu betrachten (Schnabel, Wolters, 1987). Aus gar nicht oder gering technisierten Versorgungszusammenhängen grenzt Medizintechnik die extrem formalisierbaren Interaktions- und Kommunikationsseqenzen aus, aggregiert sie, rationalisiert ihren Vollzug und verändert dadurch jede künftige Behandlungssituation, in der man sie verwendet, auf eine Weise, die mit technischem und medizinischem Sachverstand allein nicht mehr zu bewältigen ist (Attali, 1981).

Das "Ob" und das "Wie" dieser Veränderung stand im Mittelpunkt unseres Interesses. Im einzelnen kam es folglich darauf an, die durch den Einsatz von Medizintechnik herbeigeführten neuen Verhaltensweisen von Patienten, Ärzten und Pflegekräften, insbes. die Art herauszuarbeiten, in der diese Technik beherrscht, ertragen und gerechtfertigt wird. Außerdem war auf den besonderen Charakter der Beziehungen zu achten, in die die Medizintechnik Patienten und Anwender überall dort zueinander stellt, wo sie angewendet und wo über ihren Einsatz entschieden wird; insbes. darauf, inwieweit sich diese Beziehungen von denjenigen innerhalb technikunabhängigerer Diagnose-, Therapie- und Pflegeverfahren unterscheiden und wie sich die Betroffenen mit der neuen Qualität dieser Beziehungen arrangieren. Ob z.B. Bewältigungsdefizite zu verzeichnen sein würden, die den Heilerfolg konterkarieren (Jordan, 1988; Mathiessen, 1988), mußte dabei ebenso überprüft werden, wie der Grad, in dem Medizintechnik Zuwendungsverhalten in der Pflege verschwinden läßt (Ohm, 1986; Dahlgaard, 1988), welches positiv mit qualitätssichernder Betreuung korreliert. Schließlich sollte in Erfahrung gebracht werden, inwieweit Technik als omnipotentes Medium der Krankenversorgung dazu beiträgt, die Akutmedizin als den 'Königsweg' und Fragen der Prävention und Rehabilitation, insbes. nach der Bedeutung der psychosozialen Faktoren für die Entstehung und den erfolgreichen Umgang mit degenerativen Massenerkrankungen (Langosch, 1985; Badura et al, 1985), als zweitrangig erscheinen zu lassen.

43.3 Instrumente und Methoden

Daß dem so ist, liegt aber nicht allein an den Zwängen des Klinikalltages selbst, die wir in einem ersten Untersuchungsschritt zu ergründen versuchten. Als Instrumente dienten eine Organisationsanalyse und teilnehmende Beobachtungen vor Ort (bei der Funktionsdiagnostik, auf den Stationen, in den Katheterlabors und Operationssälen).

Patienten, Ärzte und Pflegepersonal treffen - um nun zum zweiten, methodisch aufwendigsten Teil des Projekts zu kommen - niemals unvoreingenommen, sondern als Repräsentanten verschiedener Technikkarrieren aufeinander. Das sind unterschiedliche, sich aus unverwechselbaren, aber auch verallgemeinerungsfähigen Konstruktionsanteilen zusammensetzende Lerngeschichten, die sich aus mehreren, überwiegend außerhalb des Klinikalltags liegenden Erfahrungsquellen speisen. Dazu gehören Wertsysteme und soziokulturelles Erbe ebenso wie die persönliche Sozialisation als lebenslanges, das Verhältnis von Körper, Gesundheit/Krankheit und Technik betreffendes Aneignungs- und Erfahrungsverarbeitungsgeschehen sowie die speziellen, auf den Umgang mit Technik in Beruf, Freizeit und vorgängigen Versorgungsereignissen bezogenen Lernprozesse.

Einen Teil der vor- und der nachklinischen Technikkarriere der Patienten haben wir in 1 - 2 1/2-stündigen Leitfadeninterviews 14 bis 7 Tage vor der Aufnahme und mindestens 1 Monat nach Verlassen der Klinik zu rekonstruieren und mit den innerklinischen Karriereanteilen in bedingungsanalytische Beziehung zu setzen versucht. Den objektiven und subjektiven Bestimmungsmomenten dieses Karriereabschnittes widmeten wir - wie Abbildung 43.1 zu entnehmen ist - den Hauptteil unseres mit einer Mischung aus qualitativen und quantitativen Methoden operierenden Projektes.

Dem qualitativen Methodenspektrum zuzurechnen sind:
- die teilnehmenden Beobachtungen während der Aufnahme- und Entlassungsgespräche (D 2.1 = Aufnahme zur stationären Diagnostik, D 4.1 = Entlassung nach stationärer Diagnostik oder direkter Übergang zur Dilatationskarriere, I D 2.1 = Entlassung nach erfolgter Dilatation, TO 2.1 = erneute stationäre Aufnahme nach 4 - 8 Monaten zur Bypass-Operation),
- die patientenbezogenen Kurzinterviews mit den behandelnden Ärzten im Anschluß an die beobachteten Situationen (D 2.2 = im Anschluß an die Aufnahme zur stationären Diagnostik durch den beh. Arzt, D 4.2 = im Anschluß an die Entlassung oder die Überleitung durch den beh. Arzt, T Dil 2.2 = im Anschluß an die Entlassung nach der Dilatiation, TO 2.2 = im Anschluß an die Aufnahme durch den beh. Arzt auf der chirurgischen Station),
- die Interviews mit den Patienten im Anschluß an die gleichen Situationen (D 2.3 = im Anschluß an die Aufnahme zur stat. Diagnostik durch beh. Arzt, D 4.3 = im Anschluß an Entlassung oder Überleitung durch beh. Arzt, T Dil 2.3 = im Anschluß an die Entlassung nach der Dilatation, TO 2.3 = im Anschluß an die Aufnahme durch beh. Arzt auf chirurgischer Station) und immer dann, wenn wichtige Weichenstellungen in der Technikkarriere (D 3 = nach dem sog. großen Katheter, T Dil 1 = auf der kardiologischen Intensivstation, TO 3 = auf der chirurgischen Intensivstation, TO 4 = Übergang zur chirurgischen Station) zu kommentieren waren.

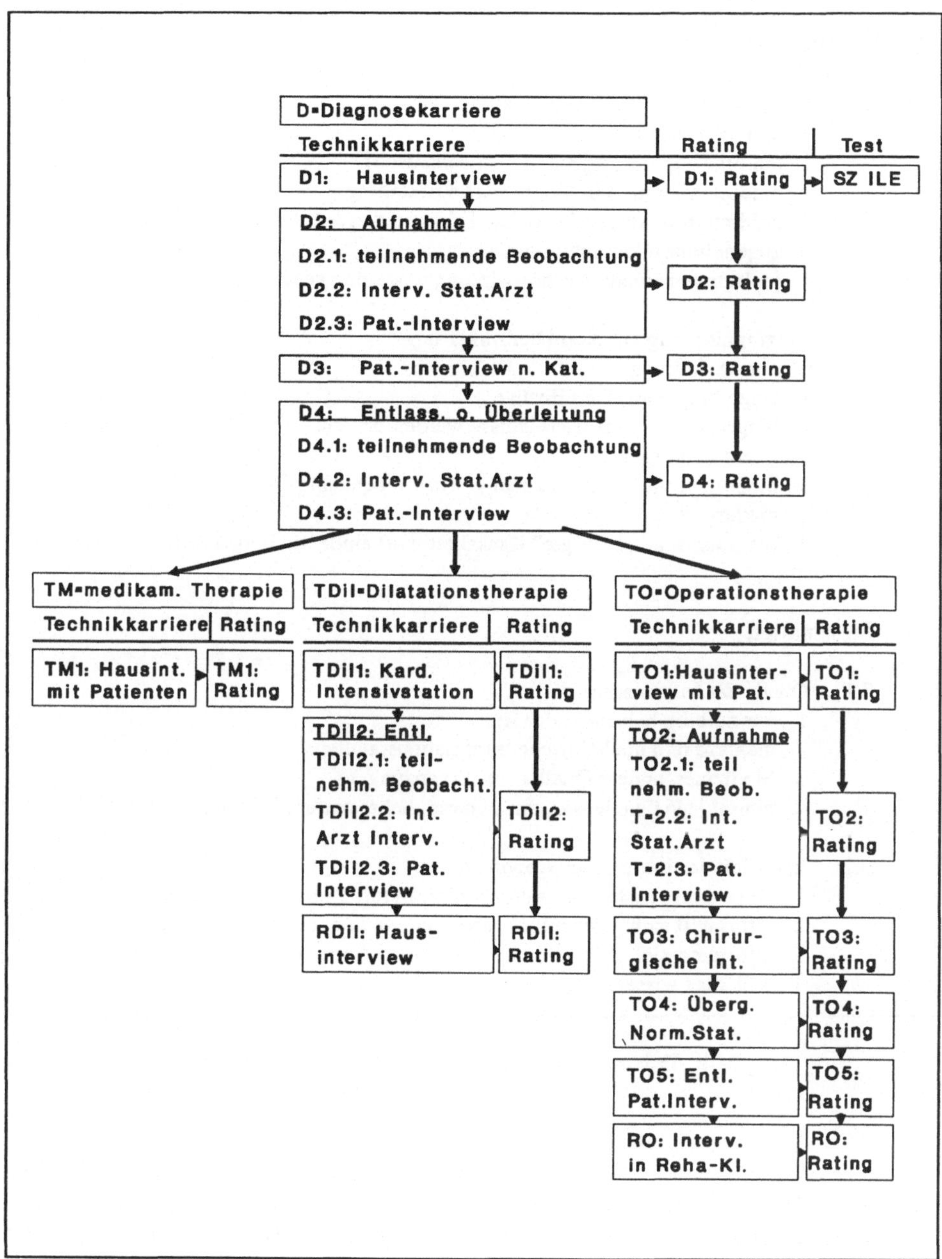

Abb. 43.1: Systematische Darstellung des Untersuchungsdesigns (Patientenbefragung)

Alle Interviews wurden auf Tonband mitgeschnitten, transskribiert und inhaltsanaly-tisch ausgewertet.

2   Krankheitserklärung

2.1   Kompexität der Krankheitserklärung
0   ohne Erklärung
1   unidimensional: "irgendwie" (mechanisch)
2   unidimensional: rein biophysische Erklärung
3   unidimensional: psychosoziale Faktoren werden zur Erklärung herangezogen, ohne Wechselwirkungen
4   multidimensional: Wechselwirkungen werden gesehen

2.2   Biographiebezug zur Krankheitserklärung
0   ohne Erklärung
1   keine biographischen Bezüge
2   biographische Lebensereignisse werden benannt, ohne Bezug zur Krankheit
("rein zufällig")
3   biographische Zusammenhänge werden benannt, Kausalität bleibt aber
unklar
4   biographisch "gesättigte" Kausalität wird eindeutig hergestellt

3   Information

3.1   Quelle der Information
1   nur zufällig behandelnder Arzt
2   mehrere rein medizinische Informationsquellen
3   Mediziner, andere Quellen zur Ergänzung
4   nimmt jede Quelle war, um sich möglichst umfänglich zu informieren

3.2   Intensität der Informationsgewinnung
1   unternimmt nichts, um sich zu informieren, "will nichts wissen"
2   informiert sich gelegentlich, aber nur, wenn er dazu angestoßen wird
3   informiert sich gelegentlich aus eigenem Antrieb
4   will alles wissen

Abb. 43.2: Ratings zum Aufnahmegespräch (Beispiele)

Die so erhaltenen Informationen sicherten wir quantitativ ab, indem wir den Verlauf
und Inhalt der beobachteten Situationssequenzen, insbes. aber die Interaktions- und
Kommunikationsdynamik zwischen Patient, Arzt und Pflegepersonal sowie den
Informationsstand und das Befinden der Patienten durch ein inhaltlich bedeutsames,
zuvor festgelegtes Schema 4-stufiger Ratings (vgl. Abb. 43.1) beurteilen ließen (D 1
= Bewertung des Hausinterviews, D 2 = des Aufnahmegeschehens, D 3 = der Situation nach dem gr. Katheder, D 4 = der Entlassungssituation, TM 1 = der nachdiagno-
stischen Karriere, T Dil 1 und 2 = der Dilatationskarriere, R Dil = des Rehabilitationsverlaufes nach der Dilatation, TO 1 bis 5 = der Stationen der Operationskarriere,
RO = des Rehabilitationsverlaufes nach der Bypass-Operation). Abb. 43.2 zeigt zwei

Beispiele für die zwischen 120 (ausschließlich Diagnosekarriere) und max. 290 (Diagnose und OP-Karriere) Ratings, die pro Patient durchgeführt werden mußten. 180 Ratings fielen bei Patienten mit einer Diagnose- und anschließender Dilationskarriere an.

Die Ratings wurden eigens in einem aufwendigen Diskussionsverfahren unter Berücksichtigung jener Erfahrungen entwickelt, die zuvor in einer 8 Patienten umfassenden Pilotstudie gesammelt werden konnten.

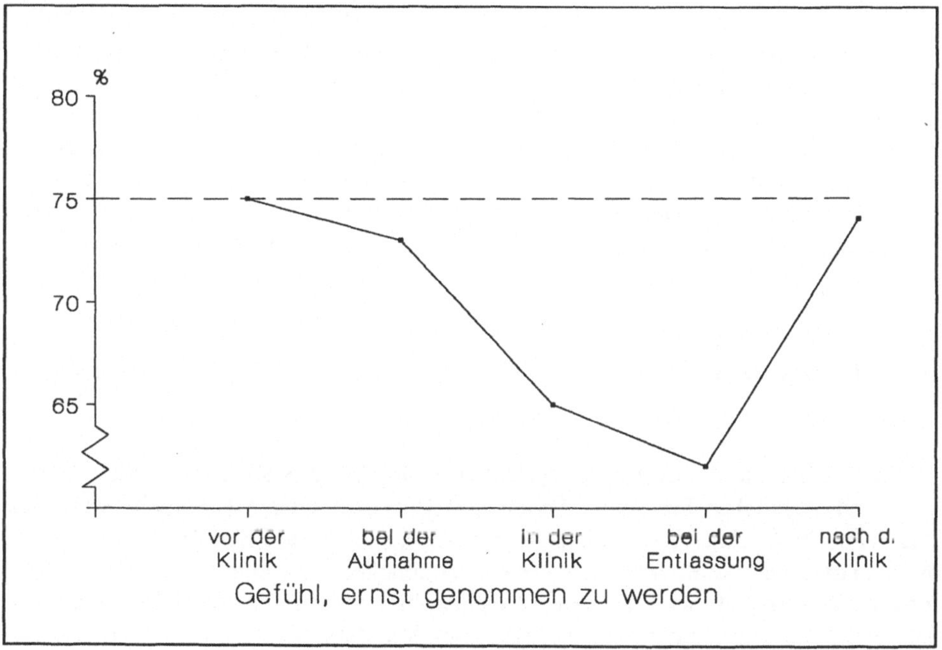

Abb. 43.3: Veränderung im Erleben der Patienten (Beispiel)

Neben Einstellungen und Verhaltensweisen gegenüber Technik allgemein und Medizintechnik im besonderen waren uns die Befindlichkeit, das Krankheitsverständnis und das Risikobewußtsein von Patienten, ihr Umgang mit Belastungen, Konflikten und mit der Herzkrankheit, die von den Patienten empfundene Reaktion der Umwelt und des Medizinsystems auf ihr Leiden sowie die Interaktion und Kommunikation von Patienten, Ärzten und Pflegepersonal während des Klinikaufenthaltes wichtig. Unterschiedlichste Überprüfungen zur Validität des Verfahrens und zur Interraterreliabilität zeitigten durchaus befriedigende Resultate.

Dadurch, daß wir bestimmte Ratings an verschiedenen, zeitlich aufeinander folgenden Punkten (vor der Klinik, bei der Aufnahme, in der Klinik, bei der Entlassung, nach der Klinik) der Technikkarriere wiederholten, gelang es uns außerdem, die sich unter dem Einfluß des diagnostischen und therapeutischen Technikeinsatzes und seiner sozialen Rahmenbedingungen ereignenden Veränderungen im Erleben und Verhalten der Patienten aufzuzeichnen. In der Abbildung 43.3 wird die Funktionsweise dieses methodischen Vorgehens anhand eines Beispiels demonstriert. Es zeigt, wie bei einem Teil der Patienten das "Gefühl, ernst genommen zu werden" durch den Klinikaufenthalt negativ beeinflußt wird. Insgesamt wurden bei Patienten mit Diagnosekarriere (N = 41) 80, bei Patienten mit Diagnose- und Dilatationskarriere (N = 13) 120 und bei Patienten mit Diagnose- und Operationskarriere (N = 16) 180 Wiederholungsratings durchgeführt.

In einem dritten Teil der Untersuchung waren schließlich die bis zu 2 1/2 Stunden dauernden Leitfadeninterviews mit 35 Versorgungsexperten der Klinik durchzuführen und inhaltsanalytisch auszuwerten. Davon waren 20 Pflegepersonen aus dem kardiologischen, kardio-chirurgischen und Intensivpflegebereich in leitender und nichtleitender Funktion sowie 15 Chef-, Ober- und Stationsärzte aus Kardiologie, Anästhesie, Chirurgie und Nuklearmedizin. Hier spielten der persönliche Werdegang, die Meinungen zum Einfluß der Medizintechnik generell und zur Versorgung von Koronarpatienten, zum Stand der künftigen Technikentwicklung in Klinik und Medizin sowie die Vorstellungen der Interviewten zu einer patienten- und sozialverträglicheren Gestaltung des Technikeinsatzes in der Hochleistungsmedizin die größte Rolle.

43.4 Ergebnisse

Nicht bloß als tote Apparatur, sondern als hochaggregiertes soziales Handeln begriffene und gegenüber Patienten, Ärzten und Pflegepersonal zur Sprache gebrachte Medizintechnik schärft zwar einerseits den Blick, sichert die Hand der Anwender und trägt so dazu bei, die Risiken mancher konventioneller Behandlungsmethoden zu verringern. Andererseits wird sie aber - vor allem hierauf wird sich der künftige Einsatz der Elektronik konzentrieren - eingesetzt, um den Versorgungsalltag zu rationalisieren. Dabei erzeugt sie neue, im Unterschied zu den in Produktion, Verwaltung und Freizeit eingesetzten Techniken sehr viel existenziellere Risiken, die aber von den Anwendern verharmlost und von den Patienten nicht erkannt oder verdrängt werden.

Dazu tragen organisatorische und ökonomische Rahmenbedingungen bei, wie sie heute für Spezialkliniken typisch sind und wie sie vermutlich schon morgen in Allgemeinkrankenhäusern einer bestimmten Größenordnung zu finden sein werden. Sie lassen sich aufgrund von Daten und Informationen, die wir im Verlaufe der Patientenforschung, an Hand von Experteninterviews und durch eine Organisationsstudie auf der Basis von Selbstzeugnissen der Klinik und mehrtägigen, teilnehmend beobachtenden Situationsanalysen sammelten, durch folgende, an anderer Stelle (Bintig et al, 1989, S. 95 ff.) belegte Tendenzaussagen charakterisieren:

- Steigerung der Durchlaufziffern in allen Bereichen auf das Doppelte in den letzten vier Jahren,
- Kürzung der Verweildauern von 10,3 auf 8,9 Tage innerhalb der letzten drei Jahre,
- Intensivierung des Personaleinsatzes bei voll ausgelasteten Labor- und OP-Kapazitäten und längerfristig stagnierendem Personalbestand,

- Ausbau der Hochleistungstechnik, vor allem im diagnostischen Bereich,
- Ausgliederung nicht intensiver pflegerischer Versorgungsanteile in die Anschluß-
  heilbehandlung,
- sukzessiver Ersatz des auf Krankenakten basierenden, notwendig zwischen-
  menschlichen Kontaktes durch computergestützte Kommunikation auf den Stationen,
- Auflösung des qualitätssichernden Dreiecksverhältnisses von Patient, Arzt und
  Pflegepersonal.

Für die Patienten besteht das größte Verträglichkeitsrisiko in der fast totalen
Ahnungslosigkeit, mit der 4/5 von ihnen, und zwar unabhängig von Herkunft und
Geschlecht, abhängig jedoch von Alter, Länge der Krankenkarriere und kommunika-
tiver Kompetenz, den Klinikaufenthalt und seine z.T. dramatischen körperlichen,
insbes. aber auch psychosozialen Eingriffe erleben. Diese Ahnungslosigkeit ist
überwiegend Folge einer im vorklinischen Bereich, bei behandelnden und einweisen-
den Ärzten beginnenden Desinformationspolitik, die mit dem Tag der Aufnahme
Züge einer Strategie der Akzeptanzbeschaffung für alles annimmt, was die Klinik an
diagnose- und therapietechnischem Aufwand bietet. Hierin ist einer der wichtigsten
Gründe dafür zu suchen, daß - wie die Patienten und Anwender unserer Stichprobe
mehrheitlich vermuteten - hochriskante und kostenintensive Medizintechnik häufiger
eingesetzt wird, als dieses aus medizinischen Gründen indiziert wäre. Ein vermeidbares Mehr an Strahlenbelastung, Unverträglichkeitsrisiken, Kollapsgefahren und
schwer einschätzbaren Folgewirkungen, ein vermeidbares Mehr auch an krank-
heitsverlaufsbestimmender Angst (weniger vor der Maschine selbst als davor, was sie
in körperlicher, informativer oder sozialer Hinsicht "mit einem macht"), ein vermeidbares Mehr an Neueröffnungen oder Ausweitungen von Krankenkarrieren und ein
Mehr an fremdbestimmten Anwendungen sind die Folge; Anwendungen, die in Dar-
bietungsart und Zielrichtung nicht dazu angetan sind, die für den erfolgreichen
Umgang mit chronischen Erkrankungen so wichtige Selbstverantwortung der Patienten zu stärken. Ob es sich dabei um rechnergestützte Misch- oder rein elektronische
Informations- und Kommunikationstechnik handelt, macht aus der Sicht der Patienten
höchstens einen quantitativen, nicht aber qualitativen Unterschied aus.

Für die Ärzte, insbes. die unerfahreneren, noch in der Ausbildung stehenden Stationsärzte unter ihnen, gilt wirkungsanalytisch ähnliches. Unerfahrenheit in der Bedie-
nung aufgestellter oder noch nicht voll integrierter Rechner und ungeklärte Statusfra-
gen gegenüber dem Pflegepersonal verhindern zwar den intensivstmöglichen Einsatz
der Informations- und Kommunikationstechnik am Patienten. Bei der Anwendung
konventioneller und Mischtechniken jedoch verfolgen sie eine Optimierungsstrategie,
die sich in Form einer Sicherheits-Intensitätsspirale darstellen läßt. Auf jeder Intensi-
tätsstufe (klinische Untersuchung - Funktionsdiagnostik - Angiographie - Chirurgie)
klärt Technik bei steigendem Risiko und immer geringerem Sicherheitsgewinn offene
Fragen ab, erzeugt aber auch neue, so daß selbst bei Diagnoserisiken von weniger als
5 % der Untersuchungsprozeß oft erst beendet wird, wenn alle in der Klinik vorge-
haltenen Techniken zum Einsatz gekommen sind.

Nicht zuletzt deshalb wird die Klinik von den in der Ausbildung befindlichen Ärzten einerseits als Ort geschätzt, an dem sich der Umgang mit Technik besonders gut

erlernen läßt. Andererseits beklagen sie den seelisch und körperlich verschleißenden Dauereinsatz oberhalb der Leistungsgrenze. Sie kritisieren außerdem die durch technostrukturelle Vorgaben und andere Sachzwänge verursachten Behinderungen im bedarfsgerechten und "arztgemäßen" Umgang mit den Patienten, die die meisten von ihnen nur für die Dauer der Ausbildung glauben tolerieren zu können. Immer wieder erwähnt wurde auch der bereits erreichte, von kaum jemandem für möglich gehaltene Grad der Routinisier- und Rationalisierbarkeit des Versorgungsgeschehens. Beides wird für die ungebremste Technisierung diagnostischen und therapeutischen Handelns, aber auch dafür verantwortlich gemacht, daß immer mehr rationalisierungsresistente Betreuungs- und Pflegeanteile aus dem Klinikalltag verdrängt werden.

Den Patienten und Ärzten gegenüber hegt das Pflegepersonal eine erfahrungsgesättigte, mit höherem Dienstalter und sinkender Technikgebundenheit eigenen beruflichen Handelns kritischere Einstellung zur Technisierung, insbes. Informatisierung der Krankenversorgung. Hauptsächlich im Bereich pflegerischen Handelns wird von De- bzw. Requalifizierungserscheinungen berichtet, die mit dem Überhandnehmen organisatorischer Aufgaben in Folge des ständigen Bemühens um Auslastung der diversen Techniksysteme in Verbindung gebracht werden. Immer kürzere Verweildauern zwingen dazu, sich in immer weniger Zeit auf immer mehr unbekannte Menschen mit immer höherem Informations- und Kommunikationsbedarf einzustellen. "Pflege im eigentlichen Sinn" findet immer weniger statt, weil die Datendokumentations- und Datenverarbeitungserfordernisse stetig steigen. Allgemein dominiert das Gefühl, von Ärzten und Klinikleitung in der immer wichtiger werdenden psycho-sozialen Führung der Patienten allein gelassen zu werden. Daß die Datenflut, deren man sich auf den Stationen nur noch mit Hilfe der EDV glaubt erwehren zu können, durch die Technisierung anderer Klinikbereiche erzeugt wurde, wird selten durchschaut. Hoffnungen werden dahingehend gehegt, daß man bei der Einführung computergestützter Bildgebungs-, Kontroll- und Dokumentationstechniken Personaleinsparungseffekte verhindern und stattdessen eine Umverteilung der Arbeit zugunsten einer intensiveren Patientenbetreuung erreichen könne.

Faktisch aber stagniert das Pflegepersonal der Klinik bei z.T. dramatischer Erhöhung des Patientendurchlaufs seit Jahren. Eine durchgreifende Informatisierung der Pflege scheiterte bisher lediglich am berufsethisch oder technikfeindlich begründeten Widerstand einzelner Stationsschwestern, die ihren Verbleib im Beruf an den Erfolg ihrer Verweigerungshaltung knüpfen; einer Haltung, die vom jüngeren Personal nicht immer nachvollzogen wird. Differenzierte, von politischer Partizipations- und aktiver Mitgestaltungsbereichtschaft zeugende Konfliktstrategien lagen ebensowenig vor wie bei den Ärzten.

43.5 Zusammenfassung

Das über lange Zeit gewachsene und für die Sicherung der Qualität klinischer Versorgung überaus wichtige Dreiecksverhältnis: Patient-Arzt-Pflegepersonal zerfällt unter dem Einfluß fortschreitender Technisierung in ein unvermitteltes Nebeneinander defizitärer und deshalb alle Betroffenen belastender Zweierbeziehungen (Patient - Arzt, Pflegepersonal - Patient, Arzt - Pflegepersonal). Darüber hinaus lieferte unsere Untersuchung eine Fülle von Hinweisen darauf, daß der zunehmende Einsatz konventioneller und rechnergestützter Mischtechniken maßgeblich dazu beiträgt, selbst diese Restbeziehungen um wesentliche Momente ihres kommunikativen und damit diagnostisch, therapeutisch und pflegerisch bedeutsamen Gehaltes zu verkürzen.

Die Einführung von Informations- und Kommunikationstechnologie wird diesen qualitätsmindernden Entwicklungsprozeß mit großer Wahrscheinlichkeit verstärken. Gebremst oder gar gewendet werden könnte er nur, wenn es gelänge, die unmmittelbar Betroffenen dieser Entwicklung, die Patienten, Ärzte und Pflegepersonen, weit mehr an den Einführungsentscheidungen zu beteiligen als bisher. Nur über eine derartige Beteiligung wäre zu erreichen, daß Medizintechnik künftig auch unter anderen Gesichtspunkten als dem· der wirtschaftlichen Rationalität implementiert und die Interessen des als Arbeitnehmer und potentielle Patienten doppelt betroffenen Klinikpersonals berücksichtigt werden. Im stärkeren Eingehen auf die wirklichen Bedürfnisse der Patienten könnte sich überdies erweisen, daß deren oft zitiertes einseitiges Verlangen nach immer mehr Technik so nicht besteht und dort, wo es geäußert wird, meist auf fehlenden Informationen über den tatsächlichen Nutzen und über die Risiken des Technikeinsatzes beruht.

Unter den von uns untersuchten, hochtechnisierten und spezialisierten Bedingungen bietet der Klinikalltag nur wenig Spielraum für gestalterische Initiativen der vom Einsatz kurativer Technik Betroffenen. Eine an verträglichkeits- statt ökonomischen Rationalitätskriterien orientierte Versicherungspolitik, ein soziales, an den Bedürfnissen von Patienten und Mitarbeitern orientiertes Krankenhausmanagement und eine Ausbildung für Ärzte und Pflegepersonal, die Medizintechnik als ultima ratio, nicht als Regelstrategie der Versorgung chronisch Kranker einzusetzen lehrt, könnte die Voraussetzung dafür entschieden verbessern. Dazu müßte eine offene, bereits im vorklinischen Bereich ansetzende Informationspolitik gegenüber den Patienten treten. Nur mehr und sachangemessenere Aufklärung als bisher wird sie in die Lage versetzen, die Entscheidung über den Einsatz von diagnostischer und therapeutischer Technik am eigenen Leibe selbstverantwortlich und sozialverträglich, d.h. im Besitz hinreichenden Wissens über die Vorteile, Risiken und Alternativen zu treffen.

43.6 Literatur

Attali, J. (1981): Die kannibalische Ordnung, Frankfurt a.M.
Badura, B. et al (1987): Leben mit dem Herzinfarkt. Eine sozialepidemiologische Studie, Berlin u.a.
Bintig, A. et al (1989): Einfluß der Medizintechnik auf das Verhältnis zwischen Patient, Arzt und Pflegepersonal (SoTech Projekt Nr. 92), Endbericht, Bielefeld.
Dahlgaard, K. (1988): Routinisierung der Technik durch Technisierung der Routine. Wie weit ist die Krankenpflege technisierbar? Vortrag geh. auf dem Workshop: Sozialverträgliche

Technikgestaltung in der organisierten Krankenversorgung. SoTech Projekt Nr. 92: Patient, Arzt, Pflegepersonal, Bielefeld (im Erscheinen).

Jordan, J. (1988): Identifikation des Patienten mit dem behandelnden Arzt. Formen der Bewältigung von Medizintechnik. Vortrag geh. auf dem Workshop: Medizintechnik anwenden, erfahren, kooperativ gestalten. SoTech Projekt Nr. 92, Bielefeld (im Erscheinen).

Jordan, J., K. Kocher (1988): Zum Erleben der transluminaren Koronarangioplastie. In: Jahrbuch der Medizinischen Psychologie, Bd. 1 (Psychosoziale Kardiologie), S. 172 ff..,Berlin u.a.

Jordan, J., C. Krause-Girth (1986): Technologische Entwicklung der Medizin aus psychosomatischer Sicht. In: Das Argument (Hg.): Technologie und Medizin AS 141, S. 69 ff.., Berlin.

Klapp, B.F. (1986): Psychosoziale Intensivmedizin, Berlin u.a.

Langosch, W. (1985): Psychische Bewältigung der chronischen Herzerkrankung, Berlin u.a.

Matthiessen, P.F. (1988): Technisches Denken in der Medizin. Vortrag geh. auf dem Workshop: Medizintechnik anwenden, erfahren, kooperativ gestalten. SoTech Projekt Nr. 92, Bielefeld (im Erscheinen).

Ohm, C. (1986): EDV in der Pflege. Krise einer beruflichen Identität? In: Das Argument (Hg.): Technologie und Medizin AS 141, S. 97 ff.., Berlin.

Schnabel, P.-E., P. Wolters (1987): Verträglichkeit technikintensiver Versorgungsprozesse von chronisch Kranken. In: Friedrichs, J. (Hg.): Technik und sozialer Wandel, S. 218 ff.., Opladen.

Sprenger, A. (1987): Die künstliche Beatmung. Mikrosoziologische Betrachtung einer Mensch-Maschine-Interaktion. In: Friedrichs, J. (Hg.): Technik und sozialer Wandel, S. 218 ff.., Opladen.

v. Grothe-Janz, C., E. Weingarten (1983): Technikgebundene Handlungsabläufe auf der Intensivstation. In: Zeitschrift für Soziologie 2, S. 328 ff..

44 Explorative Technikfolgenabschätzung des Einsatzes von Expertensystemen in der Medizin

J. John[1], R. Engelbrecht[1], P. Potthoff[2]
[1]GSF-MEDIS-Institut Ingolstädter Landstr. 1, 8042 Neuherberg
[2]Infratest Gesundheitsforschung Landsberger Str. 338, 8000 München 21

44.1 Einleitung

In diesem Beitrag wird über zwei aufeinander aufbauende Studien berichtet, deren Ziel es war, Chancen und Risiken des Einsatzes von Expertensystemen in der Medizin zu identifizieren. Diese Computerverfahren haben gerade auch wegen des Versuchs, medizinische Anwendungen der Expertensystemtechnik zu entwickeln, große Aufmerksamkeit gefunden, und es gibt Beobachter der Szene, die als Folge des Einsatzes dieser Technik grundlegende Veränderungen im Gesundheitswesen erwarten. Erinnert sei hier z.B. an das von Maxmen entwickelte Szenario der "Post-Physician Era" (Maxmen, 1976), in dem Ärzte durch sog. medics substituiert werden, deren Aufgabe neben organisatorischer und technischer Hilfestellung in der Befriedigung emotionaler Bedürfnisse ihrer Patienten besteht - Patienten, die im übrigen mit Hilfe wissensbasierter Computersysteme Diagnose und Behandlung weitgehend in die eigenen Hände genommen haben.

Expertensysteme in der Medizin (ESM) sind wissensbasierte Computerverfahren, die den Arzt bei komplexen Diagnose- und Therapieentscheidungen unterstützen sollen. Ein solches Expertensystem besteht aus

- einer Wissensbasis, die einen bestimmten Bereich medizinischer Expertise abdeckt, bestehend aus dem Fakten- und Regelwissen dieses Sachgebiets,
- der Inferenzkomponente, die aus dieser Wissensbasis nach einer festgesetzten Problemlösungsmethode Schlüsse ziehen kann,
- einer Erklärungskomponente, die auf Anforderung des Benutzers die Problemlösung des Systems für diesen nachvollziehbar macht,
- einer Wissensakquisitionskomponente, die das System durch Eingabe neuer Fakten und Regeln jederzeit erweiterungsfähig, im Idealfall sogar aktiv lernfähig macht, und schließlich aus

- einer möglichst intelligenten und benutzerfreundlichen Benutzerschnittstelle.

Expertensysteme werden vor allem dort eingesetzt, wo Probleme nur mit Hilfe von Erfahrungswerten, bruchstückhaften Regeln und Heuristiken gelöst werden können, weil exakte Theorien und ausgearbeitete Algorithmen (noch) nicht vorliegen - dies ist die typische Ausgangslage bei medizinischen Anwendungen -, oder wo Algorithmen zwar verfügbar sind, der Einsatz heuristischer Regeln aber bei vergleichsweise wesentlich geringerem Aufwand auch zu befriedigenden Problemlösungen führt. (Zur Einführung in Expertensysteme siehe z.B. Schnupp, Leibrandt, 1988).

Über unsere Untersuchungen der Auswirkungen des Einsatzes von ESM wird im folgenden in drei Schritten berichtet: Der nächste Abschnitt enthält Angaben zum Hintergrund der beiden Studien und einen Aufriß der Untersuchungsfragen. Daran anschließend werden Aufbau und Methodik der Studien skizziert. Im vierten Abschnitt werden ausgewählte Untersuchungsergebnisse vorgestellt. Der Beitrag schließt mit Hinweisen auf Maßnahmen, die die Entwicklung von ESM begleiten sollten.

44.2 Untersuchungsfragen und -hintergrund

Bei beiden Studien handelt es sich um Auftragsarbeiten, die von der Enquete-Kommission "Technikfolgen-Abschätzung und -Bewertung" des 10. bzw. 11. Deutschen Bundestags an MEDIS vergeben worden waren. Hauptfragestellungen der ersten, von Januar bis August 1986 durchführten Studie waren:

- Wie weit ist der Entwicklungsstand von ESM gediehen und welche medizinischen Versorgungsaufgaben werden von ESM unterstützt?
- Wie weit sind die Systeme in die praktische Anwendung diffundiert und mit welcher Verbreitung wird in den nächsten 10 bis 15 Jahren zu rechnen sein?
- Welche Auswirkungen des Einsatzes von ESM, positiv oder negativ, beabsichtigt oder unbeabsichtigt, direkt oder indirekt, sind gegenwärtig zu registrieren, und mit welchen Auswirkungen ist bei deren verbreitetem Einsatz zukünftig zu rechnen?
- Welches sind die parlamentarischen Handlungsfelder, auf denen Maßnahmen zu ergreifen wären, um die Chancen, die in der Expertensystemtechnik liegen, zu nutzen und ihre Risiken so weit wie möglich zu reduzieren?

Die zweite, von Mai bis Dezember 1988 durchgeführte Studie war bezüglich der Fragen nach Entwicklungsstand und Diffusionsperspektiven von ESM in ihrer Aufgabenstellung als Fortschreibung der Erstuntersuchung angelegt. Was Wirkungsanalyse und parlamentarischen Handlungsbedarf betraf, waren gemäß Kommissionsauftrag vor allem einige von der Kommission selbst aus dem Spektrum der in der Erststudie zusammengetragenen Wirkungsvermutungen ausgewählte Thesen vertiefend zu untersuchen.

Die knapp bemessenen Studienzeiten und ein bescheidener Ressourcenrahmen bedingten, daß beide Untersuchungen trotz einiger Primärerhebungen einen stark gutachterlichen Charakter haben; so lagen z.B. originäre Evaluierungsprozesse von

ESM, die für eine aussagekräftigere Technikfolgen-Abschätzung dringend nötig gewesen wären, weit außerhalb des Möglichen. Zum Verständnis dieser Rahmenbedingungen ist zu erwähnen, daß das eigentliche Interesse der Enquete-Kommission nicht primär der Expertensystemtechnologie selbst galt. Deren Hauptaufgabe bestand darin, Notwendigkeiten und Möglichkeiten einer institutionellen Verankerung des "Technology Assessment" (TA) beim Parlament zu untersuchen, und in diesem Rahmen wurden von der Kommission auch bestimmte Formen der Abwicklung von TA-Aktivitäten beispielhaft erprobt.

44.3 Untersuchungsaufbau und -methodik

Den Kern der ersten Studie bildete eine breite Exploration von Hypothesen über die Auswirkungen von ESM mit Hilfe von Literaturanalysen und 39 Leitfadengesprächen mit Vertretern eines breiten Spektrums von Personengruppen, das Entwickler, potentielle Anwender und Betroffene von ESM aus den Bereichen der (Medizin)-Informatik, der Gesundheitssystemforschung und des Gesundheitswesens umfaßte. In einer schriftlichen Befragung von 43 Entwicklern und Anwendern wurden Informationen über Entwicklungsstand und Diffusionschancen von ESM erhoben. Auf diesen Grundlagen wurden ein Diffusions- und ein Auswirkungsszenario entwickelt. Dieses am Paradigma einer qualitativen explorativen Evaluationsstudie orientierte Vorgehen wurde vor allem deshalb gewählt, weil

- es kaum systematisch überprüfte Anwendungen von ESM in Umgebungen gibt, die eine empirisch abgesicherte Beurteilung ihrer Auswirkungen zulassen würden,
- es angesichts dieser Sachlage zunächst nicht darauf ankam, wenige gezielte Vermutungen mit großer analytischer Tiefe und hoher Zuverlässigkeit zu überprüfen, sondern vielmehr möglichst umfassend die relevanten Wirksamkeitsdimensionen von ESM auszumachen,
- es uns für die Identifizierung von Handlungsbedarf und die Diskussion von Handlungsoptionen wichtig erschien, möglichst alle bedeutsamen gesellschaftlichen Gruppen, die von Chancen und Risiken von ESM betroffen sind oder betroffen sein könnten, zu Wort kommen zu lassen.

In der zweiten Untersuchung ging es im wesentlichen darum, die von der Enquete-Kommission ausgewählten Wirksamkeitsvermutungen zu präzisieren und zu konkretisieren und auf die Tragfähigkeit ihrer Begründung und ihrer empirischen Basis hin zu überprüfen. Methodische Zugänge bildeten die Fortsetzung der Literaturanalyse und die Durchführung einer schriftlichen Wiederholungsbefragung von Entwicklern und Anwendern zum Entwicklungsstand und zu den Diffusionsperspektiven der Systeme. Ergänzend dazu wurden die Befragten mit Teilen des aus der explorativen Analyse abgeleiteten Hypothesenkatalogs konfrontiert und um eine Beurteilung der Triftigkeit dieser Wirkungsvermutungen gebeten. Zusätzlich wurden einige auf bestimmte Hypothesen gerichtete spezielle Untersuchungen und Erhebungen durchgeführt. Unter diesen soll hier nur eine Patientenbefragung zu den Auswirkungen des

Computereinsatzes auf die Arzt-Patient-Beziehung genannt werden, die uns deshalb wichtig war, weil Vermutungen hierzu in der öffentlichen Diskussion eine große Rolle spielen, und weil in der Erstuntersuchung Patienten nicht in dem Maße, wie es uns für eine explorative Evaluationsstudie erforderlich schien, zu Wort gekommen waren.

44.4 Untersuchungsergebnisse

Auf die Untersuchungsergebnisse kann hier nur ganz ausschnitthaft eingegangen werden; der interessierte Leser sei auf die Veröffentlichungen und Berichte verwiesen (Schubert et al, 1987; Potthoff et al, 1988; John et al, 1988). Zum gegenwärtigen Stand der Entwicklung und des Einsatzes von ESM ist anzumerken, daß

- entgegen verbreiteter Meinung ESM ganz überwiegend von einer routinemäßigen praktischen Anwendung noch weit entfernt sind,
- vorherrschende Anwendungsumgebungen von ESM Universitätskliniken sind, und zwar jene, in denen sie auch entwickelt wurden,
- sich bei Differenzierung der Systeme nach ihren Aufgaben zeigt, daß ESM überwiegend die Diagnostik und zu einem geringeren Teil auch die Therapiefindung unterstützen sollen.

Was die zukünftige Diffusion der Systeme betrifft, so ist aufgrund der Entwicklungszeiten für ESM, des Tempos des generellen Informatisierungsprozesses im Gesundheitswesen und der Dauer der Implementation von DV-Systemen damit zu rechen, daß ESM bis zum Jahre 2000 nur in kleine "Inseln" des Gesundheitswesens eingedrungen sein werden, und zwar vor allem in Versorgungseinrichtungen, in denen auch medizinische und medizininformatische Forschung betrieben wird, und in Funktionseinheiten der stationären und ambulanten Versorgung, in denen Meßwerte in großer Menge oder Komplexität anfallen und befundet werden müssen. Wie Abbildung 44.1 zeigt, deckt sich diese Prognose im wesentlichen auch mit den Einschätzungen der von uns befragten Entwickler und Anwender.

In beiden Befragungsrunden sind sich die Befragten recht sicher darin, daß ESM in medizinischen Forschungseinrichtungen und Universitätskliniken eingesetzt werden. Zurückhaltender werden die Chancen für eine praktische Anwendung in nicht-universitären Krankenhäusern und vor allem in der ambulanten Arztpraxis und im öffentlichen Gesundheitsdienst gesehen. Auffällig ist, daß die Skepsis bezüglich eines Einsatzes von ESM außerhalb von Universitätskliniken und Forschungseinrichtungen im Zeitablauf zugenommen hat: Die Stimmen derer, die einen Einsatz von ESM außerhalb wissenschaftlicher Einrichtungen für sehr wahrscheinlich halten, sind weniger, und die Stimmen derer, die ihn nur für denkbar halten, sind mehr geworden.

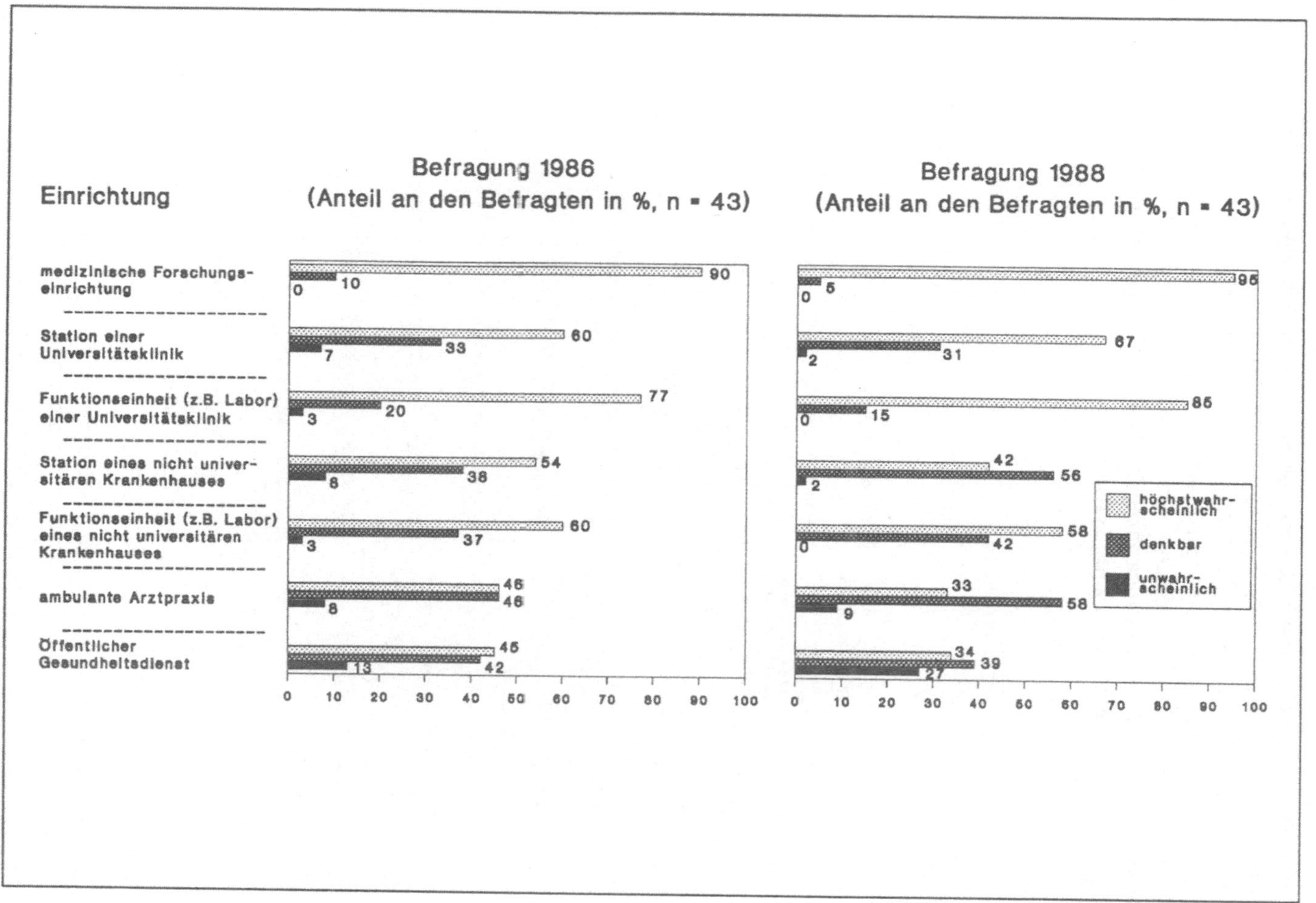

Abb. 44.1: Prognose der Anwendungsumgebungen von ESM im Jahr 2000 im Vergleich der Befragung 1986 und der Wiederholungsbefragung 1988

Die Wirkungshypothesen zum Einsatz von ESM, die in der Erstuntersuchung exploriert wurden, lassen sich fünf Feldern zuordnen: (1) der Qualität der medizinischen Versorgung, (2) den Kosten der medizinischen Versorgung, (3) der Arzt-Patient-Beziehung, (4) Personaleinsatz und Arbeitsbedingungen im Gesundheitswesen, (5) Strukturaspekten des Gesundheitswesens, insbesondere in Hinblick auf rechtliche Normierungen (z.B. im Zusammenhang mit Haftungsfragen) und auf die Frage einer Regulierung der Zulassung solcher Systeme.

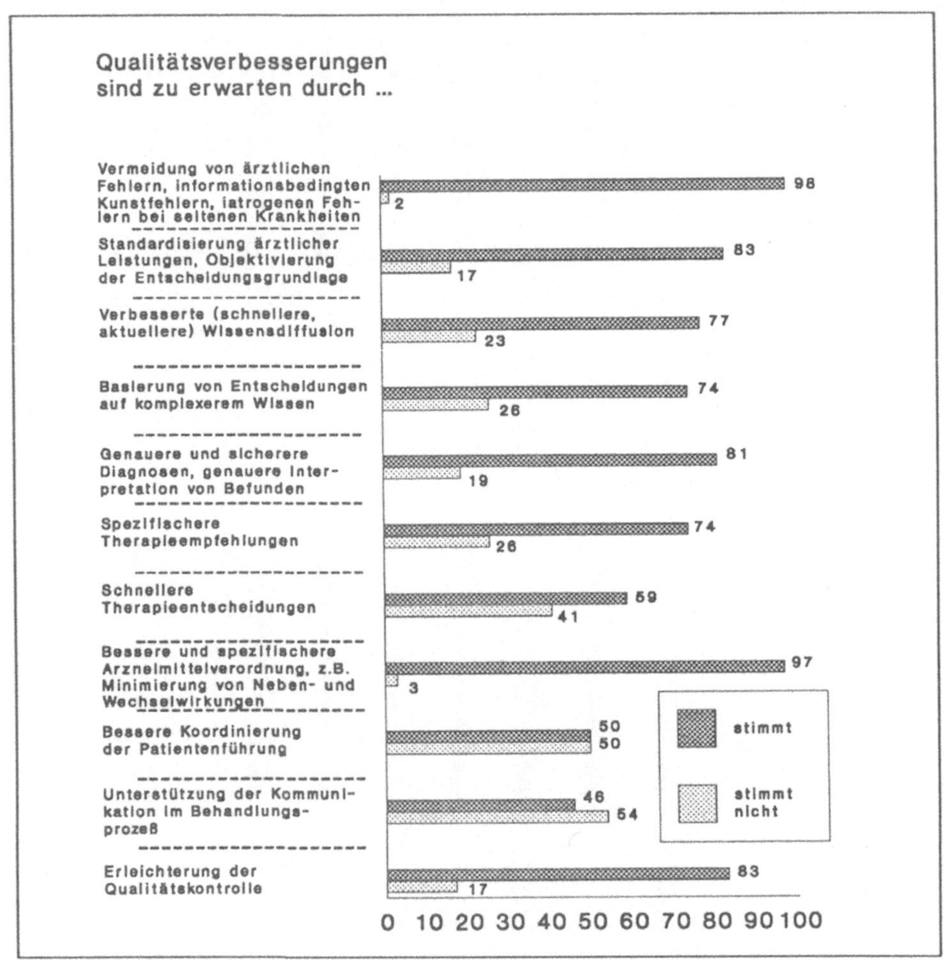

Abb. 44.2: Chancen des Einsatzes von ESM für die Versorgungsqualität (Prozentverteilungen der auswertbaren Antworten)

Hauptsächlich wegen der äußerst schmalen empirischen Basis der Vermutungen über die Auswirkungen eines verbreiteten Einsatzes von ESM wurden die Hypothesen nicht, wie in der Szenarientechnik üblich, zu Bildern verdichtet, sondern lediglich - gruppiert zu Chancen einerseits und Risiken andererseits - enumerativ aufgelistet. Wie schon angedeutet, wurden Teile des Katalogs von Wirkungsvermutungen den Teilnehmern an der Zweitbefragung zur Beurteilung vorgelegt. Die Ergebnisse solcher Befragungen vermögen zwar Evaluationsstudien nicht zu ersetzen - auch Mehrheiten können sich irren -, geben aber doch im Ausmaß des Konsens oder Dissens der Antwortenden Hinweise auf das Maß an Sicherheit oder Unsicherheit, das den Einschätzungen der Thesen durch die befragten Experten unterliegt.

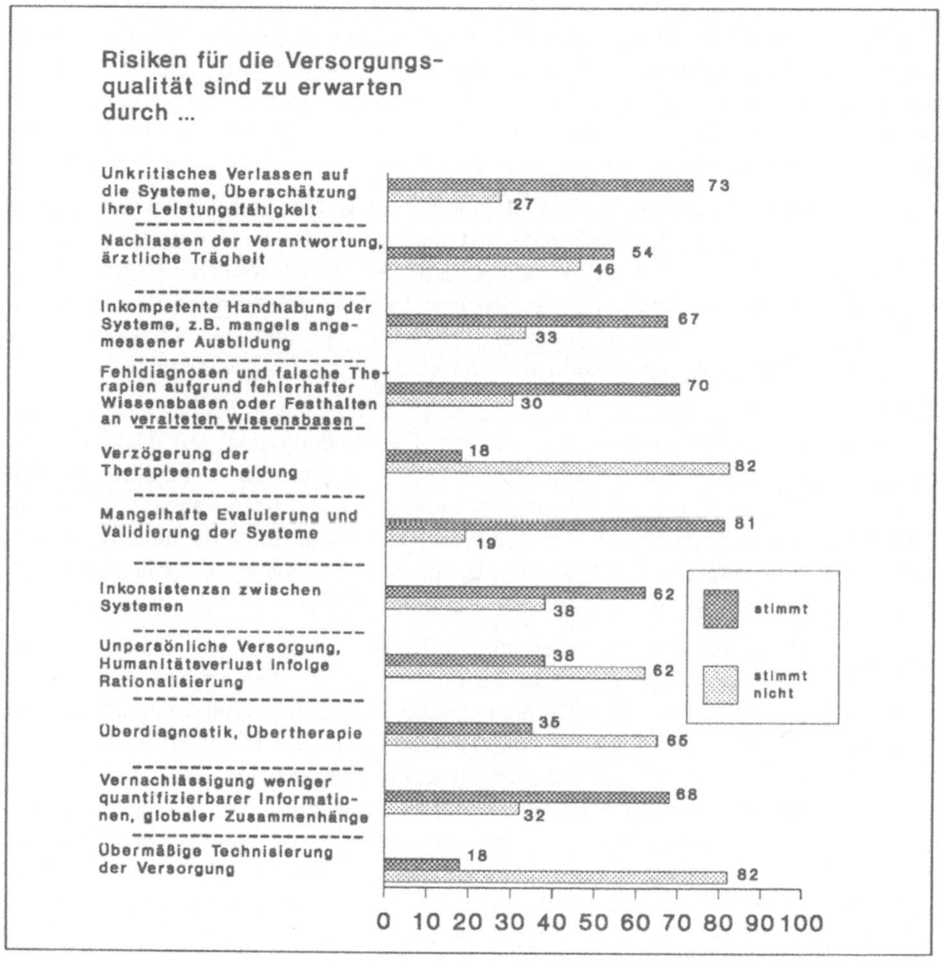

Abb. 44.3: Risiken des Einsatzes von ESM für die Versorgungsqualität (Prozentverteilungen der auswertbaren Antworten)

Die Abbildungen 44.2 und 44.3 zeigen die Ergebnisse der Hypothesenexploration und deren Beurteilung durch die befragten Sachverständigen am Beispiel der Thesen zu den Auswirkungen des Einsatzes von ESM auf die Qualität der medizinischen Versorgung. Abbildung 44.2 ist zu entnehmen, daß Verbesserungen der Versorgungsqualität z.B. über eine Stärkung der ärztlichen Leistungen auf den verschiedenen kognitiven Ebenen der Wahrnehmung, des Gedächtnisses und des Schlußfolgerns erwartet wird. Die meisten Thesen, die Qualitätsverbesserungen der Versorgung postulieren, finden sehr breite Zustimmung. Abbildung 44.3 macht deutlich, daß das Meinungsbild hinsichtlich der Risiken, die z.B. in unterschiedlichen Formen ärztlichen Fehlverhaltens oder von Fehlfunktionen der Systeme gesehen werden, sehr viel uneinheitlicher ist.

Der zweite Themenkomplex, aus dem hier Ergebnisse vorgestellt werden sollen, betrifft den Einfluß des Einsatzes von ESM auf die Arzt-Patient-Beziehung, und hier wieder eine ganz spezielle Hypothese, nämlich die Befürchtung, daß der Computereinsatz zu einer Enthumanisierung der Arzt-Patient-Beziehung führt. Diese Befürchtung wird auf zwei unterschiedliche Annahmen gestützt, nämlich daß im Zuge der Anwendung computergestützter Kommunikationstechniken in der Medizin

- an die Stelle persönlicher Kommunikation zwischen Arzt und Patient die Nutzung technischer Kommunikationskanäle tritt und infolgedessen die Bedürfnisse des Patienten nach persönlicher Zuwendung nicht mehr erfüllt werden, und/oder daß
- die Benutzung des Computers in der Arzt-Patient-Interaktion den persönlichen Charakter der Arzt-Patient-Beziehung beeinträchtigt und den Charakter einer hochtechnisierten Apparatemedizin verstärkt.

Empirische Befunde, die sich auf ESM beziehen, gibt es hierzu bislang nicht. Es gibt aber einige Untersuchungen, in denen andere DV-Technologien, z.B. Datenbanksysteme, in dieser Hinsicht untersucht worden sind. Wir gehen davon aus, daß die dort gewonnenen Ergebnisse auf ESM übertragbar sind, weil für den Patienten die Kommunikation und Interaktion mit dem Arzt vermutlich mehr durch die äußerlich wahrnehmbaren Attribute des DV-Systems als durch seine Programmarchitektur beeinflußt wird. Die vorliegenden empirischen Befunde erlauben zwei Feststellungen:

- Unpersönliche Informationsflüsse in der Medizin müssen von Patienten nicht zwangsläufig als unangenehm oder gar inhuman empfunden werden. Erfahrungen mit computergestützter Befunderhebung und Patientenschulung zeigen, daß der neutrale Charakter der Patient-Computer-Interaktion von Patienten u.U. auch als emotional entlastend empfunden wird (siehe z.B. Card, Lucas, 1981).
- Im allgemeinen sehen die Patienten in der Nutzung des Computer einen Kompetenzgewinn des Arztes. Insgesamt gesehen ist der Anteil von Patienten, die dem Computereinsatz in der Behandlung ablehnend gegenüberstehen, wesentlich kleiner als der Anteil derjenigen, die ihn als leistungsfähiges Instrument des Arztes akzeptieren (siehe z.B. Brownbridge et al, 1985).

Dieser zweite Befund wird durch das Ergebnis einer Patientenbefragung im Rahmen unserer Zweituntersuchung bestätigt, an der 40 Patienten des Diabetes-Zentrums des Städtischen Krankenhauses München-Bogenhausen teilnahmen. Bei einem Teil dieser Patienten wird in der therapeutischen Betreuung das DV-System CAMIT mit automatischem Blutzuckermeßgerät, tragbarer Speichereinheit, Datenübertragung auf PC und Auswertungsprogramm auf dem PC eingesetzt. Das Meßgerät wird von den Patienten zu Hause zur Selbstkontrolle genutzt; die ermittelten Meßwerte werden in die Speichereinheit eingegeben. In regelmäßigen Abständen werden die Patienten in der Klinik über den Krankheitsverlauf und über Therapieanpassungen beraten. Hierzu werden die Daten aus dem Speichergerät auf den PC übertragen. Mit dem PC kann der Arzt vielfältige Möglichkeiten der Darstellung, Verdichtung und Analyse der Meßwerte nutzen und so dem Patienten am Bildschirm Einstellungsprobleme aufzeigen und Therapiekorrekturen erläutern (Piwernetz et al, 1989).

Übersicht 44.1: Ergebnisse der Patientenbefragung zur Computernutzung in der Diabetesbehandlung (Items zum Aspekt "generelle Ängstlichkeit / Unpersönlichkeit")

Aussagen über Computeranwendung in der Medizin	Camit-Patienten		Patienten ohne Computererfahrung	
	stimmt	stimmt nicht	stimmt	stimmt nicht
"Ich könnte unbefangen mit meinem Arzt sprechen, auch wenn ein Computer im Raum stünde"	23	1	13	2
"Es würde mich nicht stören, wenn mein Arzt einen Computer benutzen würde"	24	0	11	4
"Ein Arzt würde viel an persönlicher Ausstrahlung verlieren, wenn er einen Computer hätte"	3	21	5	10
"Ich hätte Angst, nur noch eine Nummer in einer Maschine zu sein, wenn mein Arzt einen Computer verwenden würde"	2	22	6	8
"Ich würde mich im Behandlungszimmer unwohl fühlen, wenn ich dort einen Computer sähe"	1	23	2	12

Die Übersicht 44.1 zeigt die Befragungsergebnisse zu jenen Items, die sich direkt auf das Problem einer möglichen Beeinträchtigung der Arzt-Patient-Interaktion durch die Nutzung eines Computers beziehen. Die Resultate zeigen, daß beide Patientengruppen - sowohl die CAMIT-Patienten als auch die Patienten ohne Computererfahrung - mehrheitlich eine Beeinträchtigung der Arzt-Patient-Beziehung durch das Entstehen eines Gefühls der Befangenheit oder der Unpersönlichkeit als Folge der Computernutzung nicht wahrnehmen bzw. antizipieren. Der Übersicht ist auch zu entnehmen, daß in der Patientengruppe ohne Computererfahrung die positiven Stimmen nicht so deutlich wie in der Gruppe der CAMIT-Patienten überwiegen. Bei der Interpretation dieser Zahlen muß freilich beachtet werden, daß die mit CAMIT betreuten Patienten aufgrund ihrer Aufgeschlossenheit gegenüber dieser neuen Methode für die computergestützte Blutzuckerkontrolle ausgewählt wurden. Es wäre also nicht statthaft, die positiveren Reaktionen der CAMIT-Patienten auf deren Erfahrungen mit dem Computer als Behandlungsinstrument zurückzuführen. Es bleibt allerdings der Sachverhalt, daß die Befragungsergebnisse auf die Notwendigkeit einer spezifizierenden Einschränkung der These hindeuten, die Computernutzung führe zu einer Beeinträchtigung des persönlichen Charakters der Arzt-Patient-Beziehung.

44.5 Handlungsfelder

Es gibt eine Reihe von Handlungsfeldern, in denen Maßnahmen zur Verbesserung der Chancen und zur Minimierung der Risiken des Einsatzes von ESM zur Zeit möglich und wünschenswert erscheinen. Initiativen hierzu sollten zweckmäßigerweise zunächst von möglichst sachnahen Handlungsträgern im Gesundheitswesen selbst ausgehen. Dabei ist zunächst an die Intensivierung einer dem Entwicklungsstand und den Entwicklungszielen von ESM angemessenen Evaluationsforschung zu denken. Gegenwärtig beschränken sich Evaluationsaktivitäten noch weitgehend auf Tests zur Validierung der Wissensbasen von ESM. Diese Beschränkung erschwert nicht nur einen antizipatorischen TA-Prozeß im Sinne der frühzeitigen Erkennung von Chancen und Risiken der Technikentwicklung, sondern sie ist auch unter dem sehr viel engeren Blickwinkel einer Beurteilung der klinischen Effektivität solcher Systeme nicht sehr hilfreich. Für eine solche Beurteilung ist die Leistungsfähigkeit eines ESM im Sinne seiner Treffsicherheit der korrekten Diagnose oder Therapie nicht das einzige und u. U. auch nicht das wichtigste Kriterium einer Evaluation; der Hinweis auf die zeitlichen Beschränkungen, denen ärztliche Entscheidungsprozesse häufig unterworfen sind, mag als Beleg für diese Behauptung genügen. Daneben ist derzeit vor allem an Aktivitäten im Bereich der Informatikaus- und -weiterbildung des medizinischen Personals und in Richtung einer Qualitätsprüfung und -sicherung von ESM zu denken. Flankiert von solchen Maßnahmen kann die Weiterentwicklung von ESM in absehbarer Zeit einen Beitrag zur Verbesserung der medizinischen Versorgung leisten.

44.6 Literatur

Brownbridge, G., G.A. Herzmark, T.D. Wall (1985): Patient reactions to doctors' computer use in general practice consultations. In: Social Science & Medicine, 20/1985, S. 47-52.
Card, W.I., R.W. Lucas (1981): Computer interrogation in medical practice. In: International Journal of Man-Machine Studies, 14/1981, S. 49-57.

John, J., R. Engelbrecht, M. Lewis, P. Potthoff, H.-M. Sass, D. Schwefel, W. van Eimeren (1988): Chancen und Risiken des Einsatzes von Expertensystemen in der Medizin. Gutachten im Auftrag der Enquete-Kommission "Technikfolgen-Abschätzung und -Bewertung" des 11. Deutschen Bundestags, Neuherberg.

Maxmen, J.S. (1976): The Post-Physician Era: Medicine in the 21st Century. Wiley, New York.

Piwernetz, K., G. Hubert, R. Renner, K.D. Hepp (1989): Blutzucker-Selbstkontrolle. Computergestützte Auswertung der Daten vom Typ-I-Diabetikern. In: Münchner medizinische Wochenschrift, 131/1989, S. 63-67.

Potthoff, P., M. Rothemund, D. Schwefel, R. Engelbrecht, W. van Eimeren (1988): Expert systems in medicine. Possible future effects. In: International Journal of Technology Assessment in Health Care, 4/1988, S.121-131.

Schnupp, P., U. Leibrandt (1988): Expertensysteme. Nicht nur für Informatiker. Springer Verlag, Berlin Heidelberg New York Tokyo, 2., korr. Auflage.

Schubert, I., C. Krebsbach-Gnath, P. Potthoff, M. Rothemund (1987): Chancen und Risiken des Einsatzes von Expertensystemen. R. Oldenbourg Verlag, München.

45 Wissenschaftliche Begleitung nach § 68 SGB V
- Grundzüge eines Evaluationskonzepts -

T. Schäfer
Dornier GmbH, Planungsberatung im Gesundheitswesen, Friedrichshafen

45.1 Erprobungsregelungen des zehnten Abschnitts von SGB V

45.1.1 Katalog der in Frage kommenden Leistungen und Verfahren

Im Rahmen der Strukturreform im Gesundheitswesen durch das Gesundheits-Reformgesetz (GRG) wurde das Recht der gesetzlichen Krankenversicherung (GKV) im SGB V neu kodifiziert. Dabei hat der Gesetzgeber für die Krankenkassen der GKV mit den §§ 63 ff. des zehnten Abschnitts ("Erprobungsregelungen") erstmals eine Art Experimentierklausel geschaffen, um die GKV weiter zu entwickeln und in die Lage zu versetzen, den wachsenden Herausforderungen der Zukunft mit größerer Flexibilität begegnen zu können, als es bisher möglich war (vgl. hierzu neben dem Wortlaut des § 63 SGB V auch Dallhoff, 1989).

Im Sinne dieser globalen Zielsetzung enthält der (in den §§ 64 bis 67 beschriebene) Katalog der unter die Regelungen fallenden Leistungen, Maßnahmen und Verfahren unterschiedlich konkrete Vorgaben und eröffnet den Krankenkassen und ihren Verbänden damit variable Handlungsspielräume.

Insbesondere umfaßt dieser Katalog mit den Bereichen

- Kostenerstattung (§ 64 SGB V)
- Beitragsrückzahlung (§ 65 SGB V)
- Unterstützung der Versicherten bei Behandlungsfehlern (§ 66 SGB V)
- Gesundheitsförderung und Rehabilitation (§ 67 SGB V)

sehr heterogene Gestaltungsfelder mit differenzierten Zielsetzungen und Steuerungsansätzen.

Die Beitragsrückzahlung ist besonders herausgehoben, da § 65 SGB V Abs. 1 die Verpflichtung enthält, daß in jedem Landesverband mit mehr als zwei Mitgliedskassen mindestens eine Krankenkasse in ihrer Satzung Bestimmungen über die Erprobung einer Beitragsrückzahlung aufzunehmen hat. Es handelt sich also auf Verbandsebene um eine "Muß"- Bestimmung, während alle anderen genannten Erprobungsfelder den Krankenkassen vom Gesetz als "Kann"-Bestimmungen eröffnet werden.

Im folgenden beschränken wir unsere Betrachtung auf die Verfahren der Beitragsrückzahlung und Kostenerstattung, deren Erprobung in die Satzung aufzunehmen ist (nach § 68 SGB V in einer Befristung auf längstens fünf Jahre), und die untereinander wesentlich mehr Gemeinsamkeiten aufweisen als jeweils im Vergleich mit den anderen, in den §§ 66 und 67 angesprochenen Leistungsbereichen.

45.1.2 Beitragsrückzahlung

Der Sinn einer probeweisen Einführung der Beitragsrückzahlung in die GKV dürfte weniger darin zu sehen sein, daß der Gesetzgeber eine Kostenverlagerung zu Lasten der Versicherten erreichen wollte, sondern - der Grundsatz der Erprobungsregelungen bringt das klar zum Ausdruck - eher in der Schaffung eines systematischen Anreizes, die medizinische Versorgung auf das Notwendige und Zweckmäßige zu beschränken. Daß damit eine dem Solidaritätsprinzip entgegenstehende Begünstigung gesunder Versicherter einhergeht, wird in Kauf genommen, stellt aber auch eine der wesentlichen Begründungen dafür dar, daß das Verfahren zunächst auf Modellversuche beschränkt bleibt.

Die Bestimmungen von § 65 SGB V Abs. 2 besagen, daß Mitglieder ein Zwölftel des Jahresbeitrages - bei Arbeitnehmern einschließlich des Arbeitgeberanteils - innerhalb von sechs Monaten nach Ablauf des Kalenderjahres zurückerhalten, sofern sie in dem betreffenden Jahr länger als drei Monate versichert waren und sie und ihre mitversicherten Familienangehörigen keine Leistungen in Anspruch genommen haben.

Im Wortlaut des Gesetzestextes heißt es dann weiter: "Haben die Kosten weniger als ein Zwölftel des Jahresbeitrages betragen, wird der Unterschiedsbetrag gezahlt. Die im dritten und vierten Abschnitt genannten Leistungen mit Ausnahme der Leistungen nach § 23 Abs. 2 und § 24 sowie Leistungen für Versicherte, die das achtzehnte Lebensjahr noch nicht vollendet haben, bleiben unberücksichtigt."

Der Versuch, die Vorschrift des § 65 SGB V im Verwaltungshandeln zu konkretisieren, stößt auf einige Interpretationsprobleme, die an anderer Stelle ausführlicher dargestellt wurden (Schäfer, 1989).

Die Beitragsrückzahlung wurde vom Gesetzgeber zunächst nur probeweise eingeführt, weil die dafür erforderlichen Mittel "erst längerfristig durch überlegten Umgang mit medizinischen Leistungen erwirtschaftet werden können" (Bundesminister für Arbeit und Sozialordnung, 1989) und weil außerdem zu prüfen ist, ob die damit gesetzten Anreize so weitreichende wirtschaftliche Auswirkungen haben, daß die erwähnte Einschränkung des Solidaritätsprinzips eine ausreichende Rechtfertigung erfährt (Dallhoff, 1989).

45.1.3 Kostenerstattung

Die Kostenerstattung stellt seit jeher das herrschende Prinzip der Leistungsgewährung in der privaten Krankenversicherung (PKV) dar. Hieraus wird von Kritikern des

Sachleistungsprinzips der GKV gern die Hypothese abgeleitet, durch Kostenerstattung würde das Inanspruchnahmeverhalten der Versicherten in Richtung Wirtschaftlichkeit günstig beeinflußt.

Trotzdem wurde bei der Gesundheitsreform - mit zwei Ausnahmen - grundsätzlich am Sachleistungsprinzip festgehalten (§ 2 SGB V Abs. 2, § 13 SGB V Abs. 1). Nur für spezielle Leistungsarten - kieferorthopädische Behandlung und Zahnersatz - wurde das Kostenerstattungsprinzip in den Verwaltungsalltag der GKV eingeführt (§§ 29 f. SGB V). In Einzelfällen ist die Kostenerstattung auch dann zugelassen, wenn die Krankenkasse eine Sachleistung nicht rechtzeitig gewährt oder zu Unrecht versagt hat (§ 13 SGB V Abs. 2).

Mit den Bestimmungen des § 64 SGB V wurde durch das GRG in vorsichtiger Weise der GKV die Möglichkeit eröffnet, über die beschriebenen Ausnahmen[1] hinaus probeweise zum Kostenerstattungsprinzip überzugehen. Danach kann die Satzung einer Krankenkasse vorsehen, daß Versicherte anstelle der Sachleistungen Kostenerstattungen wählen können. Das Angebot der Kostenerstattung kann auf bestimmte Gruppen von Versicherten und Leistungen beschränkt werden. Eine Kostenverlagerung auf andere öffentliche Kostenträger (Beihilfe etc.) darf mit der Regelung nicht einhergehen.

Da der Versicherte beispielsweise im Rahmen ärztlicher Behandlung durch die Kostenerstattung quasi den Status eines Privatpatienten erhält, was die Akzeptanz solcher Regelungen für manche Versicherte und - ihre flächendeckende Gültigkeit vorausgesetzt - die Attraktivität der GKV für manche Personengruppen erhöhen könnte, werfen die Bewertung der ärztlichen Leistung, die Abrechnung und die Wirtschaftlichkeitsprüfung zusätzliche Probleme auf. § 64 SGB V Abs. 2 sagt hierzu, daß Abschläge vom Erstattungsbetrag für Verwaltungskosten und fehlende Wirtschaftlichkeitsprüfungen vorzusehen sind. Der Regierungsentwurf vom 29.4.1988 führt näher aus, daß durch Vereinbarungen mit den Kassenärzten geeignete Verfahren entwickelt werden sollen, mit denen die Wirtschaftlichkeit bei Kostenerstattung überprüft werden kann. Dies zu erproben, wird insbesondere Gegenstand von Modellversuchen zu § 64 SGB V sein.

Als Begründung für die Aufnahme der Kostenerstattung in die Erprobungsregeln führt der Regierungsentwurf an, daß die eingangs erwähnte Hypothese des durch Kostenerstattung veränderbaren Inanspruchnahmeverhaltens umstritten sei. In der Tat waren zwei im Auftrag des Bundesministers für Arbeit und Sozialordnung durchgeführte Studien zur steuernden Wirkung von Wahltarifen (Pfaff et al, 1980) und des Kostenerstattungsprinzips (Schneider et al, 1986) in dieser Frage nicht zu eindeutigen Ergebnissen gekommen.

Längerfristig geht es auch darum, "ob die Krankenkasse angesichts sich weiter differenzierender Lebensverhältnisse ihren Versicherten mehr Wahlmöglichkeiten über die Art der Leistungsinanspruchnahme einräumen kann" (Dallhoff, 1989), d.h. um die möglichen Vor- und Nachteile eines Wahltarifsystems innerhalb der GKV.

---

[1] Auf die Übergangsregelungen zur Kostenerstattung für freiwillige Mitglieder nach Art. 61 GRG, die in der Praxis zu einem heillosen Durcheinander geführt haben und das weitere Eindringen des Kostenerstattungsprinzips in die GKV in unkontrollierte Bahnen lenken könnten, gehen wir hier nicht weiter ein. Hierzu vgl. z.B. Sendler, 1989.

Modellversuche im Rahmen von § 64 SGB V lassen sich nicht allein im Binnenverhältnis der Krankenkasse zu ihren Versicherten durchführen. Zu ihrer Vorbereitung sind Verhandlungen mit den Kassenärztlichen Vereinigungen erforderlich. Da es sich außerdem bei § 64 SGB V um eine "Kann"-Bestimmung handelt, ist Anlaß zu der Vermutung gegeben, daß diese Bestimmung im Vergleich zur Beitragsrückgewähr eher in geringerem Maße umgesetzt werden wird.

Dabei könnte es sein, daß durch Koppelung der Beitragsrückzahlung mit dem Prinzip der Kostenerstattung infolge synergetischer Verstärkung besonders wirkungsvolle Anreize für ein kostenbewußtes Inanspruchnahmeverhalten geschaffen werden. So könnte der Versicherte in einem solchen Modell kleinere Rechnungen sammeln und am Schluß des Jahres nach einer Abwägung gegenüber einer potentiellen Beitragsrückzahlung darauf verzichten, diese Rechnungen bei der Krankenkasse einzureichen.

Sollte vor diesem Hintergrund Interesse bestehen, beide Verfahren simultan zu erproben, spricht darüber hinaus aus Gründen einer effizienten Durchführung der Verfahren selbst - aber auch der wissenschaftlichen Begleitung - einiges dafür, dies simultan in der gleichen Krankenkasse zu tun (s. Abschnitt 45.2.4).

45.2 Wissenschaftliche Begleitung

45.2.1 Rechtsgrundlage, Zweckbestimmung und Aufgaben

Die Erprobungen im Rahmen der Erprobungsregelungen des zehnten Abschnitts von SGB V sind nach § 68 SGB V wissenschaftlich zu begleiten und das Ergebnis der Auswertungen ist zu veröffentlichen.

Über Zielsetzung, Zweckbestimmung und Aufgaben dieser wissenschaftlichen Begleitung und etwaige an sie zu richtende Mindestanforderungen sagt der Gesetzgeber mit Ausnahme der Verpflichtung der Krankenkassen, zum Schutz personenbezogener Daten entsprechend den Bestimmungen von § 75 SGB X zu verfahren, nichts.

Der Begriff der wissenschaftlichen Begleitung eines Modellversuchs ist wenig scharf definiert. Nach allgemeinem Sprachgebrauch impliziert er mindestens eine von der durchführenden Institution unabhängige Instanz, die das Geschehen beobachtend verfolgt und unter Berücksichtigung wissenschaftlicher Standards dokumentiert, analysiert und interpretiert. Nur auf diese Weise kann sichergestellt werden, daß eine Bewertung der Ergebnisse seitens der Beteiligten von der Öffentlichkeit nachvollzogen bzw. kritisch hinterfragt werden kann.

Orientiert man sich am Sinn der Erprobungsregelungen und zieht die Begründung zum Regierungsentwurf für die wissenschaftliche Begleitung heran[2], so dürfte aber unstrittig sein, daß zu ihren Aufgaben hier explizit eine Ermittlung/Messung und

---

[2] "Die Vorschrift ....verpflichtet die Krankenkassen zu wissenschaftlicher Begleitung und Auswertung, um entsprechende Erkenntnisse gewinnen zu können. Sie sind der Öffentlichkeit zugänglich zu machen, um bei Bewährung Dauerregelungen zu ermöglichen." (zitiert nach AOK Verlag, 1989, S. 31).

Bewertung der Wirkungen der probeweise eingeführten Verfahren - im Sinne des etwas deutlicher umrissenen Begriffs "Evaluation" - zu zählen ist.

Die Auswertung sollte demnach insbesondere interpretationsfähige Ergebnisse zur Frage einer Verbreiterung/Dauerregelung des erprobten Modells anstreben, wobei "Verbreiterung" sowohl eine Ausweitung des einbezogenen Versichertenkreises und ggf. der Leistungsgruppen, die im Rahmen der Erprobung einer Kostenerstattung eingeschränkt sein dürfen, als auch eine Erweiterung des regionalen Bezuges bedeuten kann, z.B. auf weitere oder alle Krankenkassen einer Kassenart auf Landes- oder Bundesebene. Dies setzt eine sorgfältige Planung der Modellversuche voraus, an der die wissenschaftliche Begleitung zentral zu beteiligen ist und die vor Beginn der Erprobung abgeschlossen sein sollte.

Die Bewertung muß den legitimen Interessen der verschiedenen beteiligten Institutionen

- der Krankenkasse und ihrer Verbände,
- der Versicherten insgesamt und spezifischer Untergruppen (z.B. nach Versichertenstatus oder nach Art der Inanspruchnahme des von der Krankenkasse angebotenen Verfahrens) und
- der wissenschaftlichen und gesundheitspolitisch interessierten Öffentlichkeit

gerecht werden und - als tragende Säule der GKV - insbesondere das Solidaritätsprinzip als Maßstab heranziehen. Verletzungen des Solidaritätsprinzips, die durch die Verfahren der Beitragsrückzahlung und der Kostenerstattung teilweise bewußt in Kauf genommen werden, müssen in ihrer Größenordnung sichtbar gemacht und gegenüber dem Umfang abgewogen werden, in welchem das im Grundsatz der Erprobungsregelungen genannte Ziel, Anreize für eine kostengünstige Leistungserbringung und -inanspruchnahme zu schaffen, erreicht wurde bzw. bei flächendeckender Umsetzung zu erreichen wäre.

Insgesamt läßt sich aus der erkennbaren Zweckbestimmung für wissenschaftliche Begleitungen nach § 68 SGB V in einer groben Zusammenfassung der Aufgabenkatalog

- Versuchsplanung (zu erhebende Effekte, Meßkonzepte, Datenbasis, Ablauf usw.),
- Versuchsbegleitung (Plausibilität der Daten, Dokumentation, externe intervenierende Variable, Integration in den Verwaltungsalltag, Akzeptanz etc.) und
- Versuchsauswertung (Analysen, Bewertungen, Bericht)

ableiten, wobei die Versuchsplanung als unverzichtbares, aber leichthin zu übersehendes Element dieses Katalogs besonders herausgehoben werden sollte.

45.2.2 Detaillierung der Zielgrößen der Evaluation

Als Zielgrößen der Evaluation von Modellversuchen, die der Erprobung neuer Verfahrensweisen, Maßnahmen o.ä. dienen sollen, müssen prinzipiell alle Wirkungen - im Sinne zuschreibbarer Veränderungen - im Vergleich zum Status quo in Betracht gezogen werden. Von Bedeutung erscheinen ferner Parameter, die man zur Beurteilung der Chancen einer breiteren Implementation des erprobten Verfahrens heranziehen sollte. z.B. Akzeptanz in der Verwaltung, Kompatibilität mit vorgefundenen Randbedingungen usw.

Im Zentrum der potentiellen Wirkungen sowohl der Beitragsrückzahlung als auch der Kostenerstattung stehen die direkten Kosteneffekte. Hierzu sind im Fall der Beitragsrückzahlung neben den zusätzlichen Verwaltungskosten (K_{Verw}) und den Kosten für die Beitragsrückzahlungen (K_{BRZ}) als negative Kosten auch die zur Kompensation erhofften Einsparungen infolge verminderter Leistungsinanspruchnahme oder kostengünstigere Leistungserbringung ($K_{Red.Inansp}$) zu zählen.

Dabei ist zu beachten, daß solche Einsparungen nicht notwendig nur bei denjenigen Mitgliedern auftreten, die in den Genuß der Beitragsrückzahlung kommen. Denkbar ist, daß auch Mitglieder, die die Grenze für die Beitragsrückzahlung nur knapp verfehlt haben, infolge ihrer Bemühungen um die Erreichung einer Beitragsrückzahlung ihr Inanspruchnahemeverhalten so verändert haben, daß die durchschnittlichen Leistungsausgaben der Krankenversicherung für diese Mitglieder und ihre zugehörigen Familienversicherten (preisbereinigt) sinken. Allerdings kann auch der umgekehrte Effekt nicht ausgeschlossen werden. Dieser könnte auftreten, wenn Versicherte merken, daß sie die Beitragsrückzahlung knapp verfehlt haben, und zur Deckung eines vermeintlichen oder tatsächlichen Nachholbedarfs überdurchschnittlich viele oder teure Leistungen in Anspruch nehmen.

Die Gesamtkosten für das Verfahren der Beitragsrückzahlung ergeben sich in der Form

$$K_{Ges} = K_{Verw} + K_{BRZ} - K_{Red.Inansp}{}^3.$$

Als kostenneutral kann sich die Beitragsrückzahlung nur dann erweisen, wenn die erzielten Einsparungen der Summe aus Verwaltungskosten und zurückgezahlten Beiträgen die Balance halten.

Wie in einer Simulation unter Verwendung von Daten aus Transparenzstudien deutlich gemacht werden kann, konzentriert sich das Einsparpotential gegenüber dem Status quo auf einen Teil der Mitglieder.

Nach dem Ergebnis dieser Simulationsuntersuchung müßten für eine kostenneutrale Gestaltung rund ein Drittel der Mitglieder durch geringere oder kostengünstigere Inanspruchnahme neben den zusätzlichen Verwaltungskosten das Volumen für die Beitragsrückzahlung für sich selbst und für diejenige Gruppe von Mitgliedern erwirtschaften, die auch ohne Beitragsrückgewähr regelmäßig keine Leistungen, bzw. Leistungen nur bis zur Höhe eines Monatsbeitrages in Anspruch nehmen (ca. ein weiteres Drittel; zu Details s. Schäfer, 1989).

Für die wissenschaftliche Begleitung machen solche Überlegungen deutlich, wie wichtig es ist, die Kostenwirkungen nicht nur global aggregiert, sondern auch in einer gewissen Gliederungstiefe nach Versicherten- und Leistungsgruppen zu ermitteln.

---

[3] Wird die Kostenerstattung erprobt, ist K_{BRZ} durch einen Term $K_{WIRTSCH}$ zu ersetzen, der möglichen Ausgabensteigerungen infolge eventuell eingeschränkter Möglichkeiten der Wirtschaftlichkeitsprüfung Rechnung trägt. Bei einem Kostenerstattungsmodell erhofft man sich eine Verminderung der Inanspruchnahme ($K_{Red.Inansp}$) infolge von Transparenzeffekten. Eventuell ist die Gefahr einer Kostenverlagerung in der Evaluation durch Aufnahme eines zusätzlichen Effektes zu berücksichtigen.

Von großer Bedeutung für eine Bewertung der Beitragsrückzahlung - aber schwer bestimmbar - sind Gesundheitseffekte. Hierbei geht es vor allem um die Gefahr einer Krankheitsverschleppung durch Verzicht auf notwendige Inanspruchnahme medizinischer Leistungen. Ein solcher Verzicht ist bei Vorliegen schwerer chronischer Krankheitsbilder - beispielsweise nach Eintritt eines Herzinfarktes oder bei Vorliegen einer chronisch terminalen Niereninsuffizienz - oder im akuten Notfall schwer vorstellbar. Es könnte aber im Stadium der Chronifizierung von Beschwerden oder bei Krankheiten mit bekannten Hemmnissen gegenüber der erforderlichen Therapietreue (compliance) infolge des Anreizes der Beitragsrückzahlung zu einer Reduzierung der Inanspruchnahme notwendiger Leistungen kommen[4].

Da solche Gesundheitseffekte unmittelbar nicht beobachtet und erhoben werden können - wegen der intervenierenden Wirkung für den zu evaluierenden Prozeß auch nicht durch medizinische Untersuchungen -, muß man ersatzweise auf die Inanspruchnahmeeffekte selbst, möglichst gegliedert nach Behandlungsanlässen und nach den klassischen Leistungsgruppen, zurückgreifen. Die Rekonstruktion der Behandlungsanlässe gelingt nach allem, was man inzwischen weiß, besser, wenn neben den auf Behandlungsausweisen vermerkten Diagnosen auch die einzelnen Verordnungen - vor allem Arzneimittelverordnungen - und ihre Indikationsgruppen herangezogen werden.

Die Inanspruchnahmeeffekte müssen auch noch aus anderen Gründen zusätzlich zu den Kosteneffekten untersucht werden. So benötigt man sie beispielsweise, um ggf. beurteilen zu können, mit welchen Anteilen Kosteneinsparungen auf verminderte Leistungsinanspruchnahme oder auf kostengünstigere Leistungserbringung, z.B. auf die Verordnung eines preisgünstigeren Medikaments, zurückzuführen sind. Dies dient letzten Endes einer Bewertung von Wirtschaftlichkeitseffekten, die schwerpunktmäßig im Zusammenhang mit Kostenerstattung zu untersuchen sind.

Zur Abschätzung der Gefahren, die dem Solidaritätsprinzip drohen, sollten auch Selektionseffekte in die Evaluation durch die wissenschaftliche Begleitung einbezogen werden. Hierbei ist z.B zu untersuchen, ob der aus gesundheitspolitischer Sicht unerwünschte Verzicht auf (notwendige) Leistungen schichtenspezifische Charakteristika aufweist.

Schließlich sind auch Transparenzeffekte erwähnenswert, die vor allem mit dem Kostenerstattungsprinzip verbunden sind, da der Versicherte hier in den einbezogenen Leistungsgruppen einen vollständigen Überblick über die von ihm verursachten Ausgaben der Krankenversicherung erhält. Die Transparenzeffekte sind aber den Kosteneffekten vorgelagert und müssen nicht unbedingt separat erhoben werden.

Eigenständige Zielgrößen der Evaluation, die man am besten getrennt von den bisher betrachteten Wirkungsgrößen diskutiert, sind mit dem Begriff der Akzeptanz verbunden. Diese ist für eine breitere Umsetzung der Modelle ebenfalls von Bedeutung, und zwar nicht nur in bezug auf die Versicherten selbst, sondern auch mit Bezug auf die im Verwaltungshandeln tätigen Angestellten und Beamten der Krankenkassen. Eine Akzeptanzerhebung sollte daher diesen Personenkreis einbeziehen.

---

4 Als Beispiel hierfür kann die Hypertonie herangezogen werden, die einen eigenständigen Krankheitswert besitzt, unbehandelt aber auch einen Risikofaktor sowohl für den Schlaganfall als auch für die koronare Herzkrankheit darstellt.

Auf Fragen der Operationalisierung der diskutierten Zielgrößen und der dazu benötigten Daten gehen wir im nächsten Abschnitt ein.

45.2.3 Versuchsplan, Datenbasis und -erhebung

Unbeschadet der Tatsache, welche der in Abschnitt 45.2.2 beschriebenen Effekte gemessen werden sollen: Die dargestellte prinzipielle Aufgabenstellung einer Evaluation von Modellversuchen nach § 64 oder § 65 SGB V, Veränderungen zum Status quo zu ermitteln, legt einen geeigneten Versuchsplan in seinen Grundzügen weitgehend fest.

Da das klassische Instrument der Biometrie für das Design von Experimenten, die zufällige Zuteilung (Randomisierung) der zu vergleichenden Bedingungen auf Studien- und Kontrollgruppe, auf diesem Felde nicht in Frage kommt, sollte ein zweifaches Kontrollkonzept verfolgt werden. Dabei stellen zum einen die Versicherten der Modellkasse im Status quo, d.h. in einem Zeitintervall (ein Jahr oder mehr) unmittelbar vor Einführung der zu erprobenden Regelungen, und - zur Bestimmung nachklingender Effekte - am besten auch nach Rückkehr zum Status quo am Ende der Erprobung, ihre eigenen Kontrollen dar. Ein solcher sog. Vorher-/Nachher- Vergleich mit internen Kontrollen sollte dann zur Abschätzung gleichartiger Entwicklungen auch ohne Beitragsrückzahlung (bzw. Kostenerstattung) durch einen Vergleich mit einer externen Kontrollgruppe zusätzlich abgesichert werden.

Die externe Kontrollgruppe kann aus den Versicherten einer vergleichbaren Krankenkasse zusammengesetzt sein. Es kann sich aber auch um eine Stichprobe aus einer oder mehreren Kassen handeln[5]. Wichtig ist, daß die Kontrollgruppe insgesamt mit dem Versichertenkollektiv der Modellkasse vergleichbar ist. Nach den anerkannten Prinzipien von Koller (1964) kann dieses durch Struktur-, Beobachtungs- und Repräsentationsgleichheit sichergestellt werden. Dabei heißt Beobachtungsgleichheit auch, daß für die Zwecke der wissenschaftlichen Begleitung in allen beteiligten Krankenkassen die gleichen, unter gleichen Datenerhebungs- und -erfassungsbedingungen entstandenen und in vergleichbarer Weise anonymisierten Datenbestände zur Verfügung stehen.

Durch Verfolgung eines zweifachen Kontrollkonzepts erhalten die Ergebnisse der Modellversuche ein hohes Maß an sog. interner Validität (Gültigkeit)[6], die nach allgemeinen wissenschaftlichen Standards für unverzichtbar gehalten wird. Diese sagt aus, daß beobachtete, auf die betrachtete Zielgrößen bezogene Wirkungen mit großer Sicherheit in der Modellkasse als Folge der Beitragsrückzahlung bzw. Kostenerstattung auch tatsächlich eingetreten sind. Sie sagt aber wenig darüber aus, ob solche Wirkungen auch bei breiterem Einsatz des Modells in anderen Krankenkassen zu erwarten sind. Hierzu müssen die Modellversuche so angelegt werden, daß gleichzei-

---

[5] Diese sog. Kontrollkassen erhalten als Kompensation für den mit der Beteiligung einhergehenden Aufwand eine qualifizierte Datenbasis für Transparenzuntersuchungen zum Leistungs- und Kostengeschehen.

[6] Zur begrifflichen Unterscheidung zwischen interner und externer Validität vgl. Campell, Stanley, 1968.

tig ein hohes Maß an externer Validität der Ergebnisse erreichbar wird. Diese gelingt nach Miettinen (1980) am besten dadurch, daß die Auswertungen in vielfältiger Weise gegliedert werden können.

Im Kontext müßten solche Gliederungsmöglichkeiten - mit erheblichen Konsequenzen für den Umfang und die Gliederungstiefe der erforderlichen Datenbasis - etwa angestrebt werden nach

- Versichertengruppen (Versichertenart und -status, Alter, Geschlecht, Berufsgruppe, Nationalität, Inanspruchnahmehöhe usw.) und
- Wirkungskomponenten (Leistungsart, Inanspruchnahmemuster usw.),

da ein hohes Maß an externer Validität benötigt wird, um die Möglichkeiten einer Übertragung mit angemesser Sicherheit beurteilen zu können.

So kann ein Evaluationsplan, der ausschließlich darauf abhebt, die Geschäftsstatistiken der Modellkasse mit den Geschäftsstatistiken einer oder mehrerer Kontrollkassen - ggf. auch mit dem Landesdurchschnitt - in einer längeren Zeitreihe zu vergleichen, durchaus ein gewisses Maß an interner Validität besitzen, wenn man sich auf die Beurteilung der kumulierten, nicht weiter aufgliederbaren Kosteneffekte beschränkt. Infolge der mangelnden Analysemöglichkeiten von Subgruppen bleibt dabei aber offen, ob die in dieser Kasse nachgewiesenen Effekte auf andere Kassen übertragen werden können.

Ein fiktives Beispiel möge diesen Sachverhalt verdeutlichen: Die Krankenkasse A erprobe die Beitragsrückzahlung. Anhand einer vergleichenden Analyse der Geschäftsstatistiken wird festgestellt, daß das Modell insgesamt kostenneutral durchführbar war. Eine nach Versichertengruppen gegliederte Analyse ergibt allerdings bei verhältnismäßig konstanten Durchschnittskosten für die Beitragsrückzahlung ein starkes Gefälle der durch reduzierte Inanspruchnahme erzielten Kosteneinsparungen nach Alter der Mitglieder. Ohne Kenntnis dieses Gefälles, das sich in Kasse A im Gesamtwert nur wegen einer äußerst günstigen Altersstruktur nicht durchgesetzt hat, ist die Verallgemeinerung der Ergebnisse und Übertragung auf andere Krankenkassen des gleichen Landesverbandes mit einer nach Alter (im Sinne des angenommenen Gefälles) ungünstigeren Mitgliederstruktur höchst riskant und kann für die betroffenen Kassen zu einem finanziellen Desaster führen.

Vor diesem Hintergrund ist der im folgenden dargestellte, im Hinblick auf unterschiedliche Entwicklungsstufen der Datenverarbeitung in den Krankenkassen bewußt gestufte Versuchsplan zu diskutieren.

Grundsätzlich sind fünf verschiedenen Verfahren bzw. Quellen der Datengewinnung für Zwecke der wissenschaftlichen Begleitung der Erprobungsregelungen zu unterscheiden:

(B) Befragung (Versicherte, Verwaltung, ggf. Leistungsanbieter),
(G) Geschäftsstatistiken und Daten ohne Versichertenbezug,
(R) Routinemäßig versichertenbezogen gespeicherte Daten,
(RE) Nur mit Softwareergänzungen versichertenbeziehbare Routinedaten (z.B. Krankenhaus- oder AU-Diagnosen) und
(S) Sondererhebungen und Datenerfassungen mit Versichertenbezug (z.B. ärztliche Leistungs- und Verordnungsdaten).

Hierbei würden wir jeden Einsatz von spezieller Software zum Zwecke der Zusammenführung von Daten in der Krankenkasse oder im Landesverband der Datenquelle RE subsumieren.

Um die verschiedenen Aspekte der Versuchsplanung übersichtlich darlegen zu können, empfiehlt es sich, die Sondererhebungen und spezifischen Datenverarbeitungsprozesse noch zu unterscheiden in:

(SA) Schaffung eines ausgabenbezogenen Versichertenkontos,

(SL) Schaffung eines leistungsbezogenen Versichertenkontos - ggf. auf Stichprobenbasis - und

(SB) Schaffung eines leistungsbezogenen Versichertenkontos auf Stichprobenbasis mit Bezug auf die Behandlungsanlässe und Verordnungen (ggf. in Gruppen).

Befragungen dienen vornehmlich der Akzeptanzerhebung. Man wird bei einer Mitgliederbefragung aber nicht darauf verzichten können, Veränderungen der Inanspruchnahme und deren Auswirkungen auf die Gesundheit in der Selbsteinschätzung der Versicherten zu erfragen. Die Befragungen können ebenfalls auf Stichprobenbasis erfolgen.

Die Einbeziehung einer Zeitreihe von Geschäftsstatistiken und versichertenbezogener Routinedaten (Stammdaten, Krankenhausfälle und -tage, AU-Fälle und -tage) der Modellkasse und Kontrollkassen in Kombination mit mehreren Mitgliederbefragungen, d.h. eine Kombination aus G, R und B, stellt das Minimum dessen dar, was unter technischen Gesichtspunkten ohne zusätzlichen Aufwand für Datenverarbeitung in jeder Krankenkasse möglich erscheint. Eine Reduzierung des Versuchsplans auf die damit skizzierte Datenbasis würde indessen a priori den weitgehenden Verzicht auf die Verallgemeinerungsfähigkeit der hierbei gewonnen Ergebnisse, d.h. auf externe Validität, bedeuten.

Ein qualitativ großer Schritt stellt der Übergang zu einem Versuchsplan dar, der unter Einschluß der Beiträge auf ein ausgabenbezogenes und nach den üblichen Leistungsgruppen gliederungsfähiges Versichertenkonto[7] bei Erprobungs- und Kontrollkasse(n) zugeschnitten ist, und zusätzlich zu dem geschilderten Minimalprogramm entsprechende, nach Versichertengruppen und Kostenarten tief gegliederte Auswertungen vorsieht.

Allerdings können aus einem solchen Versuchsplan nur wenige Aufschlüsse über Inanspruchnahme- und Gesundheitseffekte erwartet werden; wenn überhaupt, dann nur insoweit, als die Versicherten selbst sich hierzu valide äußern können. Der Schritt, die hierfür erforderliche Datenbasis zu schaffen, ist ohne die im Gesetz vorgesehenen informationstechnischen Neuerungen

- Versichertenkarte,
- Übertragung der Versichertennummer auf alle Belege in maschinenlesbarer Form,
- Übertragung einer Medikamentennummer für Arzneimittelverordnungen auf Rezepte in maschinenlesbarer Form und
- Datenträgeraustausch

aufwendig, auch wenn er nur für eine Stichprobe von Versicherten zu leisten ist.

---

[7] Ein ausgabenbezogenes und um die Beiträge ergänztes Versichertenkonto stellt auch für die verwaltungstechnische Umsetzung der Beitragsrückzahlung eine erhebliche Erleichterung dar.

Dazu müßten zusätzlich zu den Ausgaben und den versichertenbezogenen Routinedaten für stationäre Leistungsfälle und AU-Fälle in den Jahren der Untersuchungszeitspanne versichertenbezogen erfaßt werden:

- die Angaben über ärztliche oder zahnärztliche Leistungen auf den Behandlungsausweisen[8] einschließlich der begründenden Diagnosen,
- die Arzneimittelverordnungen (u.a. zur Validierung der Diagnosen),
- die Verordnungen von Physikalischer Therapie (nach Zahl, Gruppe und Leistungserbringer) und
- die Zahl der verordneten Heil- und Hilfsmittel (nach groben Gruppen).

45.2.4 Abstimmung und Koordination auf Bundesebene

Schon aus Kostengründen empfiehlt es sich, die in den verschiedenen Landesverbänden der Krankenkassen stattfindenden Modellversuche zur Beitragsrückgewähr und zur Kostenerstattung auf Bundesebene zumindest je Kassenart untereinander abzustimmen und zu koordinieren.

Dies gilt in erster Linie, weil die Stichprobe der als Kontrollgruppe benötigten Versicherten auf Bundesebene in geeigneter Weise zusammengestellt und dann als gemeinsame Kontrollgruppe für alle Modellkassen herangezogen werden kann. Auch wenn die Datenerhebung für eine solche gemeinsame Kontrollgruppe bei unterschiedlichem Beginn der Modellversuche ggf. für eine längere Zeitspanne zu erfolgen hat, als für die Versicherten der einzelnen Modellkassen, lassen sich dabei gegenüber einem Konzept mit separaten Kontrollgruppen erhebliche Kosten sparen.

Neben solchen reinen Kostenüberlegungen sind aber auch Aspekte der Vergleichbarkeit der Einzelergebnisse für eine Gesamtevaluation und einer effizienten Versuchsplanung von entscheidender Bedeutung.

Durch Koppelung der Beitragsrückgewähr mit dem Kostenerstattungsprinzip in einigen Modellversuchen könnten beispielsweise die Wechselwirkungen zwischen den beiden Erprobungselementen geschätzt werden. Voraussetzung hierfür ist die Schaffung eines Datenpools aus den Daten aller Erprobungskassen. Auf der Auswertungsebene der einzelnen Versicherten könnten die anonymisierten Daten dann zu einem Tableau einer mehrfach klassifizierten Varianzanalyse mit den beiden Faktoren "Kostenerstattung" und "Beitragsrückzahlung" arrangiert werden, wobei die zusätzliche Berücksichtigung des Faktors "Krankenkasse" als sog. Blockfaktor zu empfehlen ist.

45.2.5 Datenschutz

Die Datenverarbeitung im Bereich der gesetzlichen Krankenversicherung findet im zehnten Buch des SGB V eine neue rechtliche Grundlage vor, die im Hinblick auf die vom Verfassungsgericht geforderte Normenklarheit sehr detailliert gefaßt worden ist.

---

[8] Hieraus läßt sich insbesondere die Zahl der Arztkontakte ermitteln.

So wurde die versichertenbezogene Datenerfassung und -speicherung im Rahmen von Modellversuchen zur Erprobung der Beitragsrückgewähr und Kostenerstattung ausdrücklich geregelt (§ 284 Abs. 1, § 292 und § 299 SGB V).

Allerdings muß im Hinblick auf die Bestimmungen des § 292 Abs.1 geprüft werden, inwieweit die Art der Erkrankung, d.h. die Diagnose, auch dann versichertenbezogen aufgezeichnet werden darf, wenn es sich um einen Behandlungsfall ohne Arbeitsunfähigkeit handelt[9]. Ggf. sind die Daten vor Zuspielung der Diagnosen zu anonymisieren. Eine ähnliche Überlegung gilt für die versichertenbezogene Aufzeichnung von Leistungen und Ausgaben über die für die Beitragsrückzahlung maßgebliche Beitragsgrenze hinaus (§ 292 SGB V Abs. 2).

Da diese Daten nur zu Zwecken der wissenschaftlichen Begleitung/Evaluation benötigt werden, ist die Frage, ob vor oder nach Zusammenfassung der Daten anonymisiert wird, ohnehin nur eine Frage nach dem technischen Aufwand. In jedem Fall wird die Krankenkasse für Zwecke der wissenschaftlichen Begleitung ausschließlich anonymisierte oder statitistische Datenbestände übermitteln.

Insbesondere ist hierzu das intern verwendetete Versichertenkennzeichen zu verschlüsseln. Technische Verfahren hierfür, auf die man ggf. zurückgreifen kann, wurden in der Transparenzstudie Baden-Württemberg entwickelt und erprobt (Preiser und Ruhl, 1984).

Um das danach noch bestehende Risiko der unbefugten Offenbarung so gering wie möglich zu halten, muß in Abstimmung mit den verfolgten Zwecken dafür Sorge getragen werden, daß

- die Zahl der Merkmale möglichst gering und
- die Ausprägung der Merkmale möglichst unspezifisch

übermittelt wird (Ministerium für Arbeit, Gesundheit, Familie und Sozialordnung Baden-Württemberg, 1985).

In der Definitionsphase wird ein entsprechendes Feinkonzept zu erarbeiten und dem Datenschutzbeauftragten und der Aufsichtsbehörde vorzulegen sein.

Sofern Versicherte mündlich oder schriftlich befragt werden, wird die Einwilligung zur Speicherung und Verarbeitung der Daten eingeholt, so daß für diesen Teil der Untersuchung keine größeren Datenschutzprobleme zu erwarten sind.

45.3 Literatur

AOK-Verlag (Hg.) (1989): Das neue Krankenversicherungsrecht/Fünfte Buch SGB - Textsammlung mit einer erläuternden Einführung in die gesetzlichen Neuregelungen. AOK-Verlag, Bonn.
Bundesminister für Arbeit und Sozialordnung (Hg.) (1989): Die Gesundheitsreform / 1. Januar 89 - Erneuerung des Gesundheitswesens in Stichworten. Eigenverlag, Bonn.

---

[9] Nach Auslegung des Bundesministeriums für Arbeit und Sozialordnung ist dies nicht statthaft, vgl. Maaßen, Piepersberg, 1989.

Campell, D.T., J.C. Stanley (1968): Experimental and quasiexperimental designs for research. Rand Mc Nally & Company, Chicago. 3. Auflage.

Dallhoff, M. (1989): Erprobungsregeln sollen Experimentierfelder öffnen. In: Bundesminister für Arbeit und Sozialordnung (Hg.): Strukturreform im Gesundheitswesen, Bundesarbeitsblatt, 4/1989 (Schwerpunktheft), S. 36-39. Kohlhammer Verlag, Stuttgart.

Koller, S. (1964): Systematik statistischer Schlußfehler. In: Method.Inform.Med. Vol.3, No 3/4, 1964, S. 113-117.

Maaßen, J., H. Piepersberg (1989): Den Umgang mit den Daten der Versicherten neu geregelt. In: Bundesminister für Arbeit und Sozialordnung (Hg.): Strukturreform im Gesundheitswesen, Bundesarbeitsblatt, 4/1989 (Schwerpunktheft), S. 47-49. Kohlhammer Verlag, Stuttgart.

Miettinen, O. (1980): Principles of epidemiologic research. Skriptum zum Kurs "Epidemiologische Methoden" am Institut für Arbeitsphysiologie. Manuskript, Dortmund.

Ministerium für Arbeit, Gesundheit, Familie und Sozialordnung Baden-Württemberg (Hg.) (1985): Leistungs- und Kostentransparenz - Konzeption eines Modellversuchs in der gesetzlichen Krankenversicherung. Eigenverlag, Stuttgart.

Pfaff, M. et al (1980): Wahltarife in der Krankenversicherung. Forschungsbericht Nr. 42 des Bundesministers für Arbeit und Sozialordnung. Eigenverlag, Bonn.

Preiser, K., U. Ruhl (1984): Chiffrierungsverfahren für Rentenversicherungsnummern. IGES-Papier Nr. 84-3, Eigenverlag, Berlin.

Schäfer, Th. (1989): Wissenschaftliche Begleitung nach § 68 SGB V - Problemstellung und Verfahrensvorschlag. Manuskript zum Vortrag auf der 25. wissenschaftlichen Jahrestagung der Deutschen Gesellschaft für Sozialmedizin und Prävention, Berlin.

Schneider, M. et al (1986): Auswirkungen der Kostenerstattung auf Kostenkenntnis, Kostenbewußtsein und kostensparendes Verhalten der Versicherten. Forschungsbericht Nr. 138 des Bundesministers für Arbeit und Sozialordnung. Eigenverlag, Bonn.

Sendler, H. (1989): Ausgewählte Erfahrungen mit der Umsetzung des Gesundheits-Reformgesetzes - Fragen der Praxis an die Sozialpolitik. In: Sozialer Fortschritt, 7/1989, S. 159-162.

Sachverzeichnis